药用真菌肿瘤学

———生物免疫化疗治肿瘤

陈康林　编著

雷志勇　审定

中医古籍出版社

图书在版编目（CIP）数据

药用真菌肿瘤学/陈康林编著. —北京：中医古籍出版社，2017. 6

ISBN 978－7－5152－1487－0

Ⅰ. ①药… Ⅱ. ①陈…② … Ⅲ. ①药用真菌－真菌－应用－肿瘤－治疗 Ⅳ. ①R730. 5

中国版本图书馆 CIP 数据核字（2017）第 118819 号

药用真菌肿瘤学

陈康林 编著

责任编辑 宋长恒
封面设计 韩博玥
出版发行 中医古籍出版社
社 址 北京东直门内南小街 16 号（100700）
印 刷 廊坊市三友印务装订有限公司
开 本 889×1194mm 1/16
印 张 25
字 数 672 千字
版 次 2017 年 6 月第 1 版 2017 年 6 月第 1 次印刷
印 数 0001～6000 册
书 号 ISBN 978－7－5152－1487－0
定 价 108.00 元

内 容 摘 要

当诊断为恶性肿瘤的时候，人们往往去寻求现代医学的手术、化疗、放疗、内分泌治疗、生物治疗，是正确的吗？正确的，但是是非常不完善的。放化疗后的毒副作用、继续复发、转移，怎么办？晚期肿瘤怎样延长生存期？内分泌治疗、生物治疗无效或复发转移又怎么办？化疗后的耐药怎么办？当我们面对多个怎么办的时候，我们知道有解决的办法，只是需要到原始森林中去，寻找散发着森林能量的野生药用真菌。每个药用真菌都是一个生物免疫化疗药品、都是药物能量工厂，几种或十几种药用真菌的配方组合，更是一个元素分子库群，能治疗人体多系统的疑难杂症。综合应用的生物免疫化疗能像化疗药品一样杀灭癌细胞，防止复发、转移，调节、提高、修复患者的免疫系统，治疗各种并发症，消除各种毒副作用，自身还没有任何毒副作用。

青霉素在40年代的应用开启了一个新的抗生素年代，从而拯救了亿万人类生命。今天，与青霉素同界的高等药用真菌生物免疫化疗的综合应用，将开启一个治疗人类疑难杂症的新时代，即本书的生物免疫化疗。

中国是一个地大物博的国家，在我国的原始森林中生长着能治疗各种肿瘤的药用真菌，只是需要我们去森林中艰难的去寻找。

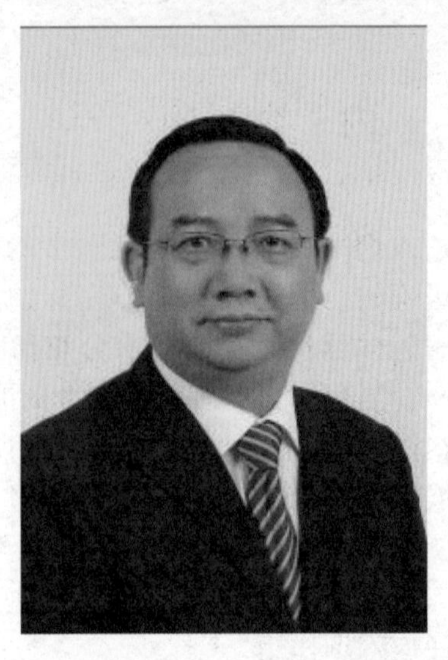

陈康林，中国中医科学院中医药科技合作中心野生药用真菌医学体系研究中心负责人、大型野生药用真菌分类专家、野生药用真菌临床医学研究专家、36 项急慢性疾病野生真菌药用配方国家发明专利申请人、北京陈康林野生真菌研究院院长。

陈康林 1963 年 12 月出生于四川省阿坝藏族羌族自治州马尔康林区。多年来，他在中国四川、海南、云南、西藏、贵州、黑龙江和美国、尼泊尔、老挝、越南等原始森林深处考察学习，饱读野生药用真菌专著，亲自采摘食用 300 多种野生真菌，研究实验配伍药用真菌配方用于治疗各种急慢性疾病，取得了重大科研成果和医学突破。其在研究利用野生药用真菌的事业上独辟蹊径，20 年间曾先后深入原始森林采集收藏了数千份珍贵的野生药用真菌标本，并将几份百年罕见珍贵灵芝赠送给北京中医药大学、同仁堂等单位和机构。陈康林的事迹曾先后被中央电视台、北京电视台、《人民日报》《北京日报》《北京晚报》《海南日报》《健康时报》等媒体进行新闻和专题报道，曾在 2010 年中央电视台二套健康早班车主讲“药用真菌”，中央人民广播电台中央数字电视家庭健康频道专门开设《康林说真菌》栏目，由他主讲，从 2010 年 1 月 1 日至 2012 年 12 月 31 日进行为期 3 年 156 期野生药用真菌知识的科普推广工作。陈康林曾受聘于中国科学院成都分院、中国中医科学院中医药科技合作中心等单位专职进行相关真菌研究和开发，后来成立了自己的科研、开发单位：北京陈康林野生真菌研究院。申请了 36 项药用真菌医疗发明专利，其中有 5 项获得了正式的发明专利证书。先后出版了《野生灵芝点然生命之光》《野生灵芝国药之王》《野生灵芝开启生命之门》《肿瘤治疗的革命》《肝脏疾病治疗的革命》《被遗忘的灵丹妙药——野生药用真菌》《中国抗肿瘤大型药用真菌图鉴》等 7 本药用真菌专著。

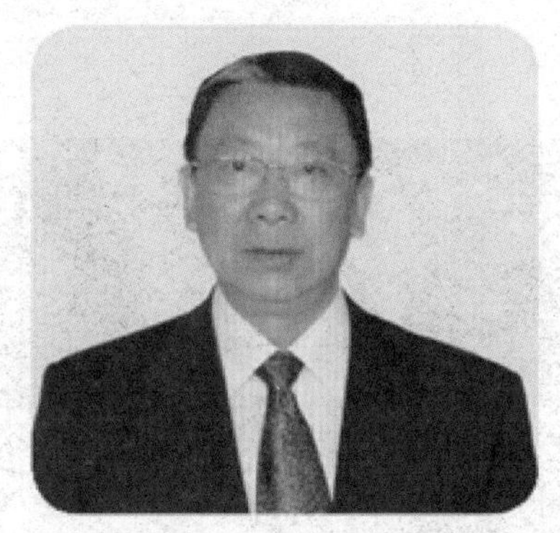

雷志勇，四川中江人，1949年12月出生，1968年3月入伍，同年10月入党。少将警衔，教授、主任医师、博士生导师。享受政府特殊津贴。先后毕业于河北医科大学、解放军后勤学院，获得博士学位。在解放军38军先后任医生、助理员、科长、院长等职，并多次立功受奖，曾被授予“雷锋式干部”“精神文明标兵”称号，荣立三等功一次，获得“全军科技进步奖”二等奖两项，“全军军事理论成果奖”三等奖一项。

1989年3月调入武警后，先后任武警总医院医疗处长、医务部主任、院长（正师），2000年8月任武警医学院院长（军），2001年7月授予少将警衔，2007年技术三级。在此期间，获“全国百名杰出青年中医”银奖，“全国优秀院长”荣誉称号，“全国医学新科技学术成果奖”一等奖一项，“武警部队科技进步奖”一等奖一项、三等奖两项，“武警部队军事理论研究成果奖”二等奖两项，“武警部队教学成果奖”一等奖一项，“全军教学成果奖”一等奖一项，获第五届国家高等教育国家级教学成果奖二等奖一项，此项成果是武警部队组建以来获得的国家教学成果最高奖项。发表学术文章70余篇，主编医学专著5部，尤其是在2003年抗击“非典”过程中做出了重要贡献。

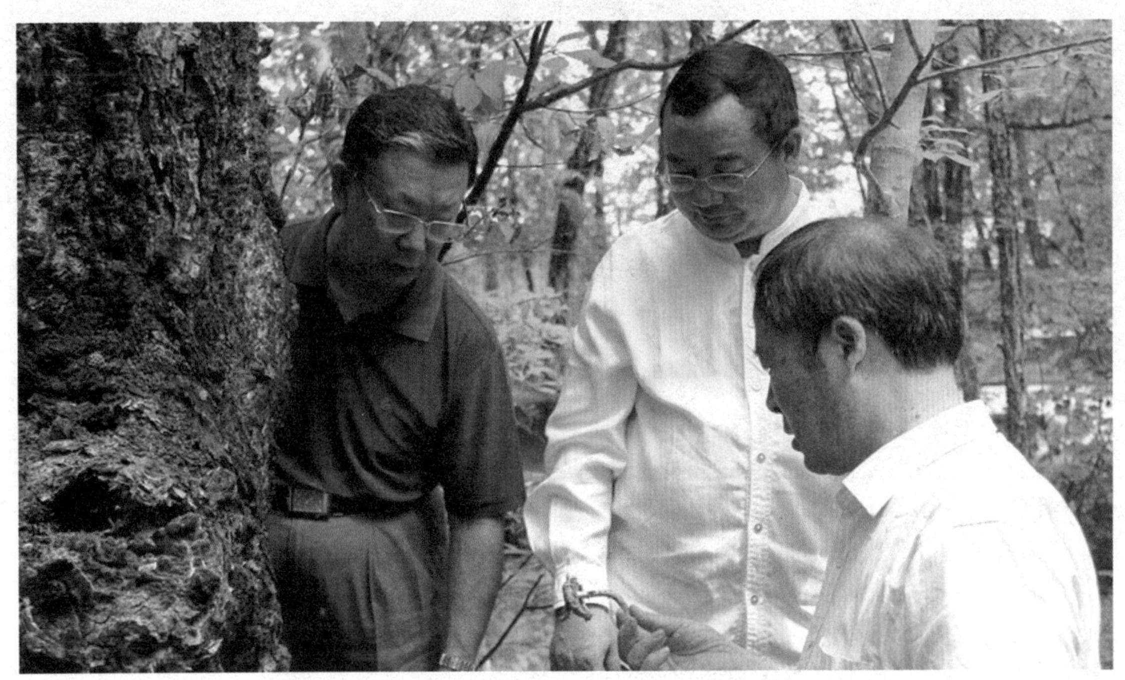

陈康林院长、雷志勇将军、文华安教授在漠河科考

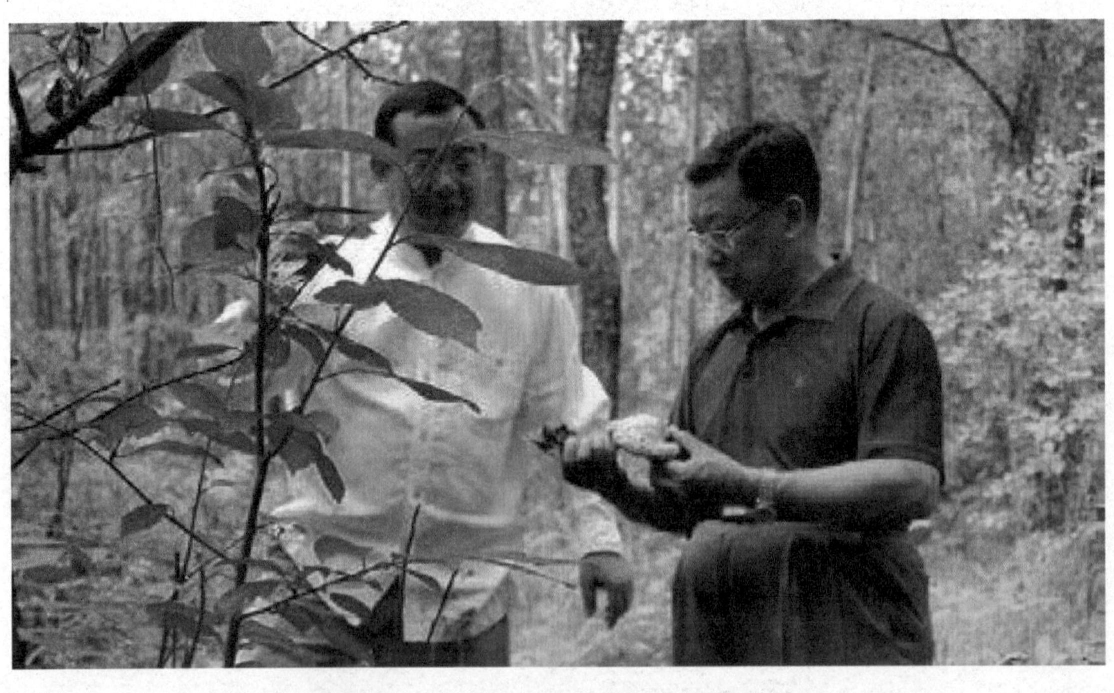

陈康林院长（左）与雷志勇将军在漠河科考

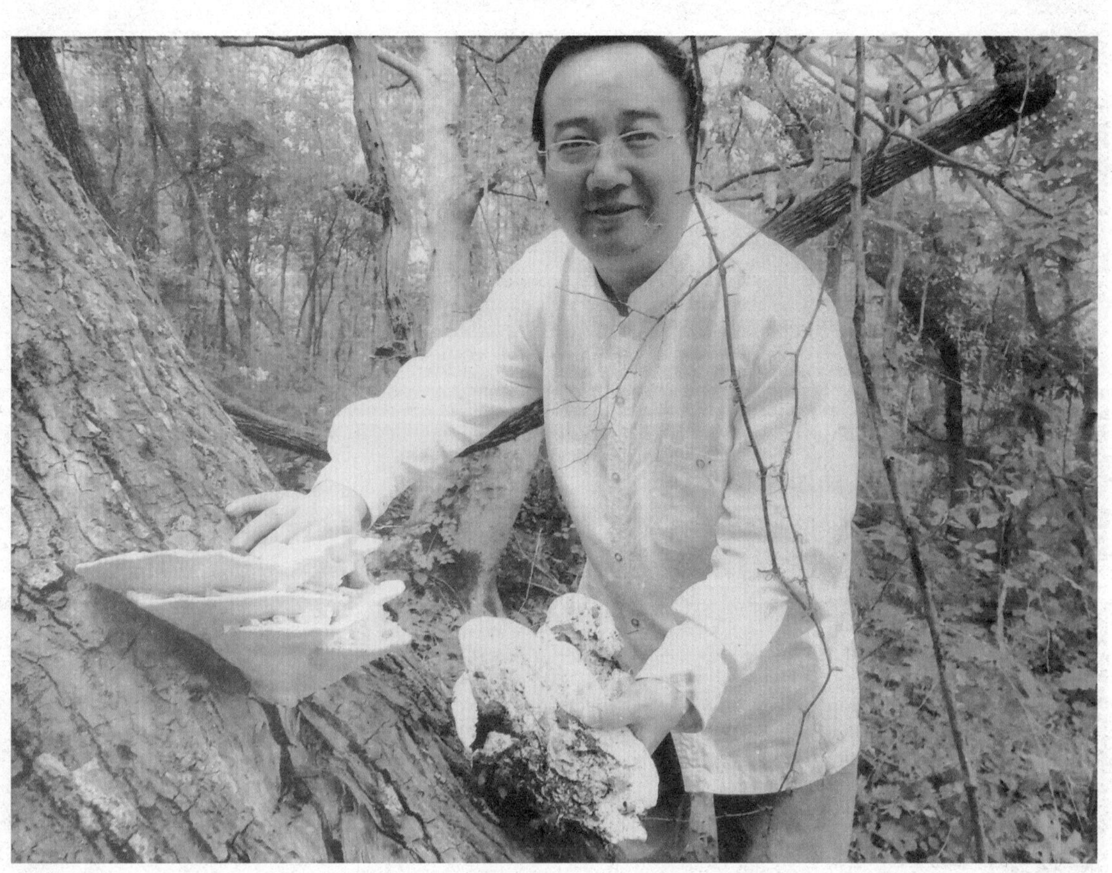

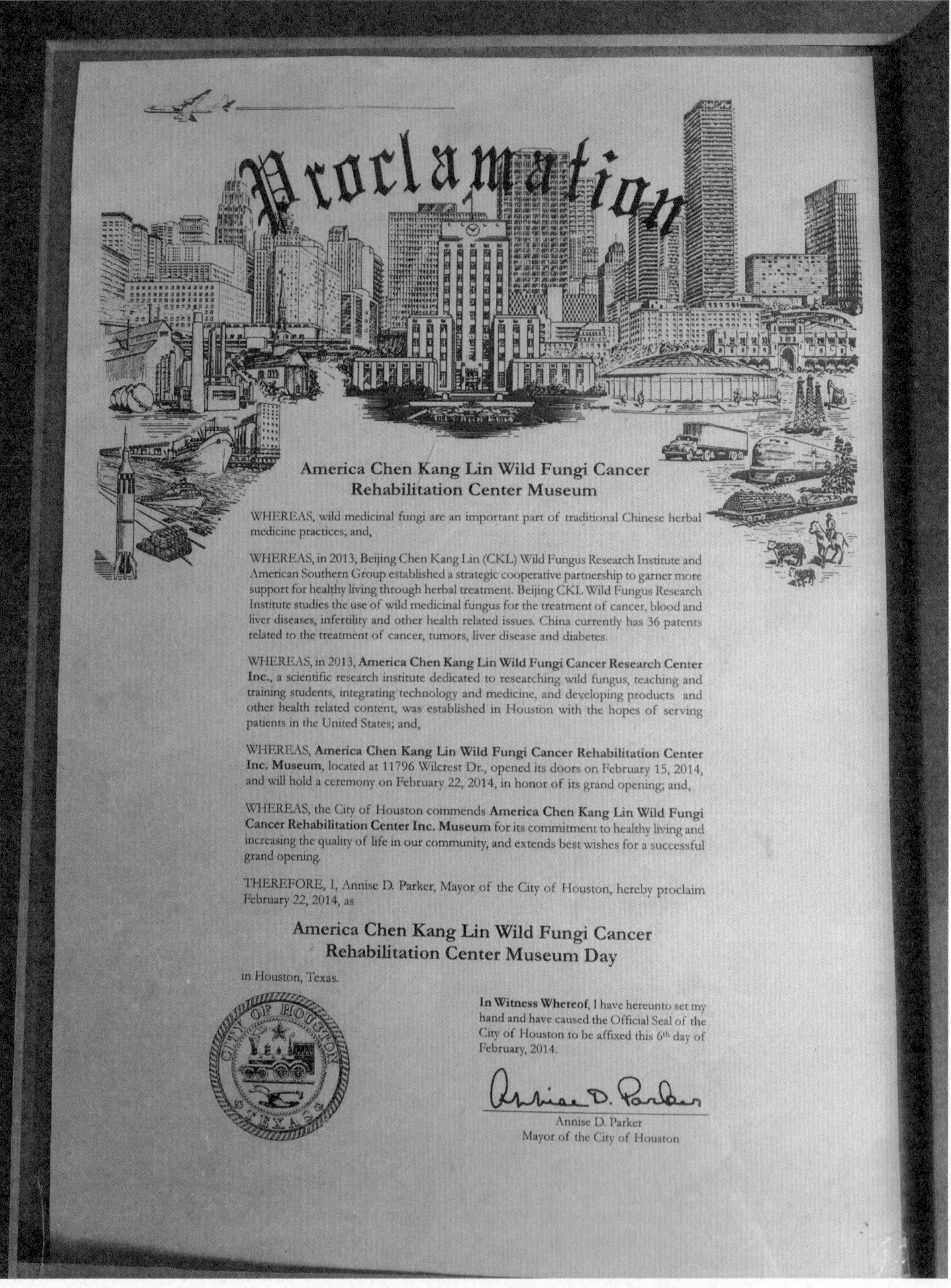

Proclamation

America Chen Kang Lin Wild Fungi Cancer Rehabilitation Center Museum

WHEREAS, wild medicinal fungi are an important part of traditional Chinese herbal medicine practices; and,

WHEREAS, in 2013, Beijing Chen Kang Lin (CKL) Wild Fungus Research Institute and American Southern Group established a strategic cooperative partnership to garner more support for healthy living through herbal treatment. Beijing CKL Wild Fungus Research Institute studies the use of wild medicinal fungus for the treatment of cancer, blood and liver diseases, infertility and other health related issues. China currently has 36 patents related to the treatment of cancer, tumors, liver disease and diabetes.

WHEREAS, in 2013, **America Chen Kang Lin Wild Fungi Cancer Research Center Inc.**, a scientific research institute dedicated to researching wild fungus, teaching and training students, integrating technology and medicine, and developing products and other health related content, was established in Houston with the hopes of serving patients in the United States; and,

WHEREAS, **America Chen Kang Lin Wild Fungi Cancer Rehabilitation Center Inc. Museum**, located at 11796 Wilcrest Dr., opened its doors on February 15, 2014, and will hold a ceremony on February 22, 2014, in honor of its grand opening; and,

WHEREAS, the City of Houston commends **America Chen Kang Lin Wild Fungi Cancer Rehabilitation Center Inc. Museum** for its commitment to healthy living and increasing the quality of life in our community, and extends best wishes for a successful grand opening.

THEREFORE, I, Annise D. Parker, Mayor of the City of Houston, hereby proclaim February 22, 2014, as

America Chen Kang Lin Wild Fungi Cancer Rehabilitation Center Museum Day

in Houston, Texas.

CITY OF HOUSTON · TEXAS

In Witness Whereof, I have hereunto set my hand and have caused the Official Seal of the City of Houston to be affixed this 6th day of February, 2014.

Annise D. Parker
Annise D. Parker
Mayor of the City of Houston

美国休斯顿市市长安妮丝. D. 帕克签发“休斯顿市陈康林周”贺状

中国中医科学院
中医药科技合作中心文件

中科科技发[2017]第 005 号

关于成立中国中医科学院中医药科技合作中心野生药用真菌医学体系研究中心的决定

为更好的开展野生药用真菌医学体系的推广工作，经中心研究决定，成立“中国中医科学院中医药科技合作中心野生药用真菌医学体系研究中心”。

聘任陈康林同志为中国中医科学院中医药科技合作中心野生药用真菌医学体系研究中心负责人，聘期叁年。

特此决定。

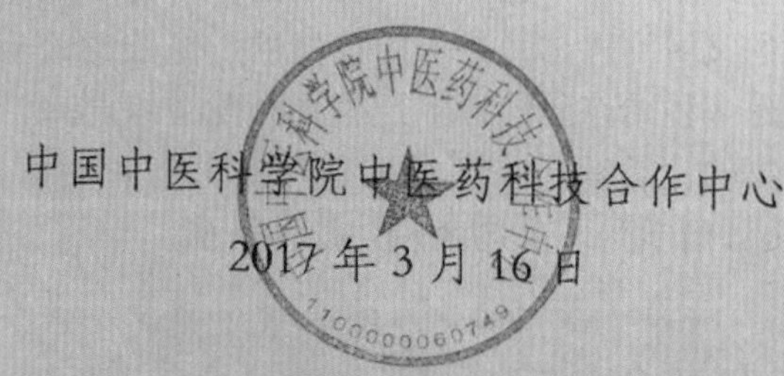

中国中医科学院中医药科技合作中心

2017 年 3 月 16 日

什么是生物免疫化疗

自然界提供了广泛的、高度专一的、有效的生物活性物质，在长期生物进化过程中，许多有机体在争夺食物以及适应环境的争斗中建立和发展起一套化学防御体系以对付竞争者。自然的创造力令世界上最杰出的化学家也自叹不如。

高等药用真菌属于创造系数很高的生物资源。第一，高等药用真菌的化学防御体系就像人类的免疫体系。免疫系统涉及不计其数的细胞，特殊物质及器官之间的高度纷繁复杂的相互作用，它随时处于备战状态，能够预防疾病，并能明确地知道应该什么时候、在哪里、怎样采取适当行动摧毁入侵的物质，而不会伤害人体其他细胞，任何药物也无法取代人体内与生俱来的，兼具防御和修复双重功能的免疫系统。它能帮助人体清除各种垃圾，我们的各级研究机构已经有数百篇论文，证明了高等药用真菌里面有一部分品种是可以帮助人类调节、修复、增强免疫系统的。

人一旦生患肿瘤就需要化疗去消灭残存在体内的肿瘤，我们用化学方法去杀灭残存的肿瘤的时候，会发现使用2～3次化疗药物会产生耐药、会产生各种毒副作用、会导致它能短期内消灭部分癌细胞同时又会在远期让人产生第二肿瘤。而野生药用真菌里的一部分品种，却可以有化疗般的作用，杀灭癌细胞，还没有各种副作用，不会产生耐药性，还可以帮助化学疗法的化学药剂提高杀灭癌细胞的能力，同时防止产生第二次肿瘤的机会。国内外也有上千篇关于野生药用真菌治疗肿瘤的论文发表。今天，手术、放化疗都会增加患者的压力，而压力所加速癌症的四处扩散，野生药用真菌配方组合会减轻或消除患者的压力，阻止癌症的扩散。

高等药用真菌所含的次生代谢产物化学结构多样且新颖，而肿瘤是至今人类还没有彻底搞清楚的一个疾病，高等药用真菌里的一些品种，每个不同的品种，其自身所含有的化学成分与其新颖性是不同的，我们如果从肿瘤与人的化学结构与新颖性看，真菌就存在着很多的相合性。我们用多种不同的野生药用真菌配方组合去治疗肿瘤，就切合了肿瘤的复杂性与多变性，我们只能复杂对复杂，简单对简单，而我们今天的手术、放疗、化疗是用一种简单的方法去对付异常复杂的肿瘤。

人类这几十年来，想尽了一切办法，研究了无数的药物来治疗肿瘤，但最后都基本失败了。我们又回到森林，寻求用自然的、复杂的，至少到现在看来是科学的免疫与科学的化疗、消除多种副作用的野生药用真菌配方组合来治疗肿瘤。正因为野生药用真菌配方组合它是生物的，具有强大的免疫作用和对各种肿瘤不同的化疗作用，最后把本书命名为《药用真菌肿瘤学》－生物免疫化疗治肿瘤。

目　　录

第一章 总 论

目前在我国，恶性肿瘤已成为影响人民生命健康的第一位死因。据发病趋势估计，到2020年，全世界恶性肿瘤的发病人数将达1500万，死亡将超过1000万。

肿瘤学是研究肿瘤发生发展规律、预防、诊断和治疗的学科，它是一门相对年轻的学科。药用真菌肿瘤学就是研究药用真菌治疗肿瘤的学问。近一世纪，特别是20世纪40年代以来，随着科学技术的发展，以及恶性肿瘤发病和死亡率的增高，人们对肿瘤危害性认识的提高和重视，对肿瘤的研究加大力度，肿瘤的基础理论和临床研究都有了迅速的发展。它不仅成为一门独立的学科，并已形成许多分支学科，研究的范围涉及与肿瘤相关的从宏观的流行病学到微观的分子生物学、分子遗传学和分子药理学等领域。

恶性肿瘤是以细胞分化异常、增殖异常、生长失去控制为特征的一类疾病。癌细胞直接侵袭周围组织或经淋巴和血循环形成远处转移，累及正常器官，影响其功能，导致器官功能衰竭，引起空腔脏器如胃肠道、泌尿生殖道梗阻或因恶病质而导致机体死亡。

恶性肿瘤的发生是一个多因子、多步骤、复杂、漫长的生物学过程，要用简单的手术、放疗、化疗、内分泌治疗和免疫治疗就想治愈恶性肿瘤是很困难的。癌细胞的DNA不同于正常细胞的DNA，正常细胞分裂时，其遗传信息被完美无缺的复制到下一代细胞，而癌细胞分裂时，复制到后代的遗传信息却会改变，而且遗传信息的细微变化会导致癌细胞行为的显著变化。结果就是当人们认为某种癌细胞是同一种细胞的时候，实际上这种癌细胞已经分化出难以计黏附数的不同细胞，构成一个癌细胞大家族，这些癌细胞各有各的特点，诡诈无比。正常细胞经致癌因子启动、促癌因子作用，细胞内遗传物质改变，调节细胞生长、增殖、分化和凋亡的基因发生突变、缺失、扩增，使基因表达失控，细胞的形态和功能的改变，逐步形成恶性细胞。恶变的细胞还将遗传信息传给子代、同时还产生新的分化更差、恶性程度更高、繁殖更快、更适应环境的细胞群，这就需要免疫监控，而全面的免疫监控较好的药材就是野生药用真菌。多数肿瘤细胞发生于单个细胞，但在发展过程中遗传上的不稳定性导致肿瘤细胞分化、侵袭和转移能力的差异，形成肿瘤细胞的异质性。临床上能检出的肿瘤，其细胞数约在10^9个，直径约1cm，重约1g，此时肿瘤细胞经过了30次以上的倍增，这就需要手术、放化疗并配合野生药用真菌的综合治疗。

在实验研究中肿瘤细胞的生物学行为表现与正常细胞有着诸多的差异，表现为：细胞的异型性增加、黏附性降低、缺乏接触抑制、能分泌自身生长所需的生长因子；细胞的连接、骨架、运动能力和极性改变；癌基因过度表达、抑癌基因失活或表达下降；体外培养时肿瘤细胞生长密度增加、有无限增值能力。野生药用真菌配方组合就能激活抑癌基因，从而抑制肿瘤细胞的生长，近几年就有很多个癌前病复，在医院检查肿瘤标志物升高，还未形成肿块的患者，服用野生药用真菌配方组合一至二个月后再检查，发现癌细胞的标志物也回归正常。

在显微镜下恶性肿瘤呈浸润性生长，破坏周围组织，无包膜或只有假包膜。细胞排列紊乱、极性丧失、核仁大而多、核分裂象增多。染色体异常，出现易位、缺失、倒位、极端重排列、染色单体断裂、端粒酶广泛表达，并出现异倍体，而染色体异常，野生药用真菌配方组合就有很好的治愈可能。有一位17岁的小孩，几乎所有染色体都不正常，在服用作者配给她的野生药用真菌配方组合三个月后，又到医院去检查，所有染色体都全部正常，从而抑制肿瘤细胞质中分化结构减少或消失、肿瘤细胞膜连接结构减少、膜外表面的糖蛋白、糖脂减少，凝集素的受体分布异常的现象。

侵袭和转移是恶性肿瘤的生物学特征之一，两者是相互关联的多阶段多步骤过程，是引起肿瘤患者死亡的主要原因，要想控制恶性肿瘤的侵袭和转移，目前只有野生药用真菌里的一些品种。约30%的患者在就诊时已有微转移灶或临床可检出的转移灶。

恶性肿瘤的侵袭和转移通常由局部浸润和经过淋巴、血液循环播散而完成，而在野生药用真菌中就有专门针对淋巴结转移的品种。随着肿瘤的增大，瘤内压力增加，自身分泌的移动因子（AMF）和它的受体的活化激活了肿瘤细胞的转移性，肿瘤细胞的运动能力提高，癌细胞之间的黏附力下降，接触抑制消失，基质金属蛋白水解（MMP2）活性增加，溶解了基底膜层黏连蛋白，癌细胞脱离原发病灶侵袭或穿过基底膜，侵入毛细血管或淋巴官腔，但很难穿过厚壁的小动脉。由于新形成的毛细血管存在着某些缺陷，例如内皮细胞的间隙大，不连续或缺乏基底膜，癌细胞更容易进入新形成的毛细血管。通过产生Ⅳ型胶原蛋白，肿瘤细胞能更容易穿过正常的毛细血管。在逃逸机体免疫监控后，进入淋巴管的癌细胞沿淋巴管生长并到达淋巴结，形成淋巴结转移，而野生药用真菌则可以增加免疫监控，从而阻止肿瘤细胞的转移。进入血循环的肿瘤细胞黏附成团，与淋巴细胞和血小板共同形成栓子，成团的癌细胞与血管黏附力增加，导致内皮细胞收缩，暴露了邻近的基底膜，肿瘤细胞穿过基底膜裂隙，进入连接组织的细胞内膜，最后穿出血管壁在适宜生长的部位或器官形成微转移灶。如果没有新生血管形成，由于缺乏营养和氧气供应，只能形成直径0.5～1mm的微小转移灶。在肿瘤细胞释放的血管生成因子和内皮细胞分泌的生长因子作用下，新生血管形成，使转移灶增大。然后再形成侵袭，形成新的转移灶。肿瘤转移灶内毛细血管的密度与转移行为呈正相关。

恶性肿瘤的转移有一定的规律性。一般情况下上皮来源的癌多发生淋巴转移而骨和软组织肿瘤则以血道转移多见，可以用绿栓孔菌、粗毛褐孔菌、淡黄色木层孔菌等真菌的配合，就可以控制肿瘤的转移。例如：鼻咽癌常有乳突下方和上颈部淋巴结转移，舌前1/3癌易转移至颌下淋巴结，而野生药用真菌中的树舌和裂蹄层孔菌、云芝则可以阻止转移的目的，腹腔脏器的肿瘤常转移至左锁骨上的淋巴结而右锁骨上淋巴结的转移常来自胸腔内病变，例如：肺癌、纵膈肿瘤、食管癌等。从细胞类型来看，以肺癌为例，鳞癌倾向于淋巴道转移而腺癌易从血道播散。从转移的脏器来看，肺转移常由血道播散来，常见的原发病灶有支气管肺癌、肝细胞癌、胃肠道腺癌、乳腺癌、肾癌、骨和软组织肿瘤、鼻咽癌等，野生药用真菌中的裂蹄层孔菌、云芝、木蹄层孔菌的配合就可以阻止转移的目的。骨也是常见转移的器官，以扁骨累及较多，大多数为溶骨性，对骨转移野生药用真菌中的红缘层孔菌、斑褐孔菌和裂蹄层孔菌的配合就可以很好的阻止其转移。乳腺癌和甲状腺癌可以是成骨性或混合性，而前列腺癌骨转移以成骨性多见。肝转移最常来源于消化道肿瘤，癌细胞大多经门静脉系统进入肝，其次有乳腺癌和神经母细胞癌等，野生药用真菌中的桑黄、红缘层孔菌和桦褐孔菌的配合就可以做到阻止转移的效果。各种肿瘤都可转移到中枢神经系统，常见的有小细胞肺癌、肺腺癌、乳腺癌、肾上腺癌、胃肠道癌、绒癌、白血病、恶性黑色素瘤以及恶性淋巴瘤，而这类肿瘤用现代医学去防治转移则很难，而用薄皮纤孔菌和白栓孔菌则可以办到。

近年来，在世界范围内，肿瘤发病率中除原发于性腺的恶性肿瘤外，女性的甲状腺癌和胆囊癌高于男性，其他恶性肿瘤都是男性高于女性。肿瘤发病的年龄亦有一定的特征，小于5岁的儿童主要发生于白血病、神经系统肿瘤以及胚胎性肿瘤。恶性淋巴瘤有两个发病年龄高峰，分别为20～30岁和50岁以后。睾丸恶性肿瘤大多在20～40岁发病。上皮来源的癌症随着年龄的增加而发病率增加，约2/3的恶性肿瘤发生在65岁以后。

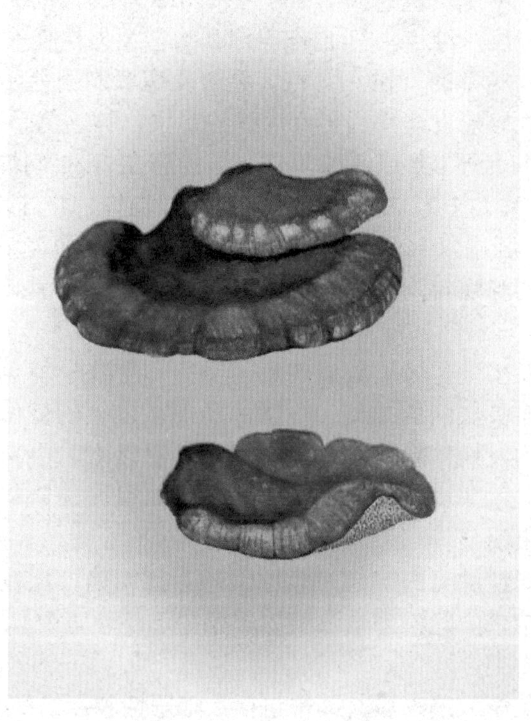

薄皮纤孔菌 Inonotus cuticularis

2010 年全国估计新发恶性肿瘤病例约 309 万，死亡 200 万，全国恶性肿瘤死亡率为 148.81/10 万。肺癌、乳腺癌、胃癌、肝癌、食管癌、结直肠癌、宫颈癌是我国常见的恶性肿瘤。肺癌、乳腺癌、结直肠癌、女性甲状腺癌呈上升趋势，肺癌、肝癌、胃癌、食管癌、结直肠癌、胰腺癌是主要的肿瘤死因，按照平均寿命 74 岁计算，人一生中患恶性肿瘤的几率是 22%，肿瘤已经成为一种常见疾病。

根据 2006 年我国城乡居民主要死亡原因的调查，恶性肿瘤在城市和农村都已超过心脑血管和呼吸道疾病而居首位，与 2005 年相比，城市居民恶性肿瘤死亡率上升了 18.66%，农村居民恶性肿瘤死亡率上升了 23.1%。

我国在城市常见恶性肿瘤死亡率前 5 位依次是肺、肝、胃、食管和大肠。在农村前 5 位恶性肿瘤死亡率依次是胃、肝、食管、肺和大肠。

恶性肿瘤是全球性疾病，但是在世界各地的分布有显著的差别，其中以食管癌发病率的地区性变化最为突出，最高和最低发病率相差 100 倍以上。中国河南林县、新疆、伊朗里海沿岸以及南非都有集中的高发区。中国的食管癌与低发的东欧国家相比，男性高 30 ~ 40 倍，女性高 20 倍。中国人口众多，占全球癌症病例比重大。有独特的发病谱。全球约 40% 的胃癌发生在中国。肝癌的 77% 发生在发展中国家。中国占全世界肝癌总数的 43.7%。鼻咽癌好发于黄种人。在中国广东、广西、香港、台湾和东南沿海地区人群发病率高。中国的鼻咽癌占世界发病总数的 15.7%。绒毛膜上皮癌在东南亚国家较多见，我国长江以南、沿海各地发病率较高。

此外，肿瘤流行病学研究还发现，各种肿瘤的发病率还呈现随时间变动的趋势。近 20 年各国的肿瘤谱发生明显变化，子宫颈癌、阴茎癌、食管癌、肝癌的发病率下降。而大肠癌、乳腺癌、前列腺癌、胰腺癌、恶性淋巴瘤和肾癌的发病率上升。20 世纪 70 年代至今，西方国家的恶性黑色素瘤的发病率增加了 1 倍。非霍奇金淋巴瘤增加了 50%。而肺癌是发病率变化最大的恶性肿瘤。20 世纪早期很少有肺癌，随着吸烟的普及，20 世纪 20 年代起肺癌发病率就开始上升。由于认识到吸烟与肺癌密切相关，20 世纪 80 年代开始宣传吸烟有害，北美洲的烟草消耗量逐步减少。21 世纪美国和加拿大男性肺癌的发病率已呈下降趋势，但是仍居各种恶性肿瘤发病率的首位。女性肺癌的发病率刚刚趋于平稳。根据上海市区肿瘤发病率统计，肺癌和乳腺癌发病率为男女癌症的首位，肺癌仍呈上升趋势。乳腺癌 20 年来发病率增加了 50%，每年平均约上升 2.7%。结肠癌在 20 年间增加了 1 倍，年均增长率 4%。子宫颈癌年均递减率大于 11%，但近年来有回升趋势，并且趋向年轻化。食管癌年均递减率 5% 左右。胃癌和肝癌以 1% 的年均递减率下降，但仍属发病率较高的恶性肿瘤。胆道癌、肾癌、脑癌、前列腺癌年均增加 3% ~4%，胰腺癌、子宫内膜癌、卵巢癌年均约增加 2%。

另外，除了肿瘤谱发生变化外，肿瘤的病理类型和生物学特点也在发生变化。例如由于饮食结构的改变和对血吸虫病的控制，中国的肠癌从以往的低位即直肠部位多见到目前的以结肠部位多见。平均发病年龄从 45 岁增加到 60 岁以上，中高分化肿瘤较以前有所增加，但就诊时肝转移的发生率高。美国的食管癌发病率呈增加趋势，其中腺癌较鳞癌增加更多，特别在白种人中更明显。

到目前为止，对于恶性肿瘤的确切发病原因还不甚明确。比较公认的发病机制是基因和环境因素交互作用的结果。绝大多数致癌物质存在于外环境中，主要可归纳为化学因素、物理因素和生物因素三大类。

现已证实有数百种化学致癌物质，其中包括治疗恶性肿瘤的细胞毒药物：如 6 - 巯基嘌呤可诱发恶性淋巴瘤、皮肤癌和软组织肉瘤；环磷酰胺和 chlornaphazine 诱发阴道癌和子宫颈癌；多种烷化剂例如白消安、美法兰、环磷酰胺和联合化疗方案 MOPP［氮芥、长春新碱、丙卡巴肼、泼尼松］可诱发白血病；他莫昔芬长期用于激素受体阳性的乳腺癌可增加子宫内膜癌的发生率。由于免疫抑制剂在器官移植后长期应用，因此肾移植后发生恶性淋巴瘤的危险性增加 30 倍。药物致癌还表现在经过化疗后长期生存的患者，有 5% ~10% 的第二原发肿瘤发生率。怎样减少各种化学物质和肿瘤治疗中的化疗导致的新生肿瘤，这是几乎所有医生和病人都希望找到的，野生药用真菌配方组合，则可以很好的解决化学物质和化疗引起的新生肿瘤，从而减少大量肿瘤的发生率。

20 世界 80 年代提出生活方式致癌的概念。约 80% 的癌症与不良生活习惯有关。约 1/3 癌症而死亡的患者与吸烟有关，吸烟是肺癌的最主要的危险因素，约 80% 男性肺癌、75% 女性肺癌患者为吸烟者，另外 17% 是被动吸烟者。开始吸烟的年龄小、烟龄长、每天吸烟量大，所吸烟的焦油、尼古丁含量高、不使用过滤嘴者肺癌发病率高。每天吸烟 20 支较不吸烟者肺癌发病率高 15 倍，每天吸烟 20 支以上较不吸烟者肺癌发病率高 48 倍。戒烟 5 ~10 年后肺癌发病率下降，10 年后戒烟者的肺癌发病率是继续吸烟者的 1/3。吸烟者患肺癌的危险性是非吸烟者的 10 ~20 倍。90% 的肺癌死亡与吸烟有关。被动吸烟的肺癌是对照人群的 2 倍，配偶是吸烟者的女性非吸烟者，其肺癌发病率比配偶不吸烟者增加 20% ~0%。吸烟还是口腔癌、咽喉癌、食管癌、和肾盂癌的主要致病因素，也与胰腺癌、膀胱癌、肾癌以及胃和子宫颈癌相关。吸烟者可增加癌前期病变，例如肠腺瘤性息肉的发病率。戒烟后肺鳞癌可减少 65%。大量烈性酒的摄入可增加黏膜渗透性，活化致癌物质，导致口腔、咽喉、食管恶性肿瘤的发生，酒精还可与吸烟起协同作用。含酒精的饮料与肝癌、直肠癌、乳腺癌相关。乳腺癌、结肠癌和胰腺癌与高脂饮食有关。此外，高能量、高脂肪食品可增加乳腺癌、子宫内膜癌、前列腺癌、结肠癌和胆囊癌的发病率。肝癌、食管癌、胃癌在饮水污染、食物霉变的地区发病率高。东南亚地区人群喜欢咀嚼槟榔加烟叶，因此口腔癌多发。要想减少各种生活习惯引起的各种肿瘤，长期服用保健性的抗肿瘤野生药用真菌的几个品种，就可以办到。

癌症的遗传因素日益受到重视。遗传相关的恶性肿瘤约占1%。遗传易感性的生物机制可能与抑癌基因、DNA损伤修复作用的基因和影响致癌剂代谢的基因等有关。与遗传相关的恶性肿瘤患者家族中，往往携带某一种异常的基因。异常的基因的改变发生在生殖细胞或受精卵。基因的异常能向下一代遗传。

遗传性肿瘤的特点是：有明显的家族聚集性。发病年龄早，常有多个发病肿瘤，可伴有免疫缺陷病，在体细胞中可检测出异常的基因。与肿瘤抑制基因相关的遗传性肿瘤综合征有Li－Fraumeni综合征、家族性视网膜母细胞瘤、家族性腺瘤性息肉病、遗传性黑色素瘤、双侧听神经多发性纤维瘤、Von Hippel－Lindau病、Von Recking－hausen病、Wilms瘤或Drash综合征。与DNA修复基因相关或基因组不稳定性相关的遗传性肿瘤综合征，包括遗传性非息肉病结肠癌、家族性乳腺癌或卵巢癌、Muir－Torre综合征、共济失调毛细血管扩张、Bloom综合征、Fanconi贫血和着色性干皮病等，而野生药用真菌里的一些品种就可以起到修复基因的作用。

工作环境中如果存在化学或物理性致癌物质，长期接触后可发生职业性肿瘤。至今确定的至少有二十余种职业性致癌因素。较明确的致癌物质相关的肿瘤有：联苯胺和膀胱癌；石棉与肺癌和恶性间皮瘤；苯与白血病；氯乙醚和肺癌；砷与肺癌和恶性间皮病；氯乙烯与肝血管肉瘤；焦炉逸散物与肺癌；铬酸盐制造业与肺癌。在含放射性物质氡及其衰变产物的矿山工作的工人肺癌发病率高，其中合并吸烟者比普通人群肺癌发病率高20倍。

由于城市化的扩大和工业的发展，环境污染日趋加重。例如汽车排出的废气，道路和房屋建筑中应用的沥青，钢铁工业、纺织印染业、化工工业等工厂排出的污水，都造成三废增加，而污染物中含有多种致癌物质。英国Stocks通过对26个居民点大气中芳香族多环碳氢化合物浓度的测定，发现污染与当地居民的肺癌死亡率呈明显相关性。上海市居民肺癌死亡率有市区高于近郊，近郊高于远郊的现象，内蒙古包头市肺癌发病率高于周边牧区，发病年龄更轻，均提示环境污染对癌症的发生起一定的作用。各种化学与物理废气，可以极大的增加肿瘤的发生率，而抗肿瘤的野生药用真菌里就有能对付各种化学与物理废气与粉尘和废水的品种，比如灵芝、东方栓菌、隐孔菌、裂蹄层孔菌等。

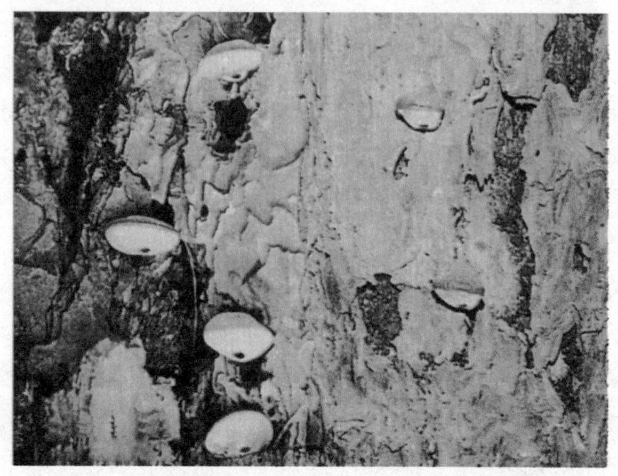

隐孔菌 Cryptoporus volvatus

病毒致癌是生物因素中最主要的因素，其中关系密切的有人乳头瘤病与子宫颈癌；EB病毒与鼻咽癌、伯基特淋巴瘤、霍奇金淋巴瘤、NK/T细胞淋巴瘤；乙肝病毒、丙肝病毒与肝癌，而灵芝、树舌就有比较好的预防、治疗效果。幽门螺旋杆菌与胃黏膜相关淋巴瘤和胃癌的发生有关，而以木蹄层孔菌为主的野生药用真菌就有治疗的可能。寄生虫与人类肿瘤也相关，浙江杭嘉湖平原是结直肠癌的高发区域，与当地日本血吸虫病的感染有关。埃及血吸虫病则被证实可诱发膀胱癌，密集木层孔菌就能杀死血吸虫同时治疗肿瘤。

暴露于射线可导致白血病，短期大剂量较长期小剂量致癌性更强。紫外线可直接使皮肤细胞 DNA 损伤，从而增加恶性黑色素瘤、皮肤鳞癌和基底细胞癌的发生。高伏电子线可能增加脑胶质瘤发病。有些肿瘤与该部位的长期慢性炎症有关，在损伤的部位可出现“疤痕癌”。而对付各种射线、紫外线、高伏电子线的药用真菌就有竹红菌、猪苓等。

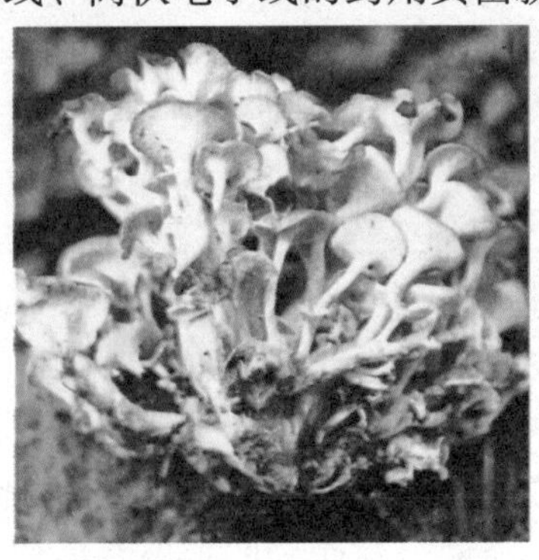

猪苓 Grifola umbellate

恶性肿瘤的预防包括：

一级预防措施：病因研究，消除危险因素，提高机体防癌能力；

二级预防措施：早发现、早诊断、早治疗；

三级预防措施：减少癌症患者并发症、减轻痛苦、延长生存、改善生存质量。

预期经过宣传吸烟有害、劝阻吸烟、改变不良生活习惯，加强环境保护、防治病毒感染、高危人群疫苗注射等努力，可望使癌症的发生减少约 1/3。直到最近才有科学家宣布环境是致癌的决定性因素，癌症的出现表明人体全身免疫系统的崩溃，仅用手术切除肿瘤或用化疗或放疗杀死肿瘤的治疗方法最终均因副作用而以患者死亡告终，并不能阻止癌症的发展和恶化。

恶性肿瘤包括 200 余种具有各自病因、自然发展过程和对治疗反映不同的疾病。它们的表现多种多样。但是早期往往都无明显的临床症状和体征。有些症状亦无特异性，常易与其他疾病混淆。例如肺癌患者的咳嗽、咳痰、气急，常误诊为慢性气管炎、肺气肿。胃癌、胰腺癌、肠癌、肝癌病人的上腹不适常与胃炎、胃溃疡、慢性胆囊炎和胆石症混淆。乳腺癌的乳房肿块常诊断为乳腺小叶增生、纤维瘤。恶性淋巴瘤的淋巴结肿大常作为慢性淋巴结炎、结核病来治疗，直肠癌的便血误认为痔疮出血亦不在少数。根据统计，我国肿瘤患者 1/2 以上在就诊时已属晚期。

约 10% ~20% 癌症患者在发病前或发病时会出现一些与肿瘤无直接关系的临床征象，称之为肿瘤旁副综合征。肿瘤旁副综合征常由内分泌腺肿瘤产生过量激素或非内分泌肿瘤分泌异位激素、分泌有生物活性的蛋白或细胞因子、自身免疫反应及肿瘤破坏正常生理功能所致。最常合并肿瘤旁副综合征的恶性肿瘤是小细胞肺癌，可能因为它是神经内分泌来源的肿瘤，其他好发肿瘤旁副综合征的恶性肿瘤是乳腺癌、卵巢癌、淋巴造血系统恶性肿瘤和胸腺癌。了解认识肿瘤旁副综合征可为临床早期发现肿瘤提供线索，也可用作判断疗效或监测复发。多数肿瘤旁副综合征与肿瘤发展有一定相关。肿瘤切除或控制后，症状消失或好转，肿瘤进展时症状明显。此外严重的肿瘤旁副综合征未及时处理，可能致命，如重症肌无力、高钙血症、低血糖、低钠血症、弥散性血管内凝血等。而要治疗各种肿瘤旁副综合征的好药就在野生药用真菌中，比如紫丁香蘑、肉球菌、红缘层孔菌、榆生木层孔菌、薄树芝、桦褐孔菌等。

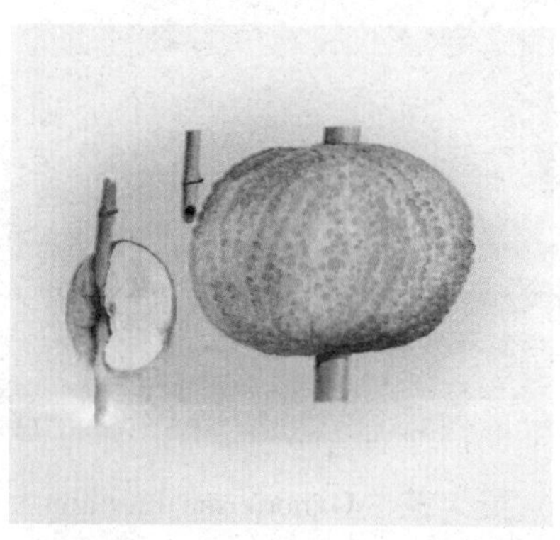

肉球菌 Engleromyces goetzii

肿瘤旁副综合征可表现为全身症状和系统症状。主要的全身症状有发热、恶病质和免疫抑制。肿瘤热可能与肿瘤细胞产生致热原如白介素Ⅰ、前列腺素或肿瘤坏死有关。肿瘤热的诊断应在排除外感染性发热和其他可能的因素后确立。肿瘤热常见于霍奇金病、非霍奇金淋巴瘤、急性白血病、骨肉瘤、肺癌、前列腺癌、肾癌、肝癌。有发热者往往肿瘤负荷大或有肝、骨等转移，预后较无发热者差。恶病质是最常见的肿瘤旁副综合征，最多可能影响80%肿瘤患者。它以食欲不振、肌肉萎缩、皮下脂肪消耗和疲乏为特征。恶病质常常是肿瘤终末期的表现。给与甲地孕酮可改善食欲，增加体重。有时肾上腺皮质激素也有一定的帮助，而使用木蹄层孔菌、毛蜂窝孔菌也可以达到以上效果。

高钙血症约见于10%的肿瘤患者，大多数同时伴有骨转移。2%与骨转移无关的高钙血症与肿瘤细胞分泌的异位甲状旁腺素相关蛋白或破骨细胞激活因子、前列腺素样物质、肿瘤生长因子等有关。高钙血症表现为恶心、呕吐、口渴、便秘、嗜睡、多尿、肾功能损害。常易误诊为脑转移。根据复旦大学附属肿瘤医院研究发现，中国肿瘤患者发生高钙血症的比例较低。

低血糖和高血糖：低血糖常由胰岛细胞瘤引起。其他见于软组织肉瘤、肝癌、肾上腺癌。与患者血清中存在胰岛素样生长因子或肿瘤产生的体液因子刺激胰岛素受体增殖，肿瘤产生抑制高血糖素因子有关。肿瘤患者并发高血糖的主要病因是糖尿病。大肠癌患者糖尿病的患病率明显高于一般人群。

抗利尿激素异常分泌综合征最常见于小细胞肺癌，亦可在前列腺癌、结肠癌、肺类癌、胸腺癌、恶性淋巴瘤中发生，主要是因低血钠、低渗透压导致的水中毒。临床表现为疲乏、嗜睡、谵妄、行为异常、抽搐、昏迷等，应与脑转移鉴别。这就要求综合治疗，包括抗利尿激素异常分泌综合征与疲乏、嗜睡、谵妄、行为异常、抽搐、昏迷等共同施治，这就需要比如以下药用真菌进行治疗：假芝、白耙齿菌、猪苓、茯苓、蜜环菌、树舌、薄树芝、金丝刷、灵芝等的配合，进行综合治疗。

类癌综合征主要见于小肠类癌，也可发生在肺类癌、小细胞肺癌、胰腺癌等。由儿茶酚胺和5－羟色胺引起的皮肤潮红、腹泻、哮喘、发绀、呼吸困难、指间关节疼痛、精神失常、心内膜与心瓣膜病变等为其主要表现。而使用隐孔菌、竹红菌、东方栓菌、香栓菌等野生药用真菌就可以治疗。

肿瘤性的神经病变累及脑、脑神经、脊髓、神经节、周围神经和神经肌肉。可能与患者对肿瘤的免疫反应多产生的抗体使神经组织受损有关，可以用薄树芝、牛肝菌、紫丁香蘑等药用真菌。

黑棘皮病多发生在中老年消化道肿瘤患者中，以发生在皮肤皱褶处或颊、咽、外阴部

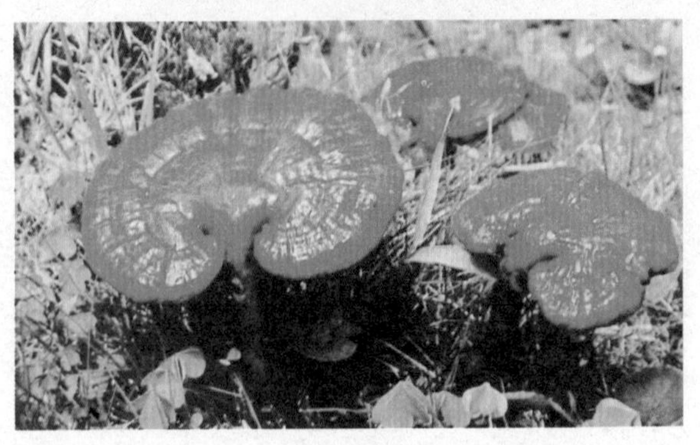

灵　芝　Ganoderma lucidum

黏膜等处棕色、黑色疣状的皮损为特征，可以使用肉球菌、红鬼笔、竹红菌等进行治疗。

皮肌炎、多发性肌炎见于肺癌、妇科肿瘤，发生于老年人，主要累及皮肤、肌肉。面颈部和胸部紫红色斑、进行性对称性近端肌无力是其主要的临床表现。

肥大性骨关节病最常见于肺癌。主要表现为骨关节疼痛、关节僵硬、肿胀，可伴有杵状指。需要与骨转移、风湿性关节炎等鉴别，可以使用红缘层孔菌、东方栓菌、牛肝菌等配合进行治疗。

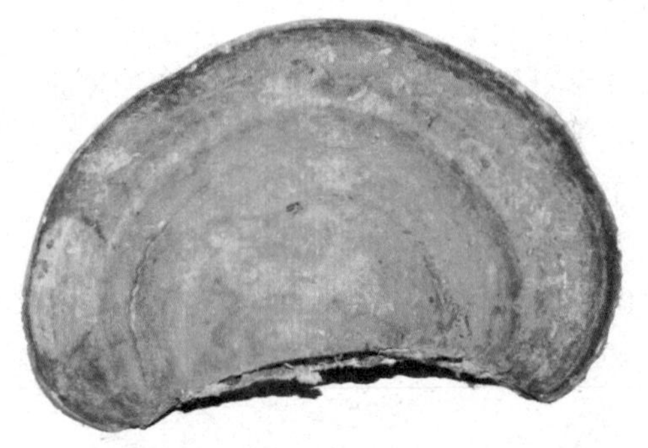

红缘层孔菌　Fomitopsis pinicola

肿瘤患者还可有伴发的血液系统表现，例如弥散性血管内凝血以及肾小球、肾小管病变，可以使用假芝、白耙齿菌等进行治疗。

恶性肿瘤有200多种，性质类型各异、累及的组织和器官不同，病期不同，对各种治疗的反映也各有不相同，而且大多数恶性肿瘤目前尚难做到早期诊断，患者在确诊时大多已属中晚期。即使在确诊时无临床转移证据的患者在经单纯局部治疗后，50%的患者仍会发生远处转移，因此大部分患者需要综合治疗。由于手术、放疗和化疗等综合治疗的进展，乳腺癌、鼻咽癌、上颌窦癌、肾母细胞瘤、宫颈癌和恶性淋巴瘤等5年生存率已有明显提高，肺癌、消化道肿瘤、泌尿生殖系统肿瘤的生存情况也有改善。肿瘤的治疗应由多学科专家对患者的全身和局部各种因素、肿瘤生物学行为及病理期等做全面分析后，制定合理的近期和远期治疗计划，才能愈合或获长期生存。这几十年来，人类拼命寻求治疗肿瘤的办法，包括手术、放疗、化疗，更在近年走进森林寻找在原始森林深处的各种能治疗肿瘤的药用真菌，只是要走进森林就要吃很多苦，甚至有生命的危险。

（一）外科治疗　最早外科手术曾是治疗恶性肿瘤的唯一方法。半个多世纪以来，由于对肿瘤的发生发展、生物学行为和病理学从分子水平进行了深入研究，治疗策略已有很大变化，但迄今外科手术仍是治疗某些恶性肿瘤的主要方法，单纯手术可治愈早期局限性恶性肿瘤如口唇癌、甲状腺癌、唾液腺癌、乳腺癌、宫颈癌甚至是小肝癌等。但是，照样有部分复发和转移，对于中晚期肿瘤，复发、转移就是一种必然。

肿瘤外科学是外科学的分支，除了遵循普外科的治疗原则外，有其自身的特点。肿瘤外科必须与病理学密切结合，手术切除的每例标本必须送病理检查，对切取活检的标本要足够大，至少要 $1cm^3$，并避免机械性损伤。在病变和正常组织交界处取材，可便于观察从正常到异常的变化。肿瘤手术要在彻底切除肿瘤的前提下做到创伤小，范围不一定求大，以求尽量保留机体功能。肿瘤外科必须遵循“无瘤操作”原则。手术操作要轻巧，避免挤压瘤体，尽量避免钝性分离以减少播散；术中应先处理静脉后处理动脉，先处理较远淋巴结再处理临近肿瘤的淋巴结，并将肿瘤与其附近的淋巴结整块切除；为了防止瘤细胞种植应注意用纱布保护创面和切面边缘并避免血液流出污染创面。关闭胸腹腔前可用抗癌药冲洗胸腹腔以避免癌细胞种植。

外科手术在肿瘤治疗中的应用归结起来大致有以下几方面：作为单一治疗方法对肿瘤进行根治，这种方法仅适合于早期病变。手术范围为广泛切除原发灶和周围可能浸润的正常组织，彻底清除所有的区域淋巴结。作为综合治疗的组成部分与放疗 + 生物免疫化疗、化疗 + 生物免疫化疗联合应用，近 30 年来对多数常见恶性肿瘤切除范围逐渐缩小，目的是在不降低治愈率的情况下减少因手术而导致的并发症，并保全脏器功能和好的生活质量。例如乳腺癌的手术已从根治术，扩大到根治术转变到改良根治术和保乳手术。前哨淋巴结活检的应用更能有的放矢地选择治疗方式，对早期病变避免了不必要的过度治疗；对肢体的软组织肉瘤也以局限性手术加放疗、化疗代替了截肢术。减负荷手术：切除大部分肿瘤，减少肿瘤的负荷从而增强其他治疗方法的疗效或防止并发症。例如晚期卵巢癌姑息性切除大部分卵巢肿瘤，化疗后进行二探手术，再切除残留病灶以及网膜病变，可明显延长生存。已有肝转移的大肠癌，切除原发灶，可以减少原发肿瘤的出血、梗阻，改善患者一般情况，为进一步行化疗 + 生物免疫化疗和靶向治疗 + 生物免疫化疗创造条件，对有肝转移病灶数目少的大肠癌患者经过手术的综合治疗，5 年生存率可达 25% ~35%。结外型胃肠道淋巴瘤的手术切除可防止化疗后肿瘤快速退缩导致的穿孔或出血。转移灶的切除：恶性肿瘤的转移按转移病灶出现的时间有同时和异时之分。当发现原发肿瘤同时出现转移时，经过严格筛选，也可手术，如原发性肺癌仅有骨的单个转移病灶，而原发肺癌又可彻底切除者，可同时或先后行原发灶加转移灶的切除手术。对异时出现的转移灶，例如有限软组织肉瘤和骨肉瘤的单个肺转移、肠癌的单个肝转移灶，在原发灶治疗趋稳定后，可行手术切除转移灶而获得长期生存。肿瘤急症：胃肠道梗阻行捷径术、造瘘术以缓解症状。作为缓解症状的姑息性手术：如胰头和十二指肠壶腹癌行胆囊 - 空肠吻合术可使黄疸消退。诊断性手术：对不宜穿刺的软组织肉瘤、疑有恶变的黑痣应做切除活检以明确病理诊断。预防性手术：对有些极可能发展成肿瘤的高危器官，可采用外壳预防性切除的方式，从而阻止肿瘤的发生。子宫颈严重异型增生时可行子宫颈锥形切除，偶尔也有行全子宫切除术。家族性多发性肠息肉病和溃疡型结肠炎可行肠道切除预防肠癌。遗传性乳腺癌的家族成员，经检测为 BRCA1 和 BRCA2 有突变的健康携带者，行双侧乳腺预防性切除可能比密切随访更有益。在行手术切除肿瘤的患者，切除手术后一定要使用生物免疫化疗，以便尽快阻止肿瘤的复发、转移，因为手术的切除只是把表面的肿块切除了，但人体组织内的肿瘤细胞手术是无法切除的，造成肿瘤的环境手术是无法切除的。

（二）放射治疗　放射治疗也是恶性肿瘤的主要治疗方法之一。是在 20 世纪初随着肿瘤生物学、放射生物学和放射物理学的形成而发展起来的。近一个世纪来，放疗仪器已由深度 X 线机发展到超高压装置如 ^{60}Co 远距离治疗机、医用加速器（包括电子感应加速器、电子直线加速器和电子回旋加速器）和高线性能量传递放疗机等。放射源有 X 线治疗机和各类加速器产生的X线、放射性核素放出的α、β、γ射线以及高线性能量传递的快中子、质子、负π介子等。由于各项技术的发展，特别是计算机的应用，使放射治疗技术可达到更为精确的程度，对待定体积的组织能够给予精确的限定能量，如应用包括多叶准直器、三维适形放射治疗、立体定向放疗设备、束流调强放射治疗等现代放疗设备的应用，可最大限度地将放射剂量集中到病变部位，杀灭肿瘤细胞，而使正常组织和器官少受或免受不必要的照射。

在临床上对不同肿瘤按治疗目的可进行根治性或姑息性放疗。根治性放疗＋生物免疫化疗适合于对放射线敏感的恶性肿瘤，如皮肤癌、鼻咽癌、扁桃体癌、口咽癌、喉癌、舌癌、精原细胞癌、乳腺癌、霍奇金病、恶性淋巴瘤、子宫颈癌、前列腺癌等。这些肿瘤在早期通过单一放射性治疗＋生物免疫化疗能达到痊愈。对有些肿瘤因内科疾病不能耐受手术或患者不愿手术，也可考虑行根治性放射治疗＋生物免疫化疗，例如：直肠癌、食管癌、非小细胞肺癌、宫体癌、纵隔肿瘤等。姑息性放疗＋生物免疫化疗常作为晚期患者缓解症状之用。如骨转移性癌、多发性骨髓瘤、部分神经系统恶性肿瘤经放疗后可减轻疼痛、减少病理性骨折的发生，并缓解脊髓压迫等并发症。对恶性肿瘤引起的呼吸道、泌尿道、消化道梗阻或压迫，姑息性放疗＋生物免疫化疗可缓解、治愈症状。放疗＋生物免疫化疗也可使癌性溃疡清洁、创面缩小甚至愈合。小细胞肺癌、淋巴母细胞性淋巴瘤、双侧原发性乳腺恶性淋巴瘤和睾丸淋巴瘤等恶性程度高，容易有中枢神经系统侵犯的患者，经化疗达到临床完全缓解后，对颅脑进行预防性照射，可以提高治愈率。放疗＋生物免疫化疗是综合治疗的重要组成部分。对放射敏感的局部晚期的非小细胞肺癌、食管癌、肾母细胞瘤、鼻旁窦癌、中耳癌、直肠癌行术前放疗＋生物免疫化疗可使肿瘤缩小，有利于手术切除，并可减少术中肿瘤细胞局部种植和远处转移的危险。对术后可能有微小残留肿瘤，例如脑瘤、非小细胞肺癌、直肠癌、肾癌、肾母细胞瘤、乳腺癌、软组织肉瘤等术后放疗＋生物免疫化疗可提高生存率。

放射治疗引起的不良反应有全身反应和局部反应。不良反应的出现与照射部位器官的耐受性、照射的总剂量、剂量分割、放射野大小相关，患者个体也有差异性。

全身反应的近期表现为乏力、厌食、恶心呕吐、头痛、骨髓抑制。在照射面积大、全身多处放射治疗后症状明显，并随着累积剂量的增加而加重。骨髓抑制最多见于全身多处骨放射后，特别是骨盆和其他扁骨。放射治疗远期的全身反应是免疫力下降，长期生存者特别是合并化疗的患者第二原发肿瘤发生率高。

局部反应根据损伤发生的早晚分为急性放射性损伤和后期放射性损伤。放射开始后3个月内发生的损伤为急性损伤，3个月后为后期损伤。急性损伤有皮肤黏膜充血、水肿、溃疡。经受照射的相应部位发生食管炎、肺炎、肠炎等。后期损伤可引起较为严重的后遗症。头颈部放疗后组织萎缩纤维化，甲状腺和甲状腺旁腺功能的减退，唾液腺分泌减少，导致口干，还容易引起龋齿。此外也可引起脑和脊髓损伤。胸部放疗后致死性心肌梗死发生率较普通人群增加3倍。其他后期损伤有慢性缩窄性心包炎、心包积液和肺纤维化等。在放射野内可发生第二肿瘤，一般十年后发病。女性患者在30岁之前接受胸部放疗，以后发生乳腺癌的危险性大大增加。在放疗的同时，应增加生物免疫化疗，因为生物免疫化疗可以极大的提高疗效，同时可减少疼痛、乏力、厌食、恶心呕吐、头痛、骨髓抑制，特别是对骨髓抑制和免疫力下降非常有效。同时可减少急性放射性损伤和后期放射性损伤，减少组织萎缩纤维化、甲状旁腺功能减退的发生和减少第二原发肿瘤的发生率。

晚期患者有广泛转移或恶病质，有心、肺、肝、肾衰竭，有内脏穿孔或大量出血、体腔大量恶性积液时均属放疗禁忌证。

（三）化学治疗　化疗与外科、放疗相比，历史较短，但它的发展迅速，新药不断开发、疗效不断提高，是最有发展前途的治疗手段，也是当前恶性肿瘤临床研究中最活跃的领域。目前进行的化疗可使约20%患者治愈，20%患者显著延长生存期。

（四）生物免疫化疗（药用真菌治疗）生物免疫化疗与化疗、外科手术、放疗相比历史更短，近二十年来，科学家们不断从野生药用真菌和人工发酵药用真菌中找到了更多更好的抗肿瘤药用真菌。同时，当我们有意的把不同的野生药用真菌配合起来给患者使用的时候，发现效果比使用单一品种更好，更没有任何毒副作用，很多以前不能治愈的疾病，现在可以治愈了，发现野生药用真菌配方组合不光可以杀灭癌细胞，更能提高调节免疫力，治疗肿瘤的并发症并消除各种毒副作用，也是今后最有发展前途的治疗手段，更是当今研究治疗恶性肿瘤临床研究中最活跃的领域。目前野生的药用真菌在化疗的基础上将增加约10%～20%的治愈率，90%的患者延长生存期。因为每一种野生药用真菌对不同的肿瘤的敏感度是不一样的，这就要求每个肿瘤及其分型对配方组合的要求是不一样的。这就需要比较专业的医生才能办到。为此，中国中医科学院中医药科技合作中心野生药用真菌医学体系研究中心举办培训班，培养医生懂得野生药用真菌及怎样去治疗肿瘤，通过培训的医生就会比较全面的用野生药用真菌去治疗肿瘤，治愈率就会比较高，基本不会出事故。而没有培养的医生，治愈率会比较低，还有可能出事故。

对于癌基因，用十来种抗肿瘤的药用真菌有机的配合，就可以抑制和改变人体的癌基因，让人不得癌症。我于五年前，有一个染色体极度混乱的重症再生障碍性贫血的患者来找我，当时患者父亲把医院的染色体检查报告单拿来给我看，全部错乱，医院也给患者下了病危通知书，开始在我这里拿药用真菌配方吃，三个月后，孩子痊愈，又到同一家医院去检查染色体，检查结果全部正常。因为一般人吃药用真菌都不会去检查染色体，这十来年，有很多甲胎蛋白较高的肝硬化患者来找我，我用几种药用真菌相配合，一两个月后到医院检查，一般都下降到正常值了，大家都知道，甲胎蛋白是肝癌的指标，同时，一些患者的cA－199等指标也下降的很快，目前，中国人研究治疗肿瘤，是从实验室开始的，而我研究肿瘤，是从病人开始的，取得成功后再来思考理论的。这十多年，就有很多晚期肿瘤患者通过服用野生药用真菌配方治愈的，还有一些检查肿瘤标志物高，服用两个月野生药用真菌配方组合后下降到正常值的，有一段时间每天都能听到治愈疑难杂症的好消息，在总结了很多经验后才开始写本书的。我没有高深的理论，但我知道实践，我于前几个月由我的一个学生，拿猪来做了一个实验，因为猪可以杀了检查，而人是不可能的，一头猪喝了三个月的药用真菌的配方水，屠宰后做全面检查，发现与普通无公害猪肉有着惊人的差别，从这个实验中，大家应该看到一个对人类有着巨大影响的巨大的商机。看点就在有害物、药物残留对比上。

野生灵芝生态肉与国内著名品牌无公害肉对比表

对比项目	野生灵芝生态肉	无公害猪肉	对比项目	野生灵芝生态肉	无公害猪肉
蛋白质 g/100g	23.9	20.5	胆固醇 mg/100g	42.8	50.2
脂肪 g/100g	2.0	9.0	维生素A mg/100g	未检出（<0.01）	未检出（<0.01）
天门冬氨酸 g/100g	2.28	1.67	维生素E mg/100g	0.41	0.69

对比项目	野生灵芝生态肉	无公害猪肉	对比项目	野生灵芝生态肉	无公害猪肉
苏氨酸 g/100g	1.05	0.76	维生素 B1 mg/100g	1.68	1.38
丝氨酸 g/100g	0.98	0.70	维生素 B2 mg/100g	1.92	1.26
谷氨酸 g/100g	3.80	2.78	维生素 C mg/100g	未检出（<0.01）	未检出（<0.01）
脯氨酸 g/100g	0.81	0.59	烟酸 mg/100g	7.83	5.63
甘氨酸 g/100g	1.04	0.84	磷 mg/100g	98	88
丙氨酸 g/100g	1.42	1.13	钾 mg/100g	4.04×102	3.94×102
胱氨酸 g/100g	0.21	0.18	镁 mg/100g	28	23.7
缬氨酸 g/100g	1.20	1.00	钙 mg/100g	2.69	3.9
蛋氨酸 g/100g	0.73	0.63	铁 mg/100g	0.80	1.42
异亮氨酸 g/100g	1.18	0.93	锌 mg/100g	13.0	18.0
亮氨酸 g/100g	2.07	1.56	硒 mg/100g	0.38	0.24
酪氨酸 g/100g	0.83	0.65	锰 mg/100g	0.03	0.01
苯丙氨酸 g/100g	1.29	0.96	有害物残留对比		
赖氨酸 g/100g	2.02	1.51	铅 mg/100g	未检出（<0.01）	≤0.50
组氨酸 g/100g	1.06	0.74	总砷 mg/100g	未检出（<0.01）	≤0.5
精氨酸 g/100g	1.54	1.14	总汞 mg/100g	未检出（<0.01）	≤0.50
豆蔻酸 C14：0,%	1.1	1.2	铬 mg/100g	未检出（<0.01）	≤1.00
棕榈酸 C16：0,%	26.8	25.9	六六六 mg/100g	未检出（<0.01）	≤0.10
棕榈油酸 C16：1,%	2.7	2.2	滴滴滴 mg/100g	未检出（<0.01）	≤0.10
硬脂酸 C18：0,%	15.2	14.7	艾氏剂 mg/100g	未检出（<0.01）	不检测
油酸 C18：1,%	40.9	42.2	金霉素 mg/100g	未检出（<0.01）	≤0.10
亚油酸 C18：2,%	10.6	11.0	土霉素 mg/100g	未检出（<0.01）	≤0.10
花生酸 C20：0,%	0.4	0.4	恩诺沙星 mg/100g	未检出（<0.01）	≤0.10

对比项目	野生灵芝生态肉	无公害猪肉	对比项目	野生灵芝生态肉	无公害猪肉
花生一烯酸 C20：1，%	1. 1	0. 6	环丙沙星 mg/100g	未检出 （<0. 01）	≤0. 10
花生二烯酸 C20：2，%	0. 4	0. 3	沙拉沙星 mg/100g	未检出 （<0. 01）	≤0. 10
亚麻酸 C18：3，%	0. 4	0. 4	双氧沙星 mg/100g	未检出 （<0. 01）	≤0. 10
二十三碳酸 C23：0，%	0. 4	0. 8	以下为空白		

以上数据由权威机构谱尼测试公司检测

第二章　中国药用真菌的药用价值

真菌被用作药物，在我国已有悠久的历史，它不但是我国天然药物资源和中草药的一个极为重要的组成部分，而且已成为当今探索和发掘抗癌药物的重要领域。二千多年前东汉末，世界上第一部药物专著《神农本草经》中就记载了灵芝、茯苓、猪苓、雷丸等真菌的药效。至明代，著名医药学家李时珍的巨著《本草纲目》，收藏药用真菌已达 20 多种。清初，汪昂的《本草备要》中，首次报道了冬虫夏草作为药用真菌的效果。1974 年，刘波著的《中国药用真菌》搜集了 78 种药用真菌，再版介绍了 117 种真菌。

自 1929 年英国弗莱明第一次从青霉菌中发现青霉素后，真菌的药用价值在国际上日益受到重视。青霉素广泛应用已近 50 多年，60 年代发展起来的新抗菌素叫头孢霉素，又称先锋霉素，已广泛应用于临床。自 1930 年德国人发现担子菌有抑瘤活性以来，特别是日本千原于 1969 年报道了香菇抗肿瘤多糖之后，全世界掀起了从真菌中寻找抗癌药物的热潮，证明 500 多种真菌具有显著的抑瘤活性。

我国真菌资源十分丰富，可用的真菌就达上千种，目前中国药用及包括试验有效的大型真菌就有 500 多种，民间利用真菌入药有着悠久的历史，具有丰富而宝贵的经验，已有许多真菌被用作生物药或制成中成药应用，现将真菌的药用价值按主要的药理作用分述如下。

一、抗癌作用

我国民间利用某些真菌治疗癌症，如烟色烟管瘤（Bjerkandera fumosa）、黄柄笼头菌（Simblum gracile）和树舌（Canoderma applanatum），自从 Lucas E. H.（1957）发现美味牛肝菌可抑制小白鼠肿瘤后，引起世界各国科学家的重视，研究发现许多真菌具有抗肿瘤活性。陈康林等人编著的《中国抗肿瘤大型药用真菌图鉴》一书中收集药用真菌 260 种，其中有 15 个种的真菌对小白鼠肉瘤 S－180 和艾氏腹水瘤的抑制率达 100％。

真菌抗肿瘤物质主要是多糖和蛋白多糖体。在日本，桑黄多糖、香菇多糖（Lontinan）、云芝多糖（PSK）和裂褶菌多糖（SPG）已在临床上应用。国内已在临床上应用的有香菇多糖、云芝多糖（CVP）、云芝糖肽（PSP）、薄芝糖肽、猪苓多糖和树舌多糖、槐蛾多糖，还有更多的药用真菌也证明了抗肿瘤活性。真菌多糖是一种生物反应修饰剂（BRM），能增强机体免疫功能，间接地抑制肿瘤生长，起扶正固本作用。

某些真菌产生抗肿瘤抗生素。从链霉菌 WK－2057 中分离出新的抗肿瘤抗生素苯新霉素，体外具有抗革兰氏阳性菌活性，对海拉 S3、P388 和耐阿霉素细胞 P388 具有直接的细胞毒素活性，对实验鼠肿瘤具有体内抗肿瘤活性。竹小肉座菌（Hypocrella bambusae）含有竹红甲素（Hyporelli A），它是一种新型花醌光疗药物，临床上治疗外阴白色病变和疤痕疙瘩获得明显疗效，它对癌细胞亦有明显的抑制作用。大秃马勃（Calvatia gigatea）产生马勃菌素（Calvacin），金针菇（Flammulina velutipes）子实体含有朴菇素（Flammulin），日本月夜蕈（Pleurotus japonicus）和隐杯伞（Clitocybe illudens）中分离出月夜蕈素（Lynamycin），他们都具有抗肿瘤作用。戈茨肉球菌（Engleromyces goetzii）含有松胞菌素 D（Cytochalasin D），对皮肤癌有一定的疗效。鲑贝革盖菌（Coriolus consors）产生抗肿瘤抗生素 Coriolis A、C 和 Diket ocoriplin B。由烟曲霉（Aspergillus fumigatus）产生的抗细菌的代谢产物 Fumagillin 能抑制多种肿瘤，且无其他化疗所引起的脱发等副作用。

麦角菌（Claviceps purpurea）产生的某些生物碱具有抗肿瘤活性，如麦角卡里碱（Ergocrytine）和麦角柯宁碱（Ergocornine）有很强的抗肿瘤作用，能使大鼠乳房癌缩小。

某些毒蕈菌的抑瘤率很高，如毒粉褶蕈（Entoloma lividum）、亚稀褶黑红菇（Russula subnigricans）、杜红菇（Russula emetica）等。松果伞（Amanita strobilifomis）含有杀蝇成分 2 - amino - 3 - oxoisozolidine - 5 - acetic acid，称鹅膏氨酸。鹅膏氨酸（Ibotcnic acid）是著名发热鲜味物质，对高等动物和人体毒性甚微。本品的 L - 氨基异构体对小鼠胰脏和肿瘤组织有抑制作用。具有生物免疫化疗的药材有班褐孔菌（Fuscoporia punctata）、绿栓孔菌（Trametes gibbosa）、白栓孔菌（Trametes ochracea）、桑黄（Pyroplyporus yucatensis）、木蹄层孔菌（Fomes fomentarius）、红缘层孔菌（Fomitopsis pinicola）、薄皮纤孔菌（Inonotus cuticularis）、松针层孔菌（Phellinus igniarius）、云芝（Coriolus versicolor）、树舌（Gan - oderma applanatum）、粗毛褐孔菌（Xanthochrous hispidus）、亚黑管菌（Bjerkandera fumosa）、裂蹄层孔菌（Fomitopsis rosea）等真菌近年来就发现具有生物免疫化疗的作用，还没有副作用。

紫杉醇是抗卵巢癌的新药，是用紫杉树皮提取制备的，美国蒙大拿州立大学的植物病理学家 Gary Stroble 和化学家 Andrea Stierle 发现紫杉树皮缝中的一种真菌能产生抗癌药紫杉醇，该真菌被命名为 Taxomyces andreanae，通过深层发酵法可生产紫杉醇。

二、抗菌抗病毒

桦剥管菌含多孔菌酸 A、B 及 C，可抑制分枝杆菌的生长、蹄菌的生长，蹄菌酸对化脓小球菌有抵抗作用，此菌可抗小白鼠及猴子的脊髓灰质炎。冬虫夏草（Cordyceps sinensis）含有虫草素（Cordycepin），具有抗菌和抑制细胞分裂的作用，能抑制结核杆菌、肺炎球菌、鼻疽杆菌、炭疽杆菌、猪出血性败血杆菌的生长，对石膏样小芽胞癣菌、羊毛状小芽胞癣菌及须疮癣菌等致病真菌亦具有抑制作用。翘鳞香菇（Lentinus squarrosulus）产生的抗生素能抑制木硬孔菌（Rigidoporus lignosus）、酿酒酵母（Saccharomyees cerevisiae）及枯草杆菌的生长。

二型革盖菌（Coriolus biformis）产生双型菌素（Biformine），对革兰氏阳性菌、阴性菌和真菌有拮抗活性。白僵菌（Beauveria bassiana）产生卵胞霉素（Oosporin）能抗真菌。朱红栓菌（Trametes cinnabarina ）子实体含多孔蕈素，对革兰氏阴性、阳性菌有效。隆纹黑蛋巢菌（Cyathus striatus）产生鸟巢素，对金色葡萄菌有显著抑制作用。牛舌菌（Fistulina hepatica）的发酵液中含有抗真菌的抗菌素——牛舌菌素。假蜜环菌（蜜环菌）（Armillariella mellea）的发酵液中有四种可溶于氯仿的抗生素（酚类化合物），对革兰氏阴性细菌、真菌和病毒有明显的抑制作用。

香菇中双链核糖酸（d - RNA）能使小鼠体内诱导生成干扰素，并进一步阻止鼠体内流感病毒（A/SW15）和兔口内炎病毒的增殖。

据日本药学会第 113 次年会报告，灰树花（Grifota frondosa）具有抗艾滋病的功效。灰树花多糖对 HIV 病毒有抑制作用，还有东方栓菌、香栓菌、松萝等更多药用真菌具有抗病毒作用。

三、发汗解热

麦散黑粉菌（Ustilago nuda）能发汗、止痛。收集孢子制成麦奴丸，可治伤寒、无汗、头痛等症。香杏口蘑（Tricholoma gambosum）有宣肠益气、散血热、解毒之功效。主治小儿麻疹欲出不出和烦躁不安。药用拟层孔菌（Fomitopsis officinalis）作健胃、发汗剂，治感

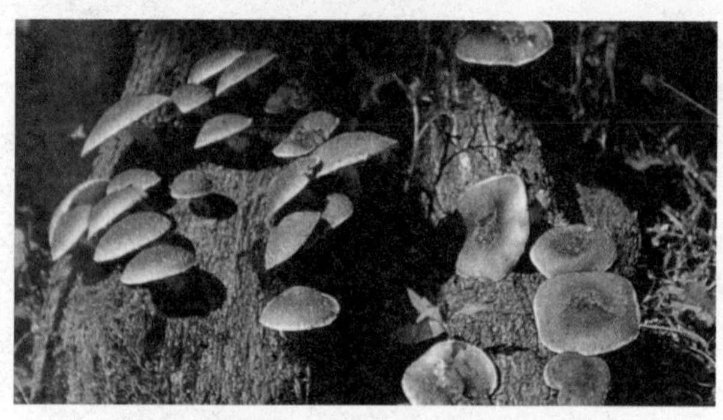

香菇 Lentinu edodes

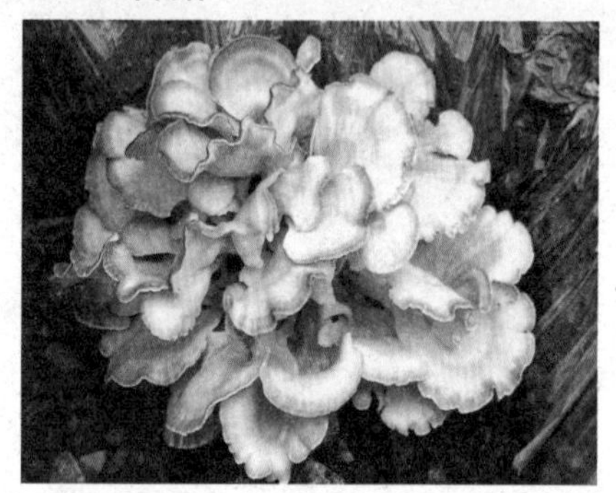

灰树花 Griflola frondosa

冒、结核性盗汗。菰菌（Ustilago esculenta）白退烧解热，治疗风热赤目。

蝉花是一种蝉的土栖幼虫受到蝉拟青霉（Paecilomyces cicadae）寄生的产物。有散风热、镇惊、明目之功效。蝉花及人工培养物具有明显的镇痛、镇静、解热等作用。对正常体温大鼠或人工致热大鼠的体温有明显降温和解热作用，给药后 1～2 小时内作用明显。

四、助消化作用

羊肚菌（Morehella esculenta）有健胃补脾、助消化、理气化痰等功效，用以治疗脾胃虚弱、消化不良、痰多气短等疾病。谷子黑粉菌（Ustilago crameri）治肠胃不舒、消化不良、胸部烦闷。毛头鬼伞（Coprinus comatus）子实体有助消化和治疗痔疮的功能。酿酒酵母（Saccharomyees cerevisiae）主治消化不良、腹泻及肠胃充气等症。

五、健胃作用

猴头菌（Hericium erinaceus）营养丰富，是著名的“山珍”。对消化不良、胃溃疡、十二指肠溃疡及慢性胃炎、慢性萎缩性胃炎有较好的治疗效果，对胃癌、食道癌也有一定疗效。针猴头菌（H. Caput－medusae）可增加胃液分泌，并能稀释胃酸保护溃疡面，促进黏膜再生，使溃疡面修复，可治疗萎缩性胃炎。药用拟层孔菌（Fomitopsis officinalis）可治胃痛、胃胀、肾炎和尿路结石等。毛蜂窝菌（Hexagonia apiaria）有健胃、止酸、治疗胃气痛的功效。杯冠瑚菌（Clavicorana pyxidata）有和胃气、怯风、破血、缓中等作用。木蹄层孔菌有治疗消化不良、小儿积食的作用。

六、利胆保肝

发光假蜜环菌又称亮菌（Armillariella tabescens），用于治病是我国首创，它含假蜜环菌甲素（Armillarisin A），系香豆素类化合物，是治疗胆道感染的一种有效成分。假蜜环菌用

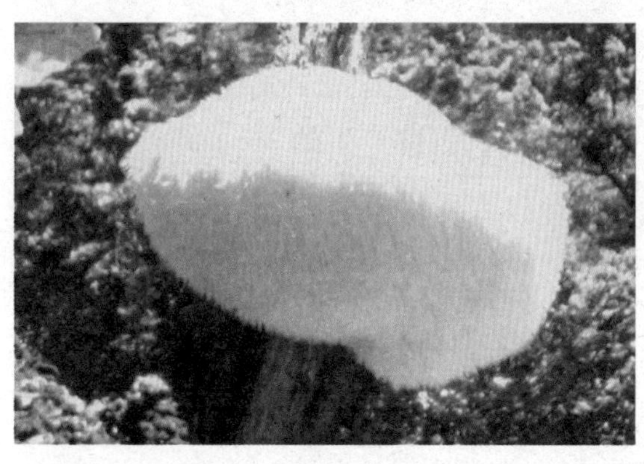

猴头菌　Hericium erinaceus

于治疗胆囊炎、急性或慢性肝炎和迁延性肝炎有一定效果。

云芝（Coriolus versicolor）、树舌（Canoderma applanatum）和双孢蘑菇（Agaricus bisporus）都具有保肝功能，治疗迁延性和慢性肝炎、乙型肝炎表面抗原（HBsAg）和乙型肝炎核心抗原（HBeAg）阴转。桑黄是治疗肝病、肝硬化、肝癌的绝药。

变绿红菇（Russula virescens）有明目、泻肝火、散内热等功效。冬虫夏草（Cordyceps sinensis）对四氯化碳诱发的大鼠肝纤维化有防治作用。还有桑黄、木蹄层孔菌等药用真菌具有利肝保胆的作用。

七、通便

玉米黑粉菌（Ustilago maydis）可预防和治疗肝脏系统疾病和胃肠道溃疡，并能助消化、通便、治小儿疳积。拟小牛肝菌（Boletinus asiayicus）有泻下通便之功效。雷丸的菌核含有大量的镁而具导泻作用。

八、降血压

双孢蘑菇（Agaricus bisporus）中含有多量酪氨酸酶，是一种降血压剂，可治高血压，并能溶解一定量的胆固醇。长根菇（Oudemansiella radicata）发酵液中含有小奥德蘑酮（Oudenone），有强烈的降压作用。香菇含有的酪氨酸氧化酶可降血压。灵芝（Ganoderma lucidum）和木耳（Auricularia auricula）都具有降压作用。白栓菌（Trametes albida）产生的节卵孢素有降血压作用。凤尾菇（Pleurotus sajor－caju）的水浸出物具有降血压作用，因其可以降低鼠的肾小球滤速（GFR），这种物质的降血压反应与肾素－血管紧张素有关。

蛤蟆菌（Amanita muscaria）、黄丝盖伞（Inocybe fastigiata）、帕都拉丝盖伞（I. Patouillardi）和茶褐丝盖伞（I. Umbrinella）都含有毒蝇碱，又名毒蕈碱（Muscarine），具有在猫和犬体内明显降低血压的作用。

九、降血脂

从干香菇中分离出的香菇嘌呤，又叫香菇素（Lentinacin），含有两种组分，其中一种组分是2，3－二羟基－4－（9－腺嘌呤）－丁酸，有明显降低血清胆固醇的作用，较著名的降血脂药物安妥明要强10倍。用香菇素喂大白鼠，则血浆胆固醇含量可减少25%～28%。此外还有金针菇、双孢蘑菇、毛木耳、银耳、斑褐孔菌、冬虫夏草和木蹄层孔菌（Fomes fomentarius）等都能降低胆固醇。用灵芝制剂给实验性动脉硬化的家兔灌胃，可使血浆胆固醇及β－脂蛋白明显降低，动脉粥样硬化斑块及脂质沉着的程度和范围也较对照明显减轻。高血脂患者用人工虫草胶囊治疗，总胆固醇和甘油三酯下降率在60%左右，高密度脂蛋白胆固醇上升率在70%，取得较好的疗效。

由土曲霉（Aspergillus terreus）发酵产生的Mevinalin（Lovastatin）可降低血液中胆固醇，在医疗上起重要作用。

十、降血糖

白僵菌（Beauveria bassiana）寄生于家蚕、僵蛹生产的僵蛹片，对糖尿病、癫痫、遗尿和瘫痪进行临床试验取得较好疗效。灵芝和茯苓都具有降血糖作用。灵芝子实体的水提取物能降低正常和阿脲引起的高血糖鼠的原生质糖水平，活性原是Ganodran A、B和C。腹腔给药，都有降血糖效果。茯苓的乙醇提取物有使兔血糖先升高后降低的作用。还有桦褐孔菌、粗毛褐孔菌等都具有降血糖作用。

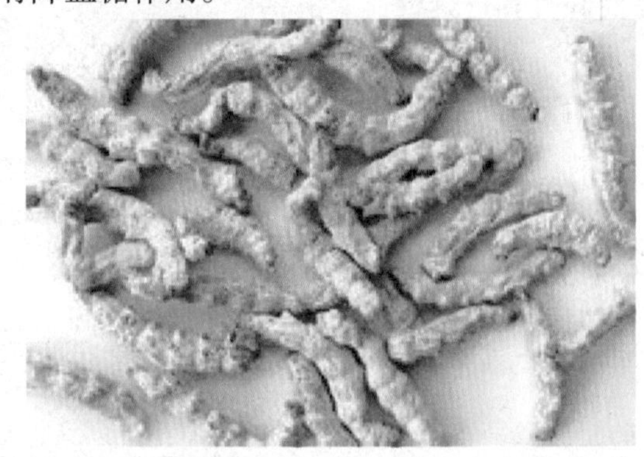

僵菌 Beauveriabassiana

十一、抗血栓

黑木耳（Auricularia auricula）含有一种阻止血凝固的物质，可能是腺苷（9－6－D－ribofuranosyl adenine）。黑木耳的该活性物不影响（14C）花生四烯酸合成凝血恶烷。

毛木耳（Auricularia polytricha）含有腺嘌呤核苷，是破坏血小板凝集的物质，它可以抑制血栓形成。经常食用毛木耳，可减少粥样动脉硬化病症发生。灵芝可改善血液的黏度，增加微循环血流，显示出预防血栓形成的功效，对心脏病、脑血栓具有临床治疗价值。灵芝抗血栓形成，每天服用灵芝可以溶解新形成的血栓，也可以溶解老化且难于溶解的血栓。

十二、抗心律失常

冬虫夏草（Cordyceps sinensis）能对抗氯化钡、乌头碱所致大鼠心律失常，也能对抗哇巴因过量所致的心律失常，延长心律失常的潜伏期和缩短持续时间。服用虫草头孢菌体为原料制成的制剂，对心律失常有明显疗效，对房性、室性早搏有较好疗效。还有木蹄层孔菌、红缘层孔菌、斑褐孔菌等都有抗心律失常的作用。

十三、强心作用

灵芝培养物的提取浓缩物对离体蛙心和戊巴比妥钠抑制的心脏具有明显的强心作用。

腹膜注射灵芝配剂或菌丝的乙醇提取物可增强兔心收缩和扩张，热醇提取物对麻醉猫可产生强心效果，促其心搏缓慢，水溶性多糖也有明显的强心作用。茯苓的水、乙醇及乙醚提取物对离体蛙心都有强心及加速心率的作用。还有红缘层孔菌等具有强心的作用。

十四、止咳平喘

灵芝、紫芝（G. Sinense）对慢性气管炎、支气管哮喘有疗效。据日本报道，灵芝有抗过敏作用，对过敏性哮喘有效。金耳（Tremella aurantialba）能化痰、止咳、定喘、调气、平肝阳，民间用于治老年人咳嗽、气管炎。隐孔菌（Cryptoporas volvatus）可治疗气管炎和哮喘。银耳糖浆治疗慢性气管炎的有效率在85%左右，显效以上占47%，并具有一定的镇咳、祛痰、平喘作用。

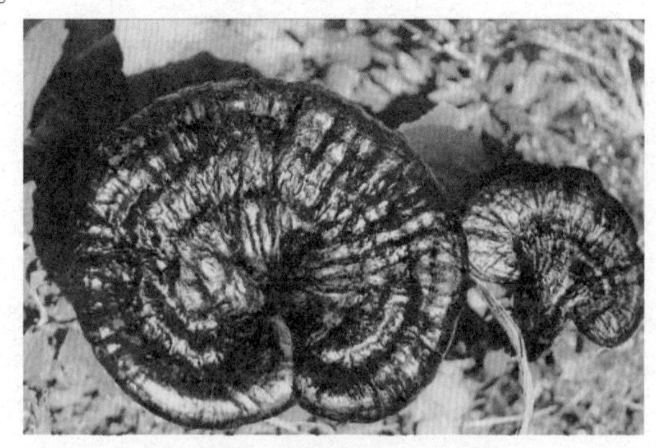

紫灵芝　Ganoderma sinense

十五、祛痰作用

苦白蹄、冬虫夏草、蛹虫草（Cordyceps militaris）、灵芝、树舌（Canoderma applanatum）、羊肚菌（Morehella esculenta）和云芝都具有祛痰作用。

十六、抗风湿

野蘑菇（Agaricus arvensis）、小牛肝菌（Boletinus cavipes）、美味牛肝菌（Boletus edulis）、沥青色乳菇（Lactarius picinus）、绒白乳菇（Lactarius vellereus）、硬柄小皮伞（Marasmius oreades）、紫革耳（Panus torulosus）、卷边桩菇（Paxillus involutus）、糙皮侧耳（Pleurotus ostreatu）、革质红菇（Ruεsula alutacea）、全绿红菇（Russula integra）、桦革裥菌（Lenzites betulina）、莲座革菌（Thelephora vialis）、白鬼笔（Phallus impudicus）和东方栓菌（Trametes orientalis）等具有祛风散寒、舒筋活血功能，可治风湿。还有红缘层孔菌、竹砂仁、臭红菇等很多药用真菌具有抗风湿的作用。

十七、镇静和抗惊厥

灵芝、紫芝、密纹薄芝（Ganoderma tenue）、玉米黑粉菌（Ustilago maydis）、玉髯（Hericium coralloides）和猴头菌等都有镇静作用，可治神经衰弱。灵芝对戊四氮、士的宁以及因电击引起的小白鼠惊厥，有对抗作用。黑柄炭角菌（Xylaria nigripes）的菌核有除湿镇惊、利小便、止心悸、催乳、补气固肾、健脾等功效，可治失眠、吐血、衄血及产后失血等症。白僵菌寄生的家蚕、僵蚕有镇静与较强的抗惊厥作用，能对抗硝酸士的宁引起的惊厥，抗惊厥活性成分为草酸胺。

假蜜环菌（蜜环菌）（Armillariella mellea））发酵物有类似天麻的药效，具中枢镇静作用，与戊巴比妥钠有协同作用。对高血压椎基底动脉供血不足、美尼尔氏综合症、植物神经功能紊乱等症引起的眩晕都有较好疗效，对改善肢麻、失眠、耳鸣、癫痫、血管性头痛和中风后遗症、脑动脉血管硬化等症状也有作用。茯神（系自茯苓中心穿有细松木心者）的镇静作用比茯苓强。茯神可宁心安神，治心悸失眠。

毒蝇鹅膏菌、金丝刷具有抗精神病的作用，含有毒蝇硷（Muscarin）等毒素，能毒死苍蝇等昆虫，小剂量具安眠作用。

十八、活血止痛

安络小皮伞（Marasmius androsaceus）能止痛消炎。民间用以治疗跌打损伤、骨折疼痛、麻风性神经痛、坐骨神经痛、三叉神经痛、偏头痛、眶上神经痛以及风湿性关节炎等病，是中成药“安络痛”的主要配伍之一。其发酵培养物对三叉神经痛、坐骨神经痛、面神经麻痹、偏头痛等疗效更好，有效率达84%。

毒蝇鹅膏菌是毒菌，含有一种与γ-酪氨酸极其相似的化学活性物质，具有抑制神经的作用。如抑制中枢神经系统中痛觉的传导，可能成为一种能治疗癫痫、精神分裂症和手术后疼痛的药物。丹麦皇家药学院化学家（Povlkrogsgaard Larscn）已在临床上较安全地使用这种类似γ-酪氨酸的蘑菇提取物。该菌的第二种提取物叫THIP，同吗啡一样是一种高效镇痛剂，但没有吗啡使人上瘾的副作用，也不象吗啡那样抑制呼吸，第三种提取物THOP，有很强的抗抽搐功能，可终止癫痫样发作，同时多种裸盖菇有止痛的效果。

十九、止血作用

松针层孔菌（Phellinus igniarius）和粗毛褐孔菌（Xanthochrous hispidus）有止血作用。彩色豆马勃（Pisolithus tinctorius）孢子粉，可治食道及胃出血，也可治外伤出血。小核菌（Selerotium sp.）可治各种内出血。桑黄（Pyroplyporus yucatensis）能利五脏、止血活血。马勃有机械性止血作用，对口腔出血有明显的止血作用。革耳主治疮疡肿痛或溃破、癞疮。

朱红栓菌（Trametes cinnabarina）、滇肉棒（Podostroma stypticus）、黄粉末牛肝菌（Pulveroboletus ravenelii）和鳞皮扇菇（Panellus stipticus）等可治外伤出血。

二十、解毒作用

香菇含有香菇嘌呤（Lentinacin），具有解毒作用，对大鼠因三氯化铈引起的肝毒和死亡有预防作用。大秃马勃（Calvatia gigantea）有外敷止血、消肿、内服解毒等作用，可治疗慢性扁桃体炎、咽喉肿痛、声音嘶哑，可外治鼻此疮肿、冻疮流水及外伤止血。

毛木耳（Auricularia polytricha）、灵芝、紫芝和园孢地花（Bondarzewia montana）可治误食毒蕈中毒。菰菌（Ustilago esculenta）能解酒毒。

二十一、驱虫作用

雷丸（Polyporus mylittae）的菌核，含有雷丸素（Proteolytic enzyme）是一种能溶解绦虫而对人体无害的特殊蛋白酶。雷丸为驱虫特效药，治疗钩绦虫、无钩绦虫、钩虫、脑囊虫病、丝虫病、阴道滴虫有一定疗效。

二十二、强壮滋补作用

灵芝能滋补强壮，扶正固本，《本草纲目》记载“久服，轻身不老延年”。猴头菌入药有利五脏、助消化、滋补健身等功效。

冬虫夏草具有补肺益肾、止血化痰等功能，可作为强壮剂、镇静剂，用于虚劳病后、虚弱症、肺结核吐血、老年人衰弱引起的慢性咳喘、盗汗、自汗、贫血等症。冬虫夏草还能补阳，治疗性功能低下。

金耳被历代医学家誉为名贵药用菌和滋补品，认为它甘平无毒，能强精、补肾、滋阴、润肺、生津、滋阴养胃、止咳、清热、润肠、益气、和血、强心、补脑。玉髯（Hericium coralloides）能助消化，治胃溃疡，有滋补作用，可治神经衰弱、身体虚弱。同时还有很多真菌具有强壮滋补作用，比如假芝。

二十三、代谢调节作用

硫磺菌（Laetiporus sulphureus）能调节机体，增进健康，抵抗疾病。经常食用，对机体调节可起重要作用。此菌产生的层孔酸（Eburicoic acid），可用以合成甾体药物。这种甾体药物对机体可起重要的调节作用，如属于甾体药物的肾上腺皮质激素，是治疗爱迪森氏病等内分泌病的重要药物，又能使胶原性疾病及过敏性休克度过危险期，缩短疗程；各种性激素是口服避孕药的主要成分，是治疗雄性器官衰退及某些妇科疾病的主要药物，也是治疗乳腺癌、前列腺癌的辅助药物。豹皮菇（Lentinuslepideus）子实体内含有齿孔菌酸，同硫磺菌一样，对机体代谢起调节作用。

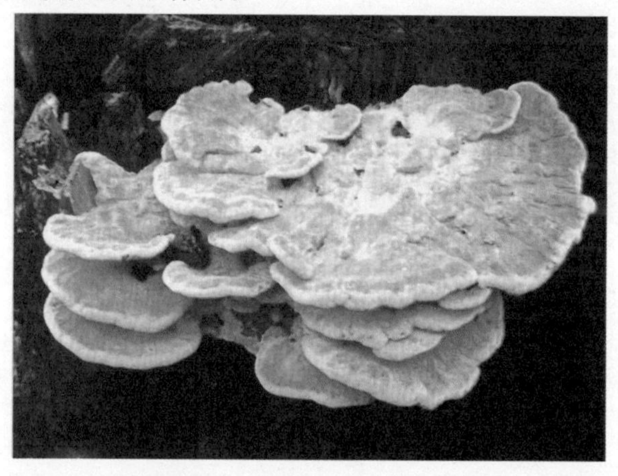

硫磺菌　Laetiporus sulphureus

紫丁香蘑（Lepista nuda）子实体内含有维生素 B，故有维持机体正常糖代谢之功效，经常食用可以预防脚气病。鸡油菌（Cantharellus cibariusfr）子实体内含有维生素 A，经常食用此菌可预防视力失常、眼炎、夜盲、皮肤干燥、黏膜失去分泌能力，亦可治疗某些呼吸道及消化道疾病。

二十四、治疗肾脏的作用

假芝能治疗各种急慢性肾炎，白耙齿菌主治慢性肾炎，毛蜂窝菌可以治疗尿毒症。

二十五、对肾脏作用

白耙齿菌能提高巨噬细胞的吞噬能力，可加强机体对免疫复合物从血液中被清除的功能，对免疫复合物在肾小球沉积亦有抑制作用。同时，毛蜂窝菌对尿毒症有治疗作用，皱盖假芝对肾小球肾炎有治疗作用，对肾脏器官还有作用的药用真菌还有苦白蹄、猪苓、肉球菌、硫磺菌等。

二十六、利尿作用

猪苓（Polyporus umbellatus）菌核能利水渗湿。猪苓利尿作用强大，健康人试服 8g 猪苓煎剂后，6小时内尿量和尿中氯化钠的排出量分别增加62%和45%。其利尿机理，主要是抑制了肾小管对水及电解质，特别是钠、钾、氯的重吸收。

茯苓（Wolfiporia cocos）菌核的醇提物具有利尿作用，临床多用于利水消肿。茯苓的利尿作用与影响肾小管对 Na^+ 的重吸收有关。茯苓促钠排出的有效成分为茯苓酸（Pachymic acid）。

二十七、兴奋子宫作用

麦角菌（Claviceps purpurea）是妇产科的重要药用菌，现已采用深层发酵法生产麦角硷。据资料记载，麦角所含生物碱有12种之多，分类角胺（Ergotamine）、麦角新碱（Ergotasine）和麦角高碱三大类。麦角制剂直接选择性地兴奋子宫平滑肌，特别表现在加剧子宫收缩的能力，使其呈现节律性收缩，起助产作用，用于妇女分娩后减少子宫流血，促进产后子宫恢复，减少产褥期细菌感染。兔子宫部位用麦角新碱静脉注射有催产作用，大鼠皮下注射有抗生育作用。

二十八、防腐作用

长裙竹荪（Dictyophora indusiata）和短裙竹荪（Dictyophora duplicata）的煮沸液可防佳肴变质，若与肉共煮，也能防腐。浓香乳菇与食物共煮或研成粉拌人食物中可防止食物变嗖。在欧洲，其粉末用作食品风味添加剂。

综上所述，真菌具有诸多方面的药理作用和功效，表明真菌有很高的药用价值。传统的药用真菌是我国中药的组成部分，具有悠久的历史，不愧为我国医学宝库中的一颗灿烂明珠，华夏文化遗产中的晶莹瑰宝。我国真菌资源十分丰富，到目前为止，已供药用的还是极少数种类，大量的真菌资源有待于发现和开发。并且，必须相互配合，形成组方才能更好地发挥其药效，与现代医学一起为攻克威胁人类健康和生命的疾病作出贡献。

第三章　中国药用真菌的品种

药用真菌是我国医药学宝库中的一个重要组成部分。近年来，药用真菌的研究和利用越来越受到重视，对药用真菌的报道也逐年增加。

本文共收载药用真菌480种，希望国人尽快了解中国的药用真菌，因为现代疾病用药用真菌治疗是一个大方向，对慢性病有显著的疗效是最好的明证。我希望在世界上创立药用真菌自然医学体系，让我国及世界医学界了解药用真菌，懂得用它来治疗各种疾病。希望我们的医生们不要带着成见，要知道在博大精深的世界医学中，每人懂得的只是一小点，有时还可能是错误的。

粉迷孔菌：抑肿瘤。

野蘑菇：治疗腰腿疼痛，手足麻木等。

双孢蘑菇：助消化，降血压，抗细菌，抑肿瘤。

巴氏蘑菇：降血压，抗肿瘤。

蘑菇：治疗贫血症，脚气，消化不良，抗细菌，抑肿瘤等。

双环林地蘑菇：抑肿瘤等。

褐鳞蘑菇：抑肿瘤。

紫红蘑菇：抑肿瘤。

杨树田头菇：提高免疫力，抑肿瘤。

柱状田头菇：利尿，健脾，止泻。

硬头菇：抗细菌，抗真菌。

湿粘田头菇：抑肿瘤。

沼生田头菇：抑肿瘤等。

平田头菇：抑肿瘤。

田头菇：抑肿瘤等。

珠丝盘革菌：抑肿瘤。

雀斑鳞鹅膏：治疗腰腿疼痛，手足麻木等。

灰褶鹅膏：治疗湿疹。

红黄鹅膏：抑肿瘤。

隐青鹅膏：抑肿瘤。

鹅膏：抑肿瘤，安眠。

皱盖假芝：消炎，化瘀。

假芝：消炎，利尿，益胃，抑肿瘤等。

棒柄瓶杯伞：抑肿瘤。

白薄孔菌：抑肿瘤。

黄卧孔菌：抗菌，抑肿瘤。

鲑贝革盖菌：抗细菌，抑肿瘤。

北方蜜环菌：镇静，增强免疫力，治疗神经衰弱、失眠、四肢麻木等。

法国蜜环菌：治疗神经衰弱，失眠，四肢麻木等。

蜜环菌：增强免疫力，治疗失眠和抑肿瘤等。

奥氏蜜环菌：镇静，增强免疫力，治疗神经衰弱、失眠、四肢麻木等。

芥黄蜜环菌：镇静，增强免疫力，治疗神经衰弱、失眠、四肢麻木等。
假蜜环菌：治疗肝病，抑肿瘤。
硬皮地星：止血，治疗冻疮。
革耳：抗溃疡，补血，润肺，止血，降血糖等。
皱木耳：补血，润肺，止血等。
毡盖木耳：抑肿瘤。
木耳：活血，止痛，治疗痔疮，抑肿瘤等。
褐白肉齿菌：消炎，抑肿瘤。
鬼笔状钉灰包：消肿，止血，清肺，利喉，解毒。
毛柄钉灰包：消肿，止血，清肺，利喉，解毒。
白僵菌：抗真菌，治疗糖尿病等。
黑管孔菌：抑肿瘤。
亚黑管孔菌：抑肿瘤。
空柄假牛肝菌：治疗腰酸腿疼，手足麻木。
黄靛牛肝菌：治疗腰酸腿疼。
美味牛肝菌：治疗腰酸腿疼，手足麻木，抑肿瘤。
红柄牛肝菌：抑肿瘤。
黄褐牛肝菌：治疗手足麻木，抑肿瘤等。
细点牛肝菌：抑肿瘤。
桃红牛肝菌：抑肿瘤。
血红牛肝菌：抑肿瘤。
细网牛肝菌：抑肿瘤。
华美牛肝菌：助消化，抑肿瘤。
紫褐牛肝菌：抑肿瘤。
伯氏邦氏孔菌：解毒。
高山氏孔菌：解毒。
黑铅色灰球菌：止血。
铅色灰球菌：止血，消肿，解毒等。
小马勃：消肿，止血，解毒，清肺，利喉。
长根静灰球菌：止血，消肿。
大口静灰球菌：止血，消毒，清肺，消肿。
胶陀螺：降低血黏度，抑肿瘤。
香杏口蘑：益气，散热。
日本美味菌：抑肿瘤。
龟裂秃马勃：止血，消毒，解毒。
白秃马勃：解热，止血。
头状秃马勃：消炎，消肿，止痛。
杯形秃马勃：消肿，止血，解毒。
大秃马勃：消肿，止痛，清肺，解毒，治皮肤真菌感染，抑肿瘤。
紫色秃马勃：止血，消肿，解毒。
粗皮秃马勃：止血，消炎。
脐突伞：抑肿瘤。

鸡油菌：清目，益肠胃，抑肿瘤，治疗呼吸道及消化道感染。

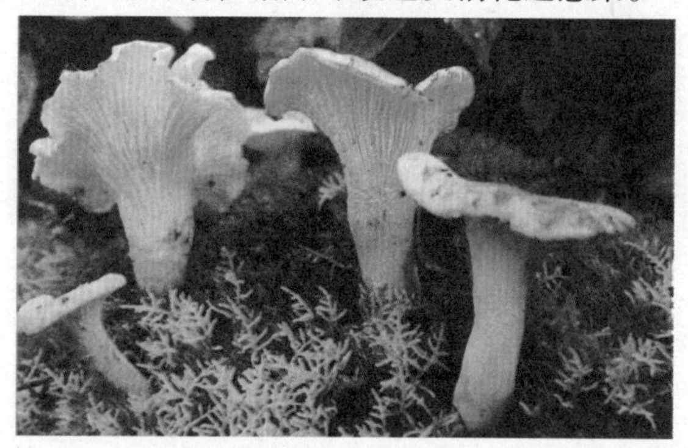

鸡油菌　Cantharellus cibarius

小鸡油菌：清目，利肺，益胃。
管形鸡油菌：抗细菌。
一色齿毛菌：治疗慢性支气管炎，抑肿瘤。
陀螺绿褶伞：消肿，止血，清肺，利喉，解毒。
血红铆钉菇：治神经性皮炎。
堇紫珊瑚菌：抑肿瘤。
麦角菌：治疗产后出血，偏头痛等。
白杯伞：抗细菌。
芳香杯伞：抑肿瘤。
肉色杯伞：抑肿瘤。
杯伞：抑肿瘤。
水粉杯伞：抗细菌，抑肿瘤。
晶粒小鬼伞：抑肿瘤。
辐毛小鬼伞：抑肿瘤。
墨汁鬼伞：促消化，祛痰，解毒，消肿，抑肿瘤。
长根鬼伞：抑肿瘤。
费赖斯鬼伞：抑肿瘤。
疣孢拟鬼伞：抑肿瘤。
白绒鬼伞：抑肿瘤。
毛头鬼伞：助消化，治疗痔疮，糖尿病，抑肿瘤，抗真菌。
粪鬼伞：助消化，祛痰，解毒，消肿，抑肿瘤。
宽孢虫草：强壮，镇静。
蚁虫草：补虚，保肺益肾，治疗肝炎等。
冈恩虫草：镇痛，降血压，提高免疫力。
霍克斯虫草：滋养，补肾，止血化痰。
九州虫草：补肾润肺，强心保肝。
珊瑚虫草：保肺，益肾。
蛹虫草：止血化痰，抑肿瘤，抗菌，补肾，治疗支气管炎。
垂头虫草：补肺，益肾。
大团囊虫草：活血，调经。
香棒虫草：补虚，保肺益肾。

冬虫夏草：强壮，镇静，益肾，抑肿瘤，治疗多种肺病。
蝉花虫草：清凉，退热，解毒，治疗糖尿病等。
蜂头虫草：补虚，保肺益肾，止血化痰。
牛丝膜菌：抑肿瘤。
黄棕丝膜菌：抑肿瘤。
粘腿丝膜菌：抑肿瘤。
粘丝膜菌：抑肿瘤。
半被毛丝膜菌：抑肿瘤。
黄盖丝膜菌：抑肿瘤。
较高丝膜菌：抑肿瘤。
粘丝膜菌：抑肿瘤。
鳞丝膜菌：抑肿瘤。
荷叶丝膜菌：抑肿瘤。
红丝膜菌：抑肿瘤。
野丝膜菌：抑肿瘤。
黄丝膜菌：抑肿瘤。
粘液丝膜菌：抑肿瘤。
丝膜菌：抑肿瘤。
中国隐孔菌：治疗哮喘和气管炎等，抗菌消炎。
粪生黑蛋巢菌：治疗胃病。
隆纹黑蛋巢菌：抗细菌，治疗胃病。
丝光薄针孔菌：抑肿瘤。
掌状花耳：抑肿瘤。
肉色栓菌：抑肿瘤。
三色拟迷孔菌：抑肿瘤。
短裙竹荪：治疗痢疾，增强免疫力，抑菌，抗衰老。
长裙竹荪：治疗痢疾，降低胆固醇，抑肿瘤。
黄裙竹荪：治疗脚气，增强免疫力，抑菌，抗衰老。
脱顶小马勃：消炎，止血。
皱褶栓孔菌：活血，止痒。
肉球菌：消炎，抗菌。
斜盖粉褶菌：抑肿瘤。
晶盖粉褶菌：抑肿瘤。
毒粉褶菌：抑肿瘤。
牛排菌：抑肿瘤，治疗肠胃病。
金针菇：降低血压，降低胆固醇，抑制肿瘤。
浅黄黄囊孔菌：抑肿瘤。
木蹄层孔菌：化瘀，抑肿瘤。
哈蒂针层孔菌：抑肿瘤。
斑褐孔菌：治疗冠心病。
稀针木层孔菌：抑肿瘤。
药用拟层孔菌：降气，消肿，利尿，通便，治疗胃病，抑肿瘤等。

红缘拟层孔菌：祛风，除湿，抑肿瘤等。
玫瑰拟层孔菌：抑肿瘤。
树舌灵芝：抑肿瘤，抗病毒，降血糖，增强免疫等。
灵芝：健脑，抑肿瘤，降血压，抗血栓，增强免疫等。
紫芝：消炎，利尿，益胃，抑肿瘤等。
密纹灵芝：镇定，治疗肝炎等。
热带灵芝：治疗冠心病。
松杉灵芝：安神补肝，抑肿瘤。
毛咀地星：消炎，止血，解毒。
尖顶地星：止血，消毒，清肺，利喉，解毒。
绒皮地星：止血，解毒。
藤仓赤霉菌：止痒，治疗皮肤病等。
深褐褶菌：抑肿瘤。
亚锈褐褶菌：顺气，祛湿。
密褐褶菌：抑肿瘤等。
肉红胶质韧革菌：提高免疫力，抗细菌，抑肿瘤。
灰树花：治疗肝病，糖尿病，高血压，抑肿瘤，抑制艾滋病毒等。
绿褐裸伞：抑肿瘤。
缘裸伞：抑肿瘤。
黄裸伞：抑肿瘤等。
褐空柄牛肝菌：抑肿瘤等。
珊瑚猴头菌：治疗胃溃疡，神经衰弱，助消化。
猴头菌：抑肿瘤，抗衰老，降血糖，降血脂，抗血栓，提高免疫力。
多年拟层孔菌：抗细菌。
毛蜂窝孔菌：益肠，健胃等。
密褶亚侧耳：抑肿瘤。
齿菌：抑肿瘤等。
簇生沿丝伞：抑肿瘤。
亚砖红沿丝伞：抑肿瘤。
竹生小肉座菌：治疗胃病，关节炎，治疗牛皮癣。
金孢菌寄生菌：止血。
歪孢菌寄生菌：解毒菌中毒。
斑玉蕈：凝集兔红细胞。
光核纤孔菌：抑肿瘤，治疗糖尿病。
杨生核纤孔菌：止血，止痛，治疗痔疮。
柽柳核纤孔菌：止血，止痛，治疗痔疮。
黄丝盖伞：抑肿瘤。
薄壳纤孔菌：顺气，止血，抑肿瘤。
粗毛褐孔菌：治疗消化不良，止血，抑肿瘤。
斜生纤孔菌：增强免疫功能，降血糖，抑肿瘤。
齿状囊耙齿菌：治疗尿少，浮肿，腰痛，血压升高等症，具抗炎活性。
白囊耙齿菌：治疗尿少，浮肿，腰痛，血压升高等症，具抗炎活性。

松脂皱皮孔菌：抑肿瘤。
紫蜡蘑：抑肿瘤。
蜡蘑：抑肿瘤。
柄条蜡蘑：抑肿瘤。
刺孢蜡蘑：抑肿瘤。
雷丸：杀虫，除热。
鸡足山乳菇：抑肿瘤。
松乳菇：抑肿瘤。
红汁乳菇：抑肿瘤。
稀褶乳菇：抑肿瘤。
苍白乳菇：抑肿瘤。
黑乳菇：治疗腰酸腿疼，手足麻木。
白乳菇：治疗腰酸腿疼，手足麻木，抑肿瘤。
亚绒盖乳菇亚球变种：抑肿瘤。
亚绒盖乳菇原变种：舒筋活络，抑肿瘤。
亚香环纹乳菇：抑肿瘤。
绒白乳菇：治疗腰酸腿疼，手足麻木，抑肿瘤。
多汁乳菇：抑肿瘤。
香环纹乳菇：治疗腰酸腿疼，手足麻木。
硫磺菌：补益气血，抑肿瘤。
变孢绚孔菌：含三萜等药用成分。
月夜菌：抑肿瘤。
脱皮马勃：清肺，止血，消肿，解毒，利喉。
贝壳小香菇：抑肿瘤。
香菇：增强免疫力，降低胆固醇，降血压，抑肿瘤。
豹皮斗菇：抑肿瘤。
革耳：治疗疮痂，抑肿瘤。
菌核侧耳：抑肿瘤，抗菌，治疗心血管病和神经疾病。
桦褶孔菌：散寒，舒筋等。
肉色香蘑：抑肿瘤。
灰色香蘑：抑肿瘤。
紫丁香蘑：抗细菌，抑肿瘤。
花脸香蘑：养血，益神，补肝。
雷蘑：益气，散热，治疗伤风感冒，抗结核病。
粒皮马勃：止血，抗菌。
白鳞马勃：止血，抗菌。
网纹马勃：消肿，止血，清肺，利喉，解毒，抗菌。
梨形灰包：止血，清肺，利喉，解毒，抑肿瘤，抗菌。
暗褐马勃：消炎，止血，抗菌。
龟裂秃马勃：消炎，解毒，止血，抗菌。
白刺马勃：止血，消炎，解毒，抗菌。
簇生离褶伞：抑肿瘤。

黑染离褶伞：抑肿瘤。
角孢离褶伞：抑肿瘤。
榆干离褶伞：抑肿瘤。
棱柱散尾菌：抑肿瘤。
高环柄菇：助消化。
枝干微皮伞：抗细菌。
安络小皮伞：治疗关节痛，抑肿瘤。
硬柄小皮伞：治疗腰酸腿疼，手足麻木，抑肿瘤。
宽褶菇：抑肿瘤。
栗黑褐拟层孔菌：抑肿瘤。
亚灰树花：抑肿瘤。
紫红曲：消食，活血，止痛，健脾。
沙生蒙氏假菇：消炎，止血。
细弱蒙氏假菇：消炎，止血。
黑脉羊肚菌：治疗肠胃病。
粗柄羊肚菌：消化不良，化痰。
美味羊肚菌：消化不良，化痰。
羊肚菌：益肠，化痰，补肾，抑肿瘤。
庭院羊肚菌：抑肿瘤。
尖顶羊肚菌：益肠，化痰。
褐小菇：抑肿瘤。
灰盖小菇：抑肿瘤。
红汁小菇：抑肿瘤。
洁小菇：抑肿瘤。
红边小菇：抑肿瘤。
浅白小菇：抑肿瘤。
栓皮马勃：消肿，止血，解毒，利喉。
粘斗菇：抑肿瘤。
骨干酪孔菌：抑肿瘤。
松鼠状针孔菌：抑肿瘤。
东方针孔菌：抑肿瘤。
白环粘奥德蘑：抗真菌，抑肿瘤。
长根奥德蘑（实际上是多个种的复合群）：降血压，抑肿瘤。
皮生卧孔菌：抗细菌，抑肿瘤。
美味扇菇：增强免疫力，抑肿瘤。
鳞皮扇菇：止血，抑肿瘤。
紫革耳：治疗腰酸腿疼，手足麻木，抑肿瘤。
褶纹鬼伞：抑肿瘤。
卷边网褶菌：治疗腰腿疼痛，手足麻木等。
点青霉：抗细菌等。
离生青霉：治疗皮肤病和灰指甲等。
白蜡多年卧孔菌：抑肿瘤。

硬壳层孔菌：止血，止痒。
槐生多年卧孔菌：提高免疫力，抑肿瘤。
黄白卧孔菌：抑肿瘤。
金黄鳞伞：抑肿瘤。
大孔褐瓣菌：抑肿瘤。
白鬼笔：活血，祛痛，治疗风湿，清肺。
红鬼笔：散毒，消肿。
橡胶小木层孔菌：抑肿瘤。
鲍姆木层孔菌：抑肿瘤，降血脂以及抗肺炎。
贝木层孔菌：活血，解毒，抑肿瘤，增强免疫力等。
淡黄木层孔菌：补脾，祛湿，健胃，抑肿瘤，增强免疫力等。
喜马拉雅木层孔菌：止血，抑肿瘤。
平滑木层孔菌：抑肿瘤，增强免疫力等。
火木层孔菌：止血，抑肿瘤。
平滑木层孔菌：抑肿瘤，增强免疫力等。
落叶松木层孔菌：抑肿瘤，增强免疫力等。
忍冬木层孔菌：抑肿瘤，增强免疫力等。
隆氏木层孔菌：抑肿瘤，增强免疫力等。
平伏褐层孔菌：抑肿瘤，增强免疫力等。
松木层孔菌：抑肿瘤，增强免疫力等。
裂褐层孔菌：益气，补血，抑肿瘤，增强免疫力等。
毛木层孔菌：抑肿瘤，增强免疫力等。
宽棱木层孔菌：解毒，治疗贫血。
窄盖木层孔菌：抑肿瘤。
苹果木层孔菌：抑肿瘤，增强免疫力等。
瓦宁木层孔菌：抑肿瘤，增强免疫力等。
山野木层孔菌：抑肿瘤，增强免疫力等。
歧裂灰孢：止血，消肿。
胶皱孔菌：抑肿瘤。
多脂鳞伞：抗细菌，增强免疫力。
黄鳞伞：抑肿瘤。
烧地鳞伞：抑肿瘤。
粘鳞伞：抑肿瘤。
粘皮鳞伞：抑肿瘤。
光滑鳞伞：抗细菌，抑肿瘤。
白鳞伞：抑肿瘤。
黄褐鳞伞：抑肿瘤。
土生鳞伞：抑肿瘤。
茶镳子叶状层菌：抑肿瘤。
桦剥管孔菌：抗菌，抑肿瘤。
豆包菌：消肿，止血。
金顶侧耳：提高免疫力，抑肿瘤，降血酯。

白黄侧耳：抑肿瘤。

裂皮侧耳：治疗肺气肿。

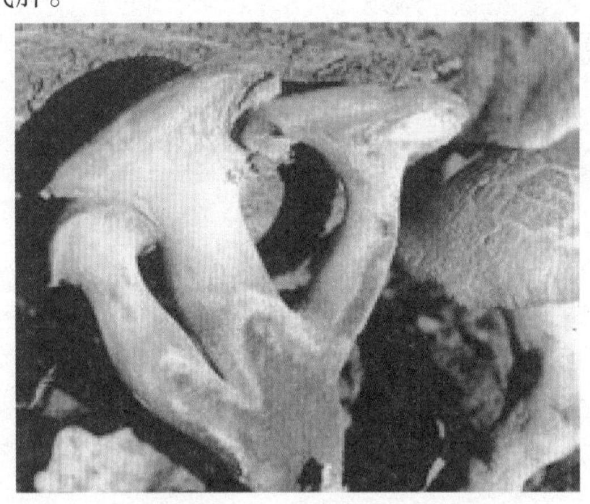

裂皮侧耳 Pleurotuscorticatus

阿魏侧耳：治疗胃病。

糙皮侧耳：治疗腰腿疼痛，手足麻木，筋络不疏，抑肿瘤。

肺形侧耳：抑肿瘤。

长柄侧耳：抑肿瘤。

轴灰包：消毒，止血，清肺，利喉，解毒。

滇肉棒：止血。

漏斗多孔菌：抑肿瘤。

雅致多孔菌：舒筋活络。

黑柄拟多孔菌：抑肿瘤。

大孔菌：抑肿瘤。

孤苓多孔菌：治疗肝病和胃病。

宽鳞多孔菌：抑肿瘤。

伞形多孔菌（菌核部分是猪苓）：利尿，抑肿瘤，治疗肝病。

变形多孔菌：祛风寒，舒筋活络。

扇盖干酪菌：抑肿瘤。

蹄形干酪菌：抑肿瘤。

灰假杯伞：抑肿瘤。

虎掌刺银耳：抑肿瘤。

黄假皱孔菌：抑肿瘤。

黄粉牛肝菌：治疗腰腿疼痛，手足麻木，筋络不疏。

红栓菌：清热，消炎，抑肿瘤等。

血红栓菌：抗细菌，抑肿瘤，去风湿，止血。

硬皮褐层孔菌：治疗胃病。

尖枝珊瑚菌：抑肿瘤。

金黄枝珊瑚菌：抑肿瘤。

黄枝珊瑚菌：抑肿瘤。

粉红枝珊瑚菌：抑肿瘤。

淡红枝珊瑚菌：抑肿瘤。

黑根须腹菌：止血。
红根须腹菌：抑肿瘤。
黑紫粉褶菌：抑肿瘤。
方孢粉褶菌：抑肿瘤。
臭粉褶菌：抑肿瘤。
赭红粉褶菌：抑肿瘤。
榆拟层孔菌：抑肿瘤，补骨。
皱盖罗鳞伞：抑肿瘤。
烟色红菇：抑肿瘤。
革质红菇：通筋活络，抑肿瘤。
橙黄红菇：抑肿瘤。
壳状红菇：抑肿瘤。
蓝黄红菇：抑肿瘤。
美味红菇：抑肿瘤。
密褶红菇：治疗腰酸腿疼，手足麻木，抑肿瘤。
毒红菇：抑肿瘤。
臭红菇：治疗腰酸腿疼，手足麻木，抑肿瘤。
拟臭红菇：抑肿瘤。
全缘红菇：治疗腰酸腿疼，手足麻木。
淡紫红菇：抑肿瘤。
黑红菇：治疗腰酸腿疼，手足麻木，抑肿瘤。
假美味红菇：抑肿瘤。
红菇：抑肿瘤。
变黑红菇：抑肿瘤。
血红菇：抑肿瘤。
点柄黄红菇：抑肿瘤。
黄茶红菇：抑肿瘤。
菱红菇：助消化，抑肿瘤。
葡酒红菇：治疗贫血。
变绿红菇：明目，抑肿瘤。
黄孢红菇：抑肿瘤。
啤酒酵母菌：治疗消化不良。
翘鳞肉齿菌：降低胆固醇。
裂褶菌：治疗神经衰弱，消炎，抑肿瘤。
裂顶灰锤：止血。
磴口裂顶锤：止血。
乌兰布和裂顶灰锤：止血。
马勃状硬皮马勃：消炎，止血。
大孢硬皮马勃：消炎，止血。
光硬皮马勃：解毒，消肿，止血。
橙黄硬皮马勃：消炎。
黄硬皮马勃：消炎。

多根硬皮马勃：消肿，止血。

疣硬皮马勃：止血。

禾生指梗霉：清热，利便。

核盘菌：抑肿瘤。

干朽菌：抑肿瘤。

竹黄：止咳，舒筋，益气，补血，通经等。

黄炳笼头菌：抑肿瘤。

广叶绣球菌：抗菌。

稻尾孢：抑肿瘤。

高梁坚轴黑粉菌：治疗月经不调。

烟色韧革菌：抑肿瘤。

毛韧革菌：抑肿瘤。

松塔牛肝菌：抑肿瘤 。

鳞盖韧伞：抑肿瘤。

粘盖牛肝菌：抑肿瘤。

点柄粘盖牛肝菌：治疗大骨节病，抑肿瘤。

厚环粘盖牛肝菌：治疗腰腿痛疼，手足麻木，抑肿瘤 。

黄浮牛肝菌：治疗大骨节病，抑肿瘤。

灰环粘盖牛肝菌：抑肿瘤。

牛樟芝：抑肿瘤。

炭色离褶伞：抑肿瘤

瘤孢地菇：抑肿瘤。

根白蚁伞：益胃，治疗痔疮，抑肿瘤。

莲座革菌：治疗腰腿痛疼，手足麻木。

紫椴栓菌：祛风，止痒。

毛革盖菌：治疗风湿，止咳，化脓，抑肿瘤。

绒拟革盖菌：治疗肺病，抑肿瘤。

毛盖干酪菌：抑肿瘤。

云芝：清热，消炎，抑肿瘤，治疗肝病等。

金耳：化痰，止咳，降血压，抑肿瘤。

黄白银耳：治疗气喘，化痰，气管炎，高血压等 。

茶色银耳：治疗妇科病。

银耳：补肾，滋阴，润肺，清热，补脑等。

橙黄银耳：治疗神经衰弱，气喘，高血压等。

橙银耳：益气。

血红银耳：治疗妇科病。

焰耳：抑肿瘤。

冷杉附囊孔菌：抑肿瘤。

二型革盖菌：抗细菌，抗真菌，抑肿瘤。

长毛囊孔菌：抑肿瘤。

褐紫囊孔菌：抑肿瘤。

苦口蘑：抑肿瘤。

白棕口蘑：抑肿瘤。
白口蘑：抑肿瘤。
假松口蘑：抑肿瘤。
油黄口蘑：抑肿瘤。
黄褐口蘑：抑肿瘤。
松口蘑：益肠胃，抑制肿瘤，治疗支气管炎 。
蒙古口蘑：益气，散血热，治疗小儿麻疹等。
毒蝇口蘑：抑肿瘤。
粉褶口蘑：抑肿瘤。
杨树口蘑：治疗过敏性血管炎。
灰褐纹口蘑：抑肿瘤。
粗壮口蘑：抑肿瘤。
皂味口蘑：抗细菌。
黄绿口蘑：抑肿瘤。
硫磺口蘑：抑肿瘤。
褐黑口蘑：抑肿瘤。
红鳞口蘑：抑肿瘤。
突顶口蘑：抑肿瘤。
竹林拟口蘑：抑肿瘤。
短柄灰包：止血。
灰柄灰包：止血。
石灰色柄灰包：止血。
贺兰柄灰包：止血。
白柄灰包：消肿，止血，清肺，利喉，解毒。
小柄柄灰包：止血，消炎。
爱劳德氏柄灰包：止血。
沙漠柄灰包：止血。
被疣柄灰包：止血。
稻曲菌：消炎，杀菌。
谷子黑粉菌：消化不良。
菰黑粉菌：治疗风热赤目。
玉米黑粉菌：治疗肝和胃病，神经衰弱等。
大麦黑粉菌：发汗，止痛。
小麦黑粉菌：发汗，止痛。
草菇：治疗坏血症，抑肿瘤。
茯苓菌：止咳，利尿，安神，退热，抑肿瘤。
黄干脐菇：抑肿瘤。
黑柄炭角菌：利便，补肾，增强免疫力等。
笔状炭角菌：利便。
平伏韧革菌：抑肿瘤。
丛片韧革菌：抑肿瘤。
硬笋革菌：抑肿瘤。

第四章　野生药用真菌的药理作用

一、灵芝　成分药理：(1) 抗肿瘤作用。自身免疫功能的低下或失调，是肿瘤发生并扩展的重要原因。赤芝是最佳的免疫功能调节和激活剂，它可显著提高机体的免疫功能，增强患者自身的抗癌能力。赤芝可以通过促进白细胞介素-2的生成，通过促进单核巨噬细胞的吞噬功能、提升人体的造血能力尤其是白细胞的指标水平，以及通过其中某些有效成分对癌细胞的抑制作用，成为抗肿瘤、防癌以及癌症辅助治疗的优选药物。赤芝对人体几乎没有任何毒副作用。这种无毒性的免疫活化剂的优点，恰恰是许多肿瘤化疗药物和其它免疫促进剂都不具有的。(2) 赤芝主要含麦角甾醇、有机酸、氨基葡萄糖、多糖类、树脂、甘露醇和多糖醇等麦角甾醇、树脂、脂肪酸、甘露醇和多糖类，又含生物碱、内酯、香豆精、水溶性蛋白质和多种酶类。提取赤芝中多糖、灵芝多肽、三萜类、16种氨基酸（其中含有七种人体必需氨基酸）、蛋白质、甾类、甘露醇、香豆精苷、生物碱、有机酸（主含延胡索酸），以及微量元素Ge、P、Fe、Ca、Mn、Zn等有效成份能对症治疗心脑血管、消化、神经、内分泌、呼吸、运动等各个系统疾病，尤其对肿瘤、肝脏病变、失眠以及衰老的防治作用十分显著。(3) 保肝解毒作用。赤芝对多种理化及生物因素引起的肝损伤有保护作用。无论在肝脏损害发生前还是发生后，服用赤芝都可保护肝脏，减轻肝损伤。赤芝能促进肝脏对药物、毒物的代谢，对于中毒性肝炎有确切的疗效。尤其是慢性肝炎，赤芝可明显消除头晕、乏力、恶心、肝区不适等症状，并可有效地改善肝功能，使各项指标趋于正常。所以，赤芝可用于治疗慢性中毒、各类慢性肝炎、肝硬化、肝功能障碍。(4) 对心血管系统的作用。动物实验和临床实验均表明，赤芝可有效地扩张冠状动脉，增加冠脉血流量，改善心肌微循环，增强心肌氧和能量的供给，因此，对心肌缺血具有保护作用，可广泛用于冠心病、心绞痛等的治疗和预防。对高血脂患者，赤芝可明显降低血胆固醇、脂蛋白和甘油三酯，并能预防动脉粥样硬化斑块的形成。对于粥样硬化斑块已经形成者，则有降低动脉壁胆固醇含量、软化血管、防止进一步损伤的作用。并可改善局部微循环，阻止血小板聚集。这些功效对于多种类型的中风有良好的防治作用。(5) 抗衰老作用。赤芝所含的多糖、多肽等有着明显的延缓衰老功效。此功效主要基于以下机理：①促进和调整免疫功能。对于成年人和老年人而言，这种促进和调整可明显延缓衰老。对于处于生长发育阶段的少年儿童而言，则可促进其免疫功能的完善，增强抗病能力，确保其健康成长。②调节代谢平衡，促进核酸和蛋白质的合成。研究表明，赤芝能促进血清、肝脏和骨髓的核酸及蛋白质的生物合成，因此可以有效地抗病防衰老。观察表明，服用赤芝以抗衰老，不仅对老年人有益，对各年龄阶段的人士都适用，因为生长发育的过程，也就是走向衰老的过程。③抗自由基作用。生物体所产生的内源性防卫自由基损伤的抗氧化剂或抗氧化酶类物质（如超氧化物歧化酶，SOD）的降低，是人体衰老的一个原因。赤芝多糖有显著的抗SOD活性，可显著清除机体产生的自由基，从而阻止自由基对机体的损伤，防止了脂体的过氧化，保护了细胞，延缓了细胞衰老。④赤芝多糖能显箸促进细胞核内DNA合成能力，并可增加细胞的分裂代数，从而对祛纹除皱、延缓机体衰老有明显的疗效。(6) 抗神经衰弱作用。赤芝就已用于神经衰弱症与失眠，故它对中枢起到良好的作用。特殊提取物能激发运动性抑制，使运动性降低，使协调运动失调，呈现用量依赖性镇病效果，对环已巴比妥的睡眠作用，能缩短睡眠时间，能延长中枢兴奋药咖啡因致痉挛及死亡的时间，这些结果表明，赤芝对中枢呈抑制性作用。(7) 服用灵芝为啥会出现瞑眩反应：瞑眩反应是指人的体质或身体机能由不好转好（如：酸性体质变为健康弱酸体质），或人体在排除毒素时（如药品、食物中农药、人工添加剂、饲料中的荷尔蒙、抗生素、人体产生的废物等残留）身体的反应，中医将瞑眩反应称之为好转反应，所以又称为排毒反应或者调整反应。瞑眩反应是暂时性的，不是每一个人都会发生，也不是只发生一次。**相关反应：**①过敏性体质。②体内化学物质积累过多（如药品、食物中农药、人工添加剂、饲料中的荷尔蒙、抗生素、环境污染）。③五脏机制有异常迹象（血糖高、血压高、尿酸高、血脂高）。④免疫力增强与疾病或病变细胞对抗时。⑤以前发生的内伤、运动伤害、车祸伤害。**主要症状：**①无瞑眩反应。睡眠品质提升，精神旺盛、生理时钟变规律、心肺功能增强、免疫力强、感冒减少。②一般人刚开始注意全身保健时的瞑眩反应（不是每一项都会发生，而且通常二至五天或七至三十天会消失）③其他的瞑眩反应显示出可能的身体机能异常，或身体的自愈力正自动地修补调节该机能具体表现如下：①有的人直接产生保健效果，无瞑眩反应。②大部分人服用三至十日或二至三个月时发生瞑眩反应。③少部分人服用半小时后发生瞑眩反应。④持续服用后，人体会对早年受内伤处重新加以彻底消除淤血并更新组织。**反应持续时间：**一般约二至五天，表示身体机能异常的时间短，或异常的情形较轻微。强烈者约七至三十天，表示身体机能异常的时间较长，或异常的情形较严重。**如何降低反应：**①对症保健，待身体自觉症状解除或大幅减轻时再改变全身性保健。②改为饭后服用。③多补充水分。④服用后作运动至全身发热但未流汗，加速新陈代谢。⑤少吃油炸、腌渍、刺激性食物，少吃肉。⑥就医作对症处理（如止痛、止痒），并继续保健以免前功尽弃。陈康林，等. 中国抗肿瘤大型药用真菌图鉴［M］. 北京：科学出版社，2013：171

二、东方栓菌 成分药理：对小白鼠肉瘤 S－180 和艾氏癌的抑制率为 80% 和 100%。祛风除湿，清肺止咳。陈康林，等. 中国抗肿瘤大型药用真菌图鉴［M］. 北京：科学出版社，2013：141

三、紫丁香蘑 成分药理：（1）紫丁香蘑的提取物对小白鼠肉瘤 S－180 的抑制率为 90%，对艾氏癌的抑制率为 100%。并能调节机体正常糖代谢，促进神经传导。（2）子实体含维生素 B1、硬脂酸、神经酰胺和麦角甾醇类化合物。其中麦角甾醇类化合物能显示弱的抗 HIV 活性，对 L－1210 细胞株有极强的抗癌活性，能抑制 MCF－7 人类乳腺癌和 Walker 256 肉瘤细胞株生长。（3）采用溶剂提取，硅胶柱层析分离，光谱和化学方法鉴定结构。结果 4 个化合物分别鉴定为（2S，3S，4R，2´R）－2（2´－羟基二十四碳酰氨基）十八碳－1，3，4－三醇、5α，8α－表二氧－（22E，24R）－麦角甾－6，22－二烯－3β－醇（ergosterol peroxide，Ⅱ）、（22E，24R）－麦角甾－5，7，22－三烯－3β－醇（ergosterol，Ⅲ）、硬脂酸（stearic acid，Ⅳ）。（4）此外，还具有抗炎、抗补体、免疫抑制、促进血小板凝聚以及抗流感病毒等作用。（5）拮抗革兰氏阳性及阴性细菌。陈康林，等. 中国抗肿瘤大型药用真菌图鉴［M］. 北京：科学出版社，2013：49

四、肉球菌 成分药理：竹菌醚提取物对小鼠肉瘤和小鼠宫颈癌有抑制作用。该提取物中的一个结晶组分发现有明显的细胞毒性。小鼠腹腔一次注射 5mg/kg 剂量可导致立即死亡。竹菌菌粉治疗肝癌、肺癌、胃癌、直肠癌病例表现出一定的缓解作用，除胃肠道反应以外，未见对造血系统等有明显的影响。据中国科学院昆明植物研究所等研究成果显示，该菌含有一种广谱抗菌物质，此物质经有机溶剂提取后主要存在于乙醚提取物中。本品子座部分含松胞菌素 D 和竹菌素。从竹菌（肉球菌）的子实体分离到的松胞菌素 D 能专一性地影响哺乳动物细胞的微丝系统排列，抵抗病毒对细胞的感染，并具有有效地杀灭阴道滴虫的作用。有报道，松胞菌素为一类新型的细胞毒物质，能抑制细胞质分裂，高浓度时能使细胞核从细胞中脱出。晒干后药用，有抗菌消炎作用，但其味苦，某些人服后可能产生

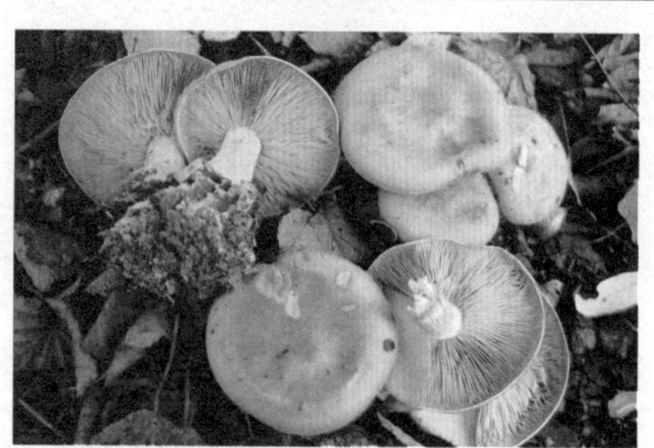

紫丁香蘑　Lepista nuda

呕吐反应。民间以此菌治病历史悠久，对癌症、喉炎、扁桃腺炎、腮腺炎、胃炎、胃溃疡、急性肾炎、皮肤化脓等炎症有一定疗效。陈康林，等. 中国抗肿瘤大型药用真菌图鉴［M］. 北京：科学出版社，2013：192

五、桑黄　成分药理：（1）抗癌作用，主要是通过以下方式实现的强化免疫力，诱导癌细胞自行死亡；抑制癌细胞的增殖及转移；减轻化疗和放疗的副作用；缓解癌症特有的疼痛；阻止溃疡、息肉、良性肿瘤等恶变为癌症；预防、避免癌症的复发。（2）预防和治疗类风湿性关节炎。桑黄提取物能够完全抑制尿酸，对痛风有良好效果。（3）抗过敏，对过敏性鼻炎、久治不愈的湿疹疗效很好。（4）热水提取物对小白鼠肉瘤 S－180 的抑制率为 87%，艾氏癌的抑制率为 80%。（5）含有落叶松蕈酸，藜芦酸，麦角甾醇，饱和脂肪酸，C23、C25 的饱和烃，甘氨酸，天冬氨酸等氨基酸，草酸，甘露岩藻半乳聚糖，木糖氧化酶，以及过氧化氢酶，脲酶，酯酶，多糖等。桑黄中的落叶松蕈酸有抑制汗腺分泌的作用，可用于治疗盗汗，还有洋地黄效应，低浓度兴奋平滑肌，大剂量则发生抑制作用，中毒量可引起延脑血管运动中枢、呼吸中枢先兴奋后麻醉。（6）桑黄对女性月经不调等妇科疾病也有疗效，被称为“妇科圣药”。陈康林，等. 中国抗肿瘤大型药用真菌图鉴［M］. 北京：科学出版社，2013：163

周存山，马海乐. 桑黄及其药理作用研究进展［J］. 食用菌，2005（2）.

赵澜，张红锋. 桑黄粗多糖对肿瘤细胞增殖及转移相关能力的抑制作用［J］. 华东师范大学学报（自然科学版），2008（3）：2

车会莲，等. 桑黄提取物对肿瘤生长和细胞免疫功能的影响［J］. 中国公共卫生，2005（21）：1

王清，等. 桑黄子实体水提取物抗肿瘤和抗环磷酰胺致突变作用研究［J］. 食用菌，2006（5）

赵澜. 桑黄多糖的抗肿瘤及抗血管生成作用［J］. 华东师范大学学报，2007（5）

从上面的五篇论文中，大家可以看到桑黄的抗肿瘤作用同今天医院使用的化疗药品阿霉素效果相当。

六、云芝　成分药理：（1）抗肿瘤作用：云芝多糖（PSK）对肉瘤 S180、白血病 L1210 和腺癌 755 均有抑制作用。粗制品如云芝菌丝热水提取物，对 S180 抑制率为 77.5%，精制品活性加大，对 S180 抑制率达 99.3%。由于 PSK 能明显抑制动物多种肿瘤，抗瘤谱较广。（2）提高机体免疫功能：云芝多糖对小鼠腹腔巨噬细胞可加强其吞噬作用，对环磷酰胺引起的脾脏萎缩具有对抗作用。多糖能使胸腺缩小、脾重增加。云芝多糖肽能使淋巴细胞明显增殖，小鼠腹腔内注射环磷酰胺 25mg/kg 抑制活化 T 细胞产生白介素 2（IL－2）和 T 细胞中介的迟发型超敏反应（DTH），如同时给予 PSP 25mg/kg，连续 5 天，可

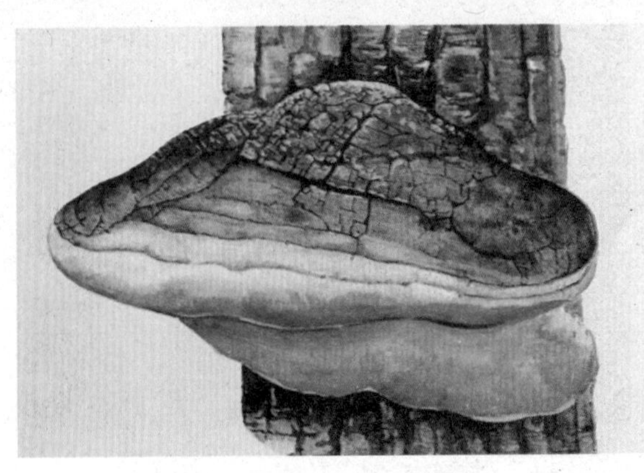

桑黄 Phellinus igniarius

对抗上述免疫抑制效应。(3) 实验证明 PSK 能提高腹腔巨噬细胞对乙酰低密度脂蛋白（ac LDL）的结合、内移和降解，整体发挥降脂、抗动脉硬化作用。(4) 对中枢神经系统的作用：PSK 能改善小鼠和大鼠学习记忆功能，对东莨菪碱所致大鼠学习记忆障碍，有明显的改善作用。(5) 降血糖作用、抗肝炎。PSK 具有防止氧化损伤和抗伤害作用。陈康林，等. 中国抗肿瘤大型药用真菌图鉴［M］. 北京：科学出版社，2013：145

于立竖，等. 云芝提取物的抗肿瘤作用及其作用时相问题［J］. 陕西新医药

祝绚，等. 云芝、丹参对 EAC 荷瘤小鼠的抗肿瘤及免疫调节的作用［J］. 免疫学杂志，2008，5，24（3）

王泓，等. 国产云芝多糖对小鼠抗肿瘤免疫反应的促进作用［J］. 中国抗生素杂志，1988，13（6）：425－431

从这 3 篇论文中证明了云芝的抗肿瘤免疫增强剂的作用。

七、树舌 成分药理：(1) 树舌灵芝具有广泛的药理活性，主要包括调节机体免疫系统、抗肿瘤、抗病毒、消炎抗菌、降血糖、调节血压、阻碍血小板凝集和强心作用。腹水癌、神经系统疾病、肝炎、心脏病、糖尿病和糖尿病并发症，胃溃疡、急慢性胃炎、十二脂肠溃疡、胃酸过多等胃病均可食用。(2) 树舌多糖以 500μg/ml 剂量最佳，并可协同刀豆球蛋白 A（Con A）激活小鼠 T 淋巴细胞增殖。小鼠每日腹部皮下注射树舌多糖 20mg/kg，连续 10 天，可明显增强 T 细胞对丝裂原 Con A 的反应性，小鼠脾细胞产生 γ－IFN 能力明显增强。(3) 口服或腹腔注射树舌多糖制剂可增强对蛋白质抗原的迟发性过敏反应，增强 T 淋巴细胞对 IgG 抗体应答的记忆功能，树舌多糖增强迟发性过敏反应可能是通过激活非特异性增强 T 细胞所致。(4) 静脉注射树舌提取物可保护蜱媒脑炎病毒 K5 对小鼠的致命感染。(5) 在四氯化碳所致肝纤维化病理进程中，使用树舌灵芝多糖进行干预，可显著降低血清丙氨酸转移酶，提示树舌灵芝多糖能改善四氯化碳中毒的大鼠的肝脏功能，改善机体的整体状态。(6) 该菌含麦角甾醇，灵芝－22－烯酸 A、F、G，灵芝酸 A、P 甲酯，树舌环氧酸 A、B、C、D，赤杨烯酮，无羁帖，无羁帖醇，表无羁帖醇，色素葡聚糖 CF1、CF2，多糖和棕榈酸，亚油酸等脂肪酸。陈康林，等. 中国抗肿瘤大型药用真菌图鉴［M］. 北京：科学出版社，2013：169

宋高臣，等. 树舌多糖 CF 注射液与环磷酰胺联合抗肿瘤作用的实验研究［J］. 中医药信息，2004，21（6）

周忠波. 树舌灵芝化学成分及体外抗肿瘤活性研究［J］. 吉林农业大学植物病理学，2005（6）

李荣辉，等. 树舌多糖抗肿瘤的研究进展［J］. 微量元素与健康研究，2012，7，29

(4)

周忠波，等. 树舌灵芝粗提取物体外抗肿瘤作用的研究［J］. 时珍国医国药，2007，18（7）

从以上四篇论文中证明了树舌对肿瘤的作用同今天医院使用的环磷酰胺的效果是基本一致的。

八、粗毛褐孔菌　成分药理：（1）可供药用，有抗癌作用，对小白鼠肉瘤 S－180 和艾氏癌抑制效率分别为 80% 和 70%。（2）据记载此种可做染料，还有齿菌酸（eburicoic acid）在医药上用来合成甾体。产生木质素酶、半纤维素酶、淀粉酶及有机酸等多种代谢产物，其用途广泛。（3）在东北用于治疗消化不良等胃病。还有止血、祛风等药用功能。在新疆南部维吾尔族有采集入药的习惯，是一种古老的维药，主要用于治疗各种癌症、糖尿病、痛风、关节炎等疑难杂症。（4）分别用不同剂量野生粗毛黄褐孔菌多糖，灌胃正常小鼠与四氧嘧啶致糖尿病小鼠，结果显示，野生粗毛黄褐孔菌多糖对正常小鼠无明显影响，对糖尿病小鼠在给药 21 天后，中剂量组、高剂量组与阴性对照组间差异极显著，与阳性对照组之间差异不显著，表明具有一定程度降低糖尿病小鼠血糖。（5）具有祛风、止血、败毒止痛、治五痔脱肛，肠痔下血之功效。陈康林，等. 中国抗肿瘤大型药用真菌图鉴［M］. 北京：科学出版社，2013：150

昝立峰，包海鹰. 粗毛纤孔菌的研究进展［J］. 食用菌学报，2011（18）1：78－82

王占斌，等. 粗毛纤孔菌子实体多糖的提取及免疫功能研究［J］. 食品工业科技，2011（12）

在这两篇论文中，证明了粗毛褐孔菌的抗肿瘤作用同医院使用的化疗药品环磷酰胺效果相同。

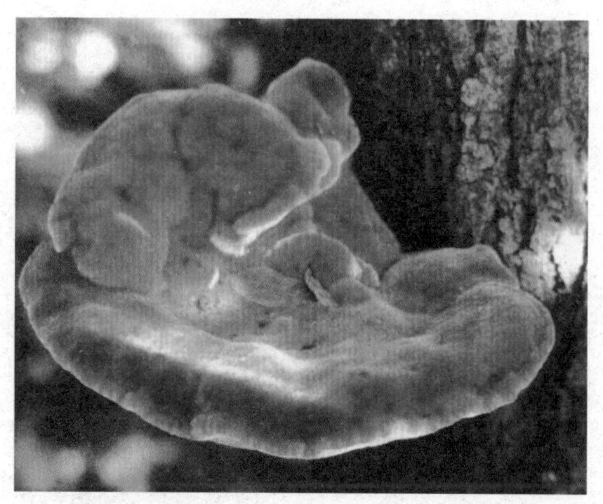

粗毛黄褐孔菌　Xanthochrous hispidus

九、木蹄层孔菌　成分药理：（1）含抗癌活性多糖和色素。对小白鼠肉瘤 S－180 的抑制率达 80%。（2）子实体含有胱氨酸、赖氨酸等多种氨基酸、多糖、草酸（oxalic acid）、对联苯酚过氧化酶（p－diphenol oxidose）。本品含 7，22－麦角甾二烯－3－酮、辅酶 Q9、乙酰齐墩果酸、麦角甾醇、5α，8α－环二氧－6，22－麦角甾二烯－3β 醇、白桦脂醇、4，6，8（14），22－麦角甾四烯－3－酮等。（3）木蹄可显著提高实验小鼠减压缺氧的耐受能力，延长其存活时间，具有抗疲劳、抗高温的作用。（4）木蹄水煎剂（含生药 0.5mg/ml）和注射液（含生药 1mg/kg）ip，可增强小鼠腹腔巨噬细胞的吞噬功能，提高小鼠抗缺氧和耐负压的能力。（5）多糖（FA－6）具有抑制植物病毒的活性。（6）能影响缺氧集体肠系膜微循环的流速、流态，对微循环具有改善作用。（7）并有解热、治疗心脏病的作用。陈康林，等. 中国抗肿瘤大型药用真菌图鉴［M］. 北京：科学出版社，2013：157

陆勇芹，等. 木蹄层孔菌化学成分及不同提取物体外抗肿瘤活性研究［J］. 西北林学院学报，2007，22（4）：131－134

何晓义，等. 木蹄复方体外抗肿瘤作用的实验研究［J］. 中国实验方剂学杂志，2013，2，19，（3）

黄天姿，等. 木蹄层孔菌子实体化学成分及对肿瘤细胞的抑制作用的研究［J］. 菌物学报，2012，9，31（5）

刘量，等. 木蹄层孔菌乙醇提取物对肿瘤细胞的抑制作用［J］. 论著

从这四篇论文中证明了木蹄层孔菌对肿瘤的抑瘤率同今天医院使用的环磷酰胺效果基本相同。

十、松针层孔菌 成分药理：（1）子实体含齿孔酸等活性物质，对小白鼠肉瘤 S－180 及艾氏腹水癌的抑制率均达 100%，这意味着松针层孔菌具有优良的抗癌功效。用于各种癌症，如食道癌、胃癌、结肠癌、肺癌、乳腺癌、子宫癌等，可改善患者的症状，如增加食欲和体重、减轻疼痛，有时可见肿瘤缩小、胸腹水减少。可明显提高患者的细胞免疫功能，延长肿瘤患者的生存期，明显改善生存质量。（2）从子实体中提取分离到一种水溶性多糖组分 PS1，能提高正常和免疫低下小鼠的巨噬细胞吞噬能力。此外，PS1 能显著促进脾细胞体外增殖能力，多糖 PS1 能显著提高机体的免疫能力。（3）该菌三种多糖均不同程度地提高了小鼠血清、心、肝、脑、脾中 SOD、GSH－Px 活力，降低了 MDA 生成量，而对 TOAC 值影响较小；同时，三种多糖均显著提高了小鼠体内血清 NO 生成量。三种多糖的抗氧化机制可能与其它抗氧化剂不同，其对小鼠体内氧化压力和抗氧水平呈双重增加效果，可能是由于多糖作为免疫物质引起机体的免疫反应造成的。陈康林，等. 中国抗肿瘤大型药用真菌图鉴［M］. 北京：科学出版社，2013：165

陶美华，等. 针层孔菌 P11 提取物体外抗肿瘤活性研究［J］. 中药材，2011，8，34（8）

陈卫国，等. 松生拟层孔菌子实体乙醇提取物体外抑瘤作用［J］. 湖北中医药大学学报，2011，6，13（3）

以上两篇文章都证明了松针层孔菌抗肿瘤的效果同目前医院使用的化疗药物顺铂相当。

十一、裂蹄层孔菌 成分药理：所含粗多糖对动物进行的抗癌实验研究表明，该粗多糖对小白鼠 S－180 及 L1210 的抑制率各达 96.7%，50.5%。可能通过抑制“AKT”酶抗击乳腺癌细胞，“AKT”" 酶可控制促使细胞生长的“信号”。裂蹄木层孔菌有抗皮肤癌、肺癌和前列腺癌的功效，针裂蹄木层孔菌提取物减慢了新生癌细胞的生长速度，阻止了向肿瘤提供养分的新生血管的产生。天然裂蹄木层孔菌提取物对 HSV－1、HSV－2、巨细胞病毒、流行性腮腺炎病毒、麻疹病毒、流感病毒 A 型及 B 型有效。天然裂蹄木层孔菌提取物组与空白对照组相比，小鼠死亡率、体重减少及症状均得到抑制。用裂蹄木层孔菌子实体水提物处理 HepG2 细胞后，噻唑蓝法（MTT 法）可见浓度和时间依赖性抑制细胞增殖；电镜下观察凋亡小体的出现，流式细胞仪技术显示 Annexin－Ⅴ染色呈阳性，都证明了 HepG2 细胞发生了凋亡。RT－PCR 和 Western Blot 分析证实 WEPL 刺激 Bax 表达量上调、Bcl－2 表达量下调，进而诱导了细胞凋亡。结果表明 WEPL 诱发的克隆人类肝癌细胞系 HepG2 的细胞凋亡可能是通过上调 Bax、下调 Bcl－2 活性来实现的。裂蹄木层孔菌水溶性酸性多糖（PL）对内毒素 LPS 诱导的脓毒性休克的作用明显。血清中前炎症因子 IL－1、IL－12、TNF－α 和 IFN－γ 的浓度，以及主要组织相容性复合体（MHC）Ⅱ在炎症区域 B 细胞和巨

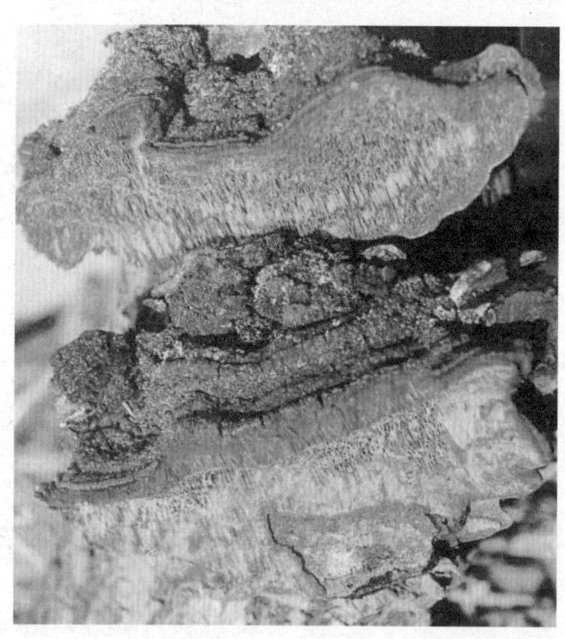

松针层孔菌 Phellinus pini

噬细胞中的表达明显。⑦裂蹄木层孔菌在东方是著名的有多种生物活性的药用真菌，广泛用于治疗各种疾病，如口腔溃疡、胃肠紊乱、炎症、淋巴疾病和各种癌症。陈康林，等．中国抗肿瘤大型药用真菌图鉴［M］．北京：科学出版社，2013：164

张问，等．裂蹄木层孔菌抗肿瘤作用及其机制研究［J］．中草药，2011，10，42（10）

刘云，等．裂蹄木层孔菌醋酸乙酯萃取物抗肿瘤活性初探［J］．时珍国医国药，2012，23（9）

刘云，等．裂蹄木层孔菌乙酸乙酯萃取物对人肝癌细胞 SMMC－7721 的抑制作用研究［J］．中国民族民间医药

以上三篇论文中，证明了裂蹄木层孔菌的抗肿瘤作用同今天医院使用的化疗药品紫杉醇效果相当。

十二、桦褐孔菌 成分药理：多年来，桦褐孔菌在俄罗斯民间作为治疗疾病的药用真菌，属于纯中药，是 21 世纪的保健功能性食品。长期的动物实验及临床实验表明使用桦褐孔菌无任何毒副作用，起到的药效分为以下几种：（1）治疗糖尿病。俄罗斯 Komsomlshi 制药公司桦褐孔菌精粉对糖尿病的治愈率为 93%。（2）抗癌作用。对多种肿瘤细胞（如乳房癌、唇癌、胃癌、耳下腺癌、肺癌、皮肤癌、直肠癌、霍金斯淋巴癌）有明显的抑制作用。防止癌细胞转移、复发，增强免疫能力，促进健康。并且用于配合恶性肿瘤患者的放疗、化疗，增强病人的耐受性，减轻毒副作用。（3）防治艾滋病。对艾滋病有明显的抑制作用。（4）抗衰老。清除体内的自由基，保护细胞，延长传代细胞的分裂代数，增进细胞寿命，促进代谢，因而能有效地延缓衰老，长期服用可延年益寿。（5）有效抑制传染性病毒。可预防感冒。（6）防止高血压。据报道桦褐孔菌不仅是一种补药，而且是血液的清洁剂和疼痛的缓解剂。（7）改善并预防过敏性皮质。（8）对肝炎、胃炎、十二指肠溃疡、肾炎有明显的治疗作用。并对呕吐、腹泻、胃肠功能紊乱有治疗作用。陈士瑜，等．蕈菌医方集成［M］．上海：科学技术文献出版社，2000：340

刘启尊．桦褐孔菌胞外多糖抗肿瘤及免疫调节作用研究［J］．吉林农业大学中药学，2014（5）

张慧丽，等．桦褐孔菌多糖的提取及对肝癌细胞 SMMC7721 的抗增殖的研究［J］．中

国食用菌，2006（2）

王文娟，等. 5 种桦褐孔菌提取物对人肝癌细胞 HePG2 及 SMMC7721 增殖的影响［J］. 陕西中医，2013，34（11）

这 3 篇论文都证明了桦褐孔菌抗肿瘤的作用同目前医院使用的化疗药物环磷酰胺效果相当。

十三、红缘层孔菌 成分药理：对小白鼠肉瘤 S－180 的抑制率 70%，对艾氏癌抑制率为 80%。含以亚油酸为主及棕榈酸、油酸、22～26 个碳原子的 2－羟基酸、2，3－二羟基酸等长链脂肪酸、植物鞘氨酸、β－D－葡聚糖、α－葡聚糖、半纤维素、α－，β－和 γ－纤维素和果胶物质，还含有齿孔酸、去氢齿孔酸、草酸、麦角甾醇、羊毛甾醇、桦木醇、α－氨基丁酸、赖氨酸和纤维素酶等。该菌提取物有抗菌、调节中枢神经系统、降血糖作用、调节人体免疫力，以及抗氧化和清除游离基的作用。日本民间用作解热强心药。陈康林，等. 中国抗肿瘤大型药用真菌图鉴［M］. 北京：科学出版社，2013：159

张丽萍，等. 红缘层孔菌多糖 FP2 的结构与体外抗肿瘤作用的研究［J］. 东北师大学报自然科学版，1994（2）

张丽萍，等. 红缘层孔菌多糖对小鼠核算蛋白质合成及对肿瘤 S－180 病毒 CBV3、HSV－Ⅰ细胞增值的影响［J］. 东北师大学报自然科学版，1993（2）

从这两篇论文中，证明了红缘层孔菌抗肿瘤的作用同今天医院使用的化疗药品环磷酰胺基本相同，还没有副作用。

十四、槐耳 成分药理：（1）抗肿瘤作用：用槐耳清膏进行荷瘤动物体内抑瘤试验，证实在一定剂量范围内槐耳清膏灌胃对小鼠肉瘤 S180。抑瘤率 25%～46%，腹水型 S180 生命延长率 38%。多糖腹腔给药抑瘤率 37.1%～48%，生命延长率 50%。均质多糖蛋白（PS－T）灌胃抑瘤率 38%。腹腔给药为 38%～40.1%（$P<0.01$）。说明清膏、多糖及 PS－T 对小鼠肉瘤 S180、腹水型 S180 有根明显抑瘤作用，并对荷瘤动物有显着延长生命的作用。（2）增强免疫功能：槐耳对巨噬细胞吞噬功能有非常显着的促进作用，能增强溶菌酶活性，对脐血活性 E 玫瑰花结形成细胞（EaRFC）及移植物抗宿主反应（GVIIR）有增进影响，对 α、γ 干扰素诱生，α 干扰素促自然杀伤（NK）细胞活性有协同作用，可提高特异性抗体产生，促进小鼠脾细胞 DNA 合成，说明它可明显促进机体免疫功能。（3）抗病毒作用：槐耳清膏对小鼠血清干扰素诱生作用非常显著，对鸭肝炎病毒 DHBV 在用药后使鸭血清 HBV DNA 水平显着下降。陈士瑜，等. 蕈菌医方集成［M］. 上海：科学技术文献出版社，2000：357

十五、松萝 成分药理：（1）抗菌作用：松萝属等许多地衣类都含有抗菌物质，其中松萝酸之抗菌作用尤为突出。其抗菌谱主要为革兰氏阳性细菌及结核杆菌。在试管中松萝酸对肺炎球菌、溶血性链球菌、白喉杆菌、结核杆菌都有很强的抑菌作用，抑菌浓度为 1～5mg/ml，至 50mg/ml 可完全抑制细菌的生长。对金黄色葡萄球菌之抑制较上述细菌稍弱，但强于对革兰氏阴性细菌的作用。右旋与左旋型的抗菌作用无大的差别。但也有报告对革兰氏阴性的百日咳杆菌、枯草杆菌、肺炎杆菌乃至大肠杆菌、变形杆菌有效者，对痢疾杆菌、伤寒杆菌则无效。在体外试验中，松萝酸对人型结核杆菌有显著的抑制作用，20～50mg/ml 可获得完全抑制，血清略能降低其效力。在体内试验中（对豚鼠的实验性结核的治疗），一般认为口服或腹腔注射有较好的疗效，能限制结核病变的发展；也有人报告单用松萝酸，对豚鼠实验性结核并无影响，但可增强链霉素的作用。在试管中，它与链霉素或异烟肼也有轻度的协同作用。对人的肺、肠结核，每日口服 0.1～1.0g 松萝酸钠盐或 Evosin（一种含松萝酸及缩式橡藓酸的制剂）0.1～0.5g，可使结核病的某些症状如咳嗽、食欲减退、发热或肠结核性腹泻等，获得好转，甚至使结核菌的镜检转阴，但观察尚不够完善，不能下最后结论。上述症状的好转，似乎并非药物对结核菌的直接作用，因口服后，血中达不到抑菌浓度的水平。有人认为，它对人的结核病并无明显疗效。国内用松萝酸治疗肺结核，曾观察到有一定疗效。对松萝酸的抑菌作用原理，曾进行过不少研究，有人认为它能抑制蛋白质的合成，也有认为它与氧化磷酸化的斥联有关。（2）对细菌毒素及噬菌体的影响：以 0.2% ~0.4% 松萝酸与破伤风毒素或白喉毒素混合或在毒素注射后 10 分钟内注射，可使小鼠耐受 2 倍的毒素致死量。对豚鼠接种白喉杆菌后 2 小时，皮下注射松萝酸 2mg/kg，或事先将二者混合培养再接种于豚鼠，均有明显的保护作用。小鼠实验性破伤风杆菌感染，以松萝酸与青霉素联合应用的效果最好。用纸碟法证明，d－松萝酸 0.5 ~5mg/ml 有对抗噬菌体的作用。（3）对其他病原体的作用：松萝酸对原虫、阴道滴虫也有抑制作用。口服松萝酸钠 100 ~150mg/kg 对羊的血吸虫、肝片吸虫均有伤害及杀灭作用，肌肉注射可获更好效果；对兔血吸虫，由于其毒性较大，而用其衍生物－松萝酸苯胺，口服 200mg/kg/d，连服 9 天，亦获得良好效果。（4）其他作用：对部分肝切除的大鼠，喂食松萝酸有促进肝再生的作用。能降低离体大鼠横隔对葡萄糖的利用及其糖元含量。对试验、猫静脉注射松萝酸钠 30mg/kg，可使血糖升高。d－松萝酸能显著抑制海星受精卵的分裂及磷的摄取，而对氧消耗则几无影响。它还能抑制大鼠腹水瘤细胞的粒线体内 α－甘油磷酸新四唑还原酶的活性。d－松萝酸对离体豚鼠、蛙心均有抑制作用；对离体兔耳及蟾蜍下肢灌流，均有扩张血管之作用；对离体兔肠有罂粟碱样作用，麻痹肠管并拮抗氯化钡、乙酰胆碱引起的痉挛；对兔、牛的子宫、支气管及肠管亦有松弛作用。麻醉猫静脉注射 10mg/kg 松萝酸钠，能迅速而显著的增强其呼吸、较长时间的提高通气量、增加氧耗、升高体温，这些都说明代谢增进，有类似二硝基酚的作用，且毒性大于二硝基酚。拉喜那木吉拉，等. 松萝属地衣类化学成分及药理活性研究进展［J］. 中国中药杂志，2013（38）4

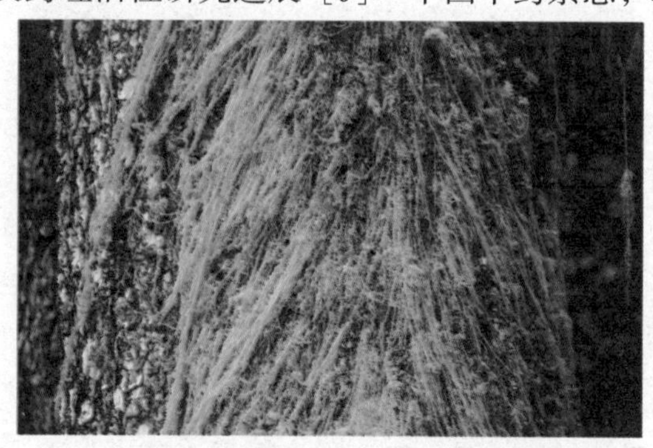

松萝 Usnea diffracta

十六、苦白蹄 成分药理：对小白鼠肉瘤 S－180 和艾氏癌的抑制率为 80%。含两种新的三帖酸化合物（officinalic acid 和 polyporenic acid D），还含有落叶松蕈酸、草酸、柠檬酸、绚孔菌酸（sulfurenic acid）麦角甾醇、角鲨烯、齿孔烷、乙酸齿孔醇脂、异麦角甾酮、纤维素、木质素等化学成分。落叶松蕈酸能减少或停止汗腺分泌，它的作用主要是抑制汗腺分泌，但不同于阿托品。它还具有降压作用，反复给药可长期维持降压作用。齿孔酸使动物汗腺周围血管收缩而止汗，但不影响汗腺分泌，亦不扩瞳，作用约持续 20 分钟。陈康林，等. 中国抗肿瘤大型药用真菌图鉴［M］. 北京：科学出版社，2013：158

十七、薄皮纤孔菌 成分药理：据报道，对小白鼠肉瘤 S－180 的抑制率为 90%，对艾氏癌的抑制率为 100%。香而甘，顺气益神、去邪风。陈康林，等. 中国抗肿瘤大型药用真菌图鉴［M］. 北京：科学出版社，2013：149

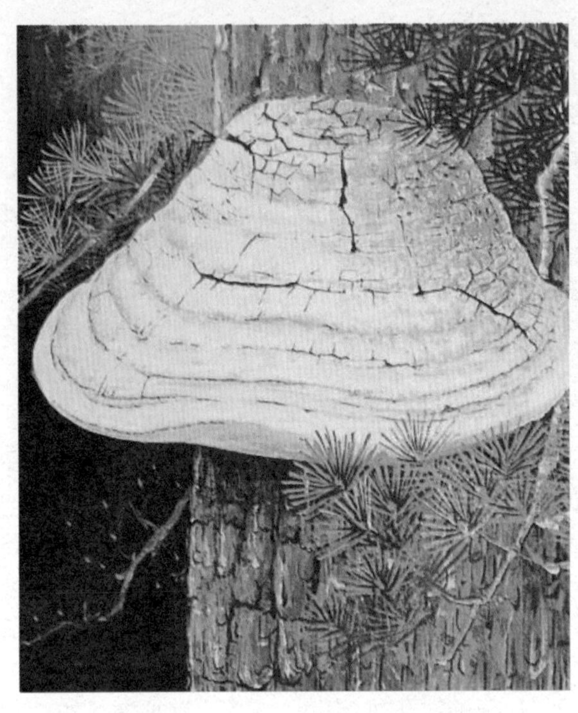

苦白蹄 Fomitopsis officinalis

十八、猪苓 成分药理：(1) 抗肿瘤作用。猪苓提取物（主要为猪苓多糖）对小鼠移植性肿瘤 S－180 有较显著的抑制作用。抑瘤率达 50% ～70%，瘤重抑制率达 30% 以上。经提取物治疗的荷瘤小鼠中，约有 6% ～7% 肿瘤完全消退。对肿瘤完全消退的小鼠，在 1～6 月后再接种肿瘤细胞，均不生长肿瘤。在单用化疗药不表现抗肿瘤效果的剂量下，加用适量的猪苓提取物会有显著抗肿瘤作用。对荷瘤小鼠脾脏抗体产生细胞明显增多，表明有显著的促进抗体形成作用，还能显著提高荷瘤小鼠腹腔巨噬细胞吞噬活力。(2) 免疫增强：多糖能显著增强小鼠 T 细胞对 ConA 的增殖反应以及 B 细胞对 LPS 的增殖反应。能促进异型脾细胞激活细胞毒 T 细胞（CTL）对靶细胞的杀伤。CTL 是机体免疫监视的重要效应细胞，在肿瘤免疫中具有关键作用。(3) 利尿作用：猪苓煎剂，相当于生药 0.25～0.5g/kg，静脉注射或肌内注射，对不麻醉犬具有比较明显的利尿作用，并能促进钠、氯、钾等电解质的排出。(4) 对中毒性肝炎小鼠肝脏的保护作用：以四氯化碳和 D－半乳糖胺腹腔注射小鼠，诱发成中毒性肝炎，在诱发前后腹腔注射猪苓多糖 100～200mg/kg，均隔 4、8、12 小时给药 1 次。均可明显阻止肝病变发生，SGPT 活力下降，肝 5′－核苷酸酶、酸性磷胺酶 6－磷酸葡萄糖磷酸酶活力回升。体外亦有类似作用，表明对肝脏有明显的保护作用。(5) 抗辐射作用：猪苓多糖具有防治小鼠急性放射病的明显效果。陈康林，等. 中国抗肿瘤大型药用真菌图鉴 [M]. 北京：科学出版社，2013：129

十九、茯苓 成分药理：茯苓菌核含多种成分。(1) 茯苓的提取物能使实验动物心肌收缩力加强，心率增快。(2) 抗肿瘤作用：茯苓多糖、羧甲基茯苓多糖对小鼠肉瘤 S180 实体型及腹水转实体型、子宫颈癌 S14 实体型及腹水转实体型等均有不同程度的抑瘤作用；三萜类，多糖、麦角甾醇，辛酸，十一烷酸，月桂酸，β－茯苓聚糖酶、蛋白酶、辛酸、月桂酸、棕榈酸、脂肪、卵磷脂、麦角甾醇等。(3) 镇静作用：茯苓煎剂小鼠腹腔注射，能明显降低其自发活动，并能对抗咖啡因所致小鼠过度兴奋；对戊巴比妥钠的麻醉作用有明显的协同作用。茯苓可增强硫喷妥钠对小鼠中枢抑制作用，麻醉时间显著延长。(4) 对心血管系统的作用：茯苓多糖腹腔给药，能抑制小鼠 S180 实体瘤生长。羧甲基茯苓多糖对小鼠移植肿瘤 U14 有较强的抑制作用。实验表明，羧甲基茯苓多糖对艾氏腹水癌细胞的 DNA 合成有抑制作用。茯苓素对小鼠白细胞 L1210 细胞的 DNA 合成有明显和不可逆的抑制作用，且抑制作用随剂量的增加而加强。（5）茯苓素对抗癌药有增效作用，与丝裂霉素合用的抑瘤（小鼠肉瘤 S180）率为 48%（丝裂霉素单用为 35%）；与更生霉素合用的抑瘤率为 38.9%（更生霉素单用为 19.6%）；与环磷酰胺合用抑瘤率为 69.0%（环磷酰胺单用为 32.3%）；与 5－氟脲嘧啶合用的抑瘤率为 59.1%（5－氟脲嘧啶单用为 38.6%）。对小鼠白血病 L1210，单独使用环磷酰胺的生命延长率为 70%，茯苓素与环磷酰胺合用为 168.1%。关于茯苓抗肿瘤的作用机制，实验证明，羧甲基茯苓多糖抗肿瘤作用与胸腺有关。亦有报告指出，茯苓多糖激活局部补体，使肿瘤临近区域被激活的补体通过影响巨噬细胞、淋巴细胞或其他细胞及体液因子，从而协同杀伤肿瘤细胞。羧甲基茯苓多糖对艾氏腹水癌细胞的抑制作用是通过抑制 DNA 合成而实现的。陈康林，等. 中国抗肿瘤大型药用真菌图鉴［M］. 北京：科学出版社，2013：155

二十、竹黄 成分药理：（1）对心血管系统：真菌竹黄水煎提取物能使离体蛙心收缩力减弱，心率变慢，1×10^2g 浓度作用更强烈。对离体兔耳血管有直接扩张作用，表现为灌流量增加，尤其是血管处于挛缩状态时此作用更明显。小鼠由背部皮下注入真菌竹黄水煎提取物 3.0g/kg，对组胺所致皮肤毛细血管通透性增加有非常显着的抑制作用。静注 0.5g/kg 该提取物能降低麻醉兔血压，其机制可能与影响心排血量和使小动脉扩张，外周阻力减低有关。（2）对心血管及血浆复钙时间的影响 2×10g 浓度可显著延长血浆复钙时间，在血凝实验中，该药能延长凝血时间，可能与复钙时间延长有关。（3）镇痛抗炎作用：真菌竹黄水煎提取物 2～3.1g/kg 皮下注射，对小鼠醋酸刺激性疼痛有较好的镇痛作用。从竹黄中提取物的结晶物Ⅲ号（竹菌甲素），以 100mg/kg 灌胃，能显着提高小鼠热板法痛阈，其作用优于吲哚美辛（消炎痛），与杜冷丁（10mg/kg）相似；能显着降低醋酸所致扭体反应的次数，亦能显着降低蛋清所致的足跖肿用程度。（4）其他作用：真菌竹黄多糖 SB1 及 SB2 经药理初步试验，对肝炎具有一定疗效。（5）毒性：真菌竹黄水煎提取物 15g/kg 给小鼠灌胃，72 小时内小鼠活动自如，饮食正常，无不良反应；给雄性小鼠静注的 LD50 为 6.471g/kg。黄小波，等. 药用菌竹黄的药用价值及资源保护［J］. 安徽农业科学，2009（37）

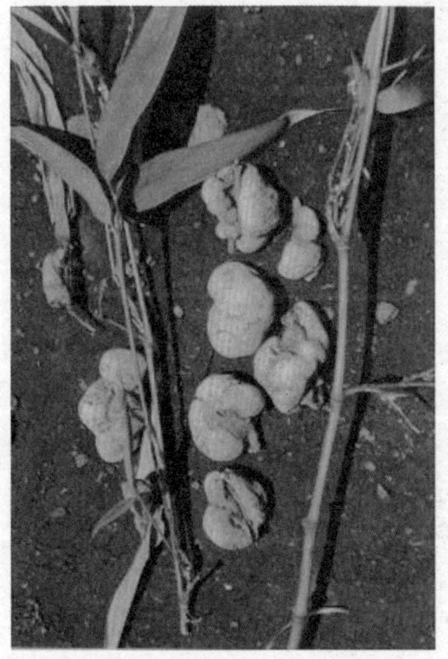

竹黄 Shiraia bambusicola

二十一、硫磺菌 成分药理：(1) 可抑制小白鼠肉瘤 S－180 的生长，并延长动物的生存时间；可抑制小白鼠肉瘤 S－180 的生长；子实体热水提取物抑制小白鼠艾氏癌的生长。对小白鼠肉瘤 S－180 和艾氏癌抑制率分别为 80% 和 90%。(2) 子实体含有丙氨酸、亮氨酸等多种氨基酸，如麦角甾醇、24－methylcholesta－7、22－dien－3β－ol、24－methylcholest－7－en－3β－ol、24－methylcholestan－3β－old 等甾醇类化合物。还含有蛋白多糖（PPF）及 D－葡聚糖等多糖和齿孔酸（eburicoic acid）。子实体中含多糖、多种胞外游离氨基酸、球蛋白、白蛋白、醇溶谷蛋白、β－1，4－葡聚糖内功酶。(3) 此外，菌丝壁中还含有（1→3）－α－D－葡聚糖和甲壳质。(4) 子实体多糖（PPF）iv，可增加羊红细胞诱导诱导的小白鼠脾细胞中空斑形成数目。(5) 此菌产生齿孔菌酸（eburicoic acid）可用于合成甾体药物，是治疗艾迪森氏病等内分泌疾病的重要药物。另外还产生甜菜碱（betaine）、胡芦巴碱（trigionelline）和（γ－hutyro－betarine）、3β－羟基－8、24－羊毛甾二烯－21－酸、龙虾肌碱等生物碱。陈康林，等．中国抗肿瘤大型药用真菌图鉴［M］．北京：科学出版社，2013：136

二十二、隐孔菌 成分药理：(1) 据实验对小白鼠肉瘤 S－180 和艾氏瘤的抑制率分别为 80% 和 90%。(2) 隐孔菌多糖是主要的抗过敏性炎症成分，能明显抑制致敏豚鼠抗原攻击引起的气道收缩反应，抑制血小板活化因子（PAF）诱导的嗜酸性粒细胞（EOS）趋化以及抑制 EOS 的释放。(3) 隐孔菌多糖成分 A、B 均能明显抑制致敏大鼠抗原攻击后气道阻力的增加及肺顺应性的下降；减少支气管肺泡灌洗液中白细胞总数，降低嗜酸细胞的数目，以多糖 B 作用更明显；多糖 A 和多糖 B 也明显抑制腹腔肥大细胞脱颗粒及腹腔嗜酸性粒细胞的渗出。隐孔菌多糖 A、B 成分抑制大鼠的气道高反应性，其作用可能与稳定肥大细胞膜、抑制嗜酸细胞炎症和趋化有关。(4) 此菌含芳香物质。云南丽江民间曾作为小儿断奶时的口含物，或水煎服治疗气管炎和哮喘。云南民间有将此菌藏于屋室内作为香料之用。(5) 在检出的 29 种成分中，萜类化合物共 11 种，其中倍半萜 4 种，双环单萜 7 种；芳香族化合物共 6 种；脂肪族化合物共 12 种，萜类化合物总离子流（TOT）以双环单萜为高。(6) 含有送橄榄酸 A、B、C、D、E、F、G、H；还含有麦角甾醇、蛋白质结合多糖。送橄榄酸 E 有抗肿瘤作用；可抑制大鼠和小鼠两种不同致癌物的结肠肿瘤造型，从而减少结肠肿瘤的发生。陈康林，等．中国抗肿瘤大型药用真菌图鉴［M］．北京：科学出版社，2013：148

二十三、马勃 成分药理：有机械性止血作用，对口腔出血有明显的止血作用，疗效不亚于淀粉海绵或明胶海绵，其缺点是不被组织吸收，故不宜作组织内留存止血或死腔填塞用。马勃的水浸剂对奥杜盎氏小芽胞癣菌、铁锈色小芽胞癣菌等皮肤真菌均有不同程度的抑制作用。陈康林，等．中国抗肿瘤大型药用真菌图鉴［M］．北京：科学出版社，2013：188

二十四、薄树芝 成分药理：所含嘧啶和尿嘧啶核苷对实验性肌强直症小鼠血清醛缩酶有降低作用。从薄树芝菌丝体中提取的薄醇醚可使部分切除肝脏的小鼠肝脏再生能力加强，并对抗大剂量消炎痛所致小白鼠的毒性作用。余竞光、翟云凤．薄盖灵芝化学成分的研究［J］．药学学报，1979，14（6）

二十五、毛蜂窝菌 成分药理：毛蜂窝菌发酵液乙酸乙酯萃取物对肿瘤细胞有较明显的抑制作用。据《中华本草》记载，毛蜂窝菌微苦、涩、微温，易宜肠、理气止痛、健胃之功效。传统中医常用毛蜂窝菌治疗胃病；在中医上还有治疗慢性肾炎的记载；在广东民间，曾有煎服毛蜂窝孔菌对肾结石患者排石效果的案例。陈士瑜．蕈菌医方集成［M］．上海：科学技术文献出版社，2000：333

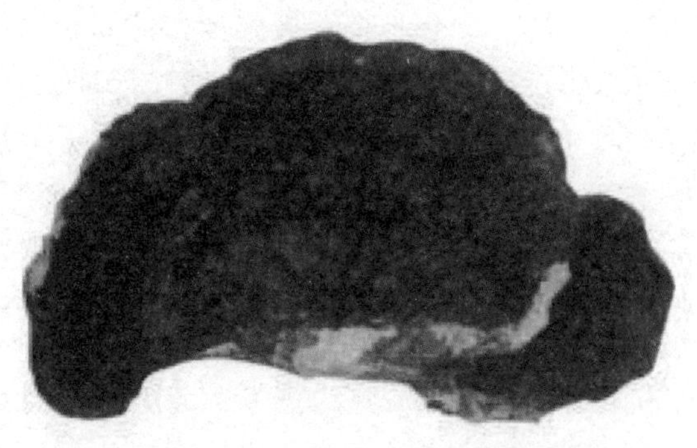

薄树芝　Ganoderma capense

二十六、橘黄裸伞　成分药理：(1) 该菌实验抗癌，对小白鼠肉瘤 S－180 的抑制率为 60%，对艾氏癌的抑制率为 70%。(2) 此菌中毒后产生精神异常，如同酒醉者一样，手舞足蹈，活动不稳，狂笑，或意识障碍，谵语，或产生幻觉，看到房屋变小东倒西歪，视力不清，头晕眼花等病症。1964 年日本 lmazaki 首先报告了此种毒菌的致幻觉作用。可能含有幻觉诱发物质。(3) 橘黄裸伞属于一种腐生神经致幻型毒菌，广泛分布于世界各地。有关神经致幻型毒菌通常含有活性色胺类毒素，可以引起神经致幻型中毒，一般认为毒性物质作用于中枢神经至脊髓，从而导致交感神经和生理机能的变化。(4) 具有清除 DPPH、ABTS 和超氧自由基等抗氧化活性，其抗氧化活性大约是水溶性 Ve 的 3～5 倍。陈康林，等．中国抗肿瘤大型药用真菌图鉴［M］．北京：科学出版社，2013：80

二十七、金丝刷　成分药理：安神，平肝，活血，敛疮。主治失眠，癫痫，眩晕，跌打损伤，水火烫伤。王立松，等．中国药用地衣图鉴［M］．云南：科技出版社，2013：72

二十八、蜜环菌　成分药理：(1) 据国外报道，从蜜环菌子实体中分离出的水溶性葡聚糖和多肽葡聚糖，经动物实验，后者对小白鼠肉瘤 S－180 的抑制率为 70%，对艾氏腹水癌的抑制率为 80%。(2) 上海市静安区中心医院报道，应用蜜环菌制剂可以治疗高脂血症。(3) 其中的一些嘌呤衍生物，如 N6－(5－羟基－2－吡啶)－甲基腺苷，还具有脑保护和降血脂等生理活性，原伊鲁烷型倍半萜芳香酸酯类化合物可以显示不同程度的抗菌活性。(4) 经常食用蜜环菌子实体，可以预防视力下降、眼炎、夜盲、皮肤干燥、黏膜失去分泌能力，并可抵抗某些呼吸道和消化道感染的疾病。(5) 蜜环菌含一种中性多糖－葡聚糖，无蛋白质，含型糖苷键。具有抗肿瘤的活性。(6) 研究表明蜜环菌多糖 AMP－1 能使正常小鼠的糖耐量增强，AMP－1、AMP－2 均能抑制四氧芳啶糖尿病小鼠血糖升高，AMP－2 能显著降低四氧芳啶糖尿病小鼠的血糖，对供试小鼠无毒性作用，内脏器官均正常无损。(7) 在小鼠腹腔中注射蜜环菌水提液可延长小鼠的睡眠时间，能降低尼古丁引起的小鼠死亡数、能增加狗的脑血流量与冠状动脉血流量；小鼠口服蜜环菌发酵液实验证明无毒害作用。(8) 日本学者，还从蜜环菌子实体中分离出一种 AMG－1 的化合物，对大脑具有保护作用和镇静作用。陈康林，等．中国抗肿瘤大型药用真菌图鉴［M］．北京：科学出版社，2013：50

二十九、灰树花　成分药理：(1) 灰树花还是引人注目的抗癌药源，一方面，较高的硒含量有抗御癌肿的作用，尤其是所含灰树花多糖，以 β－葡聚糖为主，其中抗癌活性最强，据说比已市面的香菇多糖、云芝多糖等有更强的抗癌能力。(2) 以日本为主的科学家对灰树花进行了广泛的研究，证明了灰树花是最有价值的药食两用菇类，特别是从灰树花中提取的最有效活性成分灰树花 D - fraction 具有极强的抗癌功效，被誉为“真菌之王，抗癌奇葩”。抗癌作用：活化吞噬细胞、自然杀伤细胞，诱导白细胞素，干扰素 - γ，肿瘤坏死因子 - α 等细胞因子的分泌；诱导癌细胞凋亡；与传统的化学治疗药物（丝裂霉素、卡莫斯丁等）合用，既增加药效，又减轻化疗过程中的毒副作用；与免疫治疗药物（干扰素 - α2b）有协同作用；减缓晚期癌症患者的疼痛，增加食欲，改善患者的生活质量。（3）据文献报导，它有抑制高血压和肥胖症的功效；由于富含铁、铜和维生素 C，能预防贫血、坏血病、白癜风，防止动脉硬化和脑血栓的发生；它的硒和铬含量较高，有保护肝脏、胰脏，预防肝硬化和糖尿病的作用；硒有防治克山病、大骨节病和某些心脏病的功能，它兼含钙和维生素 D，两者配合，能有效地防治佝偻病；锌有利大脑发育、保持视觉敏锐，促进伤口愈合；高含量的维生素 E 和硒配合，使之能抗衰老、增强记忆力和灵敏度。陈康林，等. 中国抗肿瘤大型药用真菌图鉴［M］. 北京：科学出版社，2013：127

三十、蝉花 成分药理：（1）抗肿瘤作用，大蝉草多糖有抗肿瘤作用。（2）中枢神经系统作用，小鼠腹腔注射天然蝉花或人工培养品稀醇提取物能明显减少其自主活动，延长戊巴比妥钠和水合氯醛所致睡眠时间，提高阈下催眠量戊巴比妥钠的小鼠入眠率；延长中枢兴奋药士宁和戊四氮所致辞小鼠惊厥的潜伏时间。经化学刺激法和热板法证明：两者镇痛作用明显。给正常和酵母致热大鼠腹腔注射，具有明显的降温作用。另有资料进一步证明，蝉花及其人工培养物，有明显的镇痛、镇静及解热作用。（3）毒性，急性毒性实验表明：天然蝉化乙醇提取物小鼠灌胃 60g/kg，观察 72 小时，20 只小鼠无 1 只死亡，给药后动物仅活动减少，24 小时后均恢复正常。腹腔注射的 LD50 为 12.5 ±2.1g/kg，毒性反应表现为扭体、活动减少、呼吸困难直至死亡。亚急性毒性实验表明，三组大鼠分别以 1g/kg，3g/kg，9g/kg 灌胃给药，连续 28d，结果动物的血常规，肝、肾功能和心电图均未见异常改变，对心、肝、脾、肺、肾等重要脏器病理学检查也未见明显异常改变。裘洁，宋捷民. 蝉花的药理作用研究进展［J］. 中国民族民间医药

三十一、假芝 成分药理：多糖含量为 18.29mg/g，多糖主要由甘露糖、葡萄糖和半乳糖构成。氨基酸含量≥200mg/g。果蝇生存实验证明，0.2%、1%和 5%剂量的提取物可分别使雄性果蝇平均寿命延长 11.8%、12.6%和 31.8%，表明其具有显著的抗衰老作用。子实体性平、味淡，能消积化瘀、消炎、利尿通淋、补肾。对小白鼠肉瘤 S - 180 抑制率为 80%。陈康林，等. 中国抗肿瘤大型药用真菌图鉴［M］. 北京：科学出版社，2013：174

三十二、白耙齿菌 成分药理：在液体免疫方面，通过血清凝集素测定、血清溶血素测定和溶血空斑试验，结果表明其提取物对小鼠抗体的产生有明显的抑制作用。在细胞免疫方面，通过小鼠特异性玫瑰花形成的实验，表明对免疫早期阶段的抗原结合细胞 RFC 的生成有抑制作用。用羊红细胞进行足垫肿胀试验，表明对小鼠迟发性超敏反应有非常显著的抑制作用。实验还表明，提取物能提高巨噬细胞的吞噬功能，可加强机体对免疫复合物从血液中被清除的功能，对免疫复合物在肾小球沉积亦有抑制作用，这可能是对慢性肾小球肾炎治疗的临床药理基础。陈士瑜. 蕈菌医方集成［M］. 上海：科学技术文献出版社，2000：331

三十三、柱状田头菇 成分药理：（1）富含抗癌多糖。由于含有多量的抗癌多糖，其提取物对小白鼠肉瘤 S - 180 和艾氏腹水癌的抑制率，高达 80% ~90%，可见有很好的抗癌作用。（2）还有丰富的 B 族维生素和多种矿物质元素，中医认为该菇具有补肾、利尿、治腰酸痛、渗湿、健脾、止泻等功效，是高血压、心血管和肥胖症患者的理想食品。（3）营养丰富，蛋白质含量高达 19.55%。（4）每 100g（干菇）含蛋白质 14.2g，纤维素 14.4g，

总糖 9.93g；含钾 4713.9mg，钠 186.6mg，钙 26.2mg，铁 42.3mg。（5）对肾虚尿频、水肿、气喘，尤其小儿低热尿床，有独特疗效。（6）含有人体所需的 18 种氨基酸，特别是含有人体所不能合成的 8 种氨基酸。陈康林，等．中国抗肿瘤大型药用真菌图鉴［M］．北京：科学出版社，2013：62

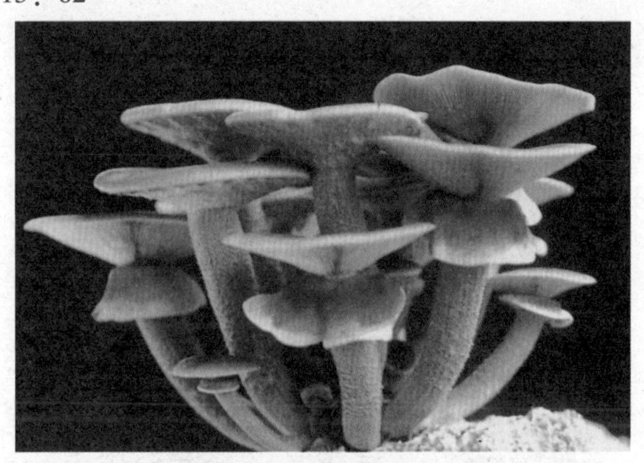

柱状田头菇　Agrocybe cylindracea

三十四、金顶侧耳　成分药理：通过深层发酵获得金顶侧耳菌丝体。用水提法分别提取金顶侧耳菌丝体多糖、胞外（过滤液）多糖和全液（菌丝体 + 发酵液）多糖。用 MTT 比色法测定金顶侧耳多糖体外对小鼠 S－180 癌细胞及人结肠低分化腺癌细胞的抑制率。结果表明，金顶侧耳胞外多糖对体外培养的 S－180 癌细胞有抑制作用，全液多糖和菌丝体多糖无抑制作用。这 3 种多糖体外对人结肠低分化腺癌细胞有抑制作用，其中金顶侧耳胞外多糖抑制率最高，全液多糖次之，菌丝体多糖最低。王晓洁，等．金顶侧耳多糖体外抗肿瘤作用的研究［J］．食用菌学报，2005，12（1）：9－13

三十五、裂褶菌　成分药理：对小白鼠肉瘤 S－180、艾氏腹水癌、肉瘤 37、大白鼠吉田肉瘤的抑制率为 70%～100%。（1）子实体中含多糖类化合物，主要是裂褶菌多糖（schizophyllan），该多糖为（1→6）支链的 β－1，3－D－葡萄糖、scleroglucan 及 PS－1426 葡聚糖。另含 Fe、Zn 等 31 种无机元素、15 种氨基酸、甲壳质、丙酮酸、裂褶菌素。（2）裂褶菌多糖具有在体外直接激活人血中附着细胞的活性。（3）裂褶菌多糖具有抗肿瘤活性。（4）多糖具有抗补体活性。陈康林，等．中国抗肿瘤大型药用真菌图鉴［M］．北京：科学出版社，2013：13

三十六、淡黄色木层孔菌　成分药理：药用菌。用菌丝体发酵进行提取，可开发出多种抗癌药物。多种树木的病原菌。贺新生．四川盆地蕈菌图志［M］．北京：科学出版社，2011：198

三十七、绿栓孔菌　成分药理：药用菌。用菌丝体发酵进行提取，可开发出多种抗癌药物。贺新生．四川盆地蕈菌图志［M］．北京：科学出版社，2011：258

三十八、白栓孔菌　成分药理：药用菌。用菌丝体发酵进行提取，已经开发出多种抗癌药物。贺新生．四川盆地蕈菌图志［M］．北京：科学出版社，2011：260

三十九、斑褐孔菌　成分药理：斑褐孔菌能显著提高小白鼠对减压和常压缺氧的耐受力；能显著提高离体兔心、豚鼠心、大白鼠心的灌流量，降低在体犬的心肌耗氧量；对大白鼠注射脑垂体后叶素诱发的急性心肌缺血有明显的对抗保护性作用；对乌头碱诱发的大白鼠心律失常（快速型）有对抗保护性作用。陈士瑜．蕈菌医方集成［M］．上海：科学技术文献出版社，2000：174

四十、牛肝菌 成分药理：魔牛肝菌毒蛋白具有抑制珠蛋白合成的作用。另从中分离出一种蛋白质 bolesatine（为一种植物血凝素），有促进 T 淋巴细胞有丝分裂和单核细胞释放白介素 -1α 和白介素 -2 的作用。陈康林，等. 中国抗肿瘤大型药用真菌图鉴 [M]. 北京：科学出版社，2013：87

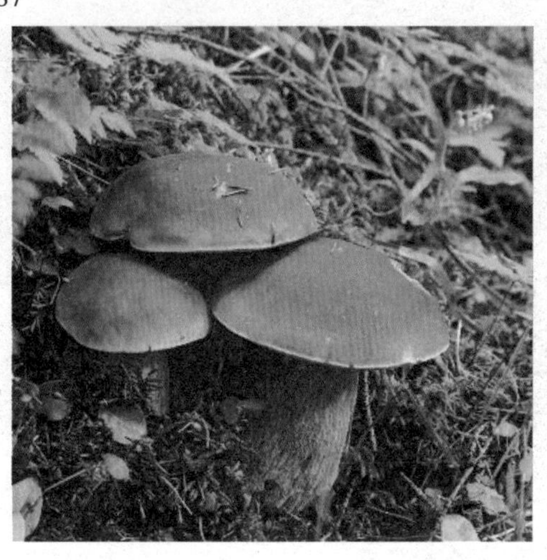

牛肝菌 Boletus speciosus Frost

四十一、红鬼笔 成分药理：据民间经常食用的人说，有壮阳的功效，可药用。据《本草拾疑》记载，可治“疮疽、虱疥、痈瘘”，有散毒、消肿、生肌作用。治疗疮疽时，将冲洗掉菌盖表面粘液后的子实体晒干或焙干，研末和香油调成膏涂或将干粉敷于患处。陈士瑜. 蕈菌医方集成 [M]. 上海：科学技术文献出版社，2000：544

四十二、大马勃 成分药理：孢子水提取物含有效成分马勃素（calvacin），是一种对热中度稳定的黏蛋白，对小白鼠肉瘤 S－180 和肉瘤 MA387 及 Carbb、金鼠肉瘤效果较好，对多种动物瘤株均有抑制作用。含有酯类化合物、氨基酸、地衣酸、尿素、麦角固醇、淀粉酶和溴（<100μg/kg）。清肺利咽，止血消肿，解毒治伤。大秃马勃的担子果经水提、乙醇沉淀、酶解、Sepharose 2B 柱层析，得均一性组分 CGⅢ。CGⅢ对由二甲苯所致小鼠耳壳炎，甲醛致小鼠水肿，醋酸引起的小鼠扭体反应均有显著的抑制作用，能显著延长小鼠热板反应时间。CGⅡ对供试微生物菌株无毒性。陈康林，等. 中国抗肿瘤大型药用真菌图鉴 [M]. 北京：科学出版社，2013：188

四十三、香菇 成分药理：香菇中还含有丰富的食物纤维，经常食用能降低血液中的胆固醇，防止动脉粥样硬化，对防治脑溢血、心脏病、肥胖症和糖尿病都有效。近年来，美国科学家发现香菇中含有一种“β－葡萄糖苷酶”，试验证明，这种物质有明显的加强机体抗癌的作用，因此，人们把香菇称为“抗癌新兵”。香菇还能抗感冒病毒，因香菇中含有一种干扰素的诱导剂，能诱导体内干扰素的产生，干扰病毒蛋白质的合成，使其不能繁殖，从而使人体产生免疫作用。香味成分主要是香菇酸分解生成的香菇精（lentionione）。所以香菇是人们重要的食用、药用菌和调味品。香菇的鲜味成分是一类水溶性物质，其主要成分是 5′－鸟苷酸、5′－AMP、5′－UMP 等核酸构成成分，均含 0.1% 左右。其香味成分主要是香菇酸分解生成的香菇精。香菇含有一种分子量为 100 万的抗肿瘤成分－－香菇多糖，含有降低血脂的成分－－香菇太生、香菇腺嘌呤和腺嘌呤的衍生物，香菇还含有抗病毒的成分－－干扰素的诱发剂－－双链核糖核酸，是不可多得的保健食品之一。香菇中含不饱和脂肪酸甚高，还含有大量的可转变为维生素 D 的麦角甾醇和菌甾醇，对于疾病的预防和治疗有良好效果。经常食用对预防人体，特别是婴儿因缺乏维生素 D 而引起的血磷、血钙代谢障碍导致的佝偻病有益，可预防人体各种粘膜及皮肤炎症。香菇中所含香菇太生（lentysin）可预防血管硬化，可降低人的血压，从香菇中还分离出降血清胆固醇的成分（C8H1104N5，C9H1103N5）。香菇灰分中含有大量钾盐及其它矿质元素，被视为防止酸性食物中毒的理想食品。香菇中的碳水化合物中以半纤维素居多，主要成分是甘露醇、海藻糖和菌糖（mycose）、葡萄糖、戊聚糖、甲基戊聚糖等。香菇性寒、味微苦，有利肝益胃的功效。我国古代学者早已发现香菇类食品有提高脑细胞功能的作用。如《神农本草》中就有服饵菌类可以“增智慧”“益智开心”的记载。现代医学认为，香菇的增智作用在于含有丰富的精氨酸和赖氨酸，常吃可健体益智。陈康林，等. 中国抗肿瘤大型药用真菌图鉴［M］. 北京：科学出版社，2013：11

四十四、古巴裸盖菇 成分药理：从古巴裸盖菇中分离到的毒素，可用于精神分裂症、强迫性神经失调、身体畸形恐惧症等精神疾病的诊断和治疗方面，在丛发性头痛治疗、帮助戒毒、减轻癌症晚期病人痛苦、辅助精神治疗、定向催眠和戒酒等方面都有显著效果。卯晓岚，等. 中国药用真菌［M］. 北京：科学出版社，2013：624

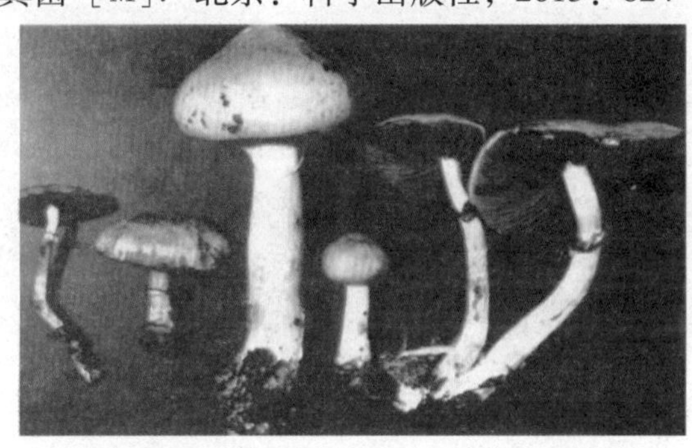

古巴裸盖菇 Psilocybe cubensis

四十五、僵蚕 成分药理：僵蚕是一味常用中药，味辛、咸，性平，具有祛风解痉，化痰散结，清热解毒燥湿的功效，临床多用于治热咳，痰喘，吐血，崩，带，跌打损伤，风湿痛，疮毒等，近年来其应用范围和领域不断扩大。程锁明，等. 中药白僵蚕的研究进展［J］. 农垦医学，2012，10，34（5）

第五章　肺癌的治疗

一、小细胞肺癌

治疗方案主要根据肿瘤的组织学分类、临床分期和患者对治疗的耐受性决定。通常小细胞肺癌发现时已转移，难以通过外科手术根治，主要依赖化疗或放疗综合治疗。相反，非小细胞肺癌可为局限性，对化疗反应较小细胞肺癌差，部分外科手术或放疗可根治，多数化疗失败后可从靶向治疗和药用真菌治疗即生物免疫化疗获益。因此，应重视有机组合手术、化疗和放疗，甚至辅以免疫和中草药的多学科综合治疗，部分非小细胞肺癌还可考虑靶向治疗和药用真菌治疗。

未经治疗的小细胞肺癌的中位生存期为 6 ~ 17 周，经联合化疗治疗的患者中生存期可达 40 ~ 70 周，化疗与放疗等综合治疗能延长其生存期。这些治疗应限于既往未行化疗或放疗后可走动的、没有其他基础疾病的患者，且心、肝、肾能接受不良反应以及骨髓功能良好、吸气时动脉氧分压 > 6. 6kPa（50mmHg）且 CO_2 潴留。可以说，绝大多数患者都过不了这一关，只有少数患者可以化疗和放疗。要想延长生命期，是每一个患者的共同要求和医学的追求，要做到这几点，同时还要对肿瘤进行杀灭、抑制。我们的西医做不到，中医也很难做到，目前唯一能做到的就是野生药用真菌疗法。很多药物对小细胞肺癌有效。其中有效率达到 30% 以上的单药有环磷酰胺、异环磷酰胺、阿霉素、甲氨蝶呤、长春新碱、足叶乙苷、卡铂、鬼臼噻吩苷和六甲嘧胺等。另一些有效的为顺铂、洛莫司汀、长春地辛、长春碱和丙卡巴肼等。尽管是同一种药物，对于处治或复治病例可产生明显不同的效果。如 VP - 16 和 VM - 26 对无治疗史患者的有效率可达 54% ~ 56% 以上，但有过治疗史可降至 22%，单药有效率并不理想，总的有效率为 15% ~ 45%，完全缓解的少于 5%，平均有效期仅 2 ~ 4 个月。

以上的各种化疗药物对人体都会产生毒副作用、局部反应、骨髓抑制、胃肠道反应、肝功能损害、心脏功能损害、肺毒性、泌尿系统毒性、神经系统反应、生殖功能障碍、过敏反应、发热、凝血障碍、免疫抑制、远期反应等。这是对能化疗患者的毒副作用，怎样消除以上毒副作用。目前，只知道野生药用真菌可以办到。对于使用了以上的化疗药物后，有效率下降问题，这也是化疗无效和低效的主要原因之一，怎样去提高以上化疗药物的有效率，这是制胜的关键点之一。其实，在野生药用真菌里面，很多品种都是生物免疫化疗药品，能起到化疗的作用，但生长在原始森林之中，需要我们懂得分类后去寻找。其实，能直接进行化疗的小细胞肺癌患者毕竟还是少数，大多数患者一旦检查出来，就失掉了化疗的时机，怎样让这部分患者还能走进医院的化疗间，进行常规的化疗，就必须调整初次综合治疗方案和化疗方案，把药用真菌的治疗加进去，对于小部分身体正常的肺癌患者，以化疗为主，药用真菌为辅，对于大部分身体不正常的肺癌患者，以化疗和药用真菌相结合，各占 50% 的配合进行互补治疗。这样我们就可以让大部分小细胞肺癌的患者都能进行常规的化疗了。如果把两种医学结合起来，则是小细胞肺癌患者之福。

目前很多主张使用对小细胞肺癌有效率较高的单药组成联合治疗方案，可明显提高有效率和生存率，再配合放疗或其他综合综合治疗可进一步提高有效率和无症状存活期。在联合化疗中，所用的药物数量与疗效有关。一般认为 3 种药物联合优于 2 种药物联合，4 种药联合又优于 3 种药联合。但尚无证据表明 4 种药物以上联合有更多的优越性。药物的剂量也明显影响疗效。如将 CTX 的单药剂量提高，可达到 55% 的完全缓解率。说明在设计联合化疗方案时不应只是注意追求多种药物，还应注意个别药物的最佳有效剂量。此外，在选用优化联合化疗方案时，应为复发治疗的选药留有余地。已有证据表明，即使对于多病灶复发的病例，选用初始中未曾使用的药物，也可达到 20% ~25% 的有效率。如在联合化疗中，再加入生物免疫化疗，则可显著提高有效率和生存率。从近年国内外的文献中可以看到，联合化疗再加入生物免疫化疗，有效率可达到 50% ~80%，就有多例病灶复发的患者单独使用野生药用真菌疗法进行治疗，生存期从 2010 年的病例到 2015 年。

另一需要研究的问题是交替更换化疗药物种类是否克服耐药。尽管小细胞肺癌对化疗敏感，但可在诊断时或治疗过程中出现耐药，耐药克隆产生的可能性与快速分裂的细胞数成正比。足量的多药联合化疗可杀死整个肿瘤细胞群，但由于多数化疗药物均可抑制骨髓或产生副作用，不可能同时使用所有的有效药物。为此，一些作者探讨交替使用对等的无交叉耐药的联合化疗方案，以产生较高的治愈率。已有结果表明，用 VP－16、VDS 和 IFO3 个周期（周期 1、3、5），DDP、ADM 和 VCR3 个周期（周期 2、4、6）和 IFO、MTX 与 CCNU2 个周期（周期 7、8）、每 21 天为 1 个周期的治疗结果与连续用 CTX、ADM 和 VCR8 个周期比较，可明显提高疗效和生存率。也有研究结果提示交替化疗并无明显的优越性，但由于这一疗法可减少某些与药物累积剂量有关的毒性，对有合并症的患者有益。也可配合使用野生药用真菌配方组合，因为野生药用真菌配方组合（生物免疫化疗）可以增加化疗的效果，减少耐药性与并发症，值得进一步探索。

我们的化疗药品经过 4 至 5 次的连续化疗后，就会产生耐药性，造成越化疗效果越差，耐药性越强。同时药物累积剂量有关的毒性也越强。野生药用真菌则可以解除大部分耐药性和解除大部分药物毒性，可达到增效减毒的作用。大多数小细胞肺癌患者在化疗后 10 ~12 个月内复发。一般认为，如果初次诱导化疗的疗效较好，而且复发距离末次化疗结束的时间较长，仍可使用原化疗方案，有时有效率可达 50%。对于多病灶复发的病例，可选用初始中未使用过的药物，有效率可达 20% ~25%，中位有效期可达 2 ~3 个月。未接受过 EP 方案的患者，选用 EP 方案可产生一定的疗效，并应对局部复发的病例采取放疗，可达到 30% ~40% 的姑息疗效。

当看到一个又一个小细胞肺癌患者癌症复发、转移的时候，还有希望吗？有，那就是野生药用真菌的配方组合加化疗，因为野生药用真菌配方组合里有多位药用真菌，其本身就是一味生物免疫化疗药品，就能起到化疗的作用，还能对患者的免疫起到修复的作用，还能重组免疫系统，解除大部分药物的毒性。

目前，我国常使用的联合方案是足叶乙苷加顺铂或卡铂，3 周 1 次，共 4 ~6 个周期。其他常用的方案为足叶乙苷、顺铂和异环磷酰胺。初次联合化疗可能会导致中重度的粒细胞减少（例如粒细胞数 $0.5\times10^9/L \sim 1.5\times10^9/L$）和血小板减少症（血小板计数 $<50\times10^9/L \sim 100\times10^9/L$）。初始 4 ~6 个周期治疗后，患者应重新分期以决定是否已进入完全临床缓解（所有临床明显的病变和癌旁综合征完全消失）、部分缓解或无反应或进展（见于 10% ~20% 的患者）。治疗后进展或无反应的患者应该调换新的化疗药物。我们不管使用哪种化疗手段，要想获得理想的治疗效果，都必须加入生物免疫化疗。以上生物免疫化疗的基础方为：松针层孔菌、桑黄、云芝、桦褐孔菌、木蹄层孔菌、灵芝。在这个方子里面，作者加入了对肺癌有化疗作用的药用真菌，比如松针层孔菌、桑黄、裂蹄层孔菌、薄皮纤孔菌、木蹄层孔菌，调节修复免疫系统的灵芝。

对于小细胞肺癌，我们能进行化疗的患者，每多化疗一次，药效就减低一次，耐药就上升一分，再次复发的危险就增加一分。我们怎么能增加它的药效，不让它降低？对于化

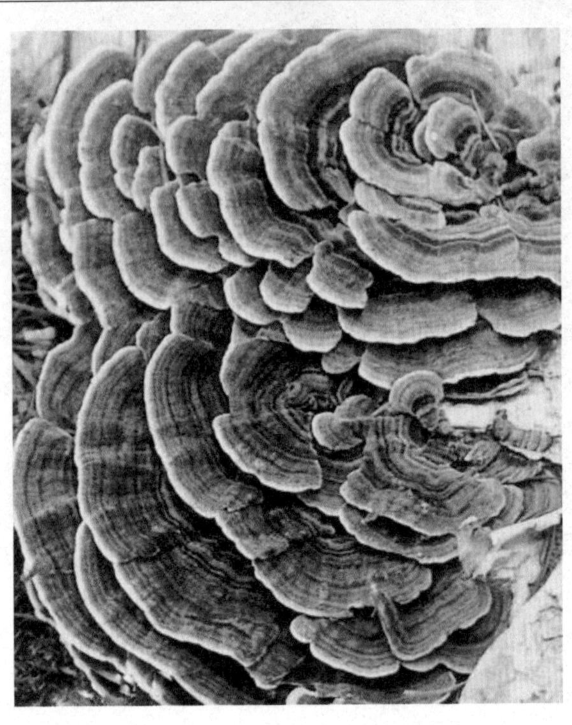

云芝 Coriolus versicolor

疗药物的耐药性，这是化疗药物的特性所决定的。这几年全世界都在希望不要过度化疗，但实效很少，怎样让患者不再产生耐药，这也许又是患者给医学界最大的难题之一。所以，对于耐药，怎么样让它减轻，也许是难题也许又不是难题，我们换一种思路，耐药就不会再是难事。对于化疗的患者，再次复发的危险同时存在，特别是化疗后长期生存患者的第二原发肿瘤比正常人的预期发病率高 20 ~ 30 倍，即把松针层孔菌、桑黄、裂蹄层孔菌、薄皮纤孔菌、粗毛褐孔菌、云芝、木蹄层孔菌、灵芝加入，对化疗的效果则各有千秋，以上八种真菌，除灵芝外，每一种在现代药学中都是一种无毒的生物免疫化疗药品，野生灵芝算半个。这八种真菌，第一，它们可以同现代任何化疗药品配合使用，以增加疗效；第二，它们也可以单独使用，集八种生物免疫化疗的威力于一身，对患者进行生物免疫化疗；第三，没有任何毒副作用。

对于今天医学上检查后有各种问题不能进行正规化疗的患者，这八种真菌就可以配合化疗，联合对患者进行化疗，并可单独使用以上八种真菌对患者进行生物免疫化疗。使患者可以延长生存期，同时，这八种真菌中，裂蹄层孔菌对肺癌转移瘤有较好的抑制作用，薄皮纤孔菌对肺癌有较好的生物免疫化疗作用。2013 年，在武警医学院我通过对近十种真菌进行抗肿瘤比对实验，发现薄皮纤孔菌的抗瘤效果是最好的，对比化疗药品紫杉醇，二者之间效果最为接近，紫杉醇对肿瘤的抑制率为 79%，而薄皮纤孔菌是 62%，而紫杉醇有多种毒副作用和缓慢的耐药性，薄皮纤孔菌没有任何毒副作用和耐药性，这就为薄皮纤孔菌的应用打下了良好的基础。大家一定要知道化疗效果不好的原因就是各种毒副作用与耐药性。

在基础配方的上面再加入一些相应的野生药用真菌，效果会更好。如具有免疫系统修复功效的灵芝、薄树芝，更是今天的化疗药品无法相比的。人为什么会患肿瘤，其主要是患者的免疫基因出了问题，才会让肿瘤有空可钻，这么多年来，我们医院使用的化疗药物，为什么效果不好，主要原因之一就是破坏了患者的免疫系统。所以，要治好肿瘤，我们就要两手硬，而多年来我们手术、放化疗这只手是有力的、硬的，但患者自身免疫这只手是软的，就形不成合力，所以说对肿瘤患者，让自身免疫这只手硬起来至关重要。怎样才能找到提高修复免疫系统的药材，是我很长一段时间考虑的问题。为了找到野生的灵芝，我在我国的原始森林中寻找了多年。是的，我找到了提高免疫的灵芝，但要找到修复免疫的药材薄树芝谈何容易，我跑遍了我国的广西、广东、海南，更找到了越南等国，才找到了薄树芝。但是，我们的患者经过多次化疗后，其血象即骨髓破坏很严重，患者还得死，怎么办？怎么去寻找能补骨髓、固筋脉的榆生木层孔菌，我在全国跑了十多个省，最后才找到榆生木层孔菌。是的，我国的很多化疗患者，粒细胞减少和血小板不断减少，使用榆生木层孔菌是比较好的办法之一。我们今天有很多患者，在医院治疗后，看到化疗完了检查没有复发、转移后，自认为就好了，同时我们还有很多医生不告诉病人实情，报喜不报忧，结果出院后一年、两年、三年、四年又复发、转移了。还有的十年后都再次复发，有没有减少复发的药用真菌？有，那就是东方栓菌，因为东方栓菌能杀灭患者的有害细菌，能治疗炎症，提高免疫，抑制肿瘤，配合其他具有生物免疫化疗作用的药用真菌，有治疗远期复发的能力。但是，我最近看到网上和国内实际销售的东方栓菌，其实都不是真正的东方栓菌，而是没有任何作用的乳白栓菌、褐带栓菌、马尼拉栓菌。对于小细胞肺癌，咳嗽并带血，是常见的情况，使患者非常痛苦，怎样让患者不再咳嗽、不再带血，在配方中加入隐孔菌、马勃应该是较好的选择，因为咳嗽和出血会加重肺癌的恶化程度，而这对今天的西医来说是没有什么好办法的。对于胃肠道反应，今天的西医还没有治本的好办法，只能临时对应使用抗生素和升白药。如我们在配方中加入茯苓、猪苓、毛蜂窝菌进去，情况就有极大的改善。

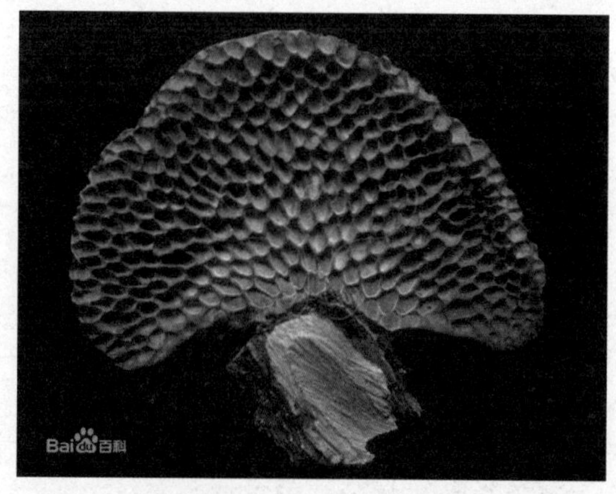

毛蜂窝菌 Hexagona apiaria

当我们把以上谈到的各种真菌一一加起来的时候，大家看一看，这就是一个既有生物免疫化疗作用，又没有毒副作用的药；既有提高修复免疫力的药，又没有耐药性的药；既有治疗患者部分身体疾病，又能提高化疗作用的药；同时还能同西医的化疗相互配合，又可单独使用的药材。

野生药用真菌最伟大的是它们能提高、修复人体免疫系统，又内含治疗人体各器官的分子药物群，相互配合就可无副作用的治疗人体多器官的疾病。

我于 1999 年开始申请我一生中的第一个治疗肿瘤的发明专利。

专利名称：①野生灵芝　专利号：01102917. x；发明人：陈康林

②一种治疗肿瘤的中药　专利号：ZL200410100943. 8；发明人：陈康林

③一种治疗肿瘤的中药　专利号：ZL200610164307. 0. 4；发明人：陈康林

④一种治疗肿瘤的中药　专利号：ZL200610164303. 2；发明人：陈康林

⑤一种治疗肿瘤的中药　专利号：ZL200610164308.5；发明人：陈康林

⑥一种治疗肿瘤的中药　专利号：ZL200710079012.8；发明人：陈康林

⑦一种治疗食道癌的中药　专利号：ZL200610171360.3；发明人：陈康林

⑧一种治疗食道癌、胃癌、子宫癌的中药　专利号：ZL200610164306.6；发明人：陈康林

⑨一种治疗子宫肌瘤的中药　专利号：ZL200710004807.2。发明人：陈康林

当作者不断的在申请治疗肿瘤专利的时候，他也在不断的进行应用。很多患者都发现，使用作者提供的配方后，病情得到了控制或延长了生存期。

大家一定要知道，野生药用真菌配方组合在抑制癌细胞的扩散方面效果是很好的，于2013年把北京陈康林野生真菌研究院的十种具有化疗作用的野生药用真菌，给中国武警医学院做对比实验，同今天医院的化疗药材紫杉醇比对，紫杉醇对宫颈癌的抑制率为79%，野生药用真菌配方组合（生物免疫化疗）为72%，还没有任何毒副作用，人民日报、健康报等国内媒体对此进行了报道。这为今天的现代医学上了一堂生动的教育课。据美国田纳西州范德比尔特大学的研究人员发现，患乳腺癌的老鼠在服用化疗药物阿霉素或接受放疗后，体内TGF－β含量增加，导致癌细胞向肺部扩散。这些研究人员在美国《临床检查杂志》上发表了相关报道，报告认为，有些癌症患者在接受手术、化疗或放疗后，癌细胞反而加速扩散，一种被称为TGF－β（转化成长因子－2）的物质是原因之一。TGF－β即能抑制某些癌细胞生长，也能刺激某些癌细胞扩散。主持这项研究的范德比尔特大学教授阿特亚说："可能不止TGF－β可以导致癌细胞扩散。"他指出，包括一些在免疫系统中发挥信号作用的化学物质，许多物质都与癌细胞的扩散和生长有关。此前已有科学家提出，所谓的原始癌细胞（即最早出现且体积最大的癌细胞）可能会以某种方式抑制其他癌细胞生长，切除或杀灭原始癌细胞可能使其他未检测出的癌细胞得以生长。

我于2011年2月出版了《被遗忘的灵丹妙药－野生药用真菌》一书，由中医古籍出版社出版。于2013年，我又编写了《中国抗肿瘤大型药用真菌图鉴》，由科学出版社出版。大家可以上网找找。这两本书的出版，大力推动了野生药用真菌的应用。我把我经过临床的方子都写在了上面，各地反应很好。我同时在想，在世界的大森林之中，哪种药用真菌的效果更好。于是从文献上、资料上和世界的论文中去寻找，有很多药用真菌对肿瘤的抑制率都很高，但大部分都写的是对小白鼠肉瘤的抑制，用在人体实体瘤上做实验，效果一般。那么，到底有没有对实体肿瘤效果好的药用真菌呢？我于2009年，2011年，2012年，2013年，2016年，这几年反复实验，最后找到了一种从越南采集回来的野生药用真菌。据武警医学院做的实验，我国抗肿瘤最好的品种桑黄、松针孔菌对实体肿瘤的抑制率可达30%左右，我国的医院的化疗药环磷酰胺对实体肿瘤的抑制率也只有30%左右。我把从越南找回来的一种多年生药用真菌到武警医学院做实验的时候，奇迹发生了，对实体瘤的抑制率高达60%多！当医学院的教授告诉我的时候，我惊呆了，但又很担心，因为这种多年生野生药用真菌在我国的广西、云南和国外的越南等地有，但数量有限。我一旦公布真实的品种，人们就会拼命地去寻找，甚至采绝。于是，我没有告诉我的员工们，只用了药引编号区别。

这几年有很多医生问我："老陈，我们用你的方子治疗肿瘤效果也好，但为什么同你治疗效果不同呀？"有人建议我去申请发明专利。事实上，我已经申请了九项发明专利，但并没有得到相关的专利保护。出于无奈，只能找饮片厂生产成药引。这两年，我会同全国的肿瘤医院合作，所有的患者一定要认清楚，了解野生药用真菌的渠道只有两个，一个是中

国中医科学院中医药科技合作中心野生药用真菌医学体系研究中心，另一个是北京陈康林野生真菌研究院的微信公众号及网站。这次《中医药法》的立法，将翻开野生药用真菌的新篇章。可以这样说，野生药用真菌配方组合，它弥补了现代医学的很多不足与短板。如果按照传统的治疗方式，单纯的想把肿瘤切割掉、化疗毒死、照射烧死，就可以消灭癌症，这是极其片面的认识，全世界对抗肿瘤已经过去了70多年了，耗费了巨额的资金，结果肿瘤患者并没有因此而减少，反而越来越多。如果我们对肿瘤进行手术、放、化疗的同时用野生药用真菌配方组合，则可以减少巨额的医疗费用，让更多的人治愈和延长生存期、减少痛苦。

放疗：放疗是今天现代医学治疗肿瘤的三大主要手段之一。对明确有颅脑转移者应给予全脑高剂量放疗（40Gy），在放疗的同时应用野生药用真菌配方组合一起双管齐下的配合治疗，就可以增加化疗的作用，减少放疗的毒副作用，修复放疗引起的免疫受损。也有报道对完全缓解的患者可给予预防性颅脑放射，能显著地降低脑转移率（存活2年以上，未行颅脑放射的患者60%～80%发生脑转移），但是生存受益少（5%）。为什么生存受益少，主要是放疗的毒副作用，这时使用野生药用真菌配方组合，则可以减少各种毒副作用，增加杀灭脑转移瘤率，药用真菌的作用就非常明显了。也有一些研究表明颅脑放射后可发生认知力缺陷，因此是否行颅脑放射，需将放疗的危险和受益告知患者，慎重决定。但是，正因为我们在治疗的时候，配合了野生药用真菌配方组合的同步治疗，患者发生认知力缺陷的机会很低。当然，患者也要考虑一下才行。

对有症状、胸部或其他部位病灶进展，尚未放疗的患者，可给予全剂量（如对胸部肿瘤团块给予40Gy）放疗，因为有野生药用真菌配方组合在一起保驾护航。现在单独使用放疗的主要并发症是急性放射性肺炎。通常发生在放疗1～3个月后。另一些并发症是食管炎、心包炎和骨髓炎，发生率不高。可试用激素治疗这些并发症，但疗效有限。怎么办？其实，使用野生药用真菌配方组合就能很好的解决并发症的问题，因为针对肺部肿瘤的野生药用真菌配方组合里就有治疗并发症的药材，比如：隐孔菌、东方栓菌、大马勃等药用真菌。

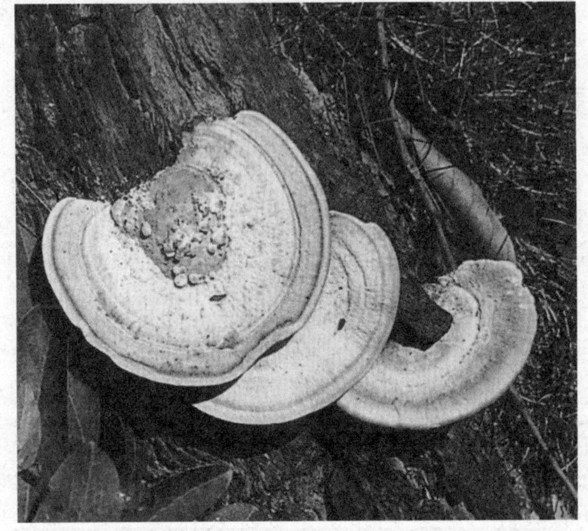

东方栓菌 Trametes orientalis

大多数局限期的小细胞肺癌可给予足叶乙苷加顺铂类药物化疗，以及同步的放疗加生物免疫化疗的三方综合治疗。同步放化疗加生物免疫化疗能降低局部治疗的失败率并提高生存期，同步的巨大益处与放化疗的急慢性毒性必然降低是一致的，并可对患者给予全部剂量的放疗并可不考虑对肺功能的损伤。

对于广泛期病变，通常不提倡初始胸部放疗，然而因为使用了野生药用真菌配方组合，可以在化疗基础上增加放疗。对所有患者，如果化疗加生物免疫化疗不足以缓解局部肿瘤症状，可增加一个疗程的放疗。

尽管小细胞肺癌常规不推荐手术，偶尔也有小细胞肺癌患者仅有相当于非小细胞肺癌纵隔淋巴阴性的Ⅰ期或Ⅱ期病变，可符合切除手术的患者进行了手术。

二、非小细胞肺癌

（一）手术、生物免疫化疗： 对于可耐受手术的1a、1b、Ⅱa和Ⅱb期非小细胞肺癌，首选手术+生物免疫化疗。Ⅲa期病变时，若患者的年龄、心肺功能和解剖位置合适，也可考虑手术。在手术前，术后相当长一段时间里，却应该服用野生药用真菌配方组合，以提高患者的免疫功能，抑制体内肿瘤的生长、扩散，减少或消除各种并发症，达到化疗的作用，还没有化疗的副作用。

术前化疗可使许多原先不能手术者降级而能够手术，胸腔镜电视辅助胸部手术可用于肺功能欠佳的周围型病变的患者。对于能手术和希望做手术的化疗患者，生物免疫化疗的配方为：薄皮纤孔菌、东方栓菌、桑黄、松针层孔菌、裂蹄层孔菌、猪苓、茯苓、隐孔菌等15种药用真菌。

以上这个配方还有一项功能，那就是加速伤口的愈合力，今天手术的患者，有一部分就存在伤口愈合不好的现象，这个配方里就含有杀菌、消毒、止血、清肺、消肿、收敛、溃疡等成分或作用。

（二）根治性放疗+生物免疫化疗： Ⅲ期患者以及拒绝或不能耐受手术的Ⅰ、Ⅱ期患者均可考虑根治性放疗。是否采用高剂量放疗需根据病变的范围和胸部容量所需要的射线量决定。对于这一类病人，在放疗的时候加上生物免疫化疗，则可提高放疗的效率，减少副作用，提高对放疗的耐受性，一般通常的治疗剂量为55～60Gy。

对于已经发生远外转移，恶性胸腔积液或累及心脏的患者一般不考虑根治性的放疗，可以选择单独使用生物免疫化疗。放疗射线可累及肺实质和胸内其他器官，如脊髓、心脏和食管。有严重肺部基础疾病的患者，则应采用放疗+生物免疫化疗的治疗方案，因为若单独采用放疗会损害肺功能，而采用了联合生物免疫化疗的方案，则可减少对肺功能的损伤。

（三）根治性综合治疗+生物免疫化疗： 联合放化疗+生物免疫化疗可用于局部晚期病变（Ⅲb期及部分Ⅲa期）。对于术前Ⅲa期可采用新辅助化疗+生物免疫化疗，对于Ⅲa期患者，N_2期病变可选择手术加术后放化疗+生物免疫化疗、新辅助化疗+生物免疫化疗+手术或新辅助放化疗+生物免疫化疗+手术。

对Ⅲb期和肿瘤体积大的Ⅲa期病变，与单纯放疗相比，新辅助化疗（含顺铂的方案2～3个周期）加放疗（60Gy）+生物免疫化疗同期中位生存期可从14个月提高到18个月以上，5年生存率从17%提高到25%。

（四）化疗+生物免疫化疗： 播散性非小细胞肺癌在坚持使用生物免疫化疗的基础上，应仔细权衡化疗的益处和毒性。联合化疗+生物免疫化疗可有限增加生存率，缓解症状以及提高生活质量，可使50～60%的患者缓解，近10%的患者完全缓解，中位生存期为12个月以上，1年生存率为60%。因此，若患者能走动，要求化疗，即往没有化疗史且能理解并接受这一治疗的风险、收益，在坚持生物免疫化疗的基础上可给予4个周期左右的化疗。虽然已有多种化疗药物可治疗非小细胞肺癌，但大多反应率低、毒性高，其中仅有DDP、

IEO、丝裂霉素 C（MMC）、VDS、VLB、VP-16、去甲长春碱（NVB）等单药的抗瘤活性大于15%，很多化疗药物的效果还不如生物免疫化疗中的部分野生药用真菌，其有效单药的中位生存期仅3~5个月。联合用药可一定程度改善有效率，但完全缓解率仍很低。要提高完全缓解率，则必须配合使用生物免疫化疗。

联合化疗+生物免疫化疗应使用标准方案，如紫杉醇+长铂+生物免疫化疗、紫杉醇+顺铂+生物免疫化疗、长春瑞滨+顺铂+生物免疫化疗，双氧胞苷+顺铂+生物免疫化疗、丝裂霉素 C+长春地率+顺铂+生物免疫化疗等为基础的综合治疗方案，生物免疫化疗应长期服用。由于存在化疗耐药性，单一化疗难以根治晚期非小细胞肺癌，即使初始化疗有效者最终也要复发。我们的患者和医生就应该放宽思路，寻找西医以外的对肿瘤有较好治疗的方法，即使用生物免疫化疗（野生药用真菌配方组合）就是一条好的方案。

（五）放疗+生物免疫化疗：如果患者的原发瘤阻塞支气管引起阻塞型肺炎、咯血、上呼吸道或上腔静脉阻塞等症状，应坚持生物免疫化疗和考虑放疗，也应该坚持给无症状的患者使用生物免疫化疗，防止出现胸内主要症状。一般在坚持生物免疫化疗的基础上给予一个疗程的放疗，用30~40Gy的放疗就行，缓解症状的概率为咯血P5以上，上腔静脉综合症90%以上，呼吸困难80%以上。心脏压塞可予心包穿刺术和生物免疫化疗+放疗，颅脑或脊髓压迫和臂丛神经受累亦可通过生物免疫化疗+放疗缓解。对于颅脑转移和脊髓压迫者，按现代医学的要求是要使用地塞米松的，如果坚持使用生物免疫化疗，就可以不使用或少使用地塞米松。

（六）靶向治疗+生物免疫化疗：肿瘤分子靶向治疗是肿瘤组织或细胞中所具有的特异性（或相对特异性）分子为靶点，利用分子靶向药物特异性阻断该靶点的生物学功能，选择性从分子水平来逆转肿瘤细胞的恶性生物学行为，从而达到抑制肿瘤生长甚至使肿瘤消退的目的。部分药物已经在晚期非小细胞肺癌治疗中显示出较好的临床疗效，已经被一些指南纳为二线治疗。其中包括以表皮生长因子受体为靶点的靶向治疗，代表药物为吉非替尼、厄洛替尼和单克隆抗体西妥昔单抗，可考虑用于化疗失败者或者无法接受化疗的患者。此外是以肿瘤血管生成为靶点的靶向治疗，其中贝伐单抗联合化疗能明显提高化疗晚期非小细胞肺癌的有效率，并延长肿瘤中位进展时间，但鳞癌患者治疗前有咯血、脑转移、正进行抗凝治疗或高凝体质者禁用。

靶向治疗药物是可以阻止部分肿瘤患者的恶化，但是靶向药物固有的缺点怎么办？比如长期使用产生的耐药、毒副作用，有的患者没有耐受性等。同时还有怎样增加阻断率的问题。这一系列的问题，使用生物免疫化疗就可以解决，因为生物免疫化疗本身就能像靶向药物一样杀灭癌细胞，同时还能解除毒副作用和调节患者的免疫，治疗各种并发症。所以，在给患者使用靶向药物治疗时配合使用生物免疫化疗是一种治标又治本的治疗方案。我在治疗中就有一位第二次复发的非小细胞肺癌患者，使用靶向治疗仅十天就宣布失败，副作用太大，无法承受。医生说只有1~2个月的生命期了，我就单独使用野生药用真菌配方组合（生物免疫化疗），从2010年第二次复发到现在，病人还健康的生活在北京。

（七）转移灶治疗：肺癌患者常见颅脑转移，应坚持生物免疫化疗，因为坚持生物免疫化疗能阻止肿瘤的转移。对于已经颅脑转移的患者，因为化疗药物很难到达脑部，所以，最好的方式就是放疗+生物免疫化疗。

对于肺癌，胸腔转移是非常常见的一种转移，胸腔积液也会同时出现，现代医学可以采用胸腔穿刺术抽液并注射化疗药物博来霉素45~60mg/次或丝裂霉素C10~20mg/次，同时给予地塞米松5~10mg/次，对于胸腔积液的反复出现及肿瘤的快速生长，又没有更好的方法来控制胸腔积液，那就用生物免疫化疗，来控制或减缓肿瘤的生长。在发现有胸腔转移的时候，尽快使用生物免疫化疗，在生物免疫化疗的配方里面加入去水的药用真菌进去，一般很快胸腔积液就可以消除。当然，肺癌肿瘤的转移不光是颅脑转移和胸腔转移，还有肝、胰腺、膀胱、肾等各部位，我们就要在治疗非小细胞肺癌生物免疫化疗配方的基础上，添加能治疗不同部位肿瘤的野生药用真菌进去，因为不同野生药用真菌对不同肿瘤的敏感度是不一样的。

（八）免疫治疗＋生物免疫化疗：随着动物肿瘤特异性移植抗原的发现，开展了一系列特异性和非特异性肿瘤免疫治疗的研究。部分免疫调节剂，如 BLG、短小棒状杆菌、左旋咪唑，可溶性肿瘤抗原试用于临床后，取得了有限的疗效。胸腺素、TIL 细胞也可起到一定辅助治疗作用。目前国内用于临床的用 IL－2 在体外扩增肺癌患者胸水中淋巴细胞再回输入胸腔后，可产生一定的临床疗效。部分患者胸水可由血性转为淡黄，癌细胞数量明显减少，但只有少数患者的胸水完全消失，与黑色素瘤等免疫原性强的肿瘤比较，肺癌免疫治疗的效果较差。怎样提高免疫治疗的效果，怎样消除胸水，怎样更明显的减少癌细胞，这是免疫治疗成功与否的关键。使用生物免疫化疗就可以帮助免疫治疗提高治疗效果，消除胸水，明显减少癌细胞。

生物免疫化疗可以配合手术、放疗、化疗、内分泌治疗和免疫治疗，可以达到增加疗效，减轻各种毒副作用，提高调节免疫力，控制肿瘤的复发、转移及治疗各种并发症的目的。也可单独使用，能很好的控制肺癌的复发、转移，提高和调节免疫，达到治疗各种并发症的目的。

第六章　肝癌的治疗

原发性肝癌（以下简称肝癌）是我国常见的恶性肿瘤之一。据20世纪90年代统计，肝癌的死亡率为20.37/10万，在恶性肿瘤死亡顺位中占到第2位，在城市中仅次于肺癌，农村中仅次于胃癌。不过，由于血清甲胎蛋白检测的临床应用和各种影像学技术的进步，特别是血清甲胎蛋白检测和超声显像用于肝癌高危人群的监测，使得肝癌能够在无症状和体征的亚临床期作出诊断。加之外科手术的成熟，以及各种局部治疗等非手术方法的发展，使肝癌的预后较过去有了明显提高，特别是近年来，野生药用真菌配方组合（生物免疫化疗）在临床中的应用，使很多甲胎蛋白高的无症状的亚临床肝癌产生逆转，为我国的肝癌预后又有了飞跃式提高。

一、肝癌的发病因素

根据高发区流行病学的调查及分子生物学研究的进展，病毒性肝炎和肝硬化与肝癌的发病关系密切。

在我国，特别是东南沿海的肝癌高发区，乙型肝炎慢性携带者占人群的10%～15%，而在原发性肝癌的患者中，有乙型肝炎感染背景者占90%以上。乙型肝炎病毒引起肝癌的可能机制包括：（一）肝炎引起的反复肝细胞损伤和肝细胞再生，增加了肝细胞对其它的致癌因素如黄曲霉毒素的敏感性。（二）因乙型肝炎病毒DNA整合入肝细胞的基因组中，病毒的启动子或增强子可能激活癌基因。（三）乙型肝炎病毒转录翻译产物如X蛋白，具有反式激活作用，因而可能具有致癌作用，而且X蛋白还可干预体细胞DNA的修复，增加发生癌变的机会。

欧洲、日本的肝癌患者中，丙型肝炎（HCV）抗体阳性率显著高于普通人群。如在西班牙，肝癌患者中抗HCV的阳性率为75%，而无肝炎对照人群只有7.3%；在意大利，肝癌患者中抗HCV的阳性率达到65%；日本肝癌患者中，抗HCV阳性率为70.3%。不过，中国的肝癌患者中抗HCV的阳性率为10%以下。丙型肝炎的致癌机制还不够明确，HCV可能通过非特异性的机制，引起肝癌的发生。例如：HCV引起肝细胞反复的损害和增生。

有报告显示，我国的500例肝癌尸检材料中，肝癌和肝硬化的合并率为83.6%，显示肝硬化和肝癌有密切关系。我国肝硬化的主要病因为病毒性肝炎，特别是乙型病毒性肝炎。而在西方国家，酒精是引起肝硬化的主要病因。例如，在德国，93%的肝癌患者有肝硬化，其中只有9.3%的患者是乙型肝炎表面抗原阳性。肝硬化是肝细胞受到肝炎病毒、酒精等因素长期损害的结果，在这些病理因素的长期损害下，肝细胞反复损害、增生，甚至发生不典型的增生，从而对各种致癌因素敏感，经多病因、多阶段的损害，由多基因突变的事件而发生癌变。

二、肝癌的临床表现

（一）亚临床肝癌或小肝癌

肝癌起病常隐匿，不少肝癌是在体检或普查中发现的，这些肝癌病人既无症状、也无体征，只是表现为甲胎蛋白升高和影像学上的肿块，这样的病例就称之为亚临床肝癌。在这些亚临床肝癌中，相当一部分肝癌病灶的直径小于5cm，被称为小肝癌。故多数小肝癌为亚临床肝癌，但也有不少肿瘤直径大于5cm，没有症状和体征，故亚临床肝癌也包括了一部分病灶直径大于5cm的肝癌病例。

（二）典型症状

肝区疼痛、乏力、食欲不振、消瘦是最具特征的临床症状。一旦出现症状而来就诊时，大多数已处于中晚期。不同阶段的肝癌，其临床表现有明显的差别。

1. 肝区疼痛。这是最常见的症状，多为肝区间歇或持续性的钝痛或胀痛，因癌症病灶迅速生长使包膜绷紧所致。如果肿瘤侵犯膈肌，疼痛可放射至右肩，而被误诊为肩周炎；左叶肝癌可出现上腹疼痛，而被误诊为溃疡病、胃炎等；向右生长的肿瘤可致右腰疼痛。突然发生的剧烈的肝区疼痛或腹痛，提示有癌结节的破裂出血，可有腹水、腹膜刺激征和休克等临床表现。

2. 消化道症状。可有胃纳差、消化不良、恶心、呕吐等，因缺乏特异性而易被忽略。腹水或门静脉癌栓可导致腹胀、腹泻等症状。

3. 消耗表现。乏力、消瘦、全身衰弱，晚期患者可呈恶病质。

4. 发热。一般为低热，偶而达39℃以上，呈持续性发热或午后低热或弛张型高热。

5. 全身症状。癌肿本身代谢异常或癌组织对机体发生内分泌或代谢方面的综合征称之为伴癌综合征，有时可先于肝癌本身的症状，提示肝癌的诊断，应予重视。

常见的全身症状有：

自发性低血糖。约有10%～30%的患者出现这种症状。原因可能是肝癌细胞异位分泌胰岛素或胰岛素样物质；或因肿瘤抑制胰岛素酶，分泌一种胰岛β细胞刺激因子；或糖原贮存过多；亦可因肝癌组织过多，消耗葡萄糖所致。此症严重时可引起昏迷、休克，而导致死亡。正确判断和及时对症处理可避免患者死亡。

红细胞增多症。2%～10%患者可有此症，可能因循环系统中红细胞生成素增多引起。

其他全身症状。罕见的有红细胞增多症、高钙血症、类癌综合征、性早熟、促性腺激素分泌综合征、皮肤卟啉症、异常纤维蛋白原血症等，可能与肝癌组织的异常蛋白合成、异位分泌激素及卟啉代谢紊乱有关。

6. 肿瘤转移所致症状。肿瘤转移之处有相应的症状，有时成为肝癌的首发症状。如转移至肺部可引起咳嗽咯血，胸膜转移可引起胸痛和血性胸水。癌栓栓塞肺动脉及其分支可导致肺栓塞，引起突然发生严重的呼吸困难、低氧血症和胸痛；癌栓阻塞下腔静脉，可出现下肢严重水肿，甚至血压下降；阻塞肝静脉可出现Budd－Chiari综合征，亦可出现下肢水肿。转移至骨可引起局部疼痛，或病理性骨折；转移至脊柱也可出现相应的症状和体征。颅内高压可导致脑疝，而致病人突然死亡。

（三）肝癌的体征

1. 肝大。进行性肝大为最常见的特征性体征之一。肝质坚硬，表面及边缘不规则，常呈结节状，少数肿瘤在肝实质内者则肝表面光滑，有时伴明显的压痛。肝右叶膈面癌肿可使右侧膈肌明显抬高。

2. 脾肿大。多见于合并肝硬化与门静脉高压的病例。门静脉或下腔静脉癌栓形成或肝癌压迫门静脉、下腔静脉也引起充血性脾大。

3. 腹水。呈草黄色或血性，多因为合并肝硬化、门静脉高压、门静脉或下腔静脉癌栓所致。腹腔内种植可引起血性腹水。肝癌破裂可从腹腔内抽出不凝血。

4. 黄疸。当癌肿广泛浸润可引起肝细胞性黄疸；如侵犯或压迫肝内胆管或肝门淋巴结节压迫肝管，可引起梗阻性黄疸。

5. 转移灶相应的体征。可有锁骨上淋巴结肿大，胸膜转移可出现胸腔积液或血胸。骨转移可见骨骼表面向外突出，有时可出现病理性骨折。脊髓转移压迫脊髓神经可表现为截瘫，颅内转移可出现偏瘫等神经系统病理特征。

肝癌分期主要参照国际抗癌联盟的TNM分期，根据肿瘤大小、分布、门静脉癌栓、淋巴结侵犯、有无远处转移等因素分期。该分期的优点是比较准确的反应了肿瘤的临床、病理特征，缺点是缺乏对肝功能状态的考虑。而后者和肝癌的预后有着密切关系。因此，中国的抗癌协会肝癌专业委员会在1999年制定了我国的肝癌分期标准，包括了肿瘤的特征和肝功能状态等方面。同样，巴塞罗那肝癌临床小组也制定了肝癌的分期，不仅包括了肿瘤的特征和肝功能状态，也把治疗方案和肿瘤分期结合起来。

（四）肝癌并发症

并发症可由肝癌本身或并存的肝硬化引起，常见于病程的晚期，故常是致死的原因。

1. 肝性脑病。常为终末期的并发症，占死亡原因的34.9%。消化道出血、大量利尿或高蛋白饮食等是常见的诱因。

2. 消化道出血。占死亡原因的15.1%。合并肝硬化或门静脉、肝静脉癌栓者可因门静脉高压而引起食管及胃底静脉曲张破裂出血。也可因胃肠黏膜糜烂、凝血机制障碍等出血。

3. 肝癌结节破裂出血。发生率为9～14%。肝癌组织坏死、液化可致自发破裂或因外力而破裂。如限于包膜下可有急骤疼痛，若破入腹腔可引起急腹症、腹膜刺激征等，严重者可致出血性休克或死亡。轻者经数天后出血停止，疼痛减轻。

4. 血性胸、腹水。膈面肝癌可直接浸润或经血流、淋巴转移引起血性胸水，常见于右侧。血性腹水可因腹腔种植转移或肝硬化凝血障碍而致。

5. 继发感染。因癌肿长期消耗，机体抵抗力减弱，尤其在放射或化学治疗后血白细胞下降者，易并发各种感染，如肺炎、肠道感染、自发性腹膜炎、真菌感染等。

三、肝癌的药用真菌治疗

对于原发性肝癌，大部分患者一旦确诊，一般经过手术、化疗、放疗后几个月时间就死亡了，怎样能让患者提高生存率，这是目前肝癌治疗的重要焦点。本书作者通过这几十年的实践，从一种药用真菌开始，到十几种野生药用真菌相配合，终于可以让部分肝癌患者不再复发，也可以让更多患者延长生存期。这个治疗方法，以扶、防、治相结合为原则。扶，就是提高、修复、平衡患者的免疫系统；防，指防止肿瘤的复发、转移；治，即杀灭患者残留的癌细胞。这一方法，因为肝硬化本身的异常复杂，要治疗好肝硬化很难，而肝癌一般又是与肝硬化并发的又一复杂恶性病变。所以说，治疗肝癌的难度极大。怎样找到治疗肝癌的药物？本书作者在不断的治疗实践中，用云芝、树舌、灵芝、桑黄、薄树芝等9种真菌相配合，用于肝癌病人。但用这个配方使用了一段时间，发现还是有缺点，怎么办呢？作者又在这个配方的基础上加上了桦褐孔菌等3种真菌，结果，效果就满意多了。这个配方在防止肝癌介入治疗和手术后复发转移方面，效果还是较好的。一些肝硬化、肝癌患者，服用了以上配方后，多年都没有复发、转移，生存期得到了提高，肝腹水的病人，在医院治疗无望的情况下，使用这个配方，多年还活着，活着才是硬道理。

但是，很多肝癌病人还存在并发症，可以说，很多肝癌死亡不是死于癌症，而是死于并发症。对于肝癌多种并发症的治疗也是重中之重，怎样才能对这些肝癌并发症进行有效治疗呢？答案还是野生真菌配方治疗，首先配方中必须有治疗肝癌的药，同时治疗并发症，

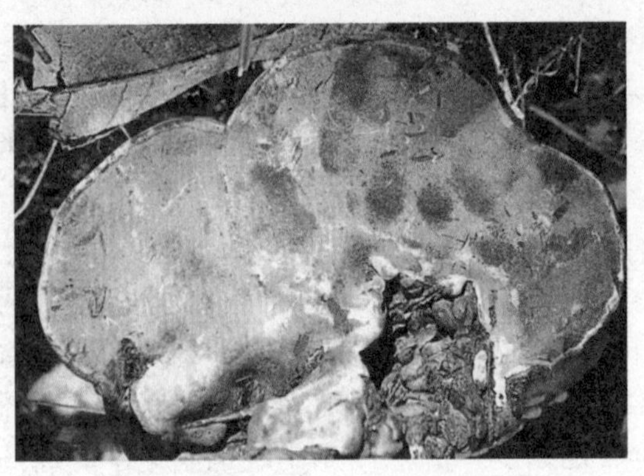

树舌 Ganoderma applanatum

这样患者才能治愈或延长生存期。例如，治疗肝癌并发肝性脑病的配方：云芝、树舌、灵芝、桑黄、薄树芝、薄皮纤孔菌、粗毛褐孔菌等17种药用真菌。这样配方治疗，患者的血氨就可以降下来。患者一般都在医院治疗，但目前医院很难治好肝性脑病，病人随时有死亡的危险。对于肝性脑病，应本着中西医结合的原则，在配合西医的基础上使用本配方，因本配方同西药不起任何冲突，双方可以起到配合互补的作用。当然，肝癌还可有消化道出血、肝癌结节破裂出血、血性胸腹水、继发感染等并发症，治疗配方就不在这里一一讲述了。

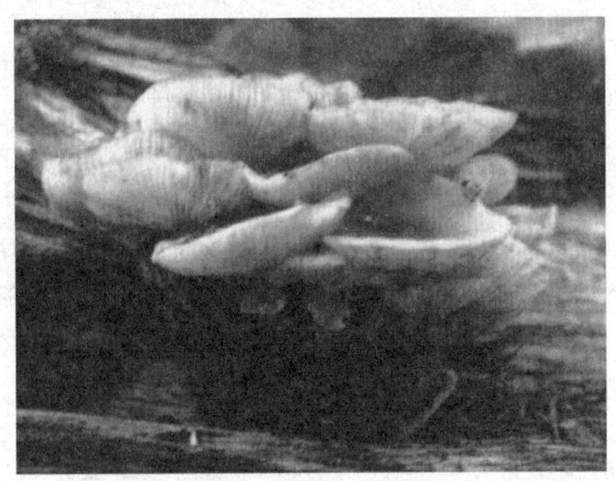

蜜环菌 Armillaria mellea

第七章　乳腺癌的治疗

乳腺癌是女性中最常见的恶性肿瘤，世界上乳腺癌的发病率及死亡率有明显的地区差异。欧美国家高于亚非拉国家。在我国京、津、沪及沿海一些大城市的发病率较高，上海市的发病率居全国之首。1997 年上海市女性乳腺癌发病率为 29.8/10 万，为全部恶性肿瘤中的 6.3%，占女性恶性肿瘤中的 14.9%，是女性恶性肿瘤中的第一位。

一、病因

乳腺癌大都发生在 41 ~60 岁、绝经期前后的妇女，病因尚未完全明了，但与下列因素有关：内分泌因素：已证实雌激素中雌酮与雌二醇对乳腺癌的发病有明显关系，孕酮可刺激肿瘤的生长，但亦可抑制脑垂体促性腺激素，因而被认为既有致癌，又有抑癌的作用。催乳素在乳腺癌的发病过程中有促进作用。临床上月经初潮早于 12 岁，停经迟于 55 岁者的发病率较高；第一胎足月生产年龄迟于 35 岁者发病率明显高于初产在 20 岁以前者；未婚、未育者的发病率高于已婚、已育者。饮食与肥胖：影响组织内脂溶性雌激素的浓度，流行病学研究脂肪的摄取与乳腺癌的死亡率之间有明显的关系，尤其是绝经后的妇女。放射线照射以及乳汁因子与乳腺癌的发病率亦有关。此外，直系家属中有绝经前乳腺癌患者，其姐妹以及女儿发生乳腺癌的机会较正常人群高 3 ~8 倍。

二、临床表现

乳腺癌最常见的第一个症状是乳腺内无痛性肿块，大多数是病人自己在无意中发现的。10% ~15% 的肿块可能伴有疼痛，肿块发生于乳房外上象限较多，其他象限较少，质地较硬，边界不清，肿块逐步增大，侵犯库柏韧带（连接腺体与皮肤间的纤维素）使之收缩，常引起肿块表面皮肤出现凹陷，即称为“酒窝征”。肿块继续增大，与皮肤广泛粘连，皮肤可因皮下组织淋巴的滞留而引起水肿，由于皮肤毛囊与皮下组织粘连较紧密，在皮肤水肿时毛囊处即形成很多点状小孔，使皮肤呈“橘皮状”，癌细胞沿淋巴网广泛扩散到乳房及其周围皮肤，形成小结节，称为卫星结节。晚期时肿瘤可以浸润胸肌及胸壁，而与其固定，乳房亦因肿块的浸润收缩而变形。肿瘤广泛浸润皮肤后融合成暗红色。弥漫成片，甚至可蔓延到背部及对侧胸部皮肤，形成“盔甲样”，可引起呼吸困难，皮肤破溃，形成溃疡，常有恶臭，容易出血，或向外生长形成菜花样肿瘤。

有 5% ~10% 病人的第一症状是乳头溢液，有少数病人可以先有乳头糜烂，如湿疹样，或先出现乳头凹陷。少数病人在发现原发灶之前先有腋淋巴转移或其他全身性的血道转移。

癌细胞可沿淋巴管自原发灶转移到同侧腋下淋巴结，堵塞主要淋巴管后可使上臂淋巴回流障碍而引起上肢水肿。肿大淋巴结压迫腋静脉可引起上肢青紫色肿胀。臂丛神经受侵或被肿大淋巴结压迫可引起手臂及肩部酸痛。

锁骨上淋巴结转移可继发于腋淋巴结转移之后或直接自原发灶转移造成。一旦锁骨上淋巴结转移，则癌细胞有可能经胸导管或右侧颈部淋巴管侵入静脉，引起血道转移。癌细胞亦可以直接侵犯静脉引起远处转移，常见的有骨、肺、肝等处。骨转移中最常见是脊柱、骨盆及股骨，可引起疼痛或行走障碍；肺部转移可引起咳嗽、痰血、胸水；肝转移可引起肝肿大、黄疸等。有一位在 2010 年就骨转移的乳腺癌患者，从 2010 年到 2015 年，还生活的很好，因为患者从 2010 年 3 月份就开始服用野生药用真菌配方组合（生物免疫化疗）

了，到现在还在服用。同时，有一位乳腺癌手术后二年转移到肺和肝，当时人们都认为她没有生存的希望了，后来于2011年找到了北京陈康林野生真菌研究院，开始服用治疗肺、肝的野生药用真菌配方组合（生物免疫化疗），4年过去了，病人还活的很好。

三、临床分期

目前常用的临床分期是按1959年国际抗癌联盟建议，并于1997年经修改的TNM国际分期法。

分类中区域淋巴包括腋淋巴结：指腋静脉及其分支周围的淋巴结及胸大、小肌间的淋巴结，可以分成三组：第1组（腋下群）：即胸小肌外缘以下的淋巴结；第2组（腋中群）：指胸小肌后方及胸肌间的淋巴结（即Rotter淋巴结）；第3组（腋上群）：胸小肌内侧缘以上，包括腋顶及锁骨下淋巴结。（内乳淋巴结）。

四、病理分型

国内将乳腺癌的病理分型如下：

（一）非浸润性癌

1. 导管内癌：癌细胞局限于导管内，未突破管壁基底膜。

2. 小叶原位癌：发生于小叶，未突破末梢腺管或腺泡基底膜。

（二）早期浸润性癌

1. 导管癌早期浸润：导管内癌细胞突破管壁基底膜，开始生芽，向间质浸润。

2. 小叶癌早期浸润：癌细胞突破末梢腺管或腺泡壁基底膜，开始向小叶间质浸润，但仍局限于小叶内。

（三）特殊性浸润癌

1. 乳头状癌：癌实质主要呈乳头状结构，其浸润往往出现于乳头增生的基底部。

2. 髓样癌伴大量淋巴细胞增生：癌细胞密集成片，间质少，癌边界清楚，癌巢周围有厚层淋巴细胞浸润。

3. 小管癌：细胞呈立方或柱状，形成比较规则的单层腺管，浸润于基质中，引起纤维组织反应。

4. 腺样囊性癌：由基底细胞样细胞形成大小不一的片状或小梁，中有圆形腔隙。

5. 粘液腺癌：上皮黏液成分占半量以上，黏液大部分在细胞外，偶在细胞内，呈印戒样细胞。

6. 大汗腺癌：癌细胞大，呈柱状，可形成小巢、腺泡或小乳头。主、间质常明显分离。

7. 鳞状细胞癌：可见细胞间桥、角化。

8. 乳头湿疹样癌：起源于乳头的大导管，癌细胞呈泡状，在乳头或乳晕表皮内浸润。几乎常伴发导管癌。

（四）非特殊型浸润癌

1. 浸润性小叶癌：小叶癌明显向小叶外浸润，易发生双侧癌。

2. 浸润性导管癌：导管癌明显向实质浸润。

3. 硬癌：癌细胞排列成细条索状，很少形成腺样结构，纤维间质成分占2/3以上，致密。

4. 单纯癌：介于硬癌与髓样癌之间，癌实质与纤维间质的比例近似。癌细胞形状呈规则条索或小梁，有腺样结构。

5. 髓样癌：癌细胞排列成片状或巢状，密集，纤维间质成分少于1/3，无大量淋巴细胞浸润。

6. 腺癌：癌实质中，腺管状结构占半数以上。

（五）其他罕见癌

有分泌型（幼年性）癌、富脂质癌（分泌脂质癌）、纤维腺瘤癌变、乳头状瘤病癌变等。

五、治疗

乳腺癌的治疗方法包括手术、化疗、放疗、内分泌以及近年来的免疫治疗＋生物免疫化疗等。生物免疫化疗的配方为：斑褐孔菌、树舌、云芝、松针层孔菌、硫磺菌、薄皮纤孔菌、裂褶菌、茯苓、肉球菌、裂蹄层孔菌、灵芝等野生药用真菌。

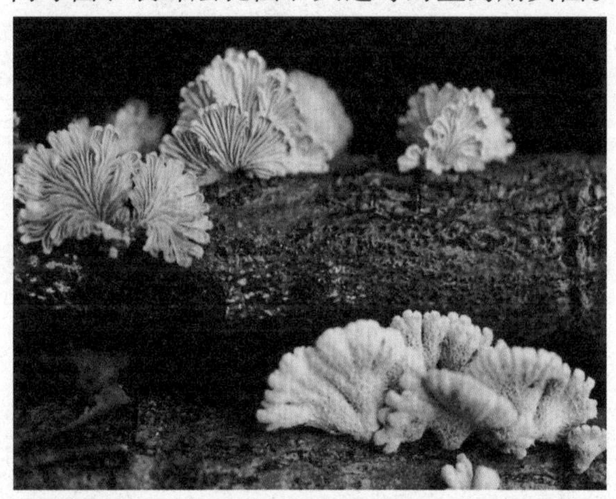

裂褶菌 Schizophyllum commune Franch

（一）治疗原则

按照临床部位及瘤期，治疗方法的选择大致按如下原则：

1. **临床0、1、2及部分3A期：**以手术为首选治疗方法，手术以根治或改良根治术为主，部分病例可行保留乳房的手术方式，术后应用放射治疗＋生物免疫化疗。病灶位于内侧及中央时可考虑同时处理内乳淋巴结。术后根据淋巴结转移情况及其他预后指标决定是否需要补充化疗及放疗。当然，也可选择发现乳癌后马上开始服用野生药用真菌配方组合。这几年来，就有很多位在医院查出是肿瘤的患者，服用野生药用真菌配方组合二个月后再去检查，发现原来的乳腺癌不见了。还有一位孕妇，孕程都5个月了，检查出来是乳腺癌，而医院要患者尽快动手术，患者想当妈妈，最后找到我，我用野生药用真菌配方组合给患者治疗，四个月后，患者产下了一个健康的宝宝，患者的肿瘤还没有发展，医院都认为是奇迹。

2. **临床3期早：**以根治性手术为主，手术前、后根据病情应用化疗＋生物免疫化疗或放疗＋生物免疫化疗。

3. **临床3期晚：**又称局部晚期乳腺癌，常先应用化疗＋生物免疫化疗或同时放疗，根据肿瘤的消退情况，再决定手术方式，手术仅作为综合治疗的一个组成部分。

4. **临床4期：**以化疗＋生物免疫化疗及内分泌＋生物免疫化疗等治疗为主。

(二) 手术治疗

自从 1894 年 Halsted 创立了乳腺癌根治术以来，该术式一向被认为是典型的常规手术。1948 年 Handley 在第 2 肋间内乳淋巴结的活检手术中，证实该淋巴结亦是乳腺癌的第一站转移途径，从而开展了各种清除内乳淋巴结的扩大根治手术。以后又有人提倡了许多超根治手术，将切除范围扩大到锁骨上及前纵膈淋巴结，但由于其并发症多和疗效未有提高而又放弃应用。1970 年以后较多采用是改良根治术，20 世纪 70 年代后期以来对一些早期的病例采用了缩小手术范围及肿瘤的局部切除合并放疗的方法。缩小手术范围的原因除了发现的病例病期较早外，由于放疗及化疗的进步，应用直线加速器可使到达肿瘤深部的剂量增加，局部得到足够的剂量而减少皮肤反应，术后病人能有较好的外形。同时近 10 余年来对乳腺癌的生物学特性的研究认识到乳腺癌是容易转移的肿瘤，即使手术范围扩大，治疗效果并未明显改变，而治疗的失败原因主要是血道播散，即使临床一期的病例手术治疗后仍有 10% ~15% 因血道播散而失败，而采用手术 + 生物免疫化疗的方式，则可以较好的控制肿瘤的血道播散。因而认为乳腺癌一开始就有波及全身的危险，区域淋巴结对肿瘤发展并无屏障作用，而淋巴结转移又与机体免疫功能有关，但是肿瘤的淋巴结与血道转移主要与其病期有关。原位癌的手术治愈率可达 100%，随着病期的发展，其区域淋巴结及血道转移的机会也随之增加，病人照样会死。清除的淋巴结中有微小转移灶的预后与无转移者相似，但在明显转移时，患者的生存率随淋巴结转移数及转移部位增多而降低。手术的目的是：控制局部及区域淋巴结，以减少局部复发；了解原发灶的病理类型、分化程度、激素受体测定结果、淋巴结转移以及其转移部位和程度等，以帮助选用手术后综合治疗的方案。

1. **手术方式**

(1) 乳腺癌根治术 + 生物免疫化疗：最常用亦是最经典的肿瘤外科治疗的术式。手术一般可在全麻或高位硬脊膜外麻醉下进行，可根据肿瘤的不同部位采用纵行或横行切口，皮肤切除范围可在肿瘤外 3 ~4cm，皮瓣剥离时在肿瘤周围宜采用薄皮瓣法，将皮下脂肪组织尽量剥除，在此以外可逐渐保留皮下脂肪组织，但不要将乳腺组织保留在皮瓣上。皮瓣剥离范围内侧到胸骨缘，外侧到腋中线。先切断胸大、小肌的附着点，保留胸大肌的锁骨份，这样可以保护腋血管及神经，仔细解剖腋窝及锁骨下区，清除所有脂肪及淋巴组织，尽可能保留胸长及胸背神经，使术后上肢高举及向后运动不受障碍，最后将整个乳房连同周围的脂肪淋巴组织、胸大肌、胸小肌和锁骨下淋巴脂肪组织一并切除。术毕在腋下作小口，置负压引流，以减少积液，使皮片紧贴于创面。生物免疫化疗可增强患者的免疫力，促进创伤的愈合，杀灭和抑制残存的癌细胞。二者的配合，可以实现手术的效果，更好、且没有任何副作用。

(2) 乳腺癌改良根治术 + 生物免疫化疗：本手术的目的是切除乳房及清除腋血管周围淋巴脂肪组织，保留胸肌。使术后胸壁有较好的外形，以便于以后作乳房再造手术。手术方式有：保留胸大、小肌的改良根治 Ⅰ 式；保留胸大肌切除胸小肌的改良根治 Ⅱ 式。手术大都采用横切口，皮瓣分离与根治术相似，在改良根治 Ⅰ 式手术时可采用拉钩将胸大小肌拉开，尽量清除腋血管旁淋巴脂肪组织，但清除范围仅能包括腋中、下群淋巴结。而改良根治 Ⅱ 式，由于切除胸小肌使腋血管周围的解剖能达到更高的位置，一般可以将腋上群淋巴结同时清除。此手术方式适合于微小癌及临床第一、二期的乳腺癌，然而由于保留了胸肌，使淋巴结的清除不够彻底，因而对临床已有明确淋巴结转移的病例的应用有一定的限制。生物免疫化疗在此手术中，可以帮助抑制和杀灭淋巴结的肿瘤，提高患者的免疫力，促进伤口的愈合。

（3）**扩大根治术 + 生物免疫化疗：**Handley 在乳腺癌根治术的同时做第 2 肋间内乳淋巴结的活检，国内李月云等（1955）报道根治术时内乳淋巴结活检的阳性率为 19.3%（23/119），证实内乳淋巴结与腋下淋巴结同样是乳腺癌的第一站转移淋巴结。要想根治乳腺癌淋巴结的转移，最好的办法就是迅速使用上至少三个月的生物免疫化疗。肿瘤医院在 1242 例乳腺癌扩大根治术病例中，腋淋巴结转移率为 51%，内乳淋巴结转移率为 17.7%。肿瘤位于乳房中央及内测者转移率为 22.5%，位于外侧者为 12.9%。因而根治术同时将第 1～4 肋间内乳淋巴结清除，称为扩大根治术。手术方式有：胸膜内法：手术将胸膜连同内乳血管及淋巴结一并切除。胸膜缺损用阔筋膜修补。该方法术后并发症多，现已较少采用。胸膜外法：切除第 2～4 肋软骨；连同第 1～4 肋间乳内血管旁脂肪淋巴结一并切除，该方法的并发症并不比一般根治术多。虽然该手术方式目前已较少应用，但对临床二三期尤其病灶位于中央及内侧者其 5 年与 10 年生存率较一般根治术提高 5%～10%，因而在适当的病例中还是有一定的价值的。生物免疫化疗对于配合手术根治转移的淋巴结肿瘤非常有效，还可控制肿瘤向其他部位转移，同时可提高免疫力，促进伤口愈合。

（4）**肿瘤局部切除合并放射治疗 + 生物免疫化疗：**是近年来报道较多的与根治术概念相反的一种治疗方法，即保留乳房的治疗方法。手术切除肿瘤连同周围部分正常乳腺组织。方式有肿瘤切除、肿瘤广泛切除、四分之一乳腺切除等。然而各种术式的基本要求是手术切缘无残留癌细胞，腋淋巴结清除，术后用超高压放射线照射整个乳腺、锁骨上、下及内乳区淋巴结，该手术方式主要适用于：临床一二期肿瘤小于 4cm；肿瘤距乳晕外 2～3cm；肿瘤为单个病灶；无妊娠或哺乳、以及胶原性疾病；腋下无明显肿大淋巴结。要想达到肿瘤局部切除合并放射治疗的效果，必须加生物免疫化疗进去，因为生物免疫化疗可以增加放疗的效果，同时帮助杀灭或抑制肿瘤向其他部位的转移，消除放疗的各种毒副作用，促进伤口的愈合。

（5）**单纯乳房切除术 + 生物免疫化疗：**切除乳腺组织、乳头及表面皮肤和胸大肌筋膜。此方法适用于非浸润性癌、微小癌、湿疹样癌限于乳头者，亦可用于年老体弱不适合根治手术，或因肿瘤较大或有溃破、出血时配合放射治疗 + 生物免疫化疗。

根治性手术后，手术侧上肢的功能常受到一定的障碍，上肢常因淋巴回流受障而引起肿胀。术后应用负压吸引，防止腋窝积液。早期开始上肢功能的锻炼，可使功能早日恢复，减少肿胀。术后应避免上肢感染而引起的淋巴管炎。对于这样的患者，特别是老弱患者，不管是采用手术，还是手术 + 放疗，要想治好肿瘤基本都是不可能的，必须加入生物免疫化疗。因为生物免疫化疗可以快速的提高患者的免疫力，杀灭肿瘤细胞，促进伤口愈合，消除各种副作用，治疗上肢的感染。

手术死亡率较低，国内外报道约为 0.05%～0.30%，肿瘤医院报道 6000 余例根治术及扩大根治术无手术死亡率。

治疗失败原因中 2/3 是因血道转移。1/3 为局部复发。复旦大学肿瘤医院各期乳腺癌的局部复发率在根治术为 9%，扩大根治术为 3%。文献报道对一、二期病例应用保留乳房的手术方式，术后放疗病例中局部复发率为 5%～10%，而未作放疗病例为 20%～30%。复发病例可以再次手术，仍能获得较好疗效。

手术治疗后的预后主要与年龄、月经情况、病理类型、分级、激素受体测定等有关，绝经与有无妊娠也有关，但主要影响预后的因素是手术时的病期及淋巴结有无转移。复旦大学肿瘤医院根治性手术的 5 年生存率在一期病例为 65%～70%，二期为 35%～45%，三期就很低了，而今天发现的乳腺癌，很多都是三期以后的肿瘤了，要想获得长期的生存率，必须使用生物免疫化疗。

2. **手术禁忌证**：有以下情况之一，不适合手术治疗：乳房及其周围皮肤有广泛水肿，其范围超过乳房面积的一半以上；肿块与胸壁（指肋间肌、前锯肌及肋骨）固定；腋下淋巴结显著肿大，且已与深部组织紧密粘连，或患侧上肢水肿或肩部酸痛；乳房及其周围皮肤有卫星结节；锁骨上淋巴结转移；炎性乳腺癌；已有远处转移。可以使用生物免疫化疗，因为生物免疫化疗可以很快的消除水肿，抑制肿瘤向淋巴及其他部位转移，还能消除各种炎症，延长患者的生存期，提高生活质量。

（三）放射治疗

与手术相似，也是局部治疗的方法。放射治疗以往常作为根治手术前后综合治疗的一部分，近年来已有作为早期病例局部肿瘤切除后主要的治疗方法。

1. **术后照射 + 生物免疫化疗**：根治术或改良根治术后是否需要放疗，曾是乳腺癌治疗中争议最多的问题。目前，根治术后不作常规放疗，但对有复发可能的病例，选择性地应用放射治疗 + 生物免疫化疗，可以提高疗效，降低复发率，较少并发症。常用于根治术或改良根治术后腋淋巴结有转移的病人，术后照射内乳及锁骨上区，扩大根治术后若内乳淋巴结有转移病例，术后照射锁骨上区。亦有用于肿瘤位于乳房中央或内侧的病例，虽然腋淋巴结无转移，术后照射锁骨上及内乳区。而病灶位于乳房外侧者则不需要照射。术后放疗应尽量采用电子束照射，也可用^{60}钴，一般计量为 50 ~ 60Gy/5 ~ 6 周。术后照射的疗效目前尚难定论，大多报道可以减少局部复发，但生存率的提高尚无定论。怎样去提高放、化疗的效果，提高生存率，这是问题的关键，生物免疫化疗就可以提高放疗的效果、提高生存率，同时本身也是一种生物免疫化疗药材，可以在提高疗效的同时消除放疗的副作用。

2. **术前放疗 + 生物免疫化疗**：主要用于三期病例、局部病灶较大、有皮肤水肿的病例，照射使局部肿瘤缩小，水肿消退，可以提高手术切除率，降低局部复发及血道播散，但术前放疗不能解决治疗前已存在的亚临床型转移灶，因而近年来已有被化疗取代的趋势。术前放疗需采用三野照射法，即二切线野及锁腋部照射野。原发灶照射剂量为 40 ~ 50Gy/（4 ~ 5 周），锁骨区为 50Gy/5 周，放疗结束后 4 ~ 6 周施行手术最为理想。对于这样的乳腺癌，必须使用生物免疫化疗，可以控制亚临床型转移灶，更加降低局部复发及血道播散。

3. **肿瘤局部切除后的放疗 + 生物免疫化疗**：单行肿瘤局部切除而保留乳房的手术方式，术后的局部复发率可达 30% ~ 40%，术后辅助放射治疗使局部复发率降低到 15% ~ 18% 以下。术后可以用双侧切线野照射乳房及另一野照射锁骨上、下区、乳房及区域淋巴结照射剂量为 50 ~ 60Gy/（5 ~ 6 周），在放疗中加入生物免疫化疗则可以帮助解决肿瘤的复发问题，使肿瘤的复发率下降到 80% 左右。

炎性乳腺癌在经化疗后尚不适合手术的病例也可以用放射治疗 + 生物免疫化疗，术后再应用化疗 + 生物免疫化疗。

4. **复发肿瘤的放射治疗 + 生物免疫化疗**：对手术野内复发结节或淋巴结转移，放射治疗常可取得较好的效果。局限性骨转移病灶应用放射治疗的效果较好，可以减轻疼痛，少数病灶也可以重新钙化。但是，放疗要想治好已经复发的肿瘤，有一定的局限，可很难治愈，只能让患者增加一些生存时间。所以，必须加入生物免疫化疗，因为生物免疫化疗可以增加治愈的可能，还可以阻止疼痛，提高患者的免疫力，消除放疗的副作用，控制肿瘤的复发、转移。

（四）化学药物治疗 + 生物免疫化疗

在实体瘤的化疗中，乳腺癌的疗效较好，化学药物治疗常用于晚期或复发病例，有较好的效果。化学药物治疗配合术前、术中及术后的综合治疗是近年来发展的方向。常用的化疗药物有环磷酰胺、氟尿嘧啶、氨甲喋呤、阿霉素及丝裂霉菌素等，近年来发展的一些药物有紫杉醇、异长春花碱（诺维本）等对乳腺癌亦有较好的疗效。单药的有效率在阿霉素、紫杉醇、诺维本等药物中可达40%～50%，如果多药联合应用治疗晚期乳腺癌的有效率达50%～60%，配合生物免疫化疗有效率可以达80%～90%，因为生物免疫化疗能增加以上化疗的作用，同时生物免疫化疗本身也是一剂无毒副作用的化疗药，减轻或消除化学药品的耐药性、毒副作用及提高患者的免疫力。

术前化疗+生物免疫化疗又称新辅助化生物免疫化疗，主要用于临床三期及部分晚二期的病例，其优点有：能使肿瘤缩小，降低分期，提高手术切除率，也可使更多的病例能采用保留乳房的手术。有助于在体内了解肿瘤对化疗的敏感程度。有可能防止耐药细胞株的形成。能防止新转移灶的形成。术前化疗以往采用动脉插管区域性注射抗癌药，目前以全身用药较多，主要的药物以阿霉素为主的方案较为常见。对局部晚期病灶先应用2～6个疗程以后再作手术治疗，术后根据病情再予以化疗+生物免疫化疗或放射治疗+生物免疫化疗。术前化疗的给药途径有经静脉全身用药或动脉插管分次给药，动脉插管的途径可经尺动脉、腹壁上动脉或胸肩峰动脉，所用的药物有塞替派、丝裂霉素、阿霉素等同期使用生物免疫化疗，术前生物免疫化疗的给药途径为煎水口服。

术后的化疗+生物免疫化疗又称为辅助化生物免疫化疗。目的是杀灭术前已存在的亚临床型转移灶及手术操作所致的肿瘤细胞播散。常用的联合化疗方案有CMF方案（环磷酰胺、氨甲喋呤及氟尿嘧啶三药联合应用）及CAF或CEF方案（环磷酰胺、阿霉素或表阿霉素、氟尿嘧啶）+生物免疫化疗方案，近年来亦有用紫杉醇、诺维本+生物免疫化疗等药物用于辅助治疗。术后辅助治疗可以提高生存率，减少复发率，以绝经期后、淋巴结无转移的病例有明显效果。术后化疗+生物免疫化疗一般于术后1个月内开始，用药足量时间为6个月至1年，长期应用可提高其疗效，而且能提高机体的免疫功能。

对淋巴结无转移的病人是否需要辅助化疗仍有争议，近年来根据各临床因素判断复发的危险性，来决定是否应用辅助治疗。

对危险度中或高的病例，大都主张应用辅助化疗+生物免疫化疗。

（五）内分泌治疗+生物免疫化疗

是治疗乳腺癌的重要方法之一，具体用药机制尚不完全明了。可以根据病人的年龄、月经情况、手术与复发间隔期、转移部位以及雌激素受体和孕激素受体的情况等因素来选择内分泌治疗+生物免疫化疗。内分泌治疗+生物免疫化疗对绝经后、手术到复发间隔时间长的病例以及有软组织、骨、局部、淋巴结转移的疗效较好。

1. **雌激素受体的作用机制：**乳腺细胞内有一种能与刺激相结合的蛋白质，称为雌激素受体。细胞恶变后，这种刺激受体蛋白可以继续保留，亦可能失去。如仍保存时，细胞的生长和分裂仍受体内的内分泌控制，这种细胞称为激素依赖性细胞；如受体丢失，细胞就不再受内分泌控制，称为激素非依赖性细胞或自主细胞。

雌激素对细胞的作用是通过与细胞质内的雌激素受体的结合形成雌激素-受体复合物，转向核内而作用于染色体，导致基因转录并形成新的蛋白质，其中包括孕酮受体。孕酮受体是雌激素作用的最终产物，孕酮受体的存在也说明雌激素及其受体确有其活力。

雌激素受体测定阳性的病例应用内分泌治疗+生物免疫化疗的有效率约50%～60%，如果孕酮受体亦为阳性者有效率可达70%～80%。雌激素受体测定阴性病例的内分泌治疗+生物免疫化疗有效率仅为18%～20%。

2. **内分泌治疗+生物免疫化疗的方法：**有切除内分泌腺体+生物免疫化疗及内分泌药

物治疗＋生物免疫化疗两种。切除内分泌腺体中最常用的是卵巢切除术或用放射线照射卵巢去势，其目的是去除体内雌激素的主要来源。卵巢去势主要应用于绝经前，尤其对雌激素受体测定阳性的患者，有较好的疗效，亦是晚期病例的首选治疗方法，对骨、软组织及淋巴结转移的效果较好，而对肝、脑等部位转移则基本无效。卵巢切除亦有用于作为术后辅助治疗，主要对绝经前、淋巴结转移较广泛、雌激素受体测定阳性的病例能提高术后的生存率，推迟复发，但对生存期的延长尚无定论。晚期男性乳腺癌病例应用睾丸切除术常有较好的效果，有其雌激素受体阳性的病例，有效率可达60%～70%、其他切除内分泌腺体的手术有双侧肾上腺切除术、脑垂体切除术等，目前均已放弃使用。

内分泌药物治疗＋生物免疫化疗中，以往应用的雌激素制剂如丙酸睾丸酮、雌激素制剂如乙烯雌酚等，目前已较少应用，然而丙酸睾丸酮等对绝经前，尤其骨转移的病例还有一定的应用价值。

近年来常用的内分泌治疗药物有抗雌激素药物、抑制雌激素合成药物和孕酮类药物。抗雌激素药物有三苯氧胺及其衍生物法乐通等，其主要作用机制是与雌激素竞争雌激素受体，从而抑制癌细胞的增生，对雌激素受体阳性病人的有效率约55%，阴性者为5%，三苯氧胺用量为每日20～40mg口服，剂量的增加并不提高疗效。对绝经后软组织、淋巴结、骨转移的效果较好。其毒性反应较小，常见的有阴道排液、少数病人长期服用可引起肝功能障碍、子宫内膜增生、视力障碍等。三苯氧胺作为手术后的辅助治疗常用于绝经后，雌激素受体测定阳性的病人效果较好，对受体阳性的绝经前病人化疗后亦可作为辅助治疗，可以减少复发率，同时可减少对侧乳癌发生的机会，术后用药一般主张3～5年。如果在内分泌治疗时，配合使用生物免疫化疗，则可能使很多已经复发、转移的患者提高生存率和治愈率，减少内分泌治疗引起的并发症与副作用，生物免疫化疗的疗程与内分泌治疗同步。

抑制雌激素合成的药物主要是芳香酶抑制剂，绝经后妇女体内雌激素大多由肾上腺网状层所分泌的皮质酮及孕烯二酮或脂肪组织经芳香酶的转化后转换而成，因而应用芳香酶抑制剂可以抑制雌激素的合成。芳香酶抑制剂有两型，一型为甾体类的抑制剂，其直接抑制芳香酶，阻断雄激素转化为雌激素，常用药物为兰他隆、exemestane、atamestane等，其中以兰他隆等较为常用，每2周一次，每次250mg，肌肉注射。二型为非甾体类的抑制剂，常用药物有氨基导眠能、来曲唑等，其作用于细胞色素p450蛋白，从而抑制芳香酶的作用，氨基导眠能用法为250mg，每日2～4次，为减少肾上腺的反馈作用，在应用氨基导眠时同时给予口服氢化可的松，副作用常有恶心、嗜睡、共济失调、皮疹等。来曲唑等第三代非甾体类芳香酶抑制剂，其作用较氨基导眠能强100倍，用法为每日1片，每片2.5mg口服，副作用较少，对软组织、淋巴结及骨转移的效果较好。

抗孕激素类药物常用的有甲孕酮及甲地孕酮等，其作用机制可能是抑制垂体分泌催乳素及促进性腺激素。甲孕酮每日剂量1000～2000mg肌注，甲地孕酮每日160mg口服，有效率约16%～20%，一般常作为二三线治疗药物用于绝经后的晚期乳腺癌。

其他的促生殖腺激素的抑制剂为LH－RH抑制剂等，可与三苯氧胺合并应用于绝经前的晚期病人，其有效率约25%～30%。配合生物免疫化疗可以增加内分泌药物治疗中各种药物的疗效，消除各种内分泌药物的毒副作用，抑制和阻止向其他部位转移，特别对骨转移效果较好，阻止复发，修复免疫。同时，可减轻骨转移的疼痛，对于乳腺癌的治疗，生物免疫化疗可配合手术、放、化疗、内分泌治疗，可以单独使用，也可以达到控制肿瘤的目的。

乳腺癌是常见的浅表肿瘤，早期发现、早期诊断并不困难，早期治疗能获得较好的效果。要选择要选择既符合计划生育要求，又能防止乳腺癌发病率增高的合理生育方案，提倡母乳喂养，绝经后减少脂肪摄入量。在妇女中提倡自我检查，对高危人群进行定期筛查，有助于乳腺癌的早期发现。

（六）乳腺癌生物免疫化疗的配方

斑褐孔菌、树舌、云芝、松针层孔菌、硫磺菌、薄皮纤孔菌等11种药用真菌，以上配方主要是针对乳腺癌来设计的，如果转移到了肝脏，就需要增加主治肝癌的药用真菌，比如桑黄等；如果转移到了肺癌，就需要增加治疗肺癌的药用真菌进去，如果转移到骨上就需要增加治疗骨转移的药用真菌进去，只有这样才能全面对肿瘤进行治疗。同时乳腺癌很容易就向淋巴结转移了，所以，在设计配方的时候，首先会想到淋巴结的问题。

在目前的中国，至少还有200多种肿瘤都适合野生药用真菌配方组合（生物免疫化疗）的治疗，因为每个肿瘤的治疗不尽相同，但是原理是相通的，只是配方不同而已。我们在肿瘤治疗中，手术、放化疗、内分泌治疗、免疫治疗应该加上生物免疫化疗，同各种疗法配合起来增加疗效，杀灭癌细胞，防止复发、转移，提高免疫力，治疗并发症，消除毒副作用。生物免疫化疗还可以单独使用。

第八章　肿瘤的心理治疗与药用真菌治疗的结合

【参考消息2016年7月1日第七版科技前沿报道】新研究发现，癌症患者的身心压力与癌症扩散速度存在惊人关联——压力大可导致癌症的扩散速度加快5倍。这项研究揭示，这一关联可能让人体变成一条令癌症四处扩散的“高速公路”。澳大利亚莫纳什药物科学研究所的肿瘤生物学家埃丽卡·斯隆博士对《每日邮报》澳大利亚版记者说：“关键的发现是，压力大会加速癌症扩散。”她说：“压力能制造从肿瘤内部通往外界的道路，这为癌症扩散提供了物理通道。”为了跟踪乳腺癌的扩散，研究人员在老鼠身上进行了试验，“以研究压力信号如何影响癌症的发展及其对治疗的反应”。身为斯隆博士团队成员之一的卡罗琳·李博士对美国广播公司记者说：“癌症在压力大的那组老鼠身上的扩散速度是在对照组老鼠身上的6倍，化疗和手术等癌症治疗方法可能对人体造成身心双重伤害。”

癌症患者中普遍存在情感上的痛苦，可高达70%左右，情感上的痛苦预测因素有失眠、疲劳、焦虑、疼痛、抑郁等。在诊断初期，很多肿瘤都已不能进行手术，对于无法手术切除的癌症患者，诊断初期的焦虑和抑郁可能预示其会出现心里痛苦。

与非小细胞肺癌患者相比，抑郁症状和无法集中注意力在小细胞肺癌患者中更常见，一半以上的患者持续存在抑郁，小细胞肺癌患者抑郁的发生率是非小细胞肺癌患者的3倍，吸烟是肺癌的主要致病因素，戒烟可减少肺癌，与不吸烟的患者相比，吸烟患者进行化疗和放疗会出现更多的并发症，特别是近年来的雾霾。

对于终末期的癌症，如果吸烟是患者的乐趣来源，不提倡进行戒烟干预。是的，信仰是健康相关生活质量中非常重要的部分，尤其是在晚期癌症患者中。研究发现，生活意义的分数越高，心里健康状况越好，起到在目前躯体健康状况和心理健康之间的调节作用。

一、适应障碍

癌症是一个重大的负性事件和应激事件，患者不得不面对癌症给自己的生活带来的巨大变化，适应障碍是癌症患者最常见的精神障碍，适应障碍是在正常反应和重性精神障碍之间的中间心里状态。适应障碍是一种主观痛苦和情绪紊乱的状态，伴随着焦虑和抑郁症状。

诊断适应障碍时，要确立的第一个要素就是应激源。对癌症患者的适应障碍来论，应激源通常是患癌症的消息，当得知癌症诊断时，患者的临床表现各式各样，包括焦虑、抑郁、烦恼、紧张、愤怒、茫然等，感到对目前的处境无法应付，无法积极应对疾病，无法正常处理日常事务等。适应障碍的一线治疗是心理治疗和生物免疫化疗，辅助西药治疗。

（一）心理治疗：心理治疗的目标是减轻应激源的强度，提高患者应对技巧、强化现有的支持系统。研究表明，各种心理治疗形式，如教育、放松训练、意向治疗、音乐治疗、个体心理治疗、认知行为治疗、人际关系治疗、问题解决治疗、意义治疗、尊严治疗、夫妻治疗、家庭治疗和集体心理治疗等。对癌症患者都有效，可以有效减轻心里痛苦，改善应对技巧和提高社会功能，心理治疗通过疏泄、解释、支持、鼓励、倡导等，帮助患者摆脱痛苦。使其正确认识疾病，面对现实积极配合治疗，提高应对疾病的能力。心理治疗也有其局限性，对比较轻的适应障碍有一定效力，但对较重的适应障碍，就必须配合生物免疫化疗和西药治疗。

（二）生物免疫化疗：对心理治疗还不能解决问题的患者，使用生物免疫化疗。首先，患者是癌症，其次是心理有问题，我们在治疗的时候应该双管齐下，身体与心理同治。如果我们只注意心理，身体内的肿瘤每天都在几何数的生长，要治好心理问题，也基本是不可能的，只有在控制肿瘤的基础上，心理问题才能得到很好的治疗。生物免疫化疗配方中可用药材为：红缘层孔菌、薄皮纤孔菌、东方栓菌、桑黄、松针层孔菌、裂蹄层孔菌、猪苓、茯苓、隐孔菌、树舌等16种药用真菌，在这么多真菌中更多的是生物免疫化疗药材，比如薄皮纤孔菌、桑黄、松针层孔菌、裂蹄层孔菌、树舌等。还要有对于调节修复免疫系统的药材；消炎杀菌的药材；去水、调节胃肠道的药材；止咳、平喘的药材；抗焦虑、抗抑郁和抗精神病药，这样这个配方中的选择余地就大了，在身体肿瘤的治疗和心理的治疗方面就能很快见效了。当然，在今天的医院里，医生都会习惯性的开出一些西药，我建议大家少用。

（三）西药治疗+生物免疫化疗：对情绪异常较明显的患者，为快速缓解患者的症状，可根据具体病情酌情选用抗焦虑药、抗抑郁药和抗精神病药，对焦虑、恐惧、坐立不安者，可使用苯二氮草类抗焦虑药，如劳拉西泮、奥沙西泮、氯硝西泮等，对抑郁症状突出者，可选用选择性5－羟色胺再摄取抑制剂，具有5－羟色胺（5－HT）和去甲肾上腺素（NE）双重作用的抗肿瘤抑郁药等，如舍曲林、米氮平、文拉法辛等，对有妄想、幻觉和兴奋激动者或出现冲动行为威胁到自身或他人安危者，可给予抗精神病药物治疗，如奥氮平、喹硫平、氟哌啶醇等，对癌症患者来说，精神药物以低剂量起始较为安全，并配合生物免疫化疗。这样，患者就能很快治愈。

二、焦虑性障碍

在癌症患者中很常见，癌症改变了患者的社会角色、人际关系和他们看待未来的方式，大部分癌症患者变得很恐惧和悲观。当患者意识到死亡迫近时，他们的焦虑情绪就会增加，对于多数患者来说，焦虑状态是对癌症本身及其治疗的反应。焦虑症状可以是心理或躯体的，而最突出的症状通常是躯体症状，包括心悸、气短、大汗、腹痛和恶心，也可能出现无食欲、精神力下降或失眠，有时还会过度警觉和易激怒。除了躯体症状外，焦虑的癌症患者通常会对死亡、毁容、残疾和依赖等过分担心，患者看起来无助、无望。焦虑症状常常与抑郁症状共存，成为焦虑和抑郁的混合状态。

焦虑性障碍还有几种类型，分别是惊恐障碍、广泛性焦虑障碍以及社交焦虑性障碍等。

焦虑性障碍的病因有三大类：第一，心理社会因素：癌症与心理社会因素有关，国内外研究表明受刺激的经历、不良情绪、应对方式等不同与癌症的发生、发展有非常紧密的关系，癌症诊断、治疗中的不良反应及家庭和经济上的压力都能引起患者的焦虑情绪，导致其心理痛苦水平增高。疼痛和食欲下降是焦虑性障碍的重要促进因素，放疗和化疗的副作用，如恶心、呕吐、头晕、乏力等，常加重患者的焦虑情绪；第二，疾病因素：充血性心力衰竭、肺水肿、肺栓塞和心肌梗死患者可出现焦虑症状。内分泌系统疾病，如，甲状腺功能亢进、高钙血症、肾上腺功能亢进也能够引起焦虑，电解质紊乱，如，低钠血症可以引起焦虑，特别是对有中枢神经系统损害的患者，焦虑症状可以是脓毒症的早期表现，神经内分泌肿瘤，如，嗜铬细胞瘤、小细胞肺癌、甲状腺癌也可以引起焦虑；第三，药物因素：多种常用药物可以引起不同程度焦虑，如，干扰素可以导致焦虑和惊恐发作，类固醇激素短期应用可以引起情绪不稳和躁动不安，某些止吐药物如异丙嗪、利培酮，可引起静坐不能，精神兴奋药如哌甲酯，免疫抑制剂如环孢霉素，支气管扩张剂如沙丁胺醇气雾剂等都可引起焦虑症状。同期性化疗中会出现预期性焦虑、恶心或呕吐，突然停用麻醉性镇痛剂、镇静催眠剂也会导致焦虑。

对于癌症患者所特有的焦虑最有效的治疗是心理治疗 + 生物免疫化疗和生物免疫化疗 + 药物治疗的综合治疗，患者通常关心的问题包括死亡、躯体疼痛、依赖感增加、失去尊严、社会功能的改变、精神问题、财产问题等，由于癌症和治疗产生的躯体症状常常与焦虑产生的躯体症状并存，往往导致癌症患者的焦虑症状被临床肿瘤医生忽视，对焦虑性障碍的治疗应整合到癌症治疗中，作为综合治疗干预手段的一部分。

（一）心理治疗 + 生物免疫化疗

在临床上，支持性心理治疗简单实用，找出患者焦虑的焦点问题，理解并处理这些问题非常有助于减轻焦虑，支持性心理治疗的关键是耐心倾听、有效沟通、教育患者，还可以采用认知行为治疗，通过患者的倾诉和交谈，确定患者存在的认知歪曲和不切实际的恐惧，通过理解、接纳和认知重构，帮助患者提高面对实际问题的能力，使焦虑得以缓解。行为治疗技术可以有效地治疗躯体症状，包括放松训练、自我催眠、意向引导训练等，减轻癌症及治疗引起的疼痛。要使心理治疗有效果，还必须加入生物免疫化疗，这样患者的焦虑心理才能减轻直至治愈。

（二）生物免疫化疗 + 药物治疗

作为肿瘤治疗的一环，癌症患者出现心理问题是正常的，如果癌症患者的病情每天在逐步好转，则心理问题也会逐步回归正常。但是，绝大多数患者是逐步变坏的，同时还有变坏的催化剂—手术、放、化疗。各种毒副作用更是层出不穷，使患者在恐惧和焦虑中生活，使用生物免疫化疗可以在无毒副作用的情况下化疗，促使患者各脏器逐步好转，恐惧和焦虑的患者使用生物免疫化疗，一般在生物免疫化疗配方中加入蜜环菌十天半个月后就逐步好转了。对于一些急性的恐惧和焦虑患者，可临时服用一些抗焦虑药，由于癌症患者的代谢状态发生了改变，在服用劳拉西泮和阿普唑仑及地西泮和氯硝西泮时，一定要把生物免疫化疗结合起来，才能增加疗效，消除毒副作用，可以使化疗的作用增强 50% 以上，还没有毒副作用。

三、抑郁性障碍

抑郁是一种连续性的心理疾病，抑郁是伴随负性生活事件（如癌症诊断和治疗应激）的正常心理体验，如果人们不能很好的应对癌症这种疾病，癌症就会明显影响他们的生活、工作和社会功能，从而导致抑郁的临床状态或是抑郁性障碍。有研究显示，25% ~45% 的癌症患者在不同的病程和疗程中并发抑郁性障碍。国内外研究发现，癌症的发生、发展与社会心理因素有着不可忽视的联系，其情绪反应抑郁最为常见。一般会产生情绪低落、兴趣缺乏及乐趣丧失，在低沉、灰暗的情绪基调下，患者常会感到绝望、无助和无用，还有就是焦虑、自责自罪、精神病性症状（妄想或幻觉），认知症状、自杀观念和行为，精神运动迟滞或激越和睡眠障碍、食欲紊乱、性欲缺乏、精神丧失、晨重夜轻、全身疼痛、周身不适、胃肠功能紊乱、头痛、肌肉紧张等，某些抗癌药物可引起抑郁性障碍，如，干扰素、白介素 -2 和类固醇激素等，如果曾经患过抑郁性疾病，在癌症诊断治疗中很容易复发。

（一）治疗目标：当今，医学科学发展的总趋势是从单纯的生物医学模式转变为生物 - 心理 - 社会医学模式，这体现在：病因认识的转变，由单纯生物因素转向生物 - 心理 - 社会因素，三者均可致病，又互有联系；诊断概念的转变，对疾病表现的认识从注重病理形态变化和实验室指标，转为关注躯体、心理和社会三方面的功能缺陷，将其与传统的生物学标准有机整合；治疗手段的转变，由单纯注重生物学干预，转为将病因治疗、对症治疗和功能治疗融为一体的生物 - 心理 - 社会综合干预。癌症患者的抑郁性障碍会严重影响患者的治疗及预后，使患者的生活质量降低、家庭负担加重、心理痛苦水平增高，住院时间延长。关于抑郁性障碍的治疗目标为：减少并最终消除抑郁性障碍的各种症状和体征，充分运用现有医疗手段，提高临床治疗的效率和治愈率，最大限度减少自杀率和病残率，恢复患者心理、社会功能和职业功能，提高抑郁性障碍患者的生活质量，尽可能减少抑郁性障碍的复发，最终可以减轻患者痛苦，改善生活质量。

（二）治疗的原则：制定个体化原则，根据患者不同的临床状态和个体差异，采用个体能接受的化疗方案和生物免疫化疗方案＋抑郁的药物治疗方案，三者合一进行治疗。

（三）临床上：由于不能早期识别抑郁性障碍，多数癌症患者的抑郁性障碍没有得到及时的诊断，也没有得到及时的治疗，这对癌症患者的病情是非常不利的，会加重病情提前死亡，最好的治疗方案是综合全面治疗，即对癌症的无毒副作用的化疗，因为有毒副作用又会增加患者的抑郁，再加上治疗抑郁的药材，使用生物免疫化疗就是这一方案的体现。其生物免疫化疗的配方中可选用的药材为：松针层孔菌、桑黄、裂蹄层孔菌、东方栓菌、薄皮纤孔菌、猪苓、茯苓等15种药用真菌。另外，再加入一些治疗抑郁症的药用真菌，这样这个配方就对癌症患者的治疗全面了。第一，配方里有多种生物免疫化疗的药用真菌；第二，多种可以提高调节修复免疫系统的药用真菌；第三，多种止咳、平喘的药用真菌；第四，多种消炎的药用真菌；第五，多种去胸水的药用真菌；第六，多种治疗抑郁症的药用真菌。这个生物免疫化疗的方子里就包含了六大方面的药用真菌，一般都会有较好的作用，对于个别严重的抑郁性障碍患者，可以少量服用一些抗抑郁的西药，如舍曲林、氟西汀、帕罗西汀、阿米替林、文拉法辛、安非他酮等西药，因为西药有很多副作用，希望能在服西药的同时服生物免疫化疗，这样就可以减少或消除西药的副作用，对于抑郁性障碍的心理治疗，可以起到辅助效果。

四、谵　妄

是晚期癌症患者中最常见的精神障碍之一，它是一种短暂的，通常可以恢复的，以认知功能损害和意识水平下降为特征的脑器质性综合征，通常急性发作，多在晚间加重，持续时间可为数小时到数日不等。在住院癌症患者中，15%～30%有谵妄表现，在终末期患者中这一比例则达到85%，随着人群的日益老龄化，谵妄的总体发生率不断增加。是的，当看起来嗜睡或易激怒、回答问题需要很长时间、需要反复重复同一个问题、言语较慢或不连贯、认不出你的名字、定向力障碍，出现幻视、幻听或妄想等，这可能就是谵妄。谵妄的病因主要有发热、低氧血症、高碳酸血症、高血糖症、低血糖症、电解质紊乱、肝功能损伤、肾功能损伤，癌症治疗中的化疗药、生物疗法制剂、脑部放射辅助治疗药剂、中枢神经系统制剂、皮质激素类药物、拟交感神经药物、副交感神经阻滞剂、抗胆碱药物、阿片类镇痛剂、苯二氮草类药物、酒精或药物中毒、中风或癫痫发作后、未缓解的疼痛、原发脑部肿瘤的直接或间接作用、中枢神经系统转移、副癌综合症等。要治疗或减轻谵妄的发生，就要走综合治疗的方式，才有治愈或减轻的可能，因为有谵妄的患者，基本上都是癌症的晚期，如果再用常规化疗，很多患者会加速死亡，不能达到治疗的目的，要想对患者有效，就必须寻求无毒副作用、有更明显疗效、能起到化疗作用、能抗炎症、能提高调整修复免疫、能止咳、平喘、去胸水、治疗谵妄的药，那就只有生物免疫化疗，即野生药用真菌配方了。它们的配方中可选用药材为：红缘层孔菌、松针层孔菌、桑黄、裂蹄层孔菌、东方栓菌、薄皮纤孔菌、猪苓、茯苓等15种药用真菌，同时加入金丝刷、毒光盖伞。

（一）金丝刷：化学成分：黑茶渍素、降斑点衣酸、茶痂衣酸、松萝酸、绿树发酵，主治：癫痫、精神分裂、神经衰弱、头目眩晕等症，属于中国中国药用地衣。中国药用地衣图鉴［M］．昆明：云南科技出版社，2012：74

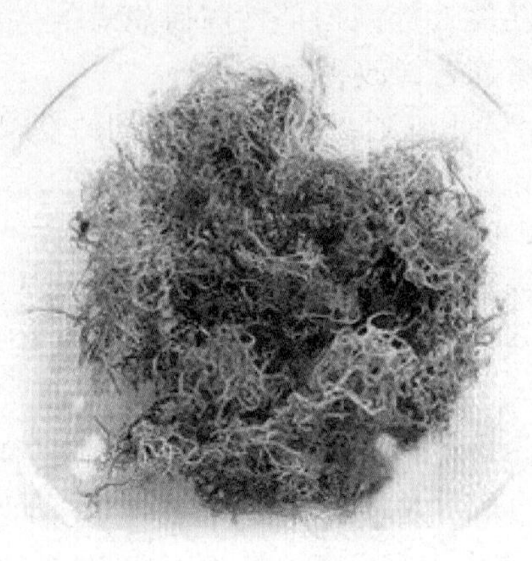

金丝刷 Letharliella cladonioides

（二）毒光盖伞：化学成分：Psilocrbin，该种所含的成分可用于精神分裂病、强迫性神经失调、身体畸形恐惧症、丛发性头痛等的治疗和帮助戒毒、减轻癌症晚期病人痛苦，辅助精神治疗、定向催眠和戒酒等方面都有显著疗效。中国药用真菌［M］．北京：科学出版社，2013：625

当然，对于一些过度激越、精神症状突出或对自身及他人有潜在危险的人，可用一些抗精神药物，比如，氟哌啶醇、喹硫平、丙泊酚等。一般的谵妄使用生物免疫化疗就可以治愈或减轻症状，特别严重的患者在使用西药时也应同时服用生物免疫化疗配方，这样就可以减少西药的用量和使用时间。

五、疼　痛

癌症疼痛是指癌症、癌症相关病变及抗癌治疗所致的疼痛。癌症疼痛常为慢性疼痛，如果得不到缓解，会发展为顽固性癌痛。疼痛是癌症患者尤其是晚期癌症患者最常见，也是至今患者痛苦的症状之一。研究表明，约1/4新诊断为恶性肿瘤的患者，1/3正在接受化疗的患者以及3/4晚期肿瘤患者合并疼痛。疼痛可分为伤害感受性疼痛和神经病理性疼痛，伤害感受性疼痛是完整的伤害感受器受到有害刺激引起的反应，多表现为尖锐痛、纯痛、酸痛、咬痛、跳痛等，分为躯体痛和内脏痛。躯体痛常因外科手术操作或肿瘤骨转移引起，表现为锐痛、搏动性疼痛，其定位常较明确，内脏痛常由肿瘤导致的周围脏器浸润或空腔脏器扩张引起，表现为钝痛或绞痛。神经病理性疼痛是由于神经纤维受损或神经系统因创伤或疾病发生异常改变时产生自发冲动，所引起的痛感会投射到神经起源部位。神经病理性疼痛通常定位较差，多表现为烧灼样、刺痛、枪击样、点击样等。癌症疼痛常表现为伤害感受性疼痛和神经病理性疼痛并存。疼痛又分为急性疼痛和慢性疼痛，急性疼痛一般少于3个月，慢性疼痛持续3个月以上，将导致患者产生心里痛苦，对身心造成极大伤害。

多数癌症患者由其是癌症晚期常合并多种类型的疼痛。肿瘤侵犯所致的疼痛约占癌症疼痛的80%，癌细胞直接浸润压迫或转移可引起严重的癌症疼痛。西药抗肿瘤治疗所致的疼痛占癌痛的10%，手术、放疗及化疗等肿瘤治疗可导致患者出现疼痛，与肿瘤相关的疼痛约占癌痛的8%，癌症患者长期卧床不起，褥疮、便秘、肌肉痉挛等都可引起疼痛。

是的，癌症引起的疼痛怎样才能消除，才不会给患者带来一系列的心里反应，出现焦虑、抑郁等不良反应情绪，很多患者表示自己不怕死，但过分疼痛导致的痛苦折磨，希望能平静地离开人世，很多患者在忍受疼痛时心情沮丧，觉得活着已经没有任何意义了，感觉生不如死，癌痛还会引发精神障碍。国外研究显示，癌痛患者出现的精神障碍主要包括适应障碍和重度抑郁发作，有精神障碍的癌症患者中有40%报告重度疼痛，没有精神障碍的癌症患者中只有20%报告重度疼痛，疼痛是导致癌症患者自杀的重要原因之一。

随着医学的进步，西医能控制或减轻疼痛，但是，很难同时控制肿瘤的继续生长。目前，西医采用的控制疼痛的药物主要有非甾体类药物和阿片类镇痛药及多种辅助药，比如皮质类固醇、抗惊厥药，但以上药物在止痛的同时有很多副作用，比如，消化道溃疡及出血、血小板功能障碍、肾功能障碍、过敏反应、恶心、胃肠不适、便秘、中枢性病复、认知障碍、精神异常等不良反应。人类这几十年来，一直希望能够找到能对治疗肿瘤有效的药物，因为如果能阻止肿瘤的生长，那患者就会消除或减轻疼痛了，能消除疼痛同时还能消除或减轻各种副作用的方法那就是生物免疫化疗。配方中可选用的药材如下：红缘层孔菌、松针层孔菌、桑黄、裂蹄层孔菌等10种药用真菌，其中的红缘层孔菌、松针层孔菌就有止痛的效果。以上几乎每种药用真菌都是生物免疫化疗药材，本身对肿瘤就有化疗的作用，作者亲身经历了很多骨转移和内脏转移引起疼痛的患者，使用以上配方后很快就不疼痛了。因为生物免疫化疗的方子阻止了肿瘤的生长，对于使用以上配方几天内还没有止痛的患者，可以增加以下药用真菌进去：竹红菌、安络小皮伞、古巴光盖伞等，一般就能止痛。但是，还有一些患者不能止痛的，就可以少量使用西药止痛，同时也进行一些心理治疗。

第九章 生物免疫化疗的临床案例分析

自拟野生药用真菌治疗胰腺癌术后患者一例

Example of Wild medicinal fungus treat Pancreatic cancer after operation

北京陈康林野生真菌研究院 陈康林

Bei jing Chen Kang - lin wild fungi institute Chen Kang - lin

摘要：分析胰腺癌的病因病机，从辨证论治、利用专药，结合现代医学和药理研究，为胰腺癌患者的治疗提供临床参考。

Abstract: Analysis of pancreatic cancer's etiology pathogenesis, From comprehensive dialectical treatment, the use of special medicine. Combined with modern medicine and pharmacology research, to provide clinical reference reference for patients with pancreatic cancer。

关键词：胰腺癌 术后 化疗后 野生药用真菌

Key words: Pancreatic cancer Postoperative After chemotherapy Wild medicinal fungus

1. 一般资料

患者田XX，男，52岁，河北人，职业为医生，2011年3月因脘腹反复疼痛入院检查，确诊为胰头癌。随后接受胰头切除术，进行化疗。后因CEA、CA19－9升高，于2011年7月前来我处治疗。

患者巩膜黄染，乏力，消瘦，食欲不佳，稍多食则腹闷不舒。

查：CEA7.5ug/ml（0～5ug/ml）

CA19－9 39.2U/ml（＜37U/ml）

AST62U/L（0～40U/L）

ALT42U/L（0～40U/L）

2. 治疗方法

野生药用真菌配方：肉球菌、苦白蹄、松针层孔菌、桦褐孔菌、树舌、木蹄层孔菌、桑黄、灵芝等10种真菌，水煎服，日一剂。

3. 结果

一月后复诊：自述乏力好转，腹胀好转，口苦。遵上方酌情加减，继续服用。

2011年10月复诊：自述先前症状消失，无明显不适，体重已增4kg

查：CEA4.3ug/ml（0～5ug/ml）

CA19－9 22.2U/ml（＜37U/ml）

AST32U/L（0～40U/L）

ALT29U/L（0～40U/L）

首访继续服用，随访至今未见明显不适，现今仍服用巩固量，患者已回工作岗位参加工作。

4. 讨论

胰腺癌是一种恶性程度比较高的肿瘤。多发生于中老年人，发达国家发病率高于发展中国家。随着我国生活水平的提高和饮食结构的改变，近年来胰腺癌的发病率呈现上升的趋势，并且有年轻化的倾向。

关于胰腺癌的致病因素，目前可以说还不明确，但随着研究的进行，大家还是有了一些倾向性的看法，比如慢性胰腺炎、糖尿病的人群中发生胰腺癌的比例比正常人群高一些。但糖尿病与胰腺癌的关系，孰因孰果，目前还有争议。因为确实有些胰腺癌病人，在早期是以糖尿病的形式表现出来的。

多数恶性肿瘤有一个共同的特点，即早期的临床表现往往不典型。对于胰腺癌来说，大多数患者的主要症状是上腹部不舒服。有些病人可能会出现消化不良，食欲不好，或者一段时间内不明原因地出现体重明显下降。部分病人会有疼痛，疼痛与否和肿瘤的位置以及大小有关系，这种疼痛可能是腹痛，也可能是腰背部痛。另外，部分病人会出现黄疸，黄疸更多见于壶腹部和胆管下段肿瘤。但需要指出的是，黄疸的出现并不意味着肿瘤到了晚期，有些情况下正是由于黄疸才使得肿瘤得以较早期的发现。

中医学对胰腺的认识始于金元时期，李东垣《脾胃论》记载："脾长掩一尺，掩太仓。"《十四经发挥》也有："脾广三寸，长五寸，掩手太仓，附于脊之第十一椎。"其实都是对于胰腺的描写。到清代，随着中医解剖学的发展，对胰腺有了进一步的认识，王清任的《医林改错》写到："津管一物，……总提俗名胰子，其体长于贲门右，幽门之左，……，接小肠""胃外津门左名总提，肝连于其上。"然而，中医对胰腺癌的病症表现及其病因病机的认识却早在《黄帝内经》及以后的历代医籍中都有所记载和描述。如《难经·五十五难》中所说："积者，阴气也，其始发有常处，其痛不离其部，上下有所始终，左右有所穷处。聚者，阳气也，其始发无根本，上下无所留止，其痛无常处，谓之聚。"还根据五脏不同，分为五种积，其中"脾之积为痞气"，在胃脘部，覆大如盘，可以出现黄疸，饮食不为肌肤，与胰腺癌有所相似。此外，隋代巢元方著《诸病源候论》中说："症瘕者，皆由寒温不调，饮食不化，与脏气相搏结所生也。"《医学入门·丹台玉案》也云："有寒客之则阻不行，有热内生郁而不散，有食积、死血、湿痰结滞妨碍升降，有怒气伤肝木来克土，有伤劳倦、血虚、气虚则运化自迟，皆能作痛。"以上论述指出了胰脲癌的发病可能与饮食失节、七情不遂、寒温失调、诸般内伤等因素有关。

关于本病的病因病机归纳起来主要有以下几方面：

（1）情志郁怒，肝郁气滞，致气机不畅，脾湿郁困，郁久化热，湿热蕴结，日久成毒，积结成癌。

（2）饮食不节，醇酒厚味，过嗜肥甘，致脾失运化，湿热内生，阻滞气血，积久化毒，瘀结形成本病。

（3）寒温失常，调摄失宜，宿毒内热壅滞，气郁血瘀，湿毒瘀结，耗血伤阴，致症瘕积聚内生。

故在自拟野生药用真菌配方中，配伍肉球菌清热解毒。肉球菌苦，寒，入肝经，其有清热解毒，抗肿瘤之功；苦白蹄性甘，苦，温，活血消肿，解毒。松针层孔菌用于各种癌症，食道癌、胃癌、结肠癌、肺癌、乳腺癌、子宫癌等，可改善患者的症状，如增加食欲和体重、减轻疼痛，有时可见肿瘤缩小、胸腹水减少。可明显提高患者的细胞免疫功能，延长肿瘤患者的生存期，明显改善生存质量。子实体含齿孔酸等活性物质，是所有真菌中治疗癌症效果最好的品种，子实体提取物对小白鼠肉瘤 180 及艾氏腹水癌的抑制率均达 100%；桦褐孔菌含有大量的抗癌、降血压、降血糖、复活免疫作用的植物纤维类多糖体。可以提高免疫细胞的活力，抑制癌细胞扩散和复发，在胃肠内防止致癌物质等有害物质的吸收，并且用于配合恶性肿瘤患者的放疗、化疗，增强病人的耐受性，减轻毒副作用；树舌微苦，平，入脾、胃二经，开郁利膈、清热化痰、化积、止血止痛；调节机体免疫，抗肿瘤，对小白鼠肉瘤180的抑制率为64.9%；木蹄层孔菌微苦，性平，消积化瘀，用于治疗食道癌、胰腺癌、胃癌、子宫癌等诸多癌症。桑黄利五脏，软坚，排毒，止血，活血，和胃止泻。主治淋病，崩漏带下，症瘕积聚，癖饮，脾虚泄泻。强化免疫力，诱导癌细胞自行死亡；抑制癌细胞的增殖及转移；减轻化疗和放疗的副作用；缓解癌症患者特有的疼痛；阻止溃疡、息肉、良性肿瘤等恶变为癌症；预防、避免癌症的复发。猪苓味甘、淡，平，归肾、膀胱经。利水渗湿，能明显增强对异型脾细胞迟发型超敏反应以及促进异型脾细胞激活细胞毒T细胞（CTL）对靶细胞的杀伤。CTL是机体免疫监视的重要效应细胞，在肿瘤免疫中具有关键作用。云芝甘，淡，微寒，归肝、脾、肺经，清热、解毒、消炎、抗癌、保肝；竹黄淡，平，祛风除湿，活血舒经，缓解疼痛；硫磺菌性温，味甘，能调节肌体，增进健康、抵抗疾病，对小白鼠肉瘤180和艾氏癌抑制率分别为80%和90%；松萝甘，平，清热解毒，止咳化痰，所含的松萝酸之抗菌作用尤为突出，防止伤口感染和帮助伤口恢复；胶陀螺有消毒，但其抗肿瘤效果极佳；东方栓菌抗感染，调节免疫，对小白鼠肉瘤180和艾氏癌的抑制率为80%～100%。

总之，胰腺癌的形成，在病因上与情志、饮食关系最为密切，在病机上主要表现为湿热、痰结、血瘀相互搏结，影响气机的畅达，而形成癌肿。在病位上与肝、胆、脾等脏腑的关系较为密切，有时也会因宿毒内热，血热妄行，形成心脾实热的病机。在胰腺癌的病程中，初起多表现为实证，而中、晚期则以虚实相夹，本虚标实为主要表现，甚至可以表现为以虚象为主。因此，对胰腺癌的治疗，要在全面审视病症病机的基础上，予以选方立法，才能达到较好的效果。

自拟野生药用真菌配方治疗黑色素瘤一例

Example of Wild medicinal fungus formula treating Melanoma

北京陈康林野生真菌研究院　陈康林

Bei jing Chen Kang－lin wild fungi institute　Chen Kang－lin

摘要：分析黑色素瘤的病因病机，从辨证论治、利用专药，结合现代医学和药理研究，为黑色素瘤患者治疗提供临床参考。

Abstract: Analysis of melanoma etiology pathogenesis, From comprehensive dialectical treatment, the use of special medicine. Combined with modern medicine and pharmacology research, to provide clinical reference reference for patients with melanoma。

关键词：黑色素瘤　野生药用真菌　术后　化疗后

Key words: Melanoma　Wild medicinal fungus　Postoperative　After chemotherapy

1. 一般资料

患者邓XX，男，35岁，四川人，2010年6月因左侧腹股沟包块，时疼痛入院检查，经术后病理活检诊断为：黑色素瘤，术后经化疗6次，因胃肠道极度不适停止化疗。

患者于2012年3月前来治疗，自述无明显不适，述左侧腹股沟有小淋巴结，CT示：左侧腹股沟术后，左侧腹股沟区小淋巴结，约10×5mm，左侧髂血管旁淋巴结，约51×32mm，肠系膜血管旁淋巴结。右侧结肠后间隙结节，约15×13mm。

2. 治疗方法

东方栓菌、香栓菌、猪苓、红缘层孔菌、灵芝、桑黄、裂蹄层孔菌、硫磺菌、树舌、

松针层孔菌等16种药用真菌，水煎服，每日一剂

3. 结果

2012年7月5日复诊，CT示：左侧腹股沟术后，局部索条影同前，左侧腹股沟区小淋巴结同前，左侧髂血管旁淋巴结同前，肠系膜血管旁小淋巴结同前；右侧结肠后间隙结节缩小，原约15×13mm，现约8×6mm

4. 讨论

黑色素瘤是由异常黑素细胞过度增生引发的常见的皮肤肿瘤，恶性程度极高，占皮肤肿瘤死亡病例的极大部分。多发生于皮肤或接近皮肤的黏膜，也见于软脑膜和脉络膜。

恶性黑色素瘤在传统医学中称谓不一。在中国传统医学中，归属于中医学所说的“黑子”“黑疔”“脱疽”“历疽”等范畴。

中医认为：恶性黑色素瘤的发生由于风邪搏于血气，变化所生；或脉络之血，滞于卫分，阳气束结而成；肾中浊气混于阳，阳气收束所致，和血凝气滞等因素有关。

中医学对黑色素瘤的认识渊远流长，自公元前2世纪成书的《黄帝内经》记载本病以后，历代医家从不同的侧面对本病的认识和治法作了许多探索，特别是晋末医家刘涓子所著的《刘涓子鬼遗方》及隋朝医家巢元方所著的《诸病源候论》中都详尽地记载了“脱疽”“黑子”的临床表现，与恶性黑色素瘤类似。明代医家所撰的《外科正宗》记载了对本病内外相结合的治疗方法，形成了一套完整的辨治体系。综合诸医家的论述，认为本病的发生与机体内外多种致病因素有关。一是热毒：情志不畅，肝气郁结，久而化火，肝胆火毒循经而发；二是湿浊：饮酒食甘，脾失健运，湿浊内生，发于肌肤；三是气滞血瘀：肝失疏泄，气机不畅，气行受阻，凝滞孙络而成；四是正虚：先天禀赋不足，脏腑功能失调，或房劳过度，损伤肾之真阴真阳；五是外邪侵袭：风、热、暑、湿、燥、火外邪侵袭肌肤久而毒积脏腑，真阴枯灼，终发恶疮。

野生药用真菌配伍中，东方栓菌补肺益肾，对小白鼠肉瘤180和艾氏癌的抑制率为80%~100%；香栓菌祛邪毒，抑制肿瘤；猪苓味甘、淡、平，归肾、膀胱经，利水渗湿，苓多糖能显著增强小鼠T细胞对ConA的增殖反应以及B细胞对LPS的增殖反应，猪苓多糖对小鼠全脾细胞有明显的促有丝分裂作用，在12.5mg/（kg·天）剂量下，猪苓多糖能明显增加小鼠对SRBC的特异抗体分泌细胞数，能明显增强小鼠对异型脾细胞迟发型超敏反应以及促进异型脾细胞激活细胞毒T细胞（CTL）对靶细胞的杀伤。CTL是机体免疫监视的重要效应细胞，在肿瘤免疫中具有关键作用；红缘层孔菌微苦、平，祛风除湿，舒筋活络；灵芝是最佳的免疫功能调节剂和激活剂，它可显著提高机体的免疫功能，增强患者自身的防癌、抗癌能力，灵芝可以通过促进白细胞介素-2的等内源性抗癌物质的生成，通过促进单核巨噬细胞的吞噬功能、通过提升人体的造血能力尤其是白细胞的指标水平，以及通过其中某些有效成分对癌细胞的抑制作用，成为抗肿瘤、防癌以及癌症辅助治疗的优选药物。桑黄利五脏，软坚，排毒，止血，活血，和胃止泻。主治淋病，崩漏带下，症瘕积聚，癖饮，脾虚泄泻；强化免疫力，诱导癌细胞自行死亡；抑制癌细胞的增殖及转移；减轻化疗和放疗的副作用；缓解癌症患者特有的疼痛；阻止溃疡、息肉、良性肿瘤等恶变为癌症；预防、避免癌症的复发。裂蹄木层孔菌化癥散结，对小白鼠肉瘤180的抑制率为96.7%。硫磺菌性温，味甘，能调节机体，增进健康、抵抗疾病，对小白鼠肉瘤180和艾氏癌抑制率分别为80%和90%。树舌微苦，平。入脾、胃二经，开郁利膈、清热化痰、化积、止血止痛。调节机体免疫，抗肿瘤，对小白鼠肉瘤180的抑制率为64.9%。松针层孔菌用于各种癌症，食道癌、胃癌、结肠癌、肺癌、乳腺癌、子宫癌等，可改善患者的症状，

如增加食欲和体重、减轻疼痛，有时可见肿瘤缩小、胸腹水减少。可明显提高患者的细胞免疫功能，延长肿瘤患者的生存期，明显改善生存质量。子实体含齿孔酸等活性物质，是所有真菌中治疗癌症效果最好的品种，子实体提取物对小白鼠肉瘤 180 及艾氏腹水癌的抑制率均达 100%。

竹红菌辛、涩，平。入肝经，解毒止痒、托疮生肌，舒经、活络、祛风、除湿。肉球菌苦，寒。入肝经，清热解毒，无名肿毒，并可治胃癌等诸证。苦白蹄性甘，苦，温。能温肺化痰，降气平喘，祛风除湿，活血消肿，利尿，解蛇毒。香菇味甘，性平。主治食欲减退，少气乏力。香菇多糖（β～1，3 葡聚糖）能增强细胞免疫能力，从而抑制癌细胞的生长。毛革盖菌除风湿、疗肺疾、止咳、化脓、生肌。对小白鼠肉瘤 180 和艾氏癌的抑制率分别为 90% 和 80%。薄皮纤孔菌香而甘，顺气益神、去邪风。治狐臭、止血、疗胃疾、治麻疯病。据报道，对小白鼠肉瘤 180 的抑制率为 90%，对艾氏癌的抑制率为 100%。

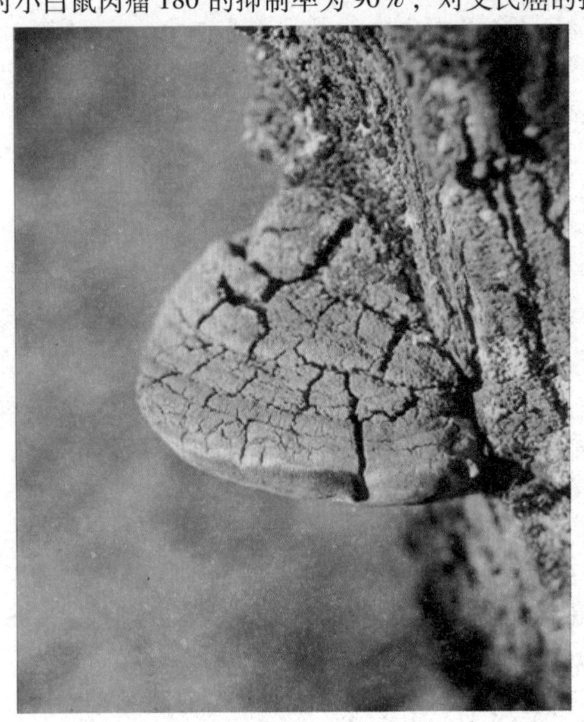

裂蹄木层孔菌 Phellinus linteus

野生药用真菌对恶性黑色素瘤的治疗积累了一定的经验，且疗效稳定；对肿瘤的抑制、对肿瘤的杀灭方面有着稳定的作用；在减轻痛苦，延长生存期，提高生命质量方面有较大的优势。

自拟野生药用真菌配方治疗子宫癌病例浅析

The discussion of Wild medicinal fungus formula treat Uterine cancer

北京陈康林野生真菌研究院 陈康林

Bei jing Chen Kang－lin wild fungi institute Chen Kang－lin

摘要：分析子宫癌癌骨转移的病因病机，从整体观念、辨证论治，结合现代医学和药理研究,，为子宫患者治疗提供临床参考思路。

Abstract：Analysis uterine cancer with bone metastasis' s pathogenesis，Comprehensive overall concept, dialectical treatment, modern medicine and pharmacology research, provide reference treatment for patients with uterine cancer

关键词：野生药用真菌　子宫癌

Key words：Wild medicinal fungus　Uterine cancer

1．一般资料

患者吴XX，女，60岁，北京市人。因身体急剧消瘦，下腹疼痛，小便不畅于2010年2月22号入院，经查诊断为子宫癌晚期，开腹探测发现多发性转移（两侧盆腔组织，腹部淋巴）而未进行手术，因不愿继续接受治疗，遂出院。2010年3月4号前来我处就诊：由其儿子和老公搀扶进入，消瘦，面如死灰，语气无力，已有两天未能进食，小便点滴难下，舌苔厚腻，自觉闻物恶臭，体重从64kg降至46kg。

2．治疗方法

野生药用真菌配方：东方栓菌、桦褐孔菌、木蹄层孔菌、桑黄、松针层孔菌、茯苓、猪苓、树舌等13种药用真菌，水煎服，日一剂。

3．结果

服用一天，即2010年3月5号，突有尿意，小便通畅，小便时阴道流出大小约3cm不规则血块，未做病理检测，顿觉全身舒畅；服用至第三天，患者与晚上7点出现发烧，直至当晚11点烧退，自觉精神恢复不少；第六天食欲恢复，胃口大开，舌苔减退。

10天后复诊，由家属陪同前往，自行行走，面无苦色，遵上方30剂，水煎服，日一剂。

服用半年，身体渐渐康复，无异于常人，至今随访无碍。因其不愿意再做检查，故无检查报告。

4．讨论

子宫癌是妇科最常见的恶性肿瘤之一，是指发生在子宫阴道部及宫颈管的恶性肿瘤。可向邻近组织和器官直接蔓延，向下至阴道穹窿及阴道壁，向两侧可侵犯盆腔组织，向前可侵犯膀胱，向后可侵犯直肠。也可通过淋巴管转移至宫颈旁、髂内、髂外、腹股沟淋巴结，晚期甚至可转移到锁骨上及全身其他淋巴结。血行转移比较少见，常见的转移部位是肺、肝及骨。当宫颈癌的症状出现三个月后就诊者已有2/3为癌症晚期。

传统医学认为，子宫癌的发生是多种原因综合的结果。七情所伤、肝气郁滞、五脏气血乖逆、气滞是的始因，怒伤肝，忧思伤脾，疏泄失常，气血郁滞。冲任损伤，肝、脾、肾诸脏虚损为内因。早婚多产，不节房事，肾阴亏损，精血不足，以致冲任失养，或漏下淋沥不断，肝藏血，主疏泄，疏泄失职带漏下淋沥；肝肾阴虚，阴虚生内热，虚火妄动，崩漏而生，下血未止，而合阴阳；或湿郁化热，久遏成毒，湿毒下注，逐成带下；或感受热邪，热蕴血脉，损伤血络而迫血妄行，致先期而经多。或因湿热淤毒，下血未止，而合阴阳，或湿郁化热，久遏成毒，湿毒下注，逐成带下；或因脾肾阳虚，先天肾气不足，或早产、多产、不节房事，损伤肾气，致冲任不固，而生带下，崩漏诸证。或忧愁思虑伤脾，运化失职，水湿注于下焦而成带下，痰湿凝聚胞官而成。

总之，本病以正虚冲任失调为本，湿热凝聚而成。

配方中东方栓菌补精益髓、益肾、止痨嗽，对小白鼠肉瘤180和艾氏癌的抑制率为80%～100%；桦褐孔菌含有大量的抗癌、降血压、降血糖、复活免疫作用的植物纤维类多糖体。可以提高免疫细胞的活力，抑制癌细胞扩散和复发，在胃肠内防止致癌物质等有害物质的吸收，并且用于配合恶性肿瘤患者的放疗、化疗，增强病人的耐受性，减轻毒副作用；木蹄层孔菌微苦，性平，消积化瘀，用于治疗食道癌、胰腺癌、胃癌、子宫癌等诸多癌症。桑黄利五脏，软坚，排毒，止血，活血，和胃止泻。主治淋病，崩漏带下，症瘕积聚，癖饮，脾虚泄泻。强化免疫力，诱导癌细胞自行死亡；抑制癌细胞的增殖及转移；减轻化疗和放疗的副作用；缓解癌症患者特有的疼痛；阻止溃疡、息肉、良性肿瘤等恶变为癌症；预防、避免癌症的复发。松针层孔菌用于各种癌症，食道癌、胃癌、结肠癌、肺癌、乳腺癌、子宫癌等，可改善患者的症状，如增加食欲和体重、减轻疼痛，有时可见肿瘤缩小、胸腹水减少。可明显提高患者的细胞免疫功能，延长肿瘤患者的生存期，明显改善生存质量。子实体含齿孔酸等活性物质，是所有真菌中治疗癌症效果最好的品种，子实体提取物对小白鼠肉瘤 180 及艾氏腹水癌的抑制率均达 100%。茯苓味甘、淡、性平，入药具有利水渗湿、益脾和胃、宁心安神之功用。现代医学研究：茯苓能增强机体免疫功能，茯苓多糖有明显的抗肿瘤及保肝脏作用；猪苓味甘、淡，平，归肾、膀胱经。利水渗湿，能明显增强对异型脾细胞迟发型超敏反应以及促进异型脾细胞激活细胞毒 T 细胞（CTL）对靶细胞的杀伤。CTL 是机体免疫监视的重要效应细胞，在肿瘤免疫中具有关键作用；树舌微苦，平。入脾、胃二经，开郁利膈、清热化痰、化积、止血止痛；调节机体免疫，抗肿瘤，对小白鼠肉瘤 180 的抑制率为 64.9%；云芝甘、淡、微寒，归肝、脾、肺经，健脾利湿，止咳平喘，清热解毒，抗肿瘤；灵芝可以通过促进白细胞介素 -2 的等内源性抗癌物质的生成，通过促进单核巨噬细胞的吞噬功能、通过提升人体的造血能力尤其是白细胞的指标水平，以及通过其中某些有效成分对癌细胞的抑制作用，成为抗肿瘤、防癌以及癌症辅助治疗的优选药物；假芝甘、淡、平，归胃、肾二经，补肾，消食；硫磺菌性温，味甘，能调节机体，增进健康、抵抗疾病，对小白鼠肉瘤 180 和艾氏癌抑制率分别为 80% 和 90%。裂蹄木层孔菌化瘢散结，对小白鼠肉瘤 180 的抑制率为 96.7%。

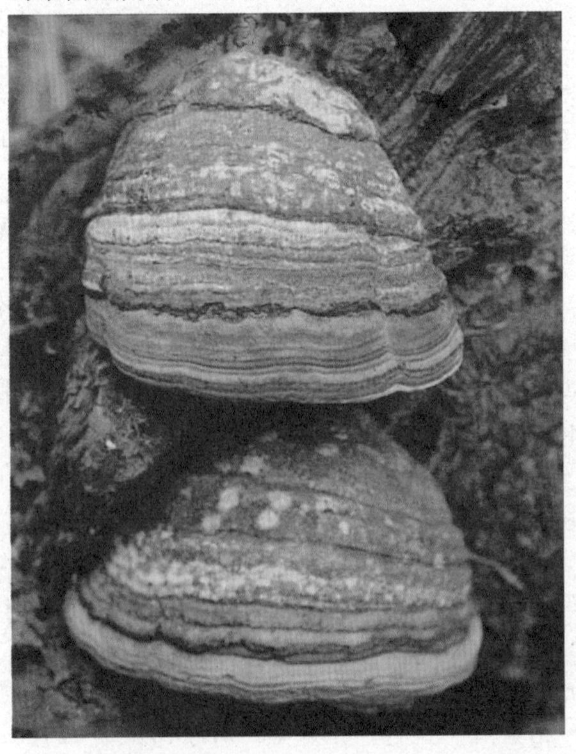

木蹄层孔菌 Fomes fomentarius

配方从抗肿瘤，抑制杀灭肿瘤，健脾化湿，疏肝理气，除湿止带，调补充任等方面综合配伍，取得了满意的疗效。

自拟野生药用真菌配方治疗左前胸壁原始神经外胚瘤病例浅析

【一般情况】赵某，女，30岁，黑龙江省牡丹江市林口县人，就诊日期：2013年1月10日，因左前胸壁原始神经外胚瘤而就诊于北京陈康林野生药用真菌研究院。

【主诉】乏力、腹胀，手足僵硬，食欲不振。

【现病史】患者自述5个月前，无明显诱因左前胸壁无痛性肿块，生长缓慢，于3个月前在牡丹江肿瘤医院，手术切除，病理诊为原始神经外胚瘤（为恶性肿瘤）。医生建议化疗，因患者对化疗有顾虑，寻求中药治疗，于2013年1月10日就诊于北京陈康林野生药用真菌研究院。

【查体】T 36.5℃，P 70次/分，R17次/分，BP 110/80mmHg。神志清楚，精神尚可。面色润泽，皮肤、巩膜无黄染，颈部及前胸未见异常。全身浅表淋巴结未扪及肿大，心肺未见异常。腹部平，无压痛、反跳痛，肝肋下未触及，脾脏无肿大，肝、脾、双肾区无叩痛，移动性浊音阴性。双下肢无水肿。生理反射正常，病理征未引出。

【中医诊断】胁痛

【西医诊断】原始神经外胚瘤

【治则】1 调节免疫力

2 补肾健脾，疏肝理气，驱寒除湿，抗癌解毒。

【处方】桑黄、松针层孔菌、树舌、裂蹄木层孔菌、云芝、硫磺菌、薄皮纤孔菌等14种药用真菌。

3种药引30剂水煎服

【二诊】2013年2月8日，此真菌方连续服用30剂，患者自觉腹胀、食欲不振、乏力较前明显好转，体力增加明显。效不更方，真菌方不变，继续服用。

【三诊】2014年5月10日，真菌方连续服用至今，患者无自觉症状，2014年5月2日，在医院检查，无异常。

【处方】桑黄、松针层孔菌、树舌、裂蹄木层孔菌、云芝、硫磺菌、薄皮纤孔菌等13种药用真菌进去。

3种药引30剂水煎服

【四诊】2015年3月10日，真菌方连续服用至今，患者无自觉症状，2015年3月2日，在医院检查，无异常。效不更方，真菌方不变，继续服用。

浅谈野生毒菌治疗肺癌脑转移的临床用药思路

摘要：毒菌亦称毒蘑菇，一般是指蕈菌的子实体食用后对人或畜禽产生中毒反应的物种，是菌物中一类含毒素的类群。自然界的毒菌估计达1000种以上，而我国至少有500种。就多年来考察研究和查阅资料，目前包括怀疑有毒的在内多达421种，已知毒菌毒素30多种，说明中国毒菌物种及毒素多样性很丰富。毒菌及其毒素又是具有潜在的研究开发前景的资源，包括应用于生物防治、药物抗癌以及生物科技等许多方面。

肺癌脑转移并非纯从头痛等症状判断用药，而应以适应脑的特定生理和病位；以年龄大小、病程长短、治与未治而辨体用药，辨证与辨病结合，综合用药，以求良好疗效。

关键词：肺癌　脑转移　野生毒菌治疗

1. 资料和方法

1.1 基本资料

患者王家明，男，52岁，北京市朝阳区人。2009年9月在无任何诱因情况下出现头疼症状，自服药物（不详）未见缓解，2009年10月确诊为脑瘤，于2009年10月10日行开颅术，病理检查为转移瘤，经查，确诊肺部为原发灶，化疗3个疗程，出现食欲下降、饮食量减少、恶心、呕吐、腹胀等症状，查CEA值为52（0～5ng/ml），又于2010年1月行右肺切除术，术后经中西医结合治疗，2010年5月查：CEA值为75（0～5ng/ml），2010年9月查CEA值为139（0～5ng/ml），复查后确诊为肿瘤再次脑转移，于2011年1月脑部行伽马刀术，同年5月行全脑放疗，放疗中，其妻子7月份前来我院求诊，代述：患者头痛剧烈，伴抽搐，呕吐呈喷射性，意识不清。CT示：颅内积液。经甘露醇静滴治疗未见明显好转，医院已告知不能再进行手术治疗。

1.2 治疗方法

野生真菌配方：苦白蹄、毛革盖菌、蝉花、红缘层孔菌、桑黄等15种药用真菌。10剂，水煎服每日一剂，每天4次。服用野生真菌配方10天，代述：仍在放疗中，症状未见明显改善。于原方加入毒菌毒蝇伞一味，服用10剂，水煎服每日一剂，每天4次。10剂服完，代述：抽搐发病频率减少，喷射性呕吐缓解，仍头痛。于前方加入毒菌毒红菇一味，16剂，水煎服每日一剂，每天4次。2011年8月其妻子代述：抽搐、呕吐症状消失，乏力，尤以右侧为甚，站立不稳，言语表达不清，生活不能自理。于上方加入毒菌胶陀螺、桦褶孔菌二味，30剂，水煎服每日一剂，每天4次。药后症状大减，仍由其妻子前来取药代述，遵上方加蜜环菌、硫黄菌二味，30剂，水煎服每日一剂，每天4次。

2. 结果

患者自行前来复诊取药，自述抽搐、呕吐不再复发，语言流利，交谈无碍，双目灵活，视力良好，生活完全自理，出行自行开车。查CEA值为3（0～5ng/ml），CT示：颅内积液消失。患者从2011年7月开始服用真菌配方，至今已有7月时间，生命体征稳定，已开始进行正常工作。

3. 讨论

3.1 西医对肺癌脑转移的认识

肺癌脑转移是临床常见而严重的病情，也是肺癌治疗失败的常见原因之一。小细胞肺癌在作出诊断时约有20%的患者已有脑转移，而在小细胞肺癌患者的死亡病例尸检中脑转移发生率高达80%。非小细胞肺癌患者在病程中约有30%左右发生脑转移，其中以大细胞未分化癌和腺癌较多见，鳞癌次之。据近年文献记载，脑转移瘤不作治疗者中位生存期只有4周，全脑放疗中位生存期3～6个月，单纯外科手术治疗中位生存期约为5个月。自60年代起，肺癌脑转移的主要治疗手段就是手术或全脑放射治疗。

肺癌脑转移的原因是因为脑血管与供应大脑的椎动脉、静动脉丛之间存在大量的吻合支，致使肺癌细胞可以不经肺毛细血管的过滤作用，直接经心脏、颈动脉至脑而发生血液转移，目前对于肺癌脑转移患者的根本的治疗为全脑照射配合口服替莫唑胺治疗。放射治疗后由于被照射的脑组织发生水肿、病灶内组织坏死及血管改变可使颅内压升高症状加剧。

γ刀治疗是局部的放射治疗，受到照射范围的限制，对某些多发和单发病灶能缓解症状，但对CT、MRI不能发现的微小转移，不能有效地抑制，使放射后短期发生新的转移，由于脑组织娇嫩的特性限制了放射的剂量，一疗程照射后很难再进行疗程照射，因此对新发生的病灶治疗较为困难。

3.2 中医对肺癌脑转移的认识

肺癌脑转移发病急骤，病位在脑窍。但从整体观念辨证分析，涉及肺、肝、肾、脾等多个脏腑功能的失调，见证多端，而其病机重点在于气血失调，瘤毒乘虚入窍。病机的中心环节则在瘤毒循经入脑之后，瘀热阻窍为患，此亦本病主要证型。

首先，如先天禀赋不足，后天失于调养而致肾精亏虚；或长期患病，久病及肾，损耗肾元；或者用脑过度、入房太甚，损伤原精。以上原因皆可导致精血黯耗，不能荣养脉络。另一方面可使脑络脆弱，若瘤毒侵犯，即易于感邪，病邪循经窜脑。则出现脑部病变的症状。张景岳指出："本皆内伤积损颓败而然。"因此本病的发病又以肺癌久病之人及不识摄身发病尤多，以上皆提示精血亏耗是发生本病的重要病理基础。

另外，饥饱失宜或形盛气弱，中气亏虚，脾失健运，湿聚生痰，汇于脉络。痰郁化热，阻塞清窍，热灼血液，均可致血行瘀滞，痰瘀胶结，痰热相搏，日积月累，脑络渐伤。再如患者患病之后长期紧张，情绪焦虑、抑郁，不能自拔。致肝失疏泄，导致心肝郁火，气血失调。而情志不畅，肝气久郁，气有余便是火，另外五志过极皆能化火，黯灼阴血，煎熬津液，造成血分郁热，津伤液耗，最终络热血瘀，脑络暗损而发病，致使毒邪骤然入侵。

诱因虽与病因有相似的一面，但诱因之情志、劳逸、吸烟、餐饮等造成的气血失调往往变化剧烈，其来迅速。而病因中相应因素造成的气血失调往往是作用长而持久，变动的程度较小而缓，其来也渐，所以内伤积损、气血失调是肺癌脑转移发病的内在基础，而具体诱因则是发病的条件。

但中药对于肺癌脑转移无明显治疗作用，因为成分复杂，药物分子难以透过血脑屏障，即使少量透过也远远达不到有效浓度。

3.3 毒菌配合野生真菌治疗肺癌脑转移的临床分析

患者王家明，原发病灶在肺，突然出现剧烈头疼，确诊为脑转移后虽经手术，放疗，化疗，中西医结合治疗，效果并不理想，反而日趋严重。使用毒菌配合野生真菌治疗后，所有症状基本消失，从配伍情况来看，前后总共使用毒菌达五种之多，即苦白蹄、毒蝇伞、毒红菇、胶陀螺、桦褶孔菌。在前方未使用毒菌或使用毒菌药味较少的情况下，未能收到预期的疗效，直至使用毒菌至五种以后，方收奇效。首先，药用真菌中毛革盖菌善疗肺疾、止咳、化脓、生肌，对小白鼠肉瘤180和艾氏癌的抑制率分别为90%和80%；蝉花具有抗肿瘤、提高机体免疫、调节中枢神经作用；红缘层孔菌祛风除湿，主风寒湿痹，关节疼痛；桑黄利五脏，软坚，排毒，止血，活血，强化免疫力，诱导癌细胞自行死亡，抑制癌细胞的增殖及转移，减轻化疗和放疗的副作用，缓解癌症患者特有的疼痛，预防、避免癌症的复发；木蹄层孔菌能消积、化瘀、解热、抗癌，子实体提取物对肉瘤S-180抑制率达80%，用于治疗各种肿瘤；茯苓具有渗湿利水，健脾和胃的功效；猪苓利水渗湿，治小便不利等症；假芝利尿通淋、补肾；肉球菌清热解毒，抗肿瘤。松针层孔菌用于各种癌症，可改善患者的症状，增加食欲和体重、减轻疼痛，有时可见肿瘤缩小、胸腹水减少。可明显提高患者的细胞免疫功能，延长肿瘤患者的生存期，明显改善生存质量，是所有真菌中治疗癌症效果最好的品种，子实体提取物对小白鼠肉瘤180及艾氏腹水癌的抑制率均达100%，硫磺菌性温，味甘，能调节肌体，增进健康、抵抗疾病。对小白鼠肉瘤180和艾氏癌抑制率分别为80%和90%。蜜环菌对小白鼠肉瘤S-180的抑制率为70%，对艾氏腹水癌的抑制率为80%。可代替天麻使用。以上真菌配伍，无论从西医或是中医的角度，均已算基本完善，所包含的治疗方法以抗肿瘤，利水，增强免疫，活血化瘀，促进神经传导等，但收效甚微。加入毒菌后，疗效立显。

其中为多孔菌科真菌药用拟层孔菌的子实体（Fomitopsis officinalis Bond. et Sing.）苦白蹄全草含羊毛甾醇（lanosterol），硫色多孔菌酸（sulphurenicacid），齿孔酸（eburicoicacid），去氢齿孔酸（dehydroeburicoicacid），齿孔醛（eburical），齿孔醇（eburicol），齿孔二醇（eburicodiol），16α-羟基齿孔酸（tumulosicacid），去氢齿孔酮酸（dehydroeburiconicacid），及苦白蹄酸（officinalicacid）。能温肺化痰，降气平喘，活血消肿，解蛇毒。子实体提取物对小鼠S-180具有抑制活性的作用。其原发灶在肺，故取苦白蹄治肺之功，其虽为毒菌，但同时能解蛇毒，再此基础上，以此试解癌毒；胶陀螺科胶陀螺（Bulgaria inguinans (Pers.) Fr.）有人采食，但有人食后中毒，发病率达35%。此菌含过敏性物质可能经研究用于医药等方面，对移植S-180和H22小鼠的肿瘤生长有明显的抑制作用。此菌在解毒方面有其独特的功效。真菌类担子菌纲多孔菌目多孔菌科桦褶孔菌（lenzites betulina fr.），桦褶孔菌是山西中药“舒筋丸”原料之一，治腰腿疼痛，手足麻木、筋络不舒，四肢抽搐等病症。能追风、散寒、舒筋、活络。子实体甲醇提取液对小白鼠肉瘤180抑制率为23.2%~38%，另报道为90%，对艾氏癌的抑制率为80%。因患者肢体不利，故用此菌舒筋活络；红菇科毒红菇（Russula emetica (Schaeff. : Fr.) Pers. ex S. F. Gray）经小白鼠试验，以每公斤体重用蘑菇20克的提取液在腹腔内注射。死亡率80%左右。对小白鼠肉瘤180的抑制高达100%，对艾氏癌的抑制率达90%。毒蝇伞（学名：Amanita muscaria），又称毒蝇鹅膏菌、蛤蟆菌，英文俗称fly agaric或fly Amanita，是一种含有神经性毒害的担子菌门真菌，鹅膏菌属之一，毒蝇伞包含了一些生物的有效成分，至少有两种，蝇蕈素（muscimol）和鹅膏蕈氨酸（ibotenic acid），是已知的精神刺激物质。该菌可药用，子实体的乙醇提取物，对小白鼠肉瘤S-180有抑制作用。此菌利用其特有的对精神刺激作用，已达到醒脑开窍之功，载药上行。五种毒菌配合上几味药用真菌，共奏抗肿瘤，杀灭肿瘤，解毒，增强免疫，醒脑开窍之功，即标本同治。通过使用毒菌的前后对照，证明了毒菌的临床效果和价值。

4. 总结

脑转移的全身用药需要针对患者病情的类型而定，但要看药物是否能透过血脑屏障。探讨“治未病”思想在预防肺癌脑转移中的应用。根据肺癌转移时多为阴虚证和气阴两虚证的辨证特点，结合肺癌发生转移时的病机变化特点，利用野生真菌与毒菌配合使用可能是治疗肺癌脑转移的一种新的途径。

病案举隅——浅论野生药用真菌治疗肺癌骨转移的用药思路

Example of Medical records——Discussion on the medication thought of Wild medicinal fungus treat bone metastasis of lung cancer

北京陈康林野生真菌研究院　陈康林

Bei jing Chen Kang-lin wild fungi institute　Chen Kang-lin

摘要：分析肺癌骨转移的病因病机，从辨证论治、利用专药，结合现代医学和药理研究，古今结合，为肺癌患者和肺癌骨转移的患者治疗提供参考。

Abstract: Analysis bone metastasis of lung cancer' s pathogenesis, Comprehensive dialectical treatment, use special medicine, modern medicine and pharmacology research, ancient and modern, provide reference treatment for lung cancer and bone metastasis of lung cancer patients.

关键词：野生药用真菌 肺癌 手术后 化疗后 复发转移

Key words: Wild medicinal fungus Lung cancer Postoperative After chemotherapy Recurrence and metastasis

1. 一般资料

患者吕炳昌，男，64岁，北京人，2007年7月因咳血入院，经查确诊为肺癌，于2007年7月10日行右上肺叶切除术，术后病理示腺癌，术后行GP方案辅助化疗4周期；2009年11月因出现咳嗽、咳痰、发热、痰中带血第二次入院，胸部CT示右下肺背段软组织病变，转移灶不除外，随后行右肺下叶背段楔形切除术，术后病理示腺癌，后胸壁送检增生的纤维组织内可见散在癌细胞浸润，术后行化疗方案。2010年因反复发热、身体消瘦入院，诊断：右上肺腺癌右肺上叶切除术后，右下肺转移楔形切除术后，右侧胸壁转移。服用特罗凯，因反复高烧、身体虚弱、行动困难而停止服用。

患者于2010年4月前来我院初诊，见：由其夫人搀扶进入，行走吃力，步履蹒跚，呼吸急促，面色黧黑，肌肤甲错，自述患病以来，身体急剧消瘦，咳嗽、咳血、胸痛，毫无食欲，行动困难，常卧床懒言，畏寒。诊断：中医诊断：肺积、胸痛。西医诊断：肺癌术后骨转移。

检验报告：

2010年1月31日：NSE：16.95ng/ml（0~17）

2010年2月25日：NSE：18.29ng/ml（0~17）

2010年3月30日：NSE：44.14ng/ml（0~17）

2. 治疗方法

野生药用真菌配方：东方栓菌、马勃、灵芝、竹黄、猪苓、紫丁香蘑、柱状田头菇、毛蜂窝菌等16种药用真菌，水煎服，每日一剂。

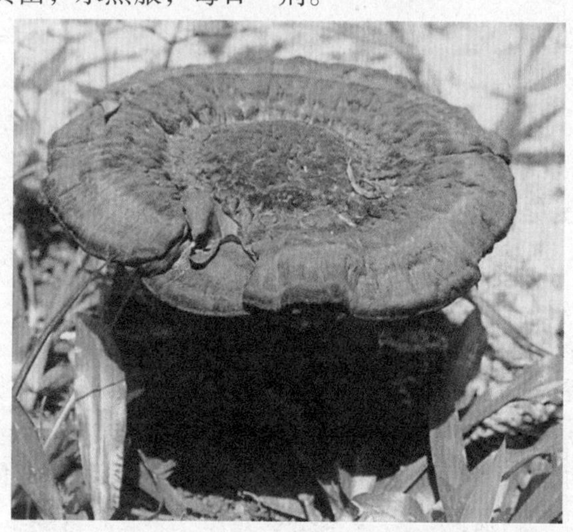

假芝 Amauroderma rudis

3. 结果

服用16剂，由其夫人陪同前来复诊，不见搀扶，已能独立行走；自述服用野生药用真菌配方4天，食欲明显好转，体力增加；咳嗽，胸痛，咳血。继上方稍作调整，继续服用。

服用30剂后复诊，自述食欲大增，已有饥不择食感，体重增加，面色好转，但仍咳嗽，胸痛，咳血。守方调整，嘱继续服用，适量运动。

半年后其体重增加7kg，面色红润，胸痛消失，咳嗽、咳血明显减轻，不再畏寒。

服用8个月后，咳嗽、咳血消失。已如常人。至今随访无碍。

实验室检查：

2010年4月13日：NSE：11.02ng/ml（0~17）

2010年7月21日：NSE：12.11ng/ml（0~17）

2010年10月20日：NSE：13.10ng/ml（0~17）

2011年2月23日：NSE：9.53ng/ml（0~17）

4．分析

肺癌是最常见的肺原发性恶性肿瘤，绝大多数肺癌起源于支气管黏膜上皮，故亦称支气管肺癌。近50多年来，世界各国特别是工业发达国家，肺癌的发病率和病死率均迅速上升，死于癌病的男性病人中肺癌已居首位。

骨是肺癌转移的好发部位，肺癌骨转移的发生率与部位和原发癌的病理类型有关。腺癌骨转移发生率最高，其次为小细胞肺癌和鳞癌。骨转移的病灶以多发为主。其好发部位依次为：肋骨、胸椎、腰椎、骨盆；腺癌以胸部及骨盆转移为主。肺癌骨转移以腺癌为主，又常侵犯肋骨及胸椎。其原因可能与腺癌多发生于肺的周边，易造成直接侵犯而累及肋骨及胸椎。另外，肿瘤细胞经血液循环到达骨骼，也易在含红骨髓的躯干骨生长和繁殖，而较少在含黄骨髓的四肢长骨生长。

肺癌在中医认为其病理是正气不足，邪气踞之，积之成也。即邪毒内侵袭肺，郁结胸中，肺气郁，宣降失司，若肺气虚则气滞而血瘀，久而成块；若脾气虚则所生之痰湿与外邪凝结，亦成肿块；肾气不足，脾不运化，肺脏津液乏源，若遇热毒，津液凝聚成痰，与气血相搏，成为肿块。肿块在气道侵犯肺脏之脉络则咳嗽，或有痰，或带血，甚则咯血不止。若邪积增大，阻塞气道，气不能通畅，以致气短或气憋。若病期日久，邪积剧增，痰湿阻塞，毒邪更甚，可蕴酿发热，肺气继而不固，出现恶寒、汗出等症状。

总之，本病是因虚而得病，因虚而致实；虚为病之本，实为病之标。一般在早期常表现为咳嗽、咳血、胸闷、胸痛、发热、气急、声嘶、呼吸困难以及肿瘤引起的阻塞、压迫和转移等症状。肿瘤发展到一定阶段就可能侵犯或压迫纵隔神经、喉返神经和上腔静脉，使患者出现呛咳、呼吸困难、声音嘶哑等症状。若治疗不及时肺癌容易发生扩散转移，临床多可转移至脑、肝脏、骨骼及肾脏等重要器官，引起诸多不良症状和体征，危机患者的生命。

骨转移瘤属于中医文献中的“骨瘤”“骨蚀”“骨瘘疮”“骨疽”“骨痹”等范畴。《外科正宗》中提到：“其患坚硬如石，形色或紫或不紫，推之不移，坚硬于骨，形体日渐衰瘦，气血不荣；甚者寒热交作，饮食无味，举动艰辛，脚膝无力。”清代《外科证治全书》：“又有贴骨瘤，贴骨而生，极疼痛。”疼痛有虚实两个方面，即“不通则痛”和“不荣则痛”，前者多因实性病理产物所致，后者多见于虚证。“不通则痛”系由于外邪侵犯机体，正邪交争于体内脏腑经络，影响机体的功能，使气体升降失常，气滞血瘀，瘀阻脉络，凝聚成块，不通则痛。“不荣则痛”则是因为肿瘤日久，邪伤正气，气血虚弱，无法荣养脏腑经络，不荣则痛。

其中东方栓菌补精益髓、益肾、止痨嗽，对小白鼠肉瘤180和艾氏癌的抑制率为80%

~100%；马勃辛、平、清热解毒、利咽、止血；灵芝归心、肺、肝、肾经，主治虚劳、咳嗽、气喘、失眠、消化不良，恶性肿瘤等。灵芝是最佳的免疫功能调节剂和激活剂，它可显著提高机体的免疫功能，增强患者自身的防癌、抗癌能力，灵芝可以通过促进白细胞介素-2的等内源性抗癌物质的生成，通过促进单核巨噬细胞的吞噬功能，通过提升人体的造血能力尤其是白细胞的指标水平，以及通过其中某些有效成分对癌细胞的抑制作用，成为抗肿瘤、防癌以及癌症辅助治疗的优选药物；竹黄淡、平，祛风除湿，活血舒经，止咳；猪苓味甘、淡，平，归肾、膀胱经，利水渗湿，能明显增强对异型脾细胞迟发型超敏反应以及促进异型脾细胞激活细胞毒T细胞（CTL）对靶细胞的杀伤，CTL是机体免疫监视的重要效应细胞，在肿瘤免疫中具有关键作用；紫丁香蘑对小白鼠肉瘤180的抑制为90%，对艾氏癌的抑制率为100%，该蘑菇会有维生素B1，能调节机体糖代谢，促进神经传导；柱状田头菇改善肾功能，对小白鼠肉瘤180及艾氏癌的抑制率分别为90%和80%；毛峰窝菌温、平，无毒，宜肠，健胃，止酸，治胃气痛；桦褶孔菌追风散寒、舒筋活络，对小白鼠肉瘤180和艾氏腹水癌的抑制率分别为90%和80%；红缘层孔菌微苦、平，祛风除湿，舒筋活络；松针层孔菌用于各种癌症，食道癌、胃癌、结肠癌、肺癌、乳腺癌、子宫癌等，可改善患者的症状，如增加食欲和体重、减轻疼痛，有时可见肿瘤缩小、胸腹水减少，可明显提高患者的细胞免疫功能，延长肿瘤患者的生存期，明显改善生存质量，子实体含齿孔酸等活性物质，是所有真菌中治疗癌症效果最好的品种，子实体提取物对小白鼠肉瘤180及艾氏腹水癌的抑制率均达100%；云芝甘、淡、微寒，归肝，脾，肺经，健脾利湿，止咳平喘，清热解毒，抗肿瘤；肉球菌苦、寒，入肝经，清热解毒；树舌微苦、平。入脾、胃二经，开郁利膈、清热化痰、化积、止血止痛，调节机体免疫，抗肿瘤，对小白鼠肉瘤180的抑制率为64.9%；假芝甘、淡、平，归胃、肾二经，补肾，消食；硫磺菌性温、味甘，能调节肌体，增进健康、抵抗疾病，对小白鼠肉瘤180和艾氏癌抑制率分别为80%和90%。方中松针直接抗癌，东方栓菌、马勃、云芝、灵芝针对肺部本身治疗有直接作用；而东方栓菌肺肾双治，补肾益髓，与假芝、柱状田头菇、硫磺菌合而益肾，再配以桦褶孔菌、红缘层孔菌、紫丁香蘑活血通络。同时因肿瘤患者大都情绪悲观，易肝气郁结，故配伍树舌以开郁利膈，久病体虚，硫磺菌、灵芝等又善补虚，再配伍健胃消食之品恢复其胃气，胃气恢复则得生机。

究其原因，患者病程日久，久病及肾，肺与肾本为金水相生之关系，肺病日久，肾水失其母，则迁延致病；肺叶娇嫩，不耐寒热，易被邪侵，故又称“娇脏”。肺的主要生理功能是主气、司呼吸，主宣发肃降，通调水道。肾藏有“先天之精”，为脏腑阴阳之本，生命之源，故称为“先天之本”。其主要生理功能是藏精，主水，主骨生髓，主纳气，主生长发育与生殖。肾脏受损则骨失所养，髓海不足则易发病。患者病位在肺肾，故治疗从肺肾入手，兼及他脏，立益气养阴、祛瘀止痛、解毒止咳、补肾生髓之法，方奏大功。

自拟野生药用真菌配方治疗肝癌介入术后的探讨

The discussion of wild medicinal fungus formula on treating liver cancer after interventional therapy

陈康林
（北京陈康林野生真菌研究院，北京，100700）

【摘　要】目的：观察用自拟野生药用真菌配方治疗肝癌介入术后的疗效。方法：用自拟野生药用真菌配方进行治疗。结果：患者服用自拟野生药用真菌配方后，AFP、肝功均降至正常，能独立进行和完成社会活动。结论：自拟野生药用真菌配方有非常显著的疗效。

【关键词】肝癌；介入；自拟野生药用真菌配方治疗

【Abstract】Objective：To observe the clinical effect of wild medicinal fungus formula on treating liver cancer after interventional therapy. Methods：Using self - made wild medicinal fungus formula to treat liver cancer. Results：Patients after taking the wild medicinal fungus formula，AFP and liver function both returned to normal，they can complete social activities independence. Conclusion：Self - made wild medicinal fungus formula has a significant clinical efficacy.

【Keywords】Liver cancer；Interventional therapy；Self - made wild medicinal fungus formula for treating

肝癌是我国常见的恶性肿瘤之一，可发生于任何年龄，以40～49岁最多，男女之比为2～5∶1。介入是目前非开腹手术治疗肝癌的首选方法，其疗效已得到肯定。但部分患者实施介入术后并不可以逆转患者肝癌分期，给患者身心带来很大的痛苦，致使患者身体衰弱，病情加重。我院经采用自拟野生药用真菌配方治疗肝癌介入术后但病情没有得到明显改善的患者，取得了满意的疗效。

1. 一般资料

患者甲，男，50岁，公务员。21岁时因长期乏力，检查后确诊为乙肝大三阳，服用中药两年，乏力愈甚停止治疗；1993年因身体极度不适入院，确诊为肝硬化腹水，行脾切除术；2005年确诊为肝癌，经多家医院治疗效果不明显，先后行8次介入术，准备进行第9次介入术时医生拒绝为其手术，并告知只有3个月存活时间。经人介绍于2010年4月前来我院就诊，见：身体极度消瘦、面色萎黄；自述肝区疼痛、乏力、纳呆食少。查：AFP8961.00μg/L，总蛋白83.1μmol/L，γ-谷氨酰转肽酶74.5U/L，CT示：肝癌伴门静脉癌栓形成介入治疗后；肝硬化、少量腹水；脾脏切除术后改变、副脾；腹主动脉旁小结节；门静脉海绵样变性。

2. 治疗方法

自拟野生药用真菌配方：松针层孔菌，桑黄，树舌，云芝，桦褐孔菌等14种药用真菌，水煎服，每日1剂。以此方为基础随症。

3. 治疗结果

服用半月，食欲增加，面色改善，查：AFP4536.00μg/L，天冬氨酸氨基转移酶43.0U/L，γ-谷氨酰转肽酶，69.6U/L。患者信心大增，继续服用野生药用真菌配方。2010年6月18日查：AFP4291.00μg/L，γ-谷氨酰转肽酶97.0U/L，天冬氨酸氨基转移酶40.7U/L；2010年7月28日查：AFP491.00μg/L，γ-谷氨酰转肽酶6.9U/L，天冬氨酸氨基转移酶

31.1U/L；2010 年 10 月 6 日查：AFP8.79μg/L，肝功（-）；2010 年 11 月 30 日查：AFP7.19μg/L，肝功（-）。每月复查，AFP 均未见升高，肝功时有升高，但很快降至正常。至 2010 年 12 月 21 日查：AFP7.08μg/L，肝功（-）。2011 年 4 月，身体健壮，每日饮酒，随访至今无碍。

4. 讨 论

近年来，肝癌已经成为危害社会和人类健康的一大疾病之一，它给人类带来了极大的痛苦和困扰。根据 NCCN 美国癌症治疗指南，介入治疗已经被公认为中晚期肝癌的首选治疗，也是目前非开腹手术治疗肝癌的首选方法。但患者冯子明在接受介入后，疾病未能得到有效的控制，最后医生已拒绝为其再做治疗，在经过运用辨证和辨病治疗后，运用自拟野生药用真菌。配方治疗达到了满意的疗效。祖国传统医学认为，肝癌以脏腑气血亏虚为本，气、血、湿、热、瘀、毒互结为标，主病在肝。脏腑气血亏虚，痰凝血瘀，六淫邪毒入侵，邪凝毒结；七情内伤，情志抑郁等，可使气、血、湿、热、瘀、毒互结而成肝癌。其中又以忧思抑郁、脾虚湿聚、湿毒外侵为主要病机。肝主疏泄，调畅气机，故一身之气机畅达与否主要责之于肝。若情志久郁，疏泄不及，气机不利、气滞血瘀，是肝癌形成的主要原因之一。正如《素问·通评虚实论》说："膈塞闭绝，上下不通，则暴忧之病也。"酒食所伤，脾胃受损，脾虚则饮食不能化生精微，聚湿为痰，炭阻血瘀，日久形成肝癌。《卫生宝鉴》说："凡人脾胃虚弱或饮食过常或生冷过度，不能克化，致成积聚结块。"《医宗必读》也说："积之成也，正气不足，而后邪气踞之。"湿热毒邪，从外而入，瘀阻于肝，日久形成肝癌。

总之，肝癌病位在肝，与肝、胆、胃密切相关。其病机复杂，统而言之为正虚于内，邪毒凝结。故病症危重，防治棘手。肝癌治疗最主要的目标是根治，其次是延长生存期，为达到此目标，故方中选用松针层孔菌对病治疗，松针层孔菌用于各种癌症，食道癌、胃癌、结肠癌、肺癌、乳腺癌、子宫癌等，可改善患者的症状，如增加食欲和体重、减轻疼痛，有时可见肿瘤缩小、胸腹水减少，亦可明显提高患者的细胞免疫功能，延长肿瘤患者的生存期，明显改善生存质量，子实体含齿孔酸等活性物质，是所有真菌中治疗癌症效果最好的品种，子实体提取物对小白鼠肉瘤 180 及艾氏腹水癌的抑制率均达 100%，故选用松针层孔菌直达病所；桑黄能利五脏，软坚，排毒，止血，活血，和胃止泻。主治症瘕积聚，癖饮，脾虚泄泻。因病属癥瘕积聚范畴，而晚期肝癌、肝硬化易诱发出血，故选用桑黄除活血外，尚能止血，防止活血太过。现代研究证实桑黄能够提高人体的免疫力，减轻抗癌剂的副作用，所以可用来辅助肿瘤病人的放疗和化疗，强化免疫力，诱导癌细胞自行死亡，抑制癌细胞的增殖及转移，减轻化疗和放疗的副作用，缓解癌症患者特有的疼痛，阻止溃疡、息肉、良性肿瘤等恶变为癌症，预防、避免癌症的复发，抗肝纤维化，促进肝细胞再生。

树舌微苦，平。入脾、胃二经。开郁利膈。患者病变部位在肝，渐及脾胃，病久长期处于抑郁状态，故选用树舌疏肝解郁，抑木扶土。云芝甘、淡、微寒，归肝、脾、肺经，健脾利湿，清热解毒，抗肿瘤。茯苓性味甘、淡、平，入心、肺、脾经。具有渗湿利水，健脾和胃，宁心安神的功效。茯苓之利水，是通过健运脾肺功能而达到的，肝病及脾胃，脾失健运，则水湿运化失调，胃不和则寝不安，云芝配茯苓共奏健脾化湿之功，并宁心安神；桦褐孔菌对多种肿瘤细胞有明显的抑制作用，防止癌细胞转移、复发，增强免疫能力，促进健康，并且用于配合恶性肿瘤患者的放疗、化疗，增强病人的耐受性，减轻毒副作用；竹黄淡、平，祛风除湿，活血舒经；白囊耙齿菌治疗浮肿，腰痛等症，具有调节免疫作用，如增强单核巨噬细胞系统功能，增强细胞免疫功能，促进细胞因子产生，增强体液免疫反应等；假芝归肾，膀胱经，能补肾纳气，温化膀胱；猪苓味甘、淡，平，归肾、膀胱经，利水渗湿，治小便不利，水肿、泄泻，淋浊。上三味与茯苓相配，利水渗湿，温化膀胱，补肾益气，利水而不伤阴，马勃性平味辛，清肺，利咽，解热；与云芝相伍，清肺宣肺，肺为水之上源，又增强猪苓、茯苓利水之功；硫磺菌性温，味甘，能调节肌体，增进健康、抵抗疾病。对小白鼠肉瘤 180 和艾氏癌抑制率分别为 80% 和 90%。

久病多虚多瘀，患者长期纳呆食少，身体消瘦，正气不足，故已硫磺菌固气扶正；木蹄层孔菌微苦，性平，消积化瘀，对小白鼠肉瘤 180 的抑制率达 80%，患者脾胃虚弱，脾失建运，故以木蹄层孔菌消食导滞，以防虚虚之患；灵芝性味甘平入五脏肾补益全身五脏之气，灵芝是最佳的免疫功能调节剂和激活剂，它可显著提高机体的免疫功能，增强患者自身的防癌、抗癌能力，其味甘、平，归心、肺、肝、肾经，主治虚劳、咳嗽、气喘、失眠、消化不良，恶性肿瘤等。动物药理实验表明：灵芝对神经系统有抑制作用，循环系统有降压和加强心脏收缩力的作用，对呼吸系统有祛痰作用，此外，还有护肝、提高免疫功能。以上真菌配伍，从患者病因病机入手，分别对主症和从症进行辨别，配方中的大多数药用真菌对恶性肿瘤（癥瘕积聚）有较好的抑制作用，在抑制肿瘤的同时，尚有其他功效，如补益肺肾，补益气血等。肿瘤不但带给患者身体上的痛苦，更是在精神上带给患者无限的绝望，所以治疗时在抑制肿瘤的同时，更应照顾患者的情绪，常应配合疏肝解郁之品，本病发病多兼及他脏，治疗时还应辨清寒热虚实，治疗方能奏效。

附：配方说明：一般剂量：松针层孔菌，桑黄，树舌，云芝，桦褐孔菌，竹黄，白囊耙齿菌，马勃，硫磺菌，木蹄层孔菌，灵芝，假芝，猪苓，茯苓，水煎服，每日 1 剂。

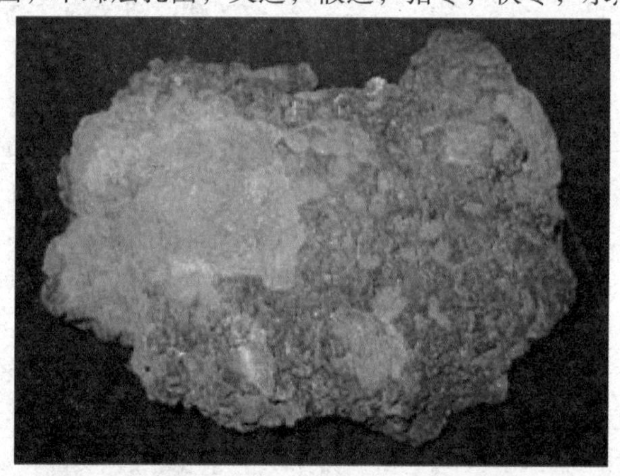

桦褐孔菌 Inonotus obliquus

一般以上各种真菌最大剂量不应超过 40g，松针层孔菌和桑黄作为对抗肿瘤的主要药味，一般剂量应偏大；但临床使用还应按照患者不同的情况酌情使用。一般无腹水情况下应减少猪苓和茯苓的用量，或不使用猪苓和茯苓；肝气不舒者可加大树舌用量；淤血阻滞者可酌情加大木蹄层孔菌用量；有出血倾向者加大马勃用量，气血不足者酌情加大硫磺菌用量，脾肾阳虚者当以白囊耙齿菌等来补益脾肾、温阳化气。肝癌患者一般 3 个月为 1 个疗程。

第十章　生物免疫化疗配方组合在世界肿瘤治疗中的地位和作用

尽管现代医学手术、放疗、化疗等几大经典疗法对肿瘤的治疗存在着许多不足，但由于药用真菌与西医在世界卫生领域的格局差异，导致肿瘤治疗中，药用真菌的定位在历史的惯性下存在着不清楚的情况。同时，我们看到现代高新科技发展日新月异，如基因、免疫、氩氦刀等已经用于肿瘤临床治疗，但肿瘤的发病形势依然严峻，临床疗效也不尽人意，世界范围内的肿瘤发病率和死亡率仍在不断增加。为此，世界卫生组织（WHO）确定了未来十年的目标，即2006年至2015年间，要把肿瘤和其他慢性病导致的死亡率降低2%，这就意味着到2015年全世界肿瘤导致的死亡率人数累计减少800万。并强调在肿瘤的预防和治疗方面，必须消除发达国家与发展中国家之间存在的巨大差异。而要实现这个目标，世界肿瘤的防治必须要真正摆脱"生物治疗模式"，向"以防为主"及"以人为本"的综合治疗模式转变。

一、准确的定位

近十年，药用真菌配方组合（生物免疫化疗）治疗肿瘤的探索研究发现，治"有形"之瘤西医有一定的长处，但对"未成形"之瘤的发生，肿瘤根治后的复发、转移、防范、解决放疗和化疗的巨大毒副作用，手术后抗生素的失效和耐药性问题，老年和难治性肿瘤治疗，以及与癌和平共处、带瘤生存等方面，药用真菌配方组合则有着更广泛的用武之地，特别是作者发明了治疗肿瘤的九种发明专利中药之后，在药用真菌治疗肿瘤方案中这九种发明专利也逐渐跃居主角之位。

（一）纠治癌前病变

我们知道从致癌物参与人体代谢，到癌症的启动、促进、DNA损伤修复进入到癌前病变阶段，从癌前病变细胞的非典型增生发展成原位癌，大概需要8－10年的时间，这一漫长的发展阶段为我们提供了足够的时间和机会采取一些干预措施，或阻断其发展，或使其在癌瘤尚未"成形"之前逆转，真正从癌症发生源头上去遏制住癌症的生长，或最大程度地推迟恶性肿瘤的发生时间，我们认为这在药用真菌肿瘤防治中具有重要的战略地位。我们在实践中就发现，很多癌前病变的患者，他（她）的肿瘤标志物很高，使用一段时间的野生药用真菌配方组合后，很快肿瘤标志物就降到了正常值。晋·葛洪在《肘后备急用》中指出："凡症坚之起，多以渐生……"，就强调了肿瘤的发生是一个阶段性的渐生过程，是一定病变基础上渐进性发展结果。它符合现代临床肿瘤发生的实际情况，"渐生"的癌变基础与肿瘤的发生与发展有着密切的关系，它是肿瘤出现的"温床"，是肿瘤之所以形成的"培养基"。尽管癌变基础与癌症之间的关系，还存在着许多不确定性，但分析研究它们之间的关系，并密切注意这些关系，都是至关重要的。诚如宋代医家所言，各类癌症"早治得生，迟则内溃肉烂，见五脏而死"，"若于始生之际，施以治法，尝可有救"。而临床上，及时辨证出这类癌变基础，并施以相应的调整或救治之法，即是防止肿瘤发生的关键。

（二）最大限度地消除放疗、化疗的毒副作用

作为现代医学的主要手段，手术、放疗、化疗在肿瘤治疗中仍然是西医治疗肿瘤的主

要方法。然而，手术、放疗、化疗均属“全面封杀”，在杀死癌细胞的同时，也会将正常细胞杀死，还能导致胃肠功能紊乱、骨髓抑制等毒副反应。据研究，在手术和放疗、化疗中残留的癌细胞更具有坚强的生长特性，一旦具备了合适的环境，它就会比自然生长快200倍的速度生长，同时释放出一些特殊物质，溶解并破坏周围的正常组织，进入血液而转移复发。因此，合理地运用药用真菌配方组合，既可减毒增效，又可保护正常免疫功能的白细胞，使之少受损伤，还可一定程度解决化疗药的耐药性和毒性，尽快修复化疗的创伤。药用真菌应当致力于成为肿瘤已被手术或放疗根治或化疗完全缓解后，防止复发或转移及巩固其疗效的辅翼。临床上，我们经常接诊的是复发、转移的患者，放疗、化疗期间出现的食欲差、呕吐、腹泻，化疗中出现的白细胞降低，乳腺癌放疗后并发上臂水肿、色素沉着，白血病患者发热、使用抗生素无效等病患，尤其要回答患者在两次放疗、化疗间歇应该作如何治疗等问题。实际上，放疗、化疗的毒副作用使人体无法承受连续的治疗，在治疗过程中要设置间歇，目的是以待机体恢复。从大量的临床研究结果来看，这一期间的治疗实际上十分重要，因为放疗、化疗次数越多，药量越大，毒性就越大，免疫功能和整个机体状态也就越降越低，就越不能调控癌细胞的增殖，从而难以阻止转移复发，这也是为什么我们在临床中常常见到很多肿瘤病人边化疗、边复发、边转移的原因。长期的临床实践使我们得出重要的经验，即放疗、化疗间歇期，患者应该运用药用真菌配方组合来抑制肿瘤发展。增强免疫和消除放疗、化疗所引起的临床症状是治疗的主要环节。

（三）老年和难治性肿瘤的治疗

美国肿瘤协会早在2001年就提出60岁以上恶性肿瘤患者，不提倡做放疗、化疗。老年肿瘤或身体不堪手术、放疗、化疗者，既要补气养阴、保护脏腑、调节脏腑功能，又要排除肿瘤细胞分泌到内脏的有毒物质，激活免疫功能，促进机体功能恢复，来抑制和阻滞癌细胞发展。同时还要施以对症治疗、缓解症状、提高生存质量，并为可持续治疗创造条件。对原本很难根治的肿瘤，如胰腺癌、脑癌、肝癌等这类肿瘤一般对现代疗法不敏感、容易复发转移、或已经转移或复发了的肿瘤又存在着放疗、化疗耐药性或抵抗，则可选择以药用真菌配方组合为主的综合治疗措施。

二、遵循的原则

中医认为，肿瘤的发病是由于机体的正气不足，脏腑功能虚衰，不能及时驱邪外出，导致邪毒留聚而成。即正气与邪气之间的斗争结果决定肿瘤的发病或不发病，其中正气不足是发病的根本原因。古人有“壮人无积，虚人则有之”之阐述。因此，中医治疗肿瘤就特别重视患者正气与邪气之间的关系，在肿瘤早期，患者邪气盛、正气未衰，治疗常以驱邪为主，但驱邪不能伤正；在肿瘤中期，患者正邪交争较甚，多以扶正与祛邪并用，遵循攻补兼施的原则；在肿瘤的晚期，患者正气多已虚衰较甚，癌毒虽仍亢盛，但机体不任攻伐，治疗以大力扶助正气为主，待正气提升后，再以祛邪治疗。而野生药用真菌配方组合的治疗，则兼有西医的优点，即生物免疫化疗的作用，还没有任何毒副作用，同时还有中医的优点，提高患者的免疫系统，并且还有治疗患者各种并发症及消除毒副作用的能力。

（一）科学选择原则

目前肿瘤的治疗方法很多，这些疗法各有自己的适用范围和针对性。况且，大多数疗法还有一些毒副反应，对患者的生存质量有着严重的影响，这就要求在选择这些疗法时，科学性便是第一要义。所谓科学治疗，即是根据循证医学研究所提供的证据，依据疾病的病种、分期、病理性质，兼顾患者本身的体质、心理和经济条件等来确定有效的治疗方案。

尽可能选择疗效相对确凿、损伤相对较少、经济代价相对合理的治疗方法作为首选或主要方法。

（二）综合考虑原则

由于肿瘤是全身疾病在局部的体现，病情错综复杂决定了任何一种单一的治疗均不足以获得十分满意的疗效。即便是最佳的化疗方案，对敏感的肿瘤组织，有效率也只在20% ~50%左右，超过60%的很少，如放疗对鼻喉癌属于首选，最敏感的5年生存率也不过30% ~40%。因此，目前大家已经认识到肿瘤的治疗应以综合治疗为原则，应根据病人的全身情况、心理状态、各脏腑功能、肿瘤的具体部位、病理类型、侵犯范围、发展趋向及病期的早晚，结合细胞分子生物学的特点，有计划的优化和合理地组合现有的各种有效治疗手段，并以最适当的经济费用取得最好的治疗效果为标准。药用真菌就有配合治疗，从而提高疗效，防止转移、杀灭癌细胞的作用或单独使用，对一些晚期患者就可以单独使用，还可以治愈很多今天医学无法治疗的患者，是一种最佳的方法。

（三）调整为先原则

调整为先是指对肿瘤患者，特别是初诊患者或晚期有众多症状或痛苦的患者，应先基于调整其各项机能状态，让其各项机能逐步恢复协调平衡，让患者感到症状有所缓解，人开始感到比较舒服。这当以调整胃纳脾运，开其胃口；调整肠道通畅，使其能畅而排毒，却不至于泻得太过；改善睡眠状态，让其能有个安眠的夜晚等最为重要。其次是稳定其情绪，协调其气体升降。第三则是调整其白细胞偏低，或肝功能有损，或某些癌胚指标有异常。而野生药用真菌配方组合就有调整肿瘤患者的能力。只有调整为先，解决患者当下的一些苦楚，消解一些疑虑，患者抗癌信心才会确立，才会认真而坚定地配合完成较为漫长的治疗过程。

（四）增悦原则

随着医学科学的发展，人们逐渐认识到肿瘤患者具有明确的心身相关的发病机制。心理因素与肿瘤的发生、发展、治疗效果、预后等都有密切关系。肿瘤患者发病后的心理变化与机体的病理、生理改变会相互影响，互为因果。研究表明精神创伤是乳腺癌、子宫颈癌发病的重要危险因素。胃癌患者以内向型性格占绝大多数。失去亲人而造成的抑郁、绝望和难以宣泄的悲哀等心理因素，对肺癌的发病有促进作用。不良的心理因素可能改变机体的免疫状态，抑制免疫系统的功能，减低免疫监视，在致癌因素的作用下，促进肿瘤的发生和发展。因此，服用治疗肿瘤患者的心理疾病的野生药用真菌配方组合，就能使患者改变悲观心情，调整其情绪，使之振奋，激发其与癌症拼搏斗争的奋发精神，取得良好的治疗效果。

（五）适度治疗原则

2003年12月在美国召开的26届圣安东尼奥乳癌研讨会上，专家们提出对乳癌的手术应从过去“最大耐受性的治疗”向“最小有效性治疗”转变。化疗要用最适剂量和程序，而不是单纯追求大剂量。放疗要从传统的包括区域淋巴结的大野照射转向强调目标性，这一趋势的鲜明体现则是在肿瘤治疗要合理性和适度性。临床很多病人正在遭受着“过度治疗”的折磨，如为了手术的干净彻底而任意扩大手术范围，以致手术后生活自理都十分困难。人们早已发现临床上很多肿瘤病人并不是死于肿瘤，而是死于“过度治疗”及化疗耐药性及失效而引起的细菌感染。出现“肿瘤尚未消失，人已经去世了”的现象。那么，野生药用真菌配方组合可以同放化疗配合，增加放化疗的疗效，减轻耐药性及消除毒副作用，从而提高患者的生命质量。可以说合理掌握治疗之度是提高病人生活质量，延长患者生存时间的关键。

（六）个体化原则

个体化原则是指在制订治疗方案时，首先弄清患者的具体情况，以便针对这一患者的一系列的特点，筛选确定有针对这一患者个体特点相对最佳的治疗方案。这些具体特点涉及到肿瘤的部位、临床分期、病理类型，以及依据临床特点对其生物学特性做一个基本的估价。

（七）阶段性原则

在肿瘤发生、发展和演变过程中，由于受到机体各种复杂功能的影响，每个阶段所表现出来的生物学特性是不同的，不同阶段各有不同的治疗侧重点。因此，治疗要讲阶段性。一是治疗期，可根据患者的病史，临床体检所见肿瘤体积的大小、范围和辅助检查，以实验室检查指标等综合分析以确定临床分期，明确肿瘤的大小、形态、范围、有无转移、邻近器官组织受累及全身状态，在不同的阶段来选择相应的治疗方案，以便更加符合肿瘤的生物学特性。治疗期为1.5～2.5年。二是巩固期，要依病种而定。如原发性肝癌，则一般有个修复肝功能、逆转肝硬化、阻止新病灶的难题。故相对的巩固期时间较多，当以3～5年计。三是康复期，应有个终生的观念，重在饮食、行为、心理、社会活动以及药物等作出综合的终生调整与优化。一个合格的野生药用真菌治疗师，一般要先学习野生药用真菌一至二年，再学习西医一至二年，再跟师学习二至三年，在计算机的帮助下就可以单独帮助患者治病了，否则只能是一般的了解者而以。

三、目前最佳的肿瘤治疗模式

经过反复临床实践，中国中西医结合治疗肿瘤的基本框架已经形成，对于早期肿瘤，一般采取西医手术、放疗、化疗与药用真菌配方组合相结合，以最大限度去除癌毒，达到祛邪则正安、防止复发与转移的目的。中晚期病人，则根据病理类型及恶性程度的不同，以扶正培本与辨证调节，结合放疗、化疗及生物治疗等手段，提高生存质量，延长生存期，即使是不能手术或拒绝放疗、化疗的患者，采用药用真菌配方组合治疗仍然可以取得一定的远期疗效，有的患者还可以治愈。这一模式充分体现了药用真菌配方组合在临床治疗中的作用。

正邪相争始终贯穿于恶性肿瘤的发生、发展、复发、转移及并发症发生的全过程，也就是说，人之所以得肿瘤，与其内在正气不足，不能有效抑制癌细胞有着密切的关系。因此，在人的一生中，必须随时注意提高自身的免疫力，使自己远离肿瘤疾病。如果已经患有肿瘤，那么就必须在扶、防、治上下功夫。目前，治疗癌症的主要策略无外乎两大类。一是应用攻击（祛邪）方法直接杀害癌细胞。二是应用防御（扶正）手段，通过提高机体免疫力，从而有效抑制癌细胞的发展。然而，有没有一种更好的方法，既能扶正，又能防止癌细胞的复发和转移，还能杀灭癌细胞呢？经过多年的研究，这种方法已经出现了，这就是癌细胞治疗的扶、防、治理论。这是目前最新的野生药用真菌配方组合治疗方法。

总的来说，不同理论指导下的抗肿瘤疗效不相同，有时截然相反。

（一）早期病患

1. **彻底摧毁**。早期癌症患者，其肿瘤局限于身体的某个部位，肿瘤体积小且未能形成向周围的组织侵犯或远处转移，而且重要的脏器功能和患者的体质状况都基本正常。对于这部分患者，短期内应用较为剧烈的攻击疗法＋野生药用真菌的配方组合（生物免疫化疗)，以期彻底杀灭肿瘤细胞是可行的。例如，一个Ⅰ期乳腺癌患者，其一般身体状况较好，在明确诊断后及时进行根治手术，可以彻底消除肿瘤病症。此后进行一段时间生物免疫化疗，从而既清除癌细胞又使其在短期内，能最大程度地从手术打击中恢复过来，最终获得完全的康复。

2. **画蛇添足**。肿瘤治疗过程中，因顾忌肿瘤的复发和转移，过分地采用一些其实并无必要的攻击疗法，则对患者的身体造成过度的伤害。同样以上述的Ⅰ期乳腺癌为例，如果我们采取术前放疗，应用激进的根治手术方式（不保留胸大肌、胸小肌，从而加大伤口愈合的难度)，术后再进行放疗或化疗的方法，这样的治疗便是过度治疗，不仅增加了患者的痛苦，而且对防止肿瘤的复发、转移并无任何益处。对于这种画蛇添足的治疗方法，应尽快使用野生药用真菌配方组合，以便能弥补其不足。

（二）中晚期病患

1. **同归于尽**。中晚期癌症患者，其肿瘤体积大而且存在着广泛的周围组织侵犯和远隔脏器的转移，而且由于肿瘤的巨大消耗，使得机体的免疫力系统、各重要脏器的功能以及一般的体质状况处于不正常的状态。此时，若要达到彻底消灭癌细胞的目的，必须长时间反复应用剧烈的攻击疗法，然而患者的身体状况却不能承受这种在理论上成立的抗肿瘤治疗。盲目应用攻击疗法的后果是，肿瘤杀伤的疗效不明显，而患者的病情进一步恶化，在这方面的惨痛教训实在太多了。

在肿瘤学科发展的初期，认为癌症是一个以局部病灶发生为主要矛盾的恶性肿瘤。因此，所谓的“根治术”“超根治术”“根治性放疗”“根治性化疗”等名词术语广泛流行，扩大手术范围、提高放疗或化疗的剂量似乎成为提高治疗肿瘤疗效的唯一手段。而且衡量抗肿瘤疗效的标准十分单一，即是否能够达到彻底清除肿瘤病灶。在上述思想的指导下，“只见树木不见森林”的盲目攻击，导致了部分晚期患者的病情恶化甚至死亡，很多患者是肿瘤没有了或缩小了，但生命也结束了。目前，在患者身体状况不佳、体内肿瘤相对较大的情况下应用祛邪攻击法，有可能出现癌细胞与患者生命同归于尽的治疗结果。那么，对于医院采用的根治性放疗和根治性化疗，必须找到对应的办法，即怎样消除各种毒副作用，怎么提高放化疗的疗效，怎样治疗各种并发症，怎样提高调节免疫，而目前唯一可以办到的方法就是野生药用真菌配方组合了。

2. **与狼共舞**。对于晚期病例，当意识到应用目前的医学方法还不可能彻底治愈这一客观事实的时候，与其奋力搏斗，两败俱伤，倒不如来一个“与狼共舞”。这就是目前治疗肿瘤的第二种方法，即扶正方法。对于晚期患者，由于肿瘤的长时间消耗，患者的体质往往很差，无法承受攻击疗法的进一步打击。在这种情况下，选择扶正，提高免疫力的方法，不失为一种选择，能够延长生命，虽然肿瘤未能完全消失，但是患者还是能够在保证生活质量的基础上维持生命。这个方法有个缺点，即肿瘤的继续生长，因为肿瘤是我们身体的异常细胞，在外部扶正的情况下，也提高了肿瘤细胞对外的免疫力，它是正常细胞与异常细胞一起提高的，只是减少了并发症，可以让患者提高生命的质量。作者这二十几年来都在想一个问题：有没有一种更好的治疗之路？作者咨询了国内外很多专家，有的说对肿瘤必须采用“杀”的方法，有的说用“防”的方法，防止肿瘤的扩散、转移就行，还有的说必须扶正。作者同专家们说：肿瘤的最佳治疗方法是扶、防、治。

当作者提出以上理论的时候，专家们异口同声地说：好是好，但你从哪里去找齐扶正气、防转移和复发，还能杀灭癌细胞，同时还可以治疗并发症，消除各种因手术、放化疗引起的毒副作用的药物呢？其实，作者当时也很清楚，要找齐这些药物几乎是不可能的事情，但是因为当时年幼无知，抱着初生牛犊不怕虎的精神，作者还是马上答应下来了，告诉自己一定要找齐这些药物。作者当时找遍了中国及世界上大部分药典，只找到了扶正气的药物，而对防复发和转移，杀灭癌细胞的药物只在文献中见过。而大家对作者说：要找到这些药物只能到森林里去。

作者于二十多年前离开城市，走进了原始森林，走过了海南、广西、云南、缅甸、西藏、黑龙江的原始森林区，也走到了美国、尼泊尔的原始森林同山民们一起以野果为食，以野生动物虫类为伴，以藤蔓沟壑及悬崖为路。二十年间，亲自采集并了解其药理药性的真菌达300多种。这二十年来，作者在原始森林中，找到了扶正较好的药物、防止复发和转移较好的药物以及杀灭癌细胞较好的药物，更找到了治疗肿瘤并发症与毒副作用的药物。当作者找齐这些药物的时候，很多人都不敢相信，因为他们很多人一辈子学医，都没有找齐这些药物，然而由一个小伙子办到了。作者找到这些药物的消息于2001年由香港《大公报》发文报道。这十几年来，作者一直在想用一个科学的方法，把这些药物按“理、法、方、药”进行配比，每一个配方按不同药物与不同比例进行，作者把这些年来对患者效果较好的配方申请了国家发明专利。当他看到很多被诊断为只能生存2～3个月的患者，到今天还非常健康活着的时候，心里就充满了自豪感。因为他知道“扶、防、治”治疗肿瘤的理论就像一颗种子，已经开始发芽。

3. **治疗原则**。早、中期患者，在进行手术、化疗、放疗的同时使用“扶、防、治”思想的生物免疫化疗进行治疗，可以达到根治的目的。晚期患者，可以“与狼共舞”，即在一定程度上抑制肿瘤病灶的发展，或彻底抑制肿瘤的生长，治愈患者。这几年来，就有很多晚期复发转移的患者，通过单独服用生物免疫化疗获得长期生存和治愈肿瘤。又不至于对患者的正常生理功能带来太多的损伤。虽然肿瘤未能完全消失，但是患者还是能够在保证生活质量的基础上维持生命。

4. **治标还是治本**。按照传统的治疗方式，单纯地想把肿瘤切割出去，把肿瘤照射死，就可以消灭肿瘤，这是片面的认识。全世界对付癌症已经有70年的历史了，耗费了巨额资金，结果肿瘤患者并没有因此而减少，反而越来越多。所以，我们必须找到治本的方法，“扶、防、治”这种药用真菌药物治疗肿瘤的方法应该是目前一种治疗上的治本之法。也许以后还会有更好的方法，但是这是目前在肿瘤治疗上较好的方法。

现在，作者每年都要回到大山里去看看。在那里有很多的向导兄弟，很想念他们，如果没有他们，作者也不会找到这么多的药物。真切地感谢这些兄弟们，是他们成就了作者的今天，他们才是真正的幕后英雄。实际上癌症治疗已经走进“打靶时代”或者说肿瘤的西药治疗正处于从传统的化疗向分子靶向治疗过渡的时期，靶向治疗简单地说，就是药物能够特异性地针对肿瘤细胞进行攻击，而不是杀死正常细胞的一种有的放矢的治疗方法，这恰恰是药用真菌的特点。我们相信随着药用真菌的广泛运用，必将提高药用真菌配方组合抗肿瘤临床的疗效。

四、研究的思路

药用真菌配方组合在肿瘤防治中的应用是中国肿瘤防治的优势和特色。在今天中国治疗肿瘤效果非常不理想的情况下，走出了一条新路，特别是控制肿瘤的复发、转移，消除放疗、化疗的毒副作用，调节肿瘤患者的免疫水平，还没有任何毒副作用，对手术后伤口的愈合及病人细菌性感染有很好的治疗作用，目前西医的抗生素也产生了大量的抗药性细菌的时候，药用真菌有非凡的治疗效果。保持药用真菌特色的基础上，目前药用真菌防治肿瘤研究取得了突破性进展，加速其国内的普及和国际化的进程是目前需要的。

（一）开展回顾性研究

通过数千例的临床经验以及临床研究证实，药用真菌复方配伍扶、防、治三原则在肿瘤的治疗作用上主要体现在以下几个方面：1. 肿瘤手术前后的患者运用野生药用真菌配方组合即可促进康复并防止伤口恶化及感染，又可控制肿瘤的复发、转移，其本身也是一位或多位没有任何毒副作用的生物免疫化疗药材。对于全身复发、转移的患者，用药用真菌复方目前能达到40%至50%的稳定病情甚至治愈的几率。2. 肿瘤放疗、化疗中运用药用真菌可以减少放疗、化疗的毒性，提高放疗、化疗完成率，增加疗效。3. 对于不适用于手术和放疗、化疗的患者，包括晚期肿瘤患者，药用真菌可在一定程度上控制肿瘤发展，减轻临床症状，提高生活质量，延长生存时间，甚至治愈。4. 对于肿瘤引起的各种腹水，可以无毒副作用治好。5. 可以降低转氨酶。6. 可以快速提升血小板、红细胞、白血球。7. 防止各种并发症。8. 防止肿瘤康复期的复发、转移。因此，在中国野生药用真菌配方组合治疗肿瘤得到了社会的认可。

（二）建立统一的中医肿瘤诊疗指南

药用真菌配方组合治疗的扶、防、治三原则，即注意科学性、可重复性、可操作性和权威性，又可保持一定的灵活性，更可突出药用真菌特色，能够作为指导药用真菌肿瘤临床、科研、教学和对外交流的参照依据。

五、攻克肿瘤难题是世界性的共同目标

近年来，野生药用真菌配方组合扶、防、治三原则治疗肿瘤取得了相当大的成就。肿瘤是世界性的医学难题，攻克肿瘤也是世界性的共同目标，我们相信只有在继承野生药用真菌配方组合精髓的基础上，不断加强合作，才能把这一上天恩赐于人类的灵丹妙药推广开来，去挽救更多更多的肿瘤患者，因为药用真菌不光中国的原始森林中有，世界各地的原始森林或草原上都有，只是需要人类去寻找。

第十一章　各种药用真菌治疗肿瘤的论文

抗肿瘤生物免疫化疗药物的临床应用

通过半世纪对恶性肿瘤的临床实践，近年来以来肿瘤学领域内形成了一门新的分支学科——肿瘤内科学。广义的说，它应包括肿瘤化疗、内分泌治疗、生物治疗以及中医治疗和近年来在中国新起的生物免疫化疗，生物免疫化疗是同化疗相配合的一种新疗法等。

一、1940～1960 年　20 世纪 40 年代初报告雌激素对前列腺癌有肯定疗效，接着在 1946 年发现了氮芥对白血病和霍奇金病有效。1948 年 Farber 用抗叶酸剂甲氨蝶呤治疗白血病成功。从此肿瘤化疗进入了新时代。在这阶段临床用药主要凭经验，并且仅单用一种药物治疗，很少能完全缓解。以后逐步建立了评价抗癌新药疗效的标准，对其毒副作用也开始有一定认识，并已总结出多种药物的临床推荐用药剂量。

二、1960～1970 年　目前使用的大部分抗癌药例如长春碱、博莱霉素、顺铂、阿糖胞苷等都已发现，甲氮蝶呤治疗绒毛膜癌获得成功。并且由于细胞动力学被应用于临床化疗，临床药理学的发展以及对化疗药物作用机制有了进一步的阐明，相继建立了随机对照等研究方法，因此化疗临床疗效有所提高，特别是对儿童急性淋巴细胞性白血病和霍奇金淋巴瘤的效果更为突出。

三、1970～1980 年　一些肿瘤的联合化疗方案更趋成熟。更多的长春碱类药物合成和半合成，以及阿霉素、顺铂、紫杉类药物的相继发现并应用于临床，而紫杉醇是从紫杉树的树皮中提取出来的一种化疗药，而紫杉醇是一种寄生在紫杉树皮中的一种真菌。药物敏感性测定逐步受到重视。从多药联合化疗逐步推广到主要包括外科、放射治疗、化疗和中医中药在内的多学科综合治疗的形成，因此这一阶段可称为肿瘤治疗中的重要里程碑。

四、1980－1990 年　主要进行了耐药机制研究，使用药物反应调节剂以提高化疗疗效的研究，以及免疫治疗与化疗合用的研究。自发现术后辅助化疗对乳腺癌的肯定疗效后，逐步发展成多种实体瘤的新辅助化疗。化疗途径也已由全身用药发展到局部用药、动脉插管等介入化疗和腔内（包括胸腹腔、心包腔、膀胱内和鞘内）化疗等。

五、1990 年以后　辅助用药使化学治疗有了很大的变化，粒细胞集落刺激因子的使用，减少了因联合化疗所导致的粒细胞减少的发生，使化学药物剂量强度得以提高从而化疗的疗效也得以提高。止吐药的广泛应用提高了患者的生存质量。大剂量化疗加粒细胞集落刺激因子支持的外周造血肝细胞移植也适用于淋巴造血系统恶性肿瘤及部分化疗敏感的实体肿瘤。循证医学的思想愈来愈多地应用于临床肿瘤的诊治工作。

21 世纪以来，由于分子生物学研究的发展，许多肿瘤相关基因和基因的产物不断发现和证实，在分子水平上进行靶向治疗、生物治疗和免疫治疗的研究。多种低毒有效的药物开始在肿瘤治疗中发挥作用，美罗华和曲妥珠单抗这两种单克隆抗体已分别用于治疗 CD20 阳性的恶性淋巴瘤和 Her－2 阳性的乳腺癌，西妥昔单抗和贝伐单抗已在临床试验中被证明对晚期或复发的结肠癌有一定疗效。携带放射性核素的单克隆抗体目前也是一个研究热点，已用于临床的有碘－131 结合 CD20 抗体得托西莫单抗和钇－90 结合 CD20 抗体的替伊莫单抗，这两种单克隆抗体都被用于治疗恶性淋巴瘤。小分子药物吉非替尼和埃罗替尼已批准上市用于治疗非小细胞癌。酪氨酸激酶抑制剂伊马替尼治疗慢性粒细胞行白血病和胃肠道间质瘤，新生血管抑制剂贝伐单抗和恩度兼有新生血管抑制和免疫调节功能的沙利度胺和来那度胺以及同时抑制多种激酶的索拉菲尼、舒尼替尼等均已在临床应用，同时科学家们不断寻找各种无毒副作用的化疗药品，从森林中找到了桑黄、云芝、树舌、粗毛褐孔菌、斑褐孔菌、木蹄层孔菌等上百种药用真菌，这些药用真菌最大的特点就是没有毒副作用，特别是近期科学实验的薄皮纤孔菌。但是，以上药用真菌作为生物免疫化疗药品，就需要一定的量，在今天量很少的情况下，只能在人工栽培成功后才能推广，但药用真菌一旦人工化，药效就下降，这又是一道难题，同时高效低毒的细胞毒药物还在继续开发。

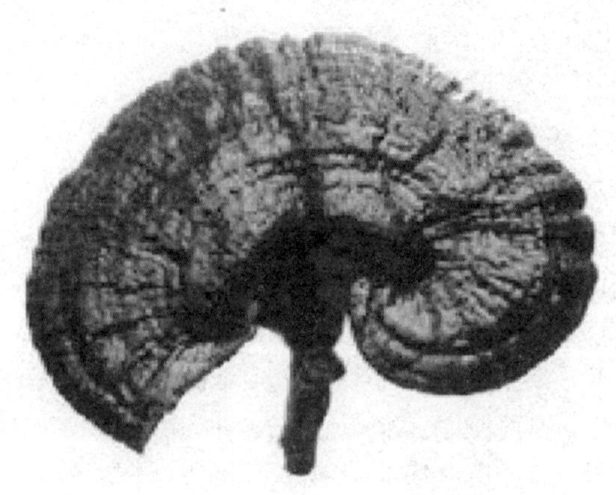

槐耳 Trametes robiniophia Murr

尽管迄今单用化疗能基本治愈的恶性肿瘤仅以下几种：滋养叶癌、急性淋巴性白血病、霍奇金淋巴瘤、急性早幼粒细胞白血病、弥漫性高中度非霍奇金淋巴瘤、毛细胞性白血病、睾丸肿瘤、急性粒细胞白血病、某些儿童实体瘤（Ewing 肉瘤、胚胎性横纹肌肉瘤、肾母细胞瘤），但至少已有 20 余种恶性肿瘤可用化疗延长存活期，减少术后复发和转移，并明显提高肿瘤患者的生活质量。由于一旦确诊，约 2/3 的肿瘤病期已属中晚期，所以估计约有 60% ~70% 的患者在整个病程中有应用化疗的指征，此一事实已被国内外众多临床医生接受。

（一）化疗的适应证

1. 各种类型得白血病、多发性骨髓瘤、霍奇金淋巴瘤和非霍奇金淋巴瘤以及恶性组织细胞瘤。

2. 化疗疗效较好的恶性肿瘤，绒毛膜上皮癌、恶性葡萄胎、精原细胞瘤、卵巢癌和神经母细胞瘤。

3. 实体瘤术前、放疗前的新辅助化疗，术后的辅助化疗。

4. 实体瘤广泛转移或治疗后复发转移。

5. 恶性体腔积液：胸腔、腹腔、心包腔内化疗。

6. 肿瘤急诊：上腔静脉压迫综合征、脊髓压迫、脑转移颅内高压，无法放疗时。

7. 提高局部药物浓度：介入治疗、膀胱内灌注和鞘内注射。

（二）化疗的禁忌证

1. 全身衰竭或恶病质，如 Karnofsky 生活功能指数在 60 以下时一般不宜用全身化疗。

2. 心功能时代长期禁用蒽环类抗生素类化疗药，特别是阿霉素，大剂量环磷酰胺和氟尿嘧啶，三尖杉酯碱和喜树碱等也可引发心脏毒性。

3. 明显黄疸或肝功能异常时不宜用全身化疗，化疗后如屡次出现肝功异常者也不宜再用全身化疗。

4. 肾功能不全者禁用顺铂和大剂量甲氨蝶呤，在老年患者即使肾功能减退仅属轻度，顺铂剂量也宜酌减，更切忌一次大剂量用药。

5. 严重肺功能减退时禁用博来霉素、甲氨蝶呤和白消安等。

6. 明显骨髓功能不全者一般禁用全身化疗（顺铂和肾上腺皮质激素除外），如周围血粒细胞绝对计数低于 1.5×10^9/L 或血小板计数少于 50×10^9/L 时慎用化疗。

7. 发热、大出血、感染、大量腹水、失水、电解质和酸碱平衡失调者不宜用全身化疗。

8. 胃肠道吻合术后2周内一般不宜用化疗（腔内化疗除外）。

9. 大面积放疗结束后需休息2~4周后再用全身化疗。

10. 已知对某类化疗药过敏者。

除要严格掌握肿瘤化疗的适应证、禁忌证外，如条件许可，应争取进行药敏检测以作参考，力求结合病理、病期、患者全身以及肿瘤局部情况（包括 Karnofsky 百分评分法或美国东部肿瘤协作组五级评分法）因人、因地、因时制宜地作出全面、周密而具体的方案。这方案应是综合治疗的一个组成部分。肿瘤的首次正确诊断和首次合理治疗至关重要。化疗如何与手术、放疗、免疫治疗以及野生药用真菌配方组合（生物免疫化疗）药等有机配合也是影响预后的主要因素。

（一）开始应用肿瘤化疗的时间　根据实验和临床研究报告，即使在肿瘤早期（原位癌除外），约15%~30%的患者可已有体内微转移灶存在。如在体检时或手术中过多过重地检查或挤压肿瘤，不适当的活组织检查，今天医院对部分肿瘤的活检以及一些有悖于肿瘤原则的手术操作方法均有可能引起癌细胞进入全身循环。当瘤体为1cm直径的球星病灶时，其重量约1g（癌细胞总数为 10^9），每日已可能有 10^2 ~ 10^4 的癌细胞进入全身循环。

1. 新辅助化疗　是局部治疗［手术或（和）放疗］前所给予的化疗+生物免疫化疗，又称术前化疗+生物免疫化疗、诱导化疗或初次化疗。新辅助化疗+生物免疫化疗适用于局部晚期的患者。通过化疗+生物免疫化疗可使肿瘤缩小，增加完全切除的可能性，并可减少切除范围，尽量多保存正常组织；切除肿瘤时减少肿瘤播散的机会；通过早期控制微转移灶，而增加完全消灭肿瘤的可能性；根据切除标本的病理检查，了解肿瘤对所用化疗+生物免疫化疗的敏感程度。但新辅助化疗的毒副反应可能增加手术的并发症，加了生物免疫化疗则没有多少并发症；如果属先天耐药性肿瘤，对化疗不敏感，化疗期间肿瘤可增大，反而失去手术机会，则必需加生物免疫化疗，增加对化疗敏感，不会失去手术的机会。目前已证实，经过有效的新辅助化疗+生物免疫化疗，可使肛管癌、膀胱癌、乳腺癌、喉癌、骨肉瘤和一些软组织肉瘤缩小手术范围，提高生存率和治愈率。

2. 辅助化疗+生物免疫化疗　在术后进行。目的是消灭术后体内可能存在的微小病灶，减少复发和转移，延长缓解期和生存期。辅助化疗+生物免疫化疗通常在术后2~4周开始。大多用4~6个疗程。如果术后有明显残留病灶者，例如切端阳性，腹腔肿瘤腹膜有散在小结节等应视为对晚期病变的治疗，疗程应增加。

3. 术中化疗　手术操作可使癌细胞进入血循环，对已侵犯浆膜的消化道肿瘤，手术可使癌细胞脱落后在腹腔内种植。术中化疗是防止医源性播散的重要手段之一。手术结束前采用新鲜配置的2mg%氮芥熔液浸泡创面，可杀灭脱落在手术野内的癌细胞，降低局部复发率。对中晚期胸腔或腹腔内恶性肿瘤患者，特别是在已有胸腹腔或（和）胸、腹水转移时，对于胸或腹前留置 DDP、MMC 或 TSPA 有肯定价值。

（二）肿瘤化疗药物的选择和应用方法　单一药物化疗往往不理想，且缓解期较短而易产生耐药现象，所以近年来联合化疗的理论研究和临床应用大有发展。联合化疗的理论基础是：1. 从药物的作用机制考虑，联合化疗可发挥联合抑制、互补抑制和序贯抑制等作用；2. 周期特异性和非特异性化疗药同用可更有效地杀灭肿瘤细胞，对肿瘤体积较大，GF 比例小、DT 时间较长的肿瘤，可先用周期非特异性药物，继之以周期或时相特异性药物以期取得更好的疗效，也可尽量先用些同步化药物（如 VCR、博来霉素和甲氨蝶呤等），然后再用联合化疗 + 生物免疫化疗；3. 联合化疗 + 生物免疫化疗应用毒性很低，且联合化疗方案中每一药物所用剂量多较单用时为低，并加上了生物免疫化疗因此在提高疗效的同时，可减低化疗的毒副作用；4. 烷化剂 + 生物免疫化疗与组织 DNA 修复的药物合用往往可阻断嘌呤互变；5. 作用于代谢过程相继步骤的化疗药合用，如阿糖胞苷和硫鸟嘌呤合用可明显增效。

联合化疗时药物选择的原则是：1. 每一药物应该在单独使用时有效；2. 所用药物应具有不完全相同的药理作用和毒性；3. 几个药物同时应用时有增效或协同作用，而不是减效或相互拮抗；4. 制定合适的给药剂量和方案，在化疗的同时增加生物免疫化疗，使肿瘤可以明显缩小或消失，同时，使骨髓造血功能得以恢复。

早已证实长期较小剂量连续应用可导致明显骨髓功能和免疫抑制，特别是细胞免疫功能的低下；而较大剂量的联合化疗每 3 ~4 周一次则骨髓和免疫功能抑制较轻，但总会带来很多毒副作用与耐药性，加入生物免疫化疗，则可减少或没有毒副作用，几乎没有耐药性，同时还能增加化疗的效果，因在间歇用药的 2 ~3 周内，骨髓多功能肝细胞能得以从化疗的影响中恢复过来。因此近年来基本上已摒弃了小剂量长疗程的持续化疗方案。

腔内化疗常用以顺铂为主的联合化疗，可合用 5 - Fu（750 ~1000g）、丝裂霉素（10 ~16mg）等，也可与阿霉素或表柔比星等蒽环类联合应用。其实，还有比以上化疗效果更好，还没有各种毒副作用的新的化疗就是把生物免疫化疗配合进去，肿瘤杀灭得更快、更好。一般腹腔内化疗强调大剂量和大容量，即在尽量抽尽胸腹水后，注入或滴入腹腔内液体总量应不少于 2000ml，如能达 3000ml 则更佳。胸腹水量过大则可考虑作闭式引流后再进行胸腹腔内化疗，与化疗药同用糖皮质激素（腔内）可减少胸腹膜刺激，一般每 7 ~14 天进行一次腔内化疗。短小棒状杆菌、沙培林、假单孢、榄香烯等也用作胸腔内注射，但缺点是用短小棒状杆菌往往不可避免地引起严重胸膜粘连。鞘内化疗常用单药，一般多用甲氨蝶呤和阿糖胞苷，其他化疗药不能使用。注入鞘内药物容量愈小愈好，也可同时用地塞米松 25mg 以减轻反应，一般每周一次。膀胱灌注前应先将小便排空，然后经导尿管注入塞替派、丝裂霉素、顺铂或阿霉素中的任何一种，容量约 200ml，然后夹住导尿管使药物保留 3 ~4 小时后派出尿液，再以生理盐水冲洗后拔出导尿管，一般每周 1 ~2 次，10 次为一疗程。

（三）联合化疗与其他疗法的配合　以往认为化疗不宜与免疫治疗同时应用，但近年来此论点已被否定，认为化疗可与干扰素、云芝糖肽、左旋咪唑、多抗甲素、辅酶 Q - 10、IL -2、IL -3、IL -6 或肿瘤坏死因子等同用，有时可得相互补充甚至增强化疗活性的效果。尽管理论上有其优越性，但临床实践效果不肯定且有一定副作用。局部（如腔内）应用免疫增强剂则有一定疗效。其实，免疫治疗中有一部分医院用药，就是从人工种植或发酵菌丝里提取出来的。但是，效果远不及生物免疫化疗，因为生物免疫化疗不光可以增效还可以减少各种化疗的毒副作用。

5－Fu 的同时加服尿嘧啶可使前者增效，因此才有含此两种药物的优福定，复方喃氟啶和 S1 的问世，它们可口服，但应连服 2～4 周后停用 2～3 周，这样周而复始在较长时期内断续服用可减轻骨髓移植的副作用，但要消除副作用则应加上生物免疫化疗。每次静脉滴注 5－Fu 前予 100～200mg 的四氢叶酸钙可增加 5－Fu 的细胞毒作用，但相应地口腔和胃肠道黏膜炎反应略有增加。美国 Bertino 的意见是，当用 CF 来增加 5－Fu 疗效时，后者需用持续缓慢滴注法。

（四）化疗疗程　化疗的疗程长短问题目前多倾向于总疗程不必过长，已有临床试验证实，乳腺癌辅助化疗 6 疗程比 12 疗程好，晚期非小细胞肺癌 4～6 疗程就足够，增加疗程不能延长生存，无预后不良因素Ⅰ－Ⅱ期非霍奇金淋巴瘤 3～4 疗程即可，即使是Ⅲ－Ⅳ期非霍奇金淋巴瘤 6～8 疗程也足够了，但生物免疫化疗的疗程以 1 年以上为好。

除左旋门冬酰胺酶有一定的选择性外，几乎所有抗癌化疗药物对正常组织或细胞都有程度不一的杀伤作用，尤以对生长旺盛、经常更新的骨髓造血肝细胞、胃肠道黏膜上皮细胞、生殖细胞和皮肤毛发等更为明显。由于化疗造成的免疫抑制以及化疗药物可能有致突变、致畸和致癌作用，化疗后有发生第二个或多个原发恶性肿瘤的潜在可能性。化疗药物毒副作用反应按发生的时序可分为近期毒性反应和远期毒性反应。生物免疫化疗可以从根上去除各种化疗引起的副作用，特别是防止化疗后发生的第二个或多个原发恶性肿瘤的可能性。近期毒性反应是指给药后四周内发生的毒副反应。远期毒性反应是指给药四周后发生的毒副反应，可延续至几个月甚至几年后发生。兹将常见毒性反应及其预防方法分述如下：

（一）局部反应　以氮芥、NVB、长春碱以及丝裂霉素等最为明显，有刺激性的药物如 Act－D、DRM、ADM、MMC、HN2、MTH、VCR、VLB、VDS、NVB、Vp－16 等静脉注射如外漏往往引起局部疼痛、肿胀，甚至坏死、化脓、可经久不愈而致肢体功能受限。5－Fu 等静脉注射后可在沿静脉走向处发生色素沉着。发生外漏时应立刻停止用药，在外溢处周围注射生理盐水（如氮芥外溢可注射硫代硫酸钠溶液），并以普鲁卡因局封。也可用冰袋、喜辽妥或金黄散外敷。静脉化疗时在顺利流畅的滴注过程中，直接推注或经输液管将这些药物注入静脉然后再予冲洗，可最有把握地避免静脉炎或栓塞。此外深静脉置管可避免药物外漏，可在生物免疫化疗的配方里加入松萝等真菌。

（二）骨髓抑制　除博来霉素、长春新碱、顺铂等的骨髓抑制较轻微（以顺铂为最轻）外，其余化疗药对造血功能的抑制均较明显，其中尤以亚硝脲和丝裂霉素等更为突出，前者的骨髓抑制迟发但持久，两者都能引起全血细胞减少。一般化疗后白细胞的减少出现最早（约在 12～15 天下降至最低点），其次为血小板，对红细胞的影响较少。粒细胞的明显减少往往可导致各种继发感染，后者和出血往往是这些患者的直接死因。每次化疗前白细胞数要求至少在 3.5×10^9/L 以上；血小板 80×10^9/L 以上，化疗过程中至少每周做血常规一次，必要时作骨髓检查，如见明显再生抑制，应暂停化疗。增加营养特别是高蛋白摄入量，粒细胞减少可应用粒细胞集落刺激因子，粒细胞巨噬细胞集落刺激因子，血小板减少可用白介素－11（IL－11）或输注血小板。可在生物免疫化疗的配方里加入榆生木层孔菌等。

（三）胃肠道反应　发生率高，食欲不振是常见的反应，通常持续到化疗后 1～2 天。服孕酮类药物有助于减轻症状。

恶心呕吐是化疗最常见的毒性反应。较强烈的致呕剂有 DDP、HN_2、DTIC、ADM、BCNU、CTX、IFO、CBP 和 PCB 等。呕吐按发生时间分为先期性呕吐（化疗前发生，属条件反应）、急性呕吐（给药后 24 小时内发生）和延迟性呕吐（给药 24 小时后一周所发生）。

防治恶心呕吐可给予止吐药物，选用5－羟色胺3受体拮抗剂、甲氧氯普胺（灭吐灵）、镇静剂、肾上腺皮质激素或几种药物联合应用。要耐心解释，予以精神安慰，调整饮食。

黏膜溃疡是化疗药物最严重的表现之一。常常发生于给药后4～6天。严重者从口腔到肛门整个消化道黏膜溃疡并继发感染（细菌或霉菌）。化疗患者要加强口腔护理，进食后漱口。发生溃疡时用含有抗生素、抗霉菌药物或麻醉剂的口腔涂剂。调整饮食，进食高营养的流质，加强支持治疗，补充维生素，注意水电解质平衡。可以在生物免疫化疗的配方里加入毛蜂窝菌、东方栓菌、茯苓等。

腹泻以CPT－11最为严重。以5－Fu类（包括5－Fu、UFT、FT207、希罗达和FUDR）最为常见。其他还有Ara－C、甲氨蝶呤、ADM和Act－D等。有腹泻时应查大便常规，除外感染。无感染时可用复方苯乙哌啶、易蒙停（洛哌丁胺）或鸦片酊等。一天腹泻超过5次或有血性便时应停药。腹泻合并粒细胞减少时应及时应用抗生素和升白药。此外要加强支持治疗，注意水电解质平衡。CPT－11引起的腹泻分两个阶段，用药后24小时内出现的腹泻为急性胆碱能综合征，要给予阿托品。24小时后到下一疗程之间任何时候出现的腹泻为迟发性腹泻。应告知患者，第一次软便时就服易蒙停，首剂4mg，以后每2小时2mg，直至腹泻停止后还需服6次。要及时补充水分，注意电解质平衡。合并粒细胞减少时，应予以升白药和抗生素。可以在生物免疫化疗的配方里加入肉球菌等。

便秘多见于长春碱类药物（以VCR最突出），多西紫杉醇，米托蒽醌。可予以对症处理，给通便药。可以在生物免疫化疗的配方里加入苦白蹄等真菌进去。

（四）肝功能损害　除亚硝脲类和丙卡巴肼外，一般烷化剂较少引起肝功能损害。抗代谢药，特别是6－MP。阿糖胞苷和长期口服或大剂量甲氨蝶呤较易引起肝功能减退，后者可引起肝内胆汁淤滞或纤维化。蒽环类抗生素药物和长春碱多经肝胆系统排泄，所以也易引起肝功能障碍。因此如有黄疸或（和）肝功异常时，阿霉素等每次用量宜减至原用量的50%～70%。有肝功能不全时要注意和肝转移、病毒性肝炎以及其他合并用药所致的肝功能损害相鉴别。有肝功能不全时应停药，给予保肝药物，有严重肝功能损害者以后的治疗应换药或进行剂量调整。可以在生物免疫化疗的配方里加入桑黄等野生药用真菌进去。

（五）心脏功能损害　由于蒽环类抗生素，特别是阿霉素的问世，化疗药对心脏的影响逐年来日益受到重视。虽曾有报道第一次用阿霉素后可在几周内即产生心肌炎，但大多数在年老或用量偏大的患者；更为少见者为用药后的立即猝死。最为重要的是阿霉素的慢性心肌毒性，它可迟至药后2年以上才发生。心肌合成生物大分子的抑制和超氧自由基的产生以及心肌能量减少、钙离子紊乱等可能为发生心肌毒性的原因。大数据统计表明阿霉素的慢性心肌毒性与总剂量密切有关；总量仅200～400mg/m^{2}组的心肌损害率仅0.1%～0.27%；而当总量达550mg/m^{2}时，其发生率可达26.8%～30%，因此强调总量应控制在500mg/m^{2}以内。以前曾用过这类药物者、用药前心电图异常者、幼儿和老年患者以及放疗可能包括心脏范围者，其总剂量更应限制在350～400mg/m^2。如同用环磷酰胺、防线菌素D、丝裂霉素、赫赛汀等可能会增加心肌毒性。虽然用阿霉素后，80%以上患者会出现心电图异常，但均为可逆性变化而无需停药。每次用药前检测心电图应作为常规，有时可加做运动后心电图或超声心动图，特别是重点观察QRS电压降低和左心室功能。PEP/LVET等检测对预测或诊断心肌毒性可能有意义。近年来，试图降低阿霉素心脏毒性提高靶向性白蛋白包裹阿霉素和脂质体包裹阿霉素都已问世，并在临床上得到了应用。大剂量环磷酰胺（一次量达3～5g）可导致出血性心脏坏死（典型症状为心动过速和充血性心衰）而严重危机生命，一般多发生在2周内。极少数病例在用5－Fu、顺铂、长春碱和博来霉素等后可产生心肌缺血的心电图改变或发生心绞痛；三尖杉酯碱可引起心动过速货船到障碍；喜树碱可导致心律失常；一旦心脏毒性出现，应立即停药并作相应处理。赫赛汀本身可引起严重的心脏毒性，一般不与阿霉素连用。靶向药物中新生血管抑制剂也有心脏毒性，应该多加注意。可在生物免疫化疗的配方里增加白边、斑褐孔菌等进去。

（六）肺毒性　长期用白消安后，约有2%～10%患者长期用药后可缓慢出现呼吸道症状，肺片可示间质浸润或纤维化，大多在开始化疗后4年（8个月～10年）发生。用博来霉素后，约有3%～5%的患者可出现与总剂量有关的肺毒性（主要也为肺间质炎和纤维化），多在用药数月后或停药后发生。甲氨蝶呤引起明显肺毒性的，多在用药2个月～5年内发生，可能与所用剂量有关。司莫司汀如总量超过1500mg/m^2，约5%～15%的患者可在4个月～5年内发生肺间质浸润，特别是原有肺疾病患者更易发生。约有1%～3%应用丝裂霉素的患者在用药后的6个月～2年内出现肺毒性。所有这些药物发生肺病理变化的机制大多属直接损害，但在博来霉素、甲氨蝶呤和丙卡巴肼等引起的肺毒性，可能还有国民因素的参与。吉非替尼可引起间质性肺炎，特别是在肺部接受过放疗的患者，具体的机制目前还不清楚。可在生物免疫化疗的配方里增加树舌等进去。

（七）泌尿系统毒性　主要表现为肾损害和出血性膀胱炎。肾毒性大多数是肾小管损害，高度可能致肾损害的药是大剂量甲氨蝶呤、DDP、MMC、IL－2、MTH、IFO。偶尔导致不可逆的肾毒性的药是DDP、CCNU、MMC、IFO和氟达拉滨。DDP的肾毒性最为突出，常发生在用药后7～12天。在1个月左右恢复，亦有需要几个月恢复的，个别不可逆。在用DDP应检测肾功能和水化，避免使用氨基糖苷类的抗生素。同时给予氨磷汀可起保护作用。CCNU和MeCCNU可使肾小管萎缩，肾小球硬化，肾间质纤维化引起肾衰竭。使用中应常检测肾功能并控制总量不超过1500mg/m^2。甲氨蝶呤有直接肾毒性，酸性尿加重肾损害。

出血性膀胱炎与异环磷酰胺和大剂量环磷酰胺有关。环磷酰胺和异环磷酰胺的代谢产物丙烯醛在膀胱中直接接触膀胱黏膜引起无菌性化学性出血性膀胱炎。用异环磷酰胺和大剂量环磷酰胺时，必须同用巯乙磺酸钠，可大大减少血尿的发生。

喜树碱也易发生血尿或尿路刺激症状，注射药物后2～3小时内排空膀胱、多饮水、利尿均可减少其发生率。羟喜树碱的泌尿系统毒性则较轻。可在生物免疫化疗的配方里增加假芝等药用真菌进去。

（八）脱发和皮肤反应　多数化疗药物都能引起脱发，尤以ADM、VP－16、AcT－D、TAX、TAT和CTX等为甚，一般在首次用药后2～3周开始，停药后6～8周再长。化疗药物未影响毛囊故多能恢复。有些化疗药物可引起皮肤色素沉着和角化增生。例如5－Fu可引起皮肤色素沉着。博来霉素可引起皮肤色素沉着和角化增生，甚至指（趾）甲坏死脱落等。皮疹在用BLM、CB1348、L－PAM、HU、CCNU、CTX、吉西他滨、亚砷酸、吉非替尼和西妥昔单抗较为常见。卡培他滨可引起手足综合症。手掌和足底皮肤皲裂，严重时有溃疡。有些药物可引起所谓的回忆反应，即以往曾经放疗过并且发生过放射性炎症的部位，在用AcT－D、ADM、和5－Fu后，该部位会出现类似放射性炎症的反应。可以在生物免疫化疗的配方里加入大马勃等药用真菌进去。

（九）神经系统反应　抗微管的药包括紫杉醇类和长春碱类，主要导致外周神经毒性。长春碱类易引起指（趾）端麻木或感觉异常，尤以老年患者为甚。少数可有头痛、神经瘫痪或抽搐等，自主神经系统功能紊乱可导致顽固性便秘。异环磷酰胺和5－Fu可产生中枢性神经毒性。可以在生物免疫化疗的配方里加入红缘层孔菌等药用真菌进去。

（十）生殖功能障碍　已知在实验动物中丙卡巴肼、白消安、环磷酰胺、阿糖胞苷和阿霉素等都明显影响精子的形成或直接损伤精子，但临床上以氮芥类药物和丙卡巴肼最易引起不育，而大多数抗代谢药物似不易发生。联合化疗特别是长期应用后，其发生率较高。闭经在化疗患者中虽多见，但化疗对卵巢功能的影响了解尚少。可以在生物免疫化疗的配方中加入桑黄。

（十一）过敏反应　L－ASP是蛋白质制剂，易国敏，首剂应小剂量做皮试。紫杉醇为Ⅰ型反应，应预防用药。利妥昔单抗、曲妥珠单抗和西妥昔单抗都会出现过敏反应，特别是首次滴注时，应予注意，掌握滴速，预防用药可降低和减轻反映。可以在生物免疫化疗的配方中加入灵芝等真菌进去。

（十二）发热　BLM可引起发热，偶尔出现高热，呼吸困难，血压下降，甚至坏死。应先肌注1mg做试验。试验阴性者可给BLM，用药前给地塞米松，消炎痛栓更安全。

（十三）凝血障碍　MTH和L－ASP容易引起。可能和小血管受损或凝血因子合成障碍相关。可以在生物免疫化疗的配方中加入香栓菌等真菌进去。

（十四）免疫抑制　大多数化疗药物是免疫抑制剂，其中以CTX、6MP、6TG，L－ASP和肾上腺皮质激素最明显。可以在生物免疫化疗的配方中加入硫磺菌、薄树芝等真菌进去。

（十五）远期反应　由于肿瘤治疗的进展，许多肿瘤治疗的进展，许多患者能长期生存。随访中发现与治疗相关的远期反应。化疗引起的主要远期不良反应有发育不良、不育、第二原发肿瘤等。对性腺影响明显的药物如BUS、CB1348和CTX可致精子缺乏。可以在生物免疫化疗的配方中加入假芝等真菌进去。

化疗后长期生存患者的第二原发肿瘤比正常人的预期发病率高20～30倍。发生在治疗后1～20年，发病高峰为3～9年。霍奇金病常发生急性淋巴细胞性白血病和非霍奇金淋巴瘤。非霍奇金淋巴瘤常发生实体瘤和急性淋巴细胞性白血病。可以在生物免疫化疗的配方中加入薄皮纤孔菌、桦褐孔菌等药用真菌进去。

以上的现代医学治疗方式是有一定的科学性，但是还是很难解决患者的复发、转移以及并发症和毒副作用引起的大量死亡。患者应该怎么办？化疗后引起的各种毒副作用，这是今天的医院没有办法消除的，而使用野生药用真菌（生物免疫化疗）就可以很好的消除，为了要找到这些能消除毒副作用的野生药用真菌，作者在中国、越南、尼泊尔、美国等国家的原始森林进行了近三十年的寻找。怎样去减少死亡率？怎样去面对复发、转移？怎样去面对并发症？又怎样去面对现代医学引起的各种毒副作用？怎样去寻找一条没有毒副作用而又有效的治疗方法。

当每天都听到某人因肿瘤而死亡的时候，心情是异常心痛的，能不能减少死亡率，这是作者这几十年几乎每天都在想的事情。作者是23岁在中国科学院成都分院从事菌类研究的，在作者20多岁的时候，就知道在我国原始森林之中，有很多多年生的药用真菌对肿瘤有治疗作用，作者24岁的时候，因空洞型肺结核而让自己久病成医。到原始森林中去采集能治疗肺结核的药用真菌，比如，松萝、南方树舌、东方栓菌、苦白蹄、灵芝等野生药用真菌来治疗自己的病。结果半年后，肺结核奇迹般得治愈了。从那时起，作者就下定决心把自己的一生交给野生药用真菌，作者每天在家里看药用真菌方面的书籍，并拜我国药用真菌方面的权威专家，山西大学的刘波教授和中国科学院微生物所的卯晓岚为师，向真菌界的前辈学习，再加上作者从小出生在原始森林，对森林不陌生。于是，作者于20几年前又重新在森林中出现，寻找文献中能治疗肿瘤的药用真菌，开始在海南五指山的原始森林之中，寻找到了裂蹄层孔菌、红缘层孔菌。后来，又到了云南找到了薄皮纤孔菌，在甘肃找到了桑黄，到新疆找到了粗毛褐孔菌，在黑龙江找到了木蹄层孔菌、松针层孔菌、桦褐孔菌、云芝。作者找到了这些真菌后就开始应用，特别是国内外这几十年对以上真菌的研究，为作者的应用又打下了更坚实的理论基础，作者同时发现中西医都在使用药用真菌，中医里的猪苓、茯苓、灵芝、冬虫夏草、竹黄等，西医更是使用药用真菌的大家。比如，今天医院里使用的几乎所有抗生素，包括第一代的青霉素都是药用真菌，还有从大型真菌里提取的化学分子级抗癌药，只是西药使用的是单一化学成分药和单一真菌药。作者通过近三十年的努力在原始森林中找到了对付各种毒副作用的药用真菌，当作者把这一个又一个的真菌找到的时候，非常高兴。作者最近准备写这本书的时候，作者就查了一下这几十年来国内外的研究资料，发现其研究还是很多的，作者把这十种野生药用真菌抗肿瘤的资料及数百种抗肿瘤的大型真菌附录于后，以供读者查阅。

抑制肿瘤复发、转移的生物免疫化疗药材——野生药用真菌

在两三千年前，人们开始注意到天地万物之所以能够正常运行，主要是由于它们之间平衡的结果，并且认识到了药物在疾病治疗过程中的重要性。这一认识的直接结果是促成了人们认识到疾病的发生是人体各组物质之间的平衡关系失调的结果。人体内有一种自然的治疗力，药物的治疗应是采取一种平衡的方式进行，使这种自然力得以恢复正常。

在中国的药用真菌里面，就有上百种抗癌的真菌，它们对癌症的治疗和防止复发转移的能力很强大。很多药用真菌，对森林是有破坏作用的，长在树木上就如同树木生了癌症，树木会很快死亡的。但是，这种生长于树木上的“癌症”对人体确实非常有用的，恰恰可以医治人类的癌症。在这个世界上，往往是一物降一物，真菌能使森林里的树木患上“癌症”，树木里的“癌症”又能治疗人体内的各种癌症，这也可以理解成是相生相克的道理和关系。

大多数的肿瘤患者都经历过放、化疗，可以说放、化疗让我们的患者生不如死，痛苦万分，我遇到过很多患者，他们有过放、化疗经历后，都会规劝自己同样得了肿瘤的亲人朋友，不要去做放、化疗，可见放、化疗痛苦之残酷。况且放、化疗后的肿瘤细胞比以前更加凶猛，更难对付。是什么原因造成的呢？首先，多次化疗用药后，肿瘤细胞产生了强大的耐药性，使化疗药物效果严重降低直至无效；其次，放、化疗后人体的各个系统均处在混乱之中，各种机体的能力大大降低，人体处在极其虚弱的状态中，各种细菌、病毒和残存癌细胞会趁虚而入，造成复合伤害；再次，身体里残存的肿瘤细胞是不可能被消灭完的，因为它们会存活在人体的免疫系统中，使我们没有办法灭杀。《参考消息》2010 年 10 月 31 日第七版中有标题为《化疗后癌症为何能卷土重来》的报道和美国麻省理工学院研究人员在《细胞》月刊上发表文章说，癌症细胞在人体免疫系统内找到藏身之处，化疗压力会将某些肿瘤细胞赶到生产免疫细胞的胸腺，而胸腺会给这些肿瘤细胞提供保护。这一发现意味着，治疗癌症还需对癌细胞的藏身之处加以攻击。据该项研究的负责人迈克尔·赫曼说，除了杀死癌细胞，针对癌症的成功治疗还应该包括封堵可能残留的癌细胞，可目前西医对杀死残存癌细胞没有任何应对措施。

而药用真菌正可以对癌细胞藏身之处的免疫系统进行重组，从而杀死癌细胞。药用真菌可以多靶位的、全靶位的、有针对性的对癌细胞进行杀灭，不管癌细胞躲在哪里。除此之外，药用真菌还可以使患者迅速恢复各种身体机能，让人体自身的抵抗能力、修复能力、生命能力得以正常甚至加强。药用真菌除了能够直接针对病灶施加药力，达到有针对性的治疗疾病以外，更多的是通过恢复、激发、协调人体各个组织器官的能力来达到预防和治疗各种疾病的目的。

做个简单的比方，人是由原来的食草动物进化成现在的杂食动物的，吃“草”是人类长久以来的习惯，大多数的营养和有益物质都是自然界中的“草”提供的，很多能够治疗疾病的“草”也给人类带来了减轻病痛的福音，因此人类很久以前就发现和掌握了很多采用“草”来医治疾患的知识和本领。而现在的化学药品的出现才只有百年的历史，合成化学药剂是主流产品，即使是那些从天然植物等物质中提取、分离、合成的化学药品，其状态和性质与它们在自然状态下有根本性的不同，这些物质对人体来说非常的陌生，人体本能的进行对抗，这就产生了所谓的药源性疾病，其中还包括各种污染所引起的社会病。对于化学药品等人类制造出来的“科学产物”、污染破坏性产物等非自然物，人类再经过千万年的进化是否能够改变现有的生命形式，以适应这个被污染改变了的环境和各种各样的化学世界呢？我们应该自我检讨了，科学的发展到底带给了人类什么，是真正的进步还是在走向灭亡！

近一年时间里，我的研究对象中有肝癌复发并转移到骨骼上的患者，有宫颈癌转移到骨骼上的患者，有白血病转移到头部的患者，有乳腺癌复发并转移到肝、肾、肺、骨上的患者，有肺癌复发转移到头、肝、淋巴、骨的患者，有黑色素瘤转移到骨骼上的患者等等，这些患者都是通过几个月的服用药用真菌复方，而奇迹般地康复了的。

还有，很多中医认为野生药用真菌与植物中药的配合应用效果更好，对于这个观点，是不了解野生药用真菌的中医的普遍认知，因为中医能正常应用的野生药用真菌的品种很少。我几十年前也同样认为，但是，经过几十年不断到原始森林采集不同的品种以及临床实践和理论学习后，终于认识到，真菌与植物是不同界的，而且没有关联性。随着不断探索，我发现野生药用真菌可以不依附于其它中药，独立成为一个新的医学体系。很多中国大陆人、台湾人，为了利益，对于各种人工种植发酵的药用真菌的效果夸大其词。比如灵芝，很多人工栽培的灵芝有期形而无其质，灵芝抗肿瘤延衰老提高免疫最主要的成分是有机锗，在栽培的灵芝中就不含有此成分，多精含量也只有野生的1/3左右。药理活性很强的灵芝酸含量已很低，各种微量元素差异很大，各种有效成分的活性极低。我国用板蓝根治疗感冒、肝炎等多种疾病已是家喻户晓，然而近年来不少病人和医护人员反映，服用了板蓝根冲剂没什么药效。这一问题已由第二军医大学药学院乔传卓教授等揭开谜底，他们经过多年的研究，结果发现，由于多年的栽培，不同产地种子的互换，板蓝根也有近2/3无药理活性，徒有板蓝根之名，而无板蓝根之实。我国灵芝栽培也遇到同样的问题，这将严重影响我国人工灵芝产业的发展。野生灵芝、人工栽培灵芝、人工灵芝孢子粉的成分含量对比如图：

类别	野生灵芝	人工栽培灵芝	人工灵芝孢子粉
有机锗	800～2000μg/g	无	无
多糖	2.38%	0.40%	0.75%
灵芝酸	15	5	极少
三萜	多	极少	极少
微量元素	配合完全	差异极大	差异极大
腺苷	多	少	少
其他成分	150多种	10多种	10多种
农药	无	含量极高	含量极大

生命的演化和人类的进步是一个缓慢的过程，是自然界对人体长期作用的结果。人在长期的进化过程中与自然息息相关，人终究是依靠自然而进化的，人体对自然之物也包括对自然界的药物在长期接触过程中会逐渐产生适应，这种适应性以生命的某些特殊形式，如新陈代谢类型、组织器官功能或结构特点等保存（遗传）了下来。而真菌菌物是地球上最早出现的生命形式之一，早于植物和动物出现于地球。在人类还没有出现，依然是动物阶段的时候，就开始与药用真菌打交道了，体内的本能基因就指使它们会利用包括药用真菌在内的自然之物来医治自己身体的疾患了，所以在人类的遗传特殊记忆里，药用真菌的编码其实就已经是灵丹妙药了。在两三千年前，我国的道教医学就把药用真菌称之为仙药，有起死回生、长生不老之功效。成书于汉代的《神农本草经》把药用真菌称之为上上药，菌物界的药用真菌对人类疾病治疗和身体保健之显著效果远远超过了如今的很多药物。

二十多年前，斯里兰卡有一位土著医生，他利用几种药用真菌治好了很多肿瘤患者，但是在战乱中的斯里兰卡，这位“乡村医生”的发现并没有引起太多人的注意。如今，我们的发现、我们的努力、我们的成果，不希望如其一般的再次沉睡下去。所以，我们希望今后有越来越多的癌症患者，不管他们是处于发现期、手术期、放化疗期、康复期还是在晚期或复发转移期，都能使用上天恩赐于我们的野生药用真菌来转危为安，夺回生命、健康身体、快乐生活。人的生命只有一次，让我们共同善待父母之恩赐吧！

野生药用真菌配方组合对肿瘤细胞的抑制作用研究

试验单位：中国人民武装警察部队医学院生物室

［摘要］目的：研究野生药用真菌配方组合对肿瘤细胞的抑制作用并与单方及经典化疗药物紫衫醇进行对比。方法：分别取薄皮纤孔菌、云芝、试验品和紫杉醇提取物作用于子宫颈癌细胞株 HeLa 用 SRB 法测定 OD 值，计算药物对生长的抑制率和细胞 50% 生长抑制所需的药物浓度。结果：试验品在 50ug/L 和 500ug/L 浓度时，对子宫颈癌 Hela 细胞的抑制作用显著高于同浓度的云芝及薄皮纤孔菌的抑制作用（$P<0.01$），在 500ug/L 浓度时与紫杉醇相比，无明显差异（$P>0.05$）。结论：野生药用真菌配方组合对肿瘤细胞的具有明显的抑制作用，并且显示出比单方更具优势。

药用真菌是一类具有药用价值的真菌，其菌丝体、子实体、菌核或孢子中能产生大量氨基酸、蛋白质多糖、苷类、生物碱、黄酮类及萜类等多种物质，对肿瘤疾病有预防、抑制或治疗作用[1]。目前，已有大量研究证明木蹄层孔菌[2]、树舌[3]、桑黄[4]云芝[5]等单方应用对肿瘤细胞增殖的抑制作用明确，但国内对真菌配方组合对肿瘤细胞增殖的影响的研究较少，故本研究对此进行初步探索，初步研究发现药用真菌配方合剂对宫颈癌细胞株 HeLa 的体外抑制率能达到 72.94%，阳性对照物紫杉醇为 79.94%。此研究以期能为预防和治疗肿瘤疾病提供理论依据。

1 材料与方法

1.1 药品与药剂

1640 培养基、胎牛血清、胰蛋白酶购自美国 Gibco 公司；四甲基耦氮唑盐（MTT）购自 Cxbio 生物技术有限公司；云芝、薄皮纤孔菌、试验品（真菌合剂由松针层孔菌 2：华褐孔菌 1：木蹄层孔菌 2：树舌 1：云芝 1：薄皮纤孔菌 1：粗毛褐孔菌 1：灵芝 1 组成）由北京陈康林野生真菌研究院提供，乙醇、纯净水由康科德公司提供。

1.2　**实验方法：**

1.2.1　真菌提取物的制备

分别取薄皮纤孔菌、云芝、试验品（合剂）各200g，粉碎成粉，加入1000ml的50%乙醇溶液，加热回流提取1h后，过滤，重复操作2遍，合并滤液，减压浓缩至流浸膏，干燥。

1.2.2　细胞培养：子宫颈癌细胞株HeLa源自中国科学院上海细胞库，用含10%胎牛血清的1640培养基，置于37℃、5% CO_2 饱和湿度的孵箱中培养，Hela细胞为梭形，呈贴壁生长，孵育2~3d后用0.25%胰蛋白酶消化传代，选对数生长期细胞进行实验。

1.2.3　SRB法测定提取物对肿瘤细胞增殖的影响

取对数生长期细胞接种于96孔培养板内，每孔100μl（含5000个肿瘤细胞），置37℃、5% CO_2 培养箱中培养；接种24h后，给药组加入不同浓度的真菌提取物（终浓度为0.5ug/L、5ug/L、50ug/L、500ug/L），每组每个浓度至少设三个平行孔。对照组加入与给药组等体积含0.1% DMSO浓度的培养液，置37℃、5% CO_2 培养箱中培养；加药同时，按照SRB方法测定此时初始对照组细胞的 OD_{490nm}：每孔加预冷的80%三氯乙酸（Trichloro-aceticAcid，TCA）液50μl固定，静置5min，将96孔板移至4℃放置1h；倒掉固定液，去离子水洗5遍，空气干燥；每孔加入100μl0.4% SRB液（1%醋酸配制），室温放置10min，1%醋酸洗5遍，空气干燥；用150μl10mmol/L非缓冲Tris碱液（pH10.5）溶解，用酶标仪在490nm波长处测定光密度值（OD）；在48h后按照SRB实验方法测定加药组每孔OD值；按下列公式计算药物对生长的抑制率，并计算细胞50%生长抑制所需的药物浓度（GI_{50}）：

$$抑制率=\frac{(对照组平均OD值-给药组平均OD值)\times 100\%}{对照组平均OD值}$$

GI_{50}：[（$T-T_0$）/（$C-T_0$）]=50

注：C表示对照组细胞的OD值

T表示加药组细胞的OD值

1.2.4　统计方法　实验结果以均数±标准差表示，统计分析采用SPSS16.0软件，组间比较采用单因素方差分析，$P<0.05$ 表示差异有统计学意义。

2　结果

对子宫颈癌Hela细胞增殖的影响云芝、薄皮纤孔菌、试验品（合剂）和紫杉醇作用于子宫颈癌Hela细胞24h后，对细胞增殖的抑制影响可见下表和图。云芝、薄皮纤孔菌、试验品（合剂）和紫杉醇均对子宫颈癌Hela细胞的生长具有不同程度的抑制作用。试验品在50ug/L和500ug/L浓度时，对子宫颈癌Hela细胞的抑制作用显著高于同浓度的云芝的抑制作用（$P<0.01$）；试验品在5ug/L浓度时对子宫颈癌Hela细胞的抑制作用较薄皮纤孔菌的抑制作用明显（$P<0.05$），50ug/L和500ug/L浓度时则抑制作用显著（$P<0.01$）；但与阳性对照药紫杉醇相比，0.5ug/L和5ug/L浓度时，试验品对子宫颈癌Hela细胞的抑制作用显著弱于紫杉醇的抑制作用（$P<0.01$），在50ug/L浓度时，试验品对子宫颈癌Hela细胞的抑制作用明显增强，但仍明显低于紫杉醇（$P<0.05$），而高浓度500ug/L的试验品对子宫颈癌Hela细胞的抑制作用显著增强，与紫杉醇相比，无明显差异（$P>0.05$）。紫杉醇 GI_{50} 为 $1.67\times10^{-0.8}$mol/L，云芝 GI_{50} 为7.4mg/mL，薄皮纤孔菌 GI_{50} 为1.03mg/mL，试验品 GI_{50} 为6.35mg/mL。

表 1 各组 OD 值

组别	药物浓度 ug/L	云芝	薄皮纤孔菌	试验品	紫杉醇
对照组	–	0.83 ±0.003	0.07 ±0.001	0.80 ±0.005	0.79 ±0.003
阴性对照组	–	0.07 ±0.001	0.81 ±0.003	0.81 ±0.002	0.81 ±0.002
实验组	0.5	0.70 ±0.003	0.78 ±0.237	0.72 ±0.002	0.65 ±0.006$^{\Delta\Delta}$
	5	0.70 ±0.005	0.70 ±0.160	0.67 ±0.008$^{\#}$	0.51 ±0.006$^{\Delta\Delta}$
	50	0.61 ±0.010	0.52 ±0.156	0.44 ±0.012$^{**\#\#}$	0.27 ±0.006$^{\Delta}$
	500	0.32 ±0.020	0.32 ±0.072	0.28 ±0.001$^{**\#\#}$	0.25 ±0.003

注：“–”表示缺省；与云芝组同浓度比较，$^{*}P<0.05$，$^{**}P<0.01$；与薄皮纤孔菌比较，$\#P<0.05$，$^{\#\#}P<0.01$；与试验品组比较，$^{\Delta}P<0.05$，$^{\Delta\Delta}P<0.01$。

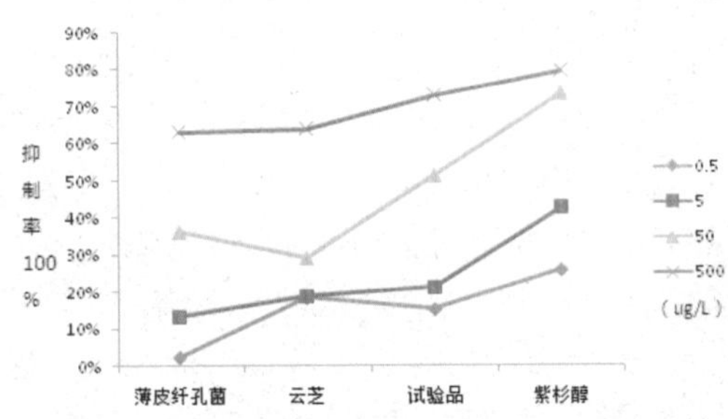

各组细胞生长的抑制率

3 结论与讨论

通过云芝、薄皮纤孔菌、野生真菌试验品合剂三种提取物与紫杉醇对子宫颈癌 Hela 细胞增殖的实验结果表明，阳性对照药紫杉醇对 Hela 细胞的半数有效抑制率为 $1.67\times10^{-0.8}$ mol/L，证明此方法可靠；云芝、薄皮纤孔菌和试验品（合剂）均对子宫颈癌 Hela 细胞的生长具有良好的抑制作用，尤其试验品合剂即松针层孔菌、木蹄层孔菌、桦褐孔菌、薄皮纤孔菌、硫磺菌、粗毛褐孔菌、云芝、灵芝的合剂对子宫颈癌 Hela 细胞增殖的抑制作用明显，在 500ug/L 浓度时，药用真菌复方合剂对子宫颈癌 Hela 细胞增殖的抑制率能达到 72.94%，经典的抗肿瘤化疗药物紫杉醇为 79.69%，二者相比较无明显统计学差异（$P>0.05$）。初步显示试验合剂所选 8 种真菌具有协同抗肿瘤作用，有利于提高对肿瘤的抑制作用，同时试验品（野生药用真菌合剂）使用过程中无骨髓抑制作用的产生，对消化道无明显刺激作用，甚至具有增强消化吸收的能力，对肿瘤患者的治疗具有积极的意义，但具体作用机理与作用途径有待进一步研究。

参考文献：

[1] 徐锦堂. 中国药用真菌学 [M]. 北京：北京医科大学、中国协和医科大学联合出版社，1997. 3.

[2] 李旭阳，包海鹰. 木蹄层孔菌子实体提取物对 H22 荷瘤小鼠体内抗肿瘤活性的影响 [J]. 菌物研究，2013，11 (3)：202 –206.

[3] 潘洪明，张可勇，于英君. 树舌多糖 GF 对肝癌细胞系 H epA 抑制作用研究 [J].

医学研究杂志，2007，36（8）：81－82.

［4］杨全，胡旭光，王琦等．药用真菌桑黄菌丝体多糖抗肿瘤作用的研究［J］．中国中药杂志，2006，31（20）：1713－1715.

［5］祁永青，刁治民，刘涛等．药用真菌云芝的研究概况［J］．青海草业，2008，17（3）：26－29.

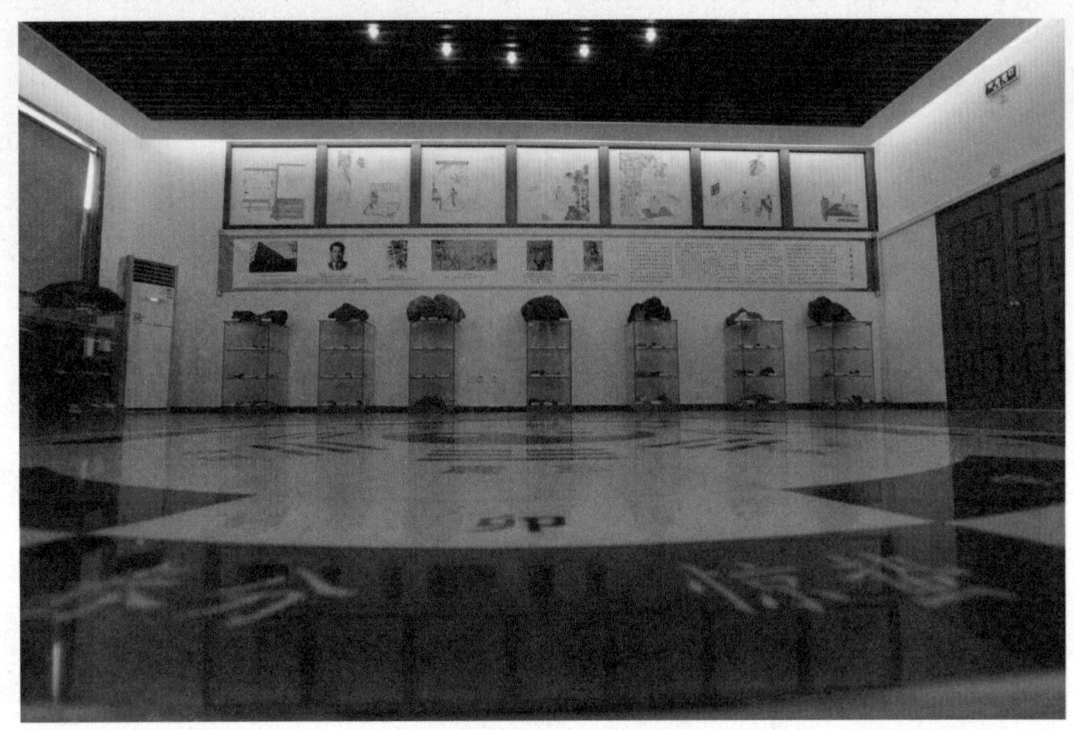

中国野生真菌博物馆

野生真菌科学馆是我国药用真菌分类专家陈康林先生创建，是目前最具专业、规模宏大的野生灵芝及各类药用真菌。展厅内陈列300余种野生药用真菌标本，来自国内外多个地区的原始森林，其中包括稀有真菌30多种，百年生灵芝多株。本展馆的成立为我国野生药用真菌的研究奠定了基础。

第十二章　中国抗肿瘤药用真菌品种介绍

地球上的生物划分为三大域：真核生物域（Eukarya）、细菌域（Eubacteria）和古细菌域（Archaea/Archaebacteria）。真核生物域又分动物界（Kingdom Animalia）、植物界（Kingdom Plantae）和菌物界（Kingdom Fungi）。

菌物（Fungi/Fungus）是一类真核生物，特点是：有真正的细胞核，无叶绿素，不能进行光合作用；细胞壁多数含有几丁质和β—葡聚糖；营养方式为异养吸收性；以生产大量无性、或有性孢子的方式进行繁殖，一般有短暂的单核体阶段；单细胞或丝状多细胞为多核单倍菌丝（同核或异核），大多数无鞭毛；陆生性较强，腐生、共生或寄生。

菌物的物种估计在150万种以上，已被描述的种类约10万种。2008年出版的《菌物字典》第10版，记载了菌物界36纲，140目，560科，8283属，97861个种，并把菌物界划分为7个门，包括：子囊菌门（Ascomycota）、担子菌门（Basidiomycota）、壶菌门（Chytridiomycota）、芽枝霉门（Blastocladiomycota）、新丽鞭毛菌门（Neocallimastigomycota）、球囊菌门（Glomeromycota）和接合菌门（Zygomycota）。

食药用菌（Mushroom）古称蕈菌或菌蕈，俗称蘑菇，是一类具有肉质、胶质、木质、革质子实体，并有食用与药用价值的大型菌物，通常是指肉眼可见、可以用手直接采摘、大小达到cm级、单个子实体重量为50mg以上的大型菌物。大型菌物按用途分为食用菌、药用菌、毒蘑菇三大类。随着科学技术的进步和产业的发展，经现代分离技术可提取出活性多糖、核酸、肽类、三萜类、生物碱等，进而制成药品。目前，据卯晓岚教授的《中国大型真菌统计》，90%～95%的食药用菌属于担子菌亚门（Basidomycota）的层菌纲（Hymenomycetes）、异担子菌纲（Heterobasidiomycetes）和腹菌纲（Gasteromycetes）；5%～10%属于子囊菌亚门（Ascomycota）的核菌纲（Pyrenomycetes）和盘菌纲（Discomycetes）。

食药用菌有狭义与广义之分。狭义的食药用菌是指可供食用和药用且具有肉质、胶质、木质、革质子实体的大型菌物。中国把生长在木上的蘑菇称作“菌”“菇”，而把土中长出的称作“蕈”。日本把“菌、蕈”两名词结合起来作为蘑菇的同义词。本书采用的抗肿瘤野生药用菌的定义是狭义范围内的菇蕈。

广义的食药用菌还包括食品工业中用于酿造的丝状菌物和酵母菌、制药工业上用于生产药品的各种丝状菌物，如酿造啤酒的酵母菌，制作奶酪的乳酸菌，生产青霉素的产黄青霉，生产各种酶制剂的曲霉、根霉。现代发酵工业中，制造单细胞蛋白质和菌丝蛋白质也多借助于菌物。

毒菌（Toadstool）是指有毒的大型菌物，也称毒蘑菇（Poisonous mushroom）。许多毒菌同时具有很高的药用价值，有些毒菌内含的毒素成分具有抗肿瘤作用。

我国的大型菌物资源丰富，估计有2万种以上，其中已经进行描述和研究的大型菌物种类有2500种以上，具有食药用价值的种类有1200多种。

近年来，中国对菌物抗肿瘤的研究有了长足的进步，在500多种野生药用真菌中已经逐步找到了200多种抗肿瘤的野生药用真菌。同时在我国的大自然中每年野生的药用真菌达上百万吨；但是，我们今天在快速走进水泥森林，在快速的远离大自然。抗肿瘤野生药用真菌是自然留给我们人类的非常宝贵遗产，我们要学会利用。人类要想最大限度治疗好自己的疾病，只能走进森林，走进大自然。

真菌门 Eumycota

担子菌亚门 Basidiomycotina

层菌纲 Hymenomycetes

伞菌目 Agaricales

侧耳科 Pleurotaceae

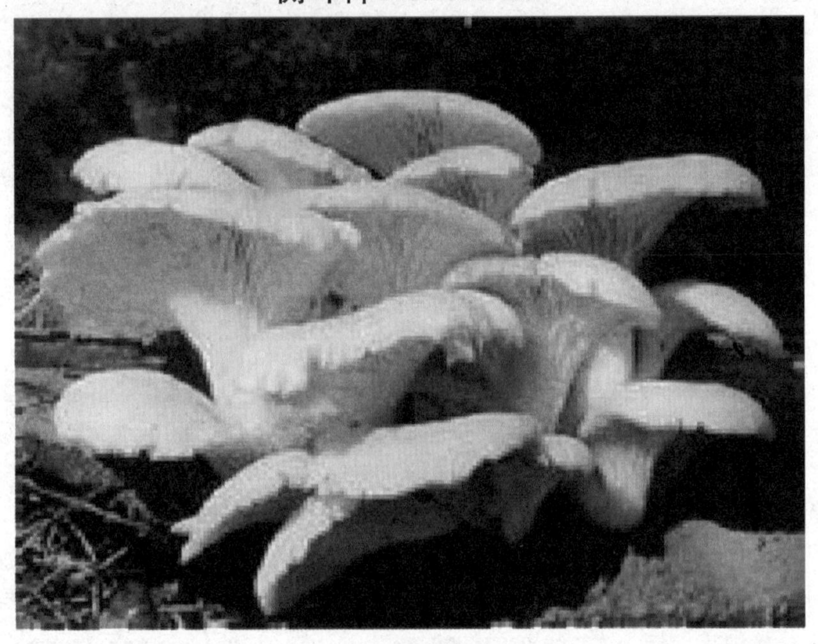

白黄侧耳

【pleurotus cornucopiae（Paul.：Pers）Rolland】

【中文别名】美味侧耳、紫孢侧耳。

【分布地区】主要分布于河北、黑龙江、吉林、山东、江苏、四川、安徽等地区。

【科属分类】真菌门（Eumycota）担子菌亚门（Basidiomycotina）层菌纲（Hymenomycetes）伞菌目（Agaricales）侧耳科（Pleurotaceae）。

【性状介绍】子实体中等大至较大。菌盖直径 5～13cm，初期扁半球形，伸展后基部下凹，光滑，幼时铅灰色，后渐呈灰白至近白色，有时稍带浅褐色，边缘薄，平滑，幼时内卷，后期常呈波状。菌肉白色，稍厚。菌褶宽，稍密，延生而在柄上交织，白色至近白色。柄短，扁生或侧生，内实，光滑，长 2～5cm，粗 0.6～2.5cm，往往基部相连。

【生长环境】春秋季节生于阔叶树干上，近覆瓦状丛生。

【成分药理】肉嫩味美，营养丰富，口感极佳，富含纤维素，含高蛋白、低脂肪，并含有亮氨酸、天门冬氨酸等 10 多种氨基酸。试验表明对小白鼠肉瘤的抑制率为 60%～80%，对艾氏癌的抑制率为 60%～70%。

【性味功用】抑制肿瘤。

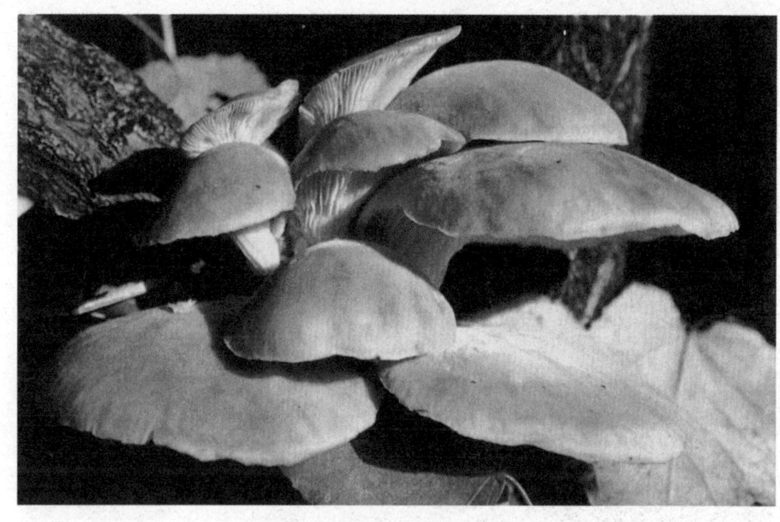

侧　耳

【Pleurotus ostreatus（Jacg：Fr.）Kummer】

【中文别名】北风菌、平菇（福建）、青蘑（黑龙江）、桐子菌（四川）、糙皮侧耳等。

【分布地区】分布在我国河北、山西、内蒙古、黑龙江、吉林、辽宁、河南、江苏、台湾、福建、新疆、西藏等地区。

【科属分类】真菌门（Eumycota）担子菌亚门（Basidiomycotina）层菌纲（Hymenomycetes）伞菌目（Agaricales）侧耳科（Pleurotaceae）。

【性状介绍】子实体中等至大型，菌盖直径 5～13cm，白色至灰白色，青灰色，有纤毛，水浸状，扁半球形，后平展，有后沿，菌肉白色，厚，菌褶白色，稍密至稍稀，延生，在柄上交织，菌柄侧生，短或无，内实，白色，长 1～3cm，粗 1～2cm，基部常有绒毛。可食用，味道鲜美。

【生长环境】冬春季在阔叶树腐林上呈覆瓦状丛生。此菌属重要的木腐菌，使被浸害木质部分形成丝片白色腐朽。

【成分药理】①侧耳含有人体必需的 8 种氨基酸。②另含有较丰富的维生素 B1、B2、B6、C、H 和 PP，还含有草酸等。③主要的甾体有麦角甾醇。④胺类成分有甜菜碱、组胺、腺嘌呤、乙醇胺、乙胺。⑤游离糖和糖醇类成分有甘油、甘露醇、葡萄糖、海藻糖，还含有半乳甘露聚糖、糖原、具 1→3 支链的葡聚糖，还含有一种结构中含 D－半乳糖、D－甘露糖、L－果糖的多糖，侧耳溶血素和三种酚氧化酶。⑥抗癌活性多糖中的侧耳酸性多糖其中含有 β－1，3－葡聚糖 69%，半乳糖 13%，甘露糖 6% 葡糖糖醛酸 13%，后三者均以侧链存在于多糖结构中。⑦侧耳中的一种糖蛋白体对外 S－180 肉瘤、腹水瘤 ECA、肝癌 Hepa 及人 B 淋巴瘤细胞 Raji、白血病细胞 K－562 有较强的细胞毒作用，且对不同癌细胞有选择性。体内试验表明，该组分有抑制小鼠 S－180 肉瘤细胞增殖和向周围组织侵袭的作用，能使瘤组织坏死，淋巴细胞浸润，并形成较厚的纤维包膜，提示其具有使肿瘤组织纤维化的作用。从侧耳真菌分离的糖肽组分，具有促进淋巴因子激活杀伤（LAK）细胞和自然杀伤（NK）细胞杀伤肿瘤的作用。

【性味功用】辛、甘，微咸，温。入肝、肾经。追风散寒，舒筋活络，主治腰酸腿疼痛、手足麻木、筋络不适、阳痿遗精，腰膝无力。子实体水提取液实验表明有抗癌作用，对小白鼠肉瘤 S－180 及艾氏癌的抑制率分别为 91% 和 60%。

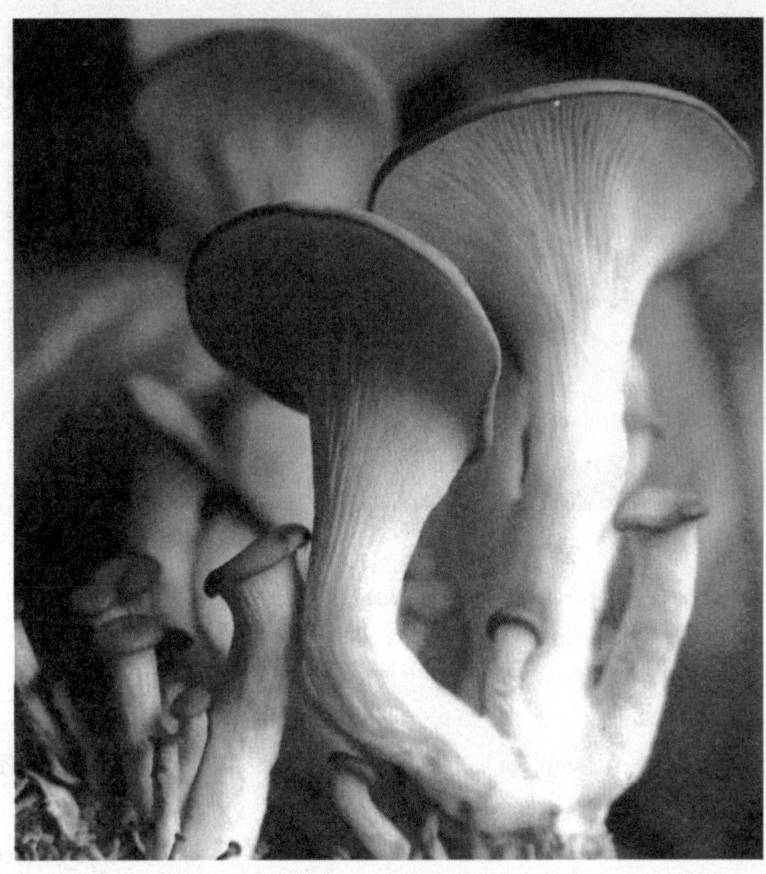

长柄侧耳

【Pleurotus spodoleucas Fr. 】

【中文别名】灰白侧耳

【分布地区】主要分布于吉林、云南、西藏等地区。

【科属分类】真菌门（Eumycota）担子菌亚门（Basidiomycotina）层菌纲（Hymenomycetes）伞菌目（Agaricales）侧耳科（Pleurotaceae）。

【性状介绍】子实体中等。菌盖圆形，扁半球形，后渐平展，直径3～9cm，光滑，白色，中部浅黄色。菌肉稍厚，白色。菌褶白色，稍密至稍稀，延生。柄偏生至近侧生，内实，白色，长4～11cm，粗0.8～1.8cm。孢子无色，光滑，圆柱形，（8～10.5）μm×（3～4）μm。

【生长环境】秋季于阔叶树枯干上丛生。

【成分药理】子实体水提取液对小白鼠肉瘤的抑制率为72%。

【性味功用】抑制肿瘤

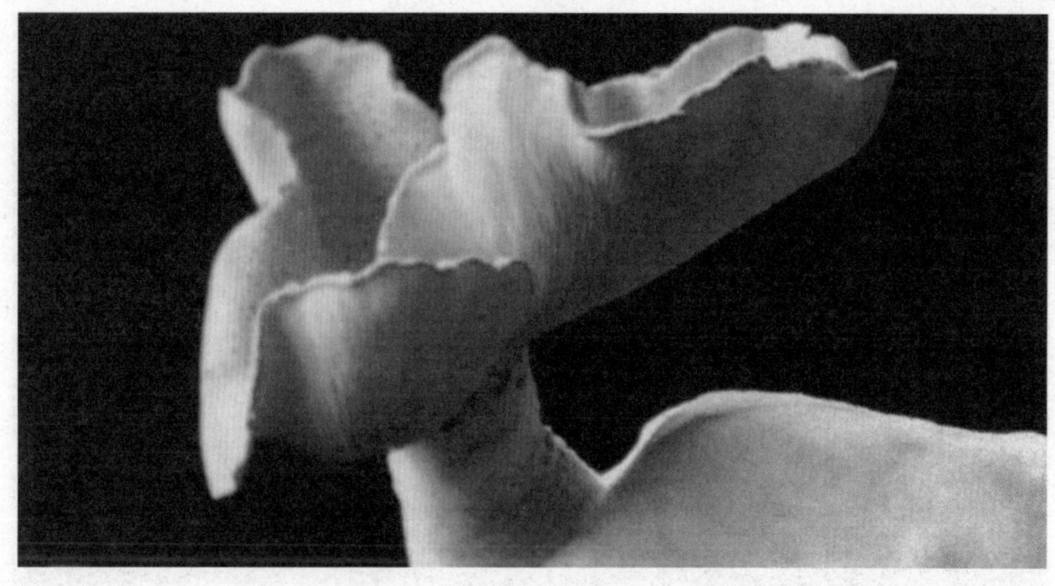

菌核侧耳

【Pleurotus tuber - regium (Fr.) Sing】

【中文别名】俗称虎奶菇、核耳菇、茯苓侧耳、南洋侧耳（日本）。

【分布地区】分布在我国云南、海南和日本、东南亚、澳大利亚、非洲等地区。

【科属分类】真菌门（Eumycota）担子菌亚门（Basidiomycotina）层菌纲（Hymenomycetes）伞菌目（Agaricales）侧耳科（Pleurotaceae）。

【性状介绍】子实体中等至大型。菌盖直径 8 ~ 20cm，漏斗状到杯状，中部明显下凹，初期肉质，表面光滑，中部有小的平伏状鳞片，灰白色至红褐色。边缘无条纹，薄，初期内卷，后伸展有时有沟条纹。菌褶延生，不等长，薄而窄，浅污黄至淡黄色。菌柄长 3.5 ~ 13cm，粗 0.7 ~ 2（3.5）cm，常中生，圆柱形，同盖色且有小鳞片或有绒毛，内部实心，基部膨大，生于菌核上。菌核卵圆、椭圆或块状，直径 10 ~ 25cm，表面光滑，暗色，内部实而近白色。

【生长环境】它的菌丝浸染木材或树桩后，与树根之间形成围径 10 ~ 30cm 的菌核。是一种典型的木腐菌，能利用许多阔叶树、针叶树及各种农作物的秸秆生长。

【成分药理】菌核侧耳的菌核含葡萄糖、果糖、半乳糖、甘露糖、麦芽糖、肌醇、棕榈酸、油酸、硬脂酸，子实体及菌核富含蛋白质、矿质元素、多种维生素等，味道鲜美。干品具独特香味，具有较高的食药用价值。它富含的虎奶多糖，具有增强人体免疫能力，补血生津，抑制多种肿瘤生长等功效。

【性味功用】该菌子实体及菌核入药有治疗胃病、哮喘、高血压、便秘、发烧、感冒、水肿、脑病、妇女乳腺炎、疮疾、天花、哮喘、高血压和神经系统疾病等功效。

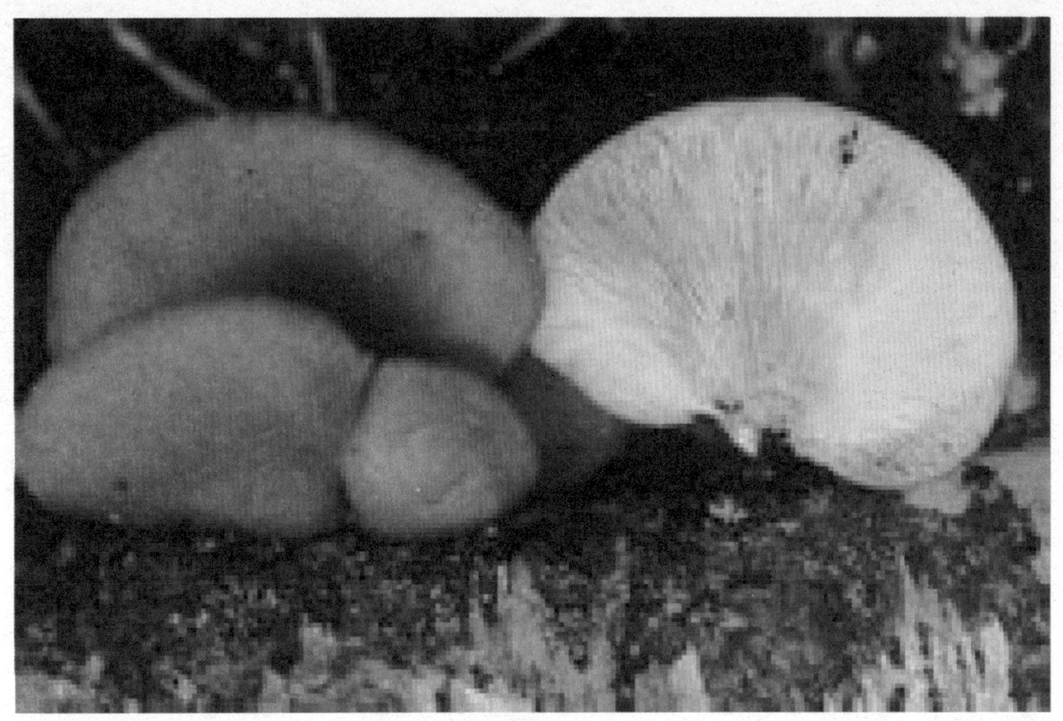

亚侧耳

【Hohenbuehelia serotina（Pers.：Fr.）Sing.】

【中文别名】冻蘑、冬蘑、元蘑（黑龙江）、黄蘑（吉林）。

【分布地区】主要分布在河北、黑龙江、吉林、山西、广西等地区。

【科属分类】真菌门（Eumycota）担子菌亚门（Basidiomycotina）层菌纲（Hymenomycetes）伞菌目（Agaricales）侧耳科（Pleurotaceae）。

【性状介绍】子实体中等至稍大，菌盖直径 9～12cm，扁半球形至平展，半圆形或肾形，黄绿色，粘，有短绒毛，边缘光滑，菌肉白色。菌褶稍密，白色带淡黄色，近延生。菌根侧生，很短或近乎没有。

【生长环境】是木材腐朽菌。秋季生于桦树等阔叶树腐木上，呈覆瓦状丛生。

【成分药理】①用热水、1% 草酸铵和 5% 氢氧化钠依次抽提出长白山野生黄蘑子实体中的多糖组分 FⅠ，FⅡ和 FⅢ。再经乙醇沉淀、离子交换层析、凝胶过滤和亲和层析等方法进一步分离纯化，得到 20 余种多糖成份。通过皮下注射小鼠 Sarcoma 180 实验法对各多糖组分进行抗肿瘤活性检定，具有较强的抗肿瘤活性。②子实体水提物对小白鼠肉瘤 S－180 和艾氏癌的抑制率均为 70%，对小白鼠腹水肿瘤具有抑制作用。

【性味功用】提高免疫力，抑制肿瘤，民间用于治疗风湿性关节炎。

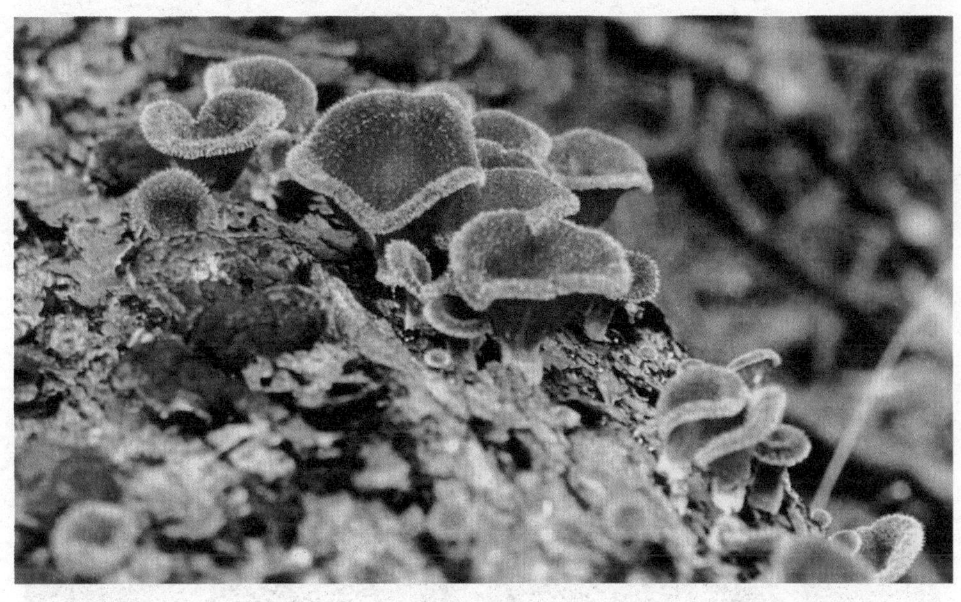

革　耳

【Panus rudis Fr.】

【中文别名】野生革耳、桦树蘑（黑龙江）、木上森、八担柴。

【分布地区】主要分布于东北、华东、中南、西南及河北等地区。

【科属分类】真菌门（Eumycota）担子菌亚门（Basidiomycotina）层菌纲（Hymenomycetes）伞菌目（Agaricales）侧耳科（Pleurotaceae）。

【性状介绍】形态特征子实体小或中等大。菌盖宽 2 ~ 9cm，中部下凹或漏斗形，初浅土黄色，后深土黄色，茶色至锈褐色，有粗毛，革质。菌褶白至浅粉红色，干后浅土黄色，窄，稠密，延生。柄偏生或近侧生，短，内实，长 0. 5 ~ 2cm，粗 0. 2 ~ 1cm，同菌盖，有粗毛。孢子无色，光滑，椭圆形，（3. 6 ~ 6）μm ×（2 ~ 3）μm。囊体无色，棒状，（23. 4 ~ 56）μm ×（7. 2 ~ 14）μm。幼时可食用，但韧而味差。

【生长环境】夏秋季生于柳、桦及楝树的腐木上，丛生或群生。侵害多种阔叶树木形成白色海绵状腐朽。

【性味功用】苦、微辛，寒。具有极强的清热解毒、消肿、敛疮功效。主治疮疡肿痛或溃破，癞疮，杨梅毒疮。实验表明有抗癌作用，对小白鼠肉瘤 S – 180 及艾氏癌的抑制率分别为 60% 和 70%。

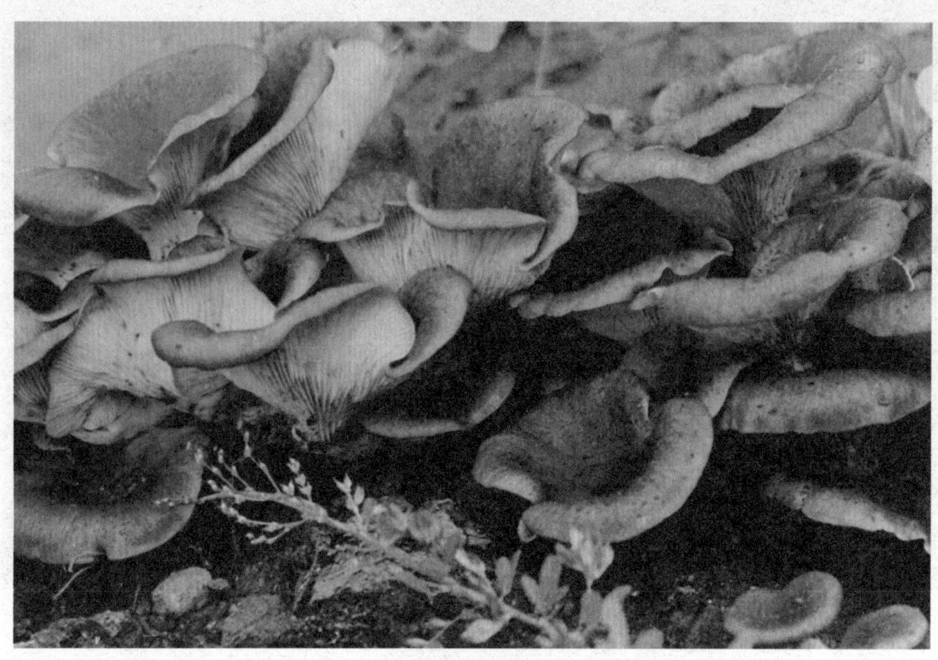

紫革耳

【Panus torulosus (Pers.) Fr.】

【中文别名】贝壳状革耳、光革耳、蘑菇（陕西）。

【分布地区】主要分布于吉林、陕西、甘肃、河南、湖南、云南、西藏等地区。

【科属分类】真菌门（Eumycota）担子菌亚门（Basidiomycotina）层菌纲（Hymenomycetes）伞菌目（Agaricales）侧耳科（Pleurotaceae）。

【性状介绍】子实体初期肉质，后变为强韧革质。菌盖扁平，后为漏斗形，罕为贝壳形，直径5～10cm；盖面初时有细毛，很快消失，往往粗糙或有不明显环纹，初时葡萄紫色，渐变为淡黄褐色或茶褐色，老后褪色为浅土黄色。盖缘薄，粉状，后期生稀条纹。菌肉白色，韧，后变为木栓质，菌褶延生，较密至稀疏，幅窄，往往在柄上交织，淡紫色至紫红色，后变为土黄色；褶缘平坦。菌柄偏生，偶有侧生，短，长2～3cm，粗1～2.5cm，紫色，有灰色软毛，强韧，中实。

【生长环境】夏秋两季生阔叶林的切株及腐木上。

【性味功用】淡，温。追风散寒，舒筋活络。为传统中药“舒筋丸”的原料之一，治腰腿疼痛、手足麻木、筋络不适、四肢抽搐。实验表明有抗癌作用，对小白鼠肉瘤S－180及艾氏癌的抑制率均高达100%。

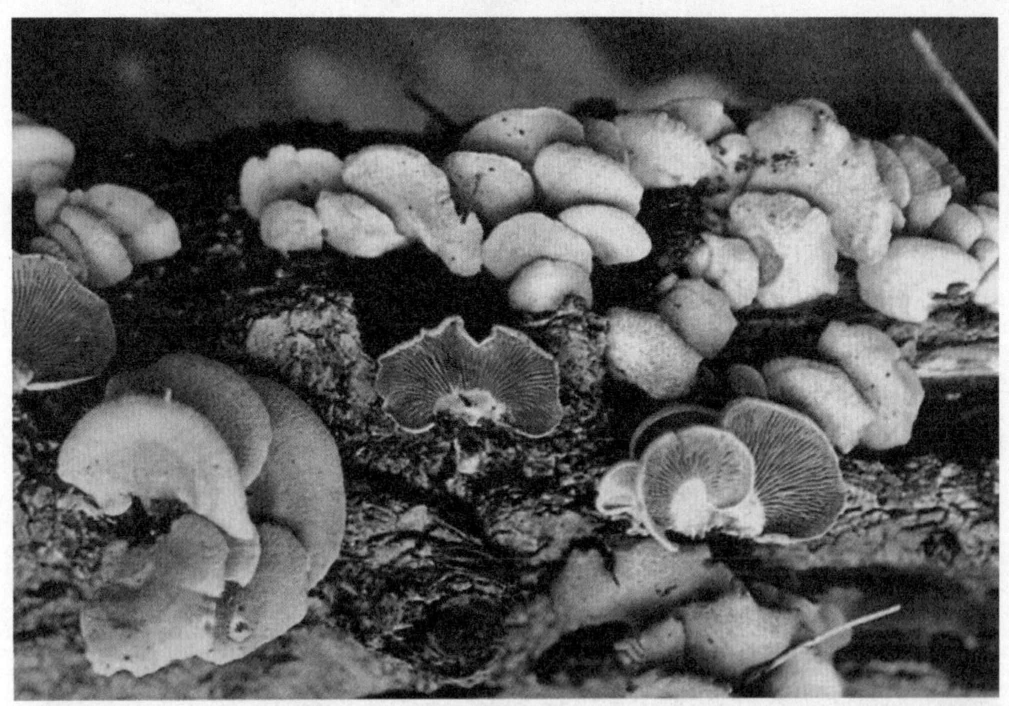

鳞皮扇菇

【Panellus stypticus（Bull.：Fr.）Karst.】

【中文别名】山葵菌、止血扇菇。

【分布地区】主要分布于黑龙江、吉林、河北、山西、内蒙古、福建等地区。

【科属分类】真菌门（Eumycota）担子菌亚门（Basidiomycotina）层菌纲（Hymenomycetes）伞菌目（Agaricales）侧耳科（Pleurotaceae）。

【性状介绍】子实体较小。菌盖扇形，浅土黄色，菌盖直径 1～3cm，表面有麦皮状小鳞片。菌肉薄，味辛辣。菌褶窄而密。菌柄很短，生在菌盖的一侧。

【生长环境】成群地生在阔叶树腐木上或树桩上。晚上可发光，但有的因地区差异而不发光。本菌导致树木木质腐朽。

【成分药理】①此菌子实体质地较韧，干后潮湿时能恢复原状，多记载有毒，不宜采食。②可药用，有调节机体、增进健康、抵抗疾病的作用。③其子实体内含有齿孔菌酸（eburicoicacid），可用以合成甾体药物，这种甾体药物可对机体起重要的调节作用。如甾体药物肾上腺皮质激素，是治疗爱迪森氏病等内分泌病的重要药物，又能使胶原性疾病及过敏性休克度过危险期和缩短疗程等。④此菌有收敛作用。将子实体制干研成粉末，敷于伤处治外伤出血。⑤子实体中含有一种新的倍半萜类化合物 Panal 是一种化学发光物质。

【性味功用】辛，温。入肝经。止血消炎，被用作止血剂。对小白鼠肉瘤 S－180 的抑制率为 80%，对艾氏癌的抑制率为 70%。

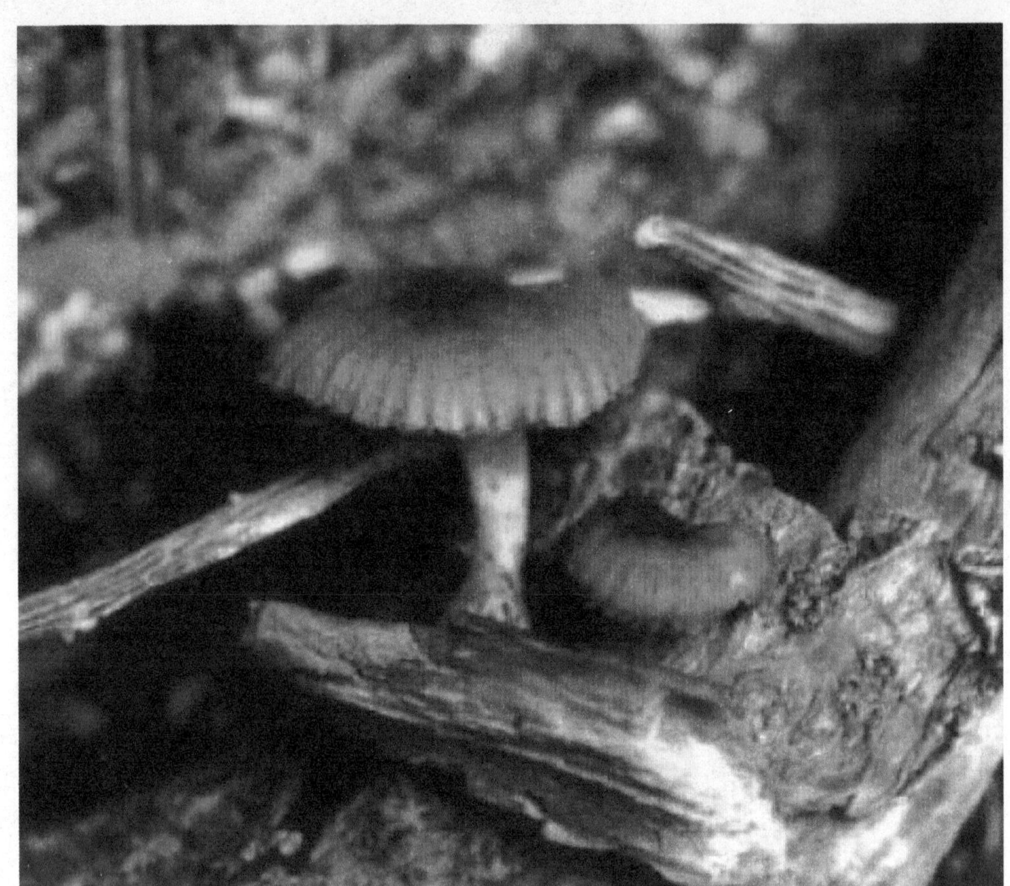

粘香菇

【lentinus adhaerens (Alb. et Schw. ex Fr.) Fr.】

【分布地区】主要分布于吉林、内蒙古。

【科属分类】真菌门（Eumycota）担子菌亚门（Basidiomycotina）层菌纲（Hymenomycetes）伞菌目（Agaricales）侧耳科（Pleurotaceae）。

【性状介绍】子实体小。菌盖直径2～7cm，初期半球形扁半球形，中部稍下凹，边缘有短条棱并有缺刻，表面近光滑或近似绒毛，中部色深，赭黄色、土红褐色至红褐色。菌肉稍厚，污白色，有菇香气味，柔韧。菌褶污白色，污黄白色，宽，较稀，不等长，边缘粗糙有缺刻，直生至近弯生又延生。菌柄长2～5cm，粗0.5～1.2cm，近柱形，稍弯曲，中生至稍偏生，近平滑或似有绒毛，基部色深或稍变细，顶部色浅。

【生长环境】秋季至春季在松、冷杉等针叶树腐木上单生或丛生。

【成分药理】具抗癌成分。

【性味功用】抑制肿瘤。

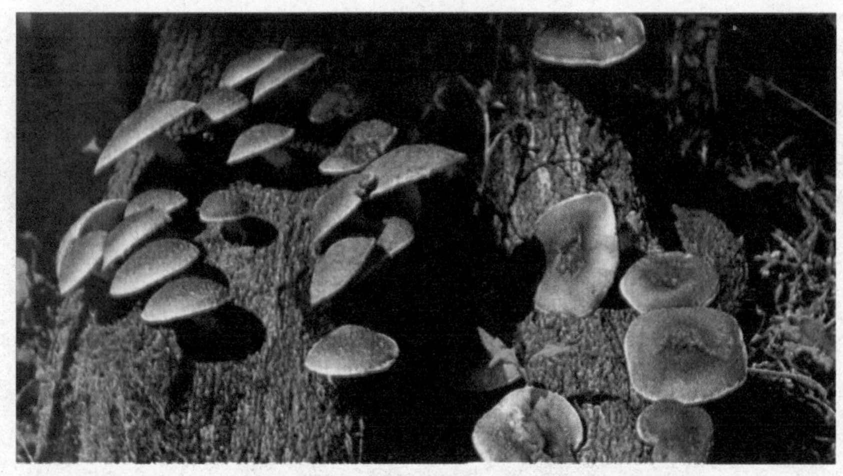

香　菇

【Lentinu edodes (Berk.) Sing.】

【中文别名】花蕈、香信、椎茸、冬菰、厚菇、花菇等。

【分布地区】主要分布于浙江、福建、台湾、安徽、湖南、湖北、江西等地区。

【科属分类】真菌门（Eumycota）担子菌亚门（Basidiomycotina）层菌纲（Hymenomycetes）伞菌目（Agaricales）侧耳科（Pleurotaceae）。

【性状介绍】香菇子实体单生、丛生或群生，子实体中等大至稍大。菌盖直径5～12cm，有时可达20cm，幼时半球形，后呈扁平至稍扁平，表面菱色、浅褐色、深褐色至深肉桂色，中部往往有深色鳞片，而边缘常有污白色毛状或絮状鳞片。菌肉白色，稍厚或厚，细密，具香味。幼时边缘内卷，有白色或黄白色的绒毛，随着生长而消失。菌盖下面有菌幕，后破裂，形成不完整的菌环。老熟后盖缘反卷，开裂。菌褶白色，密，弯生，不等长。菌柄常偏生，白色，菌环以下有纤毛状鳞片，纤维质，内部实心。菌环易消失，白色。

【生长环境】冬春季生于阔叶树倒木上，群生，散生或单生。

【成分药理】我国不少古籍中记载香菇“益气不饥，治风破血和益胃助食”。对糖尿病、肺结核、传染性肝炎、神经炎等起治疗作用，又可用于消化不良、便秘、减肥等。民间用来助痘疮、麻疹的诱发，治头痛、头晕。现代研究证明，香菇多糖可调节人体内有免疫功能的T细胞活性，可降低甲基胆蒽诱发肿瘤的能力。对癌细胞有强烈的抑制作用，对小白鼠肉瘤S－180的抑制率为97.5%，对艾氏癌的抑制率为80%。香菇还含有双链核糖核酸，能诱导产生干扰素，具有抗病毒能力。香菇中含不饱和脂肪酸甚高，还含有大量的可转变为维生素D的麦角甾醇和菌甾醇，对于增强抗疾病和预防感冒有良好效果。经常食用对预防人体，特别是婴儿因缺乏维生素D而引起的血磷、血钙代谢障碍导致的佝偻病有益，可预防人体各种黏膜及皮肤炎病。香菇中所含多糖可预防血管硬化，可降低人的血压，从香菇中还分离出降血清胆固醇的成分。香菇灰分中含有大量钾盐及其他矿质元素，被视为防止酸性食物中毒的理想食品。

【性味功用】甘，平。入肝经、胃经。主治正气衰弱，神倦乏力，纳呆，消化不良，贫血，佝偻病，高血压，高血脂，高血糖，慢性肝炎，神经炎，盗汗，小便不禁，水肿，麻疹透发不畅，荨麻疹，毒菇中毒，又可用于便秘、减肥等。防癌抗癌，对小白鼠肉瘤S－180的抑制率为97.5%，对艾氏癌的抑制率为80%。

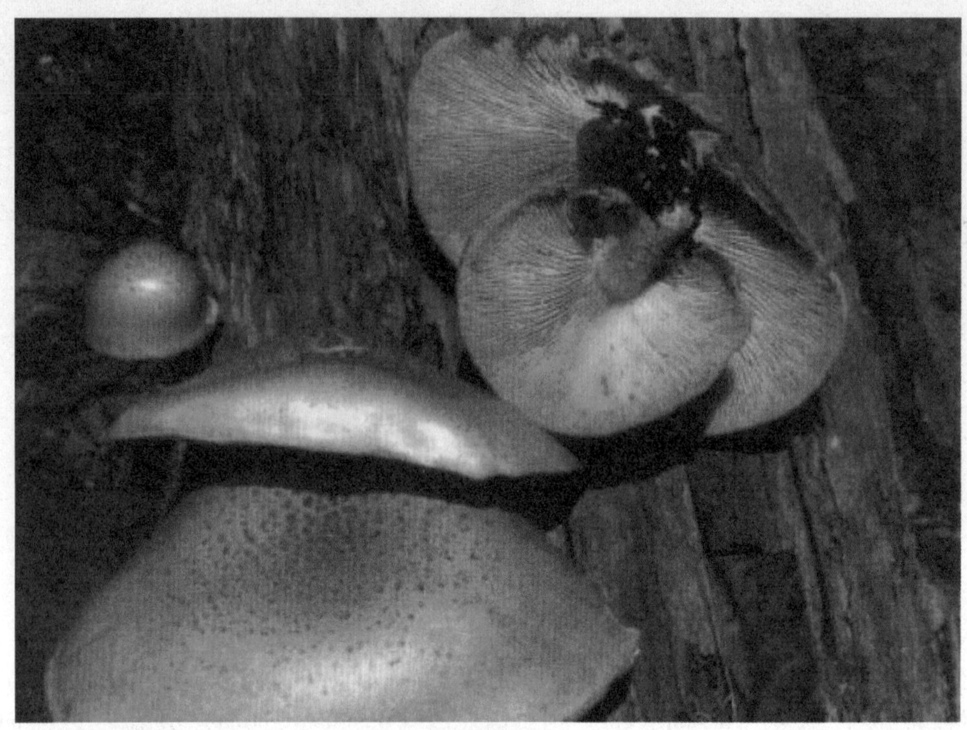

豹皮香菇

【Lentinus lepideus（Fr.：Fr.）Fr.】

【中文别名】洁丽香菇、豹皮菇、白香菇等。

【分布地区】主要分布于河北、黑龙江、吉林、江苏、安徽、山西、福建等地区。

【科属分类】真菌门（Eumycota）担子菌亚门（Basidiomycotina）层菌纲（Hymenomycetes）伞菌目（Agaricales）侧耳科（Pleurotaceae）。

【性状介绍】子实体一般中等大。菌盖宽5～15cm，扁半球形，后渐平展或中部下凹，淡黄色，有深色或浅色大鳞片。菌肉白色。菌褶白色，延生，宽，稍稀，不等长，褶缘锯齿状。菌柄短，偏生，内实，近圆柱形且弯曲有鳞片，长3～7cm，粗0.8～3cm。孢子印白色。孢子光滑，无色，近圆柱状，(8～13) μm×（3.5～5）μm。

【生长环境】夏秋季在针叶树的腐木上近丛生。导致树木腐朽。

【成分药理】含倍半萜类化合物，主要为δ－荜澄茄烯，α－衣兰油烯，γ－衣兰油烯，豹皮菇萜醚，异豹皮菇萜醚，10－羟基豹皮菇萜醚。子实体含齿孔酸甲酯，3－氢化松苓酸甲酯，麦角甾醇及脂类，其脂肪酸组成主要有十二烷酸，十三烷酸，肉豆蔻酸，油酸，亚油酸及亚麻酸等。子实体含有的齿孔菌，可以合成甾体药物，甾体药物对身体有重要的调节作用。

【性味功用】甘，平。入心经、脾经。补心血，宜心肝。主治气血不足、心脾两虚、疲乏无力、失眠心悸。对小白鼠肉瘤S－180及艾氏癌的抑制率分别为60%和70%。

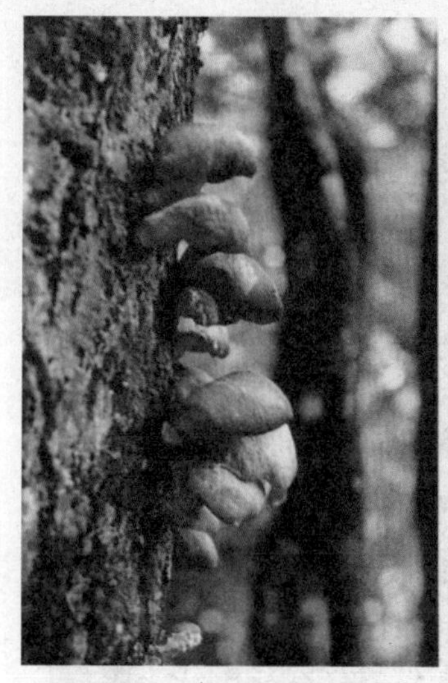

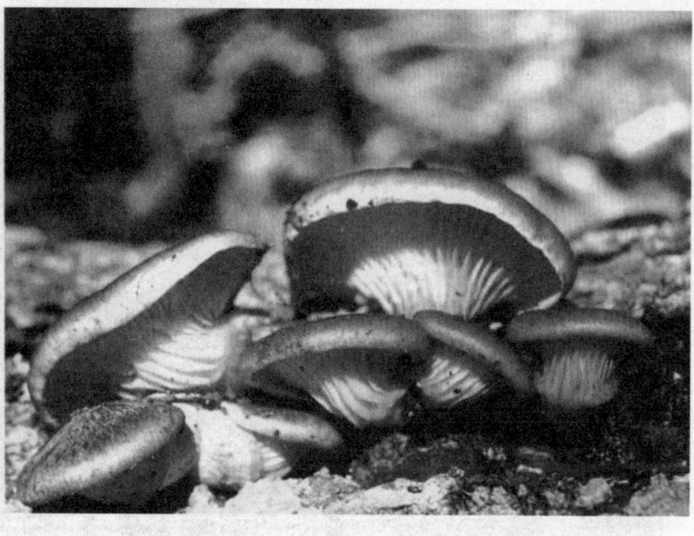

月夜菌

【Lampteromyces japonicus (Kawan.) Sing】

【中文别名】月光菌、毒侧耳（东北）、日本发光侧耳。

【分布地区】主要分布于东北、福建、湖南、贵州及日本等地区。

【科属分类】真菌门（Eumycota）担子菌亚门（Basidiomycotina）层菌纲（Hymenomycetes）伞菌目（Agaricales）侧耳科（Pleurotaceae）。

【性状介绍】子实体中等至大型。菌盖扁平，菌盖直径可达 10~27cm，幼时盖表面肉桂色或黄色，后呈现暗紫或紫褐色。菌肉污白。菌褶污白，不等长。菌柄很短，具菌环，破开柄后靠近基部菌肉中一块暗紫色斑。孢子印白色又稍带紫色。孢子近圆球形，表面光滑，无色，孢子 10~16μm。外形、颜色上接近香菇（Lentinula edodes）而易被人误食。

【生长环境】秋季多在槭树等阔叶树倒木上生长。往往数个重叠生在一起。菌褶在暗处可发青白色荧光。

【成分药理】从月夜菌中分离出分子量为264 的3 种毒性成分 illudine S、isoilludine S 和 dihydrolludine S，并用 X 线衍射法鉴定出其空间结构。其中，成分 illudine S 具有较强的抗癌活性，可医治小白鼠的 Ehrlich 腹水癌。但是，它的毒性也很厉害，如在 12 小时内投 0.6mg 的量即可使小鼠致死，LD50 为 50mg/kg。由于毒性过强而目前尚未制成药物。

【性味功用】含有月光菌素（lunamycin C15H22O4）对小白鼠肉瘤 S-180、艾氏癌的抑制率分别为 80% 和 70%。

裂褶菌科　Schizophyllaceae

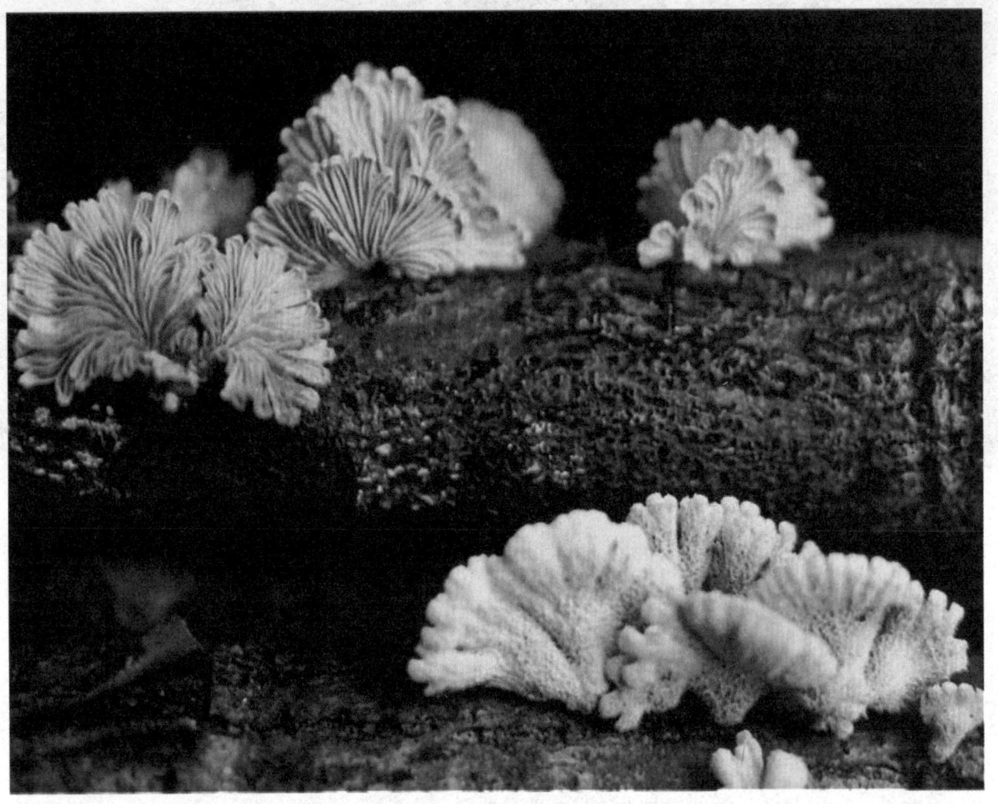

裂褶菌

【Schizophyllum commune Franch.】

【中文别名】白参（云南）、树花（陕西）、白花、鸡毛菌（北方）。

【分布地区】主要分布于河北、山西、黑龙江、吉林、辽宁、山东、江苏等地区。

【科属分类】真菌门（Eumycota）担子菌亚门（Basidiomycotina）层菌纲（Hymenomycetes）伞菌目（Agaricales）裂褶菌科（Schizophyllaceae）。

【性状介绍】裂褶菌包括菌丝体和子实体两部分组成，成熟后产生孢子。裂褶菌子实体小型。菌盖直径 0.6 ~4.2cm，白色至灰白色，上有绒毛或粗毛，扇形或肾形，具多数裂瓣，菌肉薄，白色，菌褶窄，从基部辐射而出，白色或灰白色，有时淡紫色，沿边缘纵裂而反卷，柄短或无。

【生长环境】裂褶菌多在春至秋季生长。属于木腐生菌，野生于阔叶树及针叶树的枯枝倒木上，有的也发生在枯死的禾本科植物、竹类或野草上。

【成分药理】①子实体中含多糖类化合物，主要是裂褶菌多糖（schizophyllan），该多糖为（1→6）支链的 β-1，3-D-葡萄糖及 scleroglucan，PS-1426 葡聚糖。另含 Fe、Zn 等 31 种无机元素和 15 种氨基酸及甲壳质和丙酮酸、裂褶菌素。②裂褶菌多糖具有在体外直接激活人血中附着细胞的活性。③裂褶菌多糖具有抗肿瘤活性。④多糖具有抗补体活性。

【性味功用】甘，平。入肾经。补肾益精，滋补强壮，用于身体虚弱、气血不足、阳痿早泄、月经量少，白带异常等。对小白鼠肉瘤 S-180、艾氏腹水癌、肉瘤 37、大白鼠吉田肉瘤的抑制率为 70% 至 100%。

鹅膏菌科 Amanitaceae

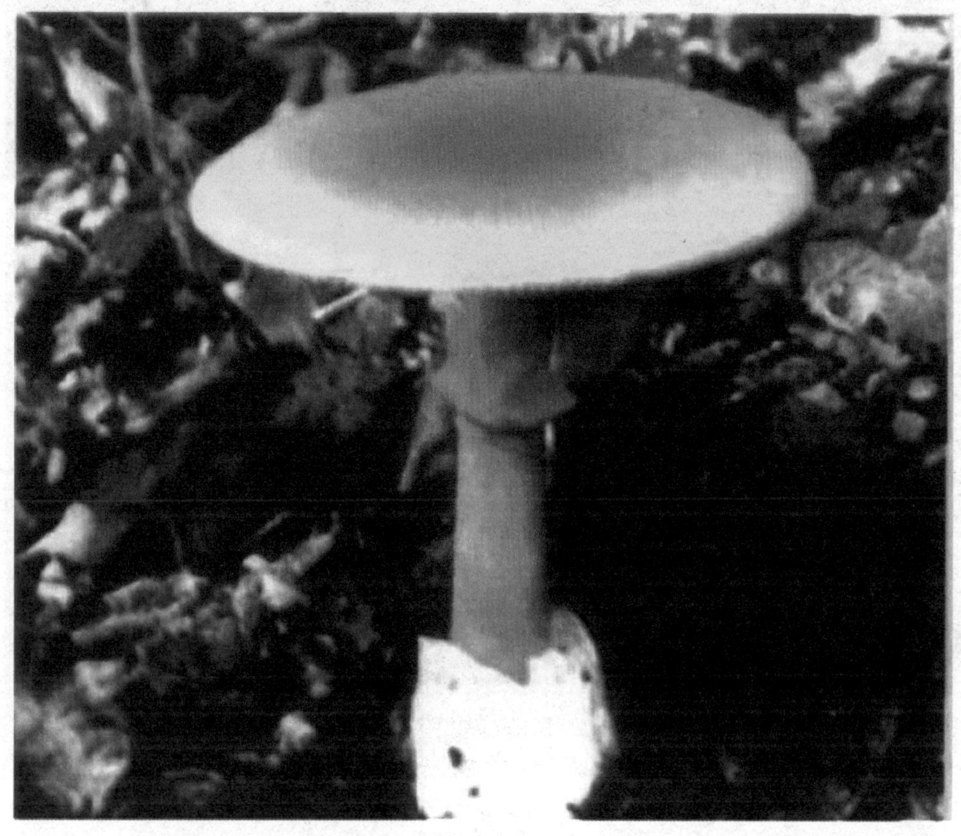

橙盖鹅膏菌

【Amanita caesarea (Scop.: Fr.) Pers. ex Schw.】

【中文别名】黄罗伞、黄鹅蛋菌（四川）、橙盖鹅膏、鸡蛋黄蘑（黑龙江）、橙伞、橙盖伞。

【分布地区】主要分布于湖北、河南、四川、云南、广东、西藏等地区。

【科属分类】真菌门（Eumycota）担子菌亚门（Basidiomycotina）层菌纲（Hymenomycetes）伞菌目（Agaricales）鹅膏菌科（Amanitaceae）。

【性状介绍】子实体大型。菌盖宽5.5~20cm，初期卵圆形至钟形，后渐平展，中间稍凸起，鲜橙黄色至桔红色，光滑，稍粘，边缘具明条纹。菌肉白色。菌褶黄色，较厚，离生，不等长。菌柄园柱形，长8~25cm，粗1~2cm，淡黄色，往往具橙黄色花纹或鳞片，内部松软至空心。菌环生菌柄上部，淡黄色，膜质，下垂、上面具细条纹。菌托大，苞状，白色，有时破裂面成片附着在菌盖表面。

【生长环境】夏秋季在林中地上散生或单生。此菌是树木的外生菌根菌，与云杉、冷杉、山毛榉、栎等树木形成菌根。

【成分药理】①含吲哚类生物碱，三萜类，麦角甾醇，生物活性肽，色胺，环肽，异恶唑和蝇蕈醇，α-鹅膏菌素、毒伞毒素、毒伞素、phallolysin 和 antamanide。乙醇提取物中含有游离糖、糖醇和有机酸，汁液中有多种活性离子，并含有多种矿物质元素。②子实体乙醇提取物，对小白鼠 S-180 有抑制作用。③生物活性肽有抗菌作用。④鹅膏菌毒素对 RNA 聚合酶有抑制作用。

【性味功用】抗菌、抑制肿瘤。

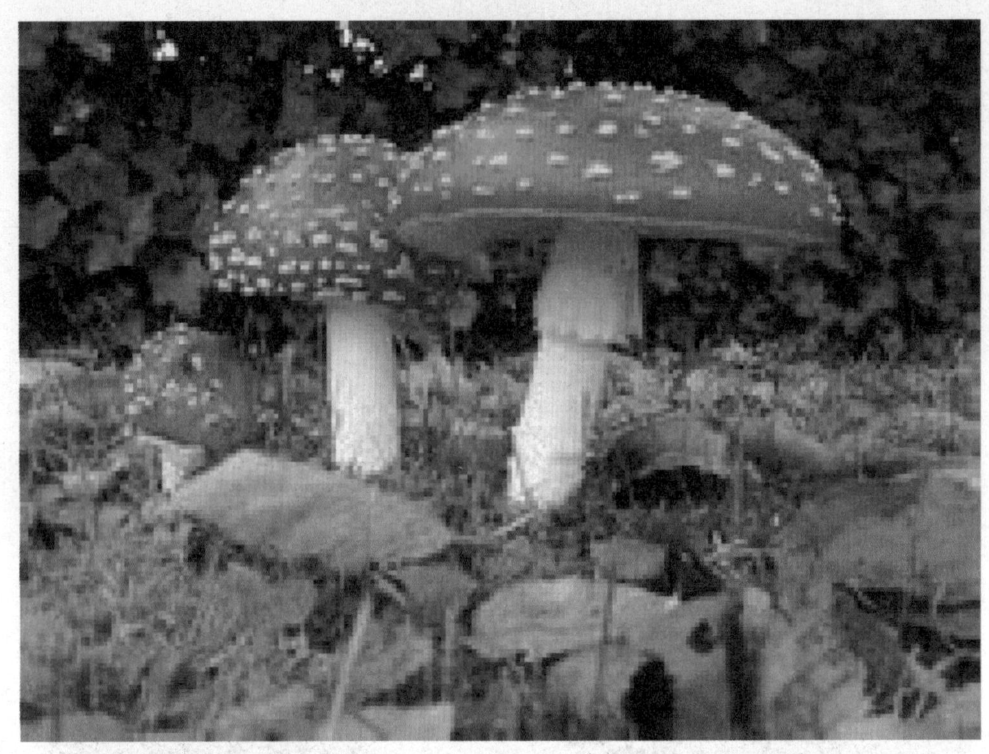

毒蝇鹅膏菌

【Amanita miscaria（L.：Fr.）Pers. ex Hook.】

【中文别名】哈蟆菌、捕蝇菌、毒蝇菌、毒蝇伞

【分布地区】分布于我国黑龙江、吉林、四川、西藏、云南等地。

【科属分类】真菌门（Eumycota）担子菌亚门（Basidiomycotina）层菌纲（Hymenomycetes）伞菌目（Agaricales）鹅膏菌科（Amanitaceae）。

【性状介绍】子实体较小，无菌环。菌盖表面浅黄或米黄色或浅土黄色，往往中部颜色较深，菌盖直径2～4cm，初期半球形，后渐平展中部下凹，湿润时黏，边缘具明显的条棱，表面具颗粒状白色鳞片。菌肉白色。菌褶白色，离生，较密，不等长，褶缘有细粉粒。菌柄较短，2～6cm，粗0.5～0.8cm，内部松软至实心，质脆易断，上部有粉粒，基部膨大并有不很明显的环带状菌托。

【生长环境】夏秋季在林中地上群生。此菌属外生菌根菌。与云杉、冷杉、落叶松、松、黄杉、桦、山毛榉、栎、杨等树木形成菌根。

【成分药理】其毒素有毒蝇碱、毒蝇母、基斯卡松以及豹斑毒伞素等。所含的蝇蕈素，被认为是毒蝇伞里面有迷幻效果的药剂。蝇蕈素结合到蝇蕈素乙酰胆碱受体，导致神经的兴奋，并支持着这些受体。该菌可药用，小剂量使用时有安眠作用。子实体的乙醇提物，对小白鼠肉瘤180有抑制作用。所含毒蝇碱等毒素对苍蝇等昆虫杀力很强，可用于森林业生物防治。

【性味功用】抗菌、抑制肿瘤。

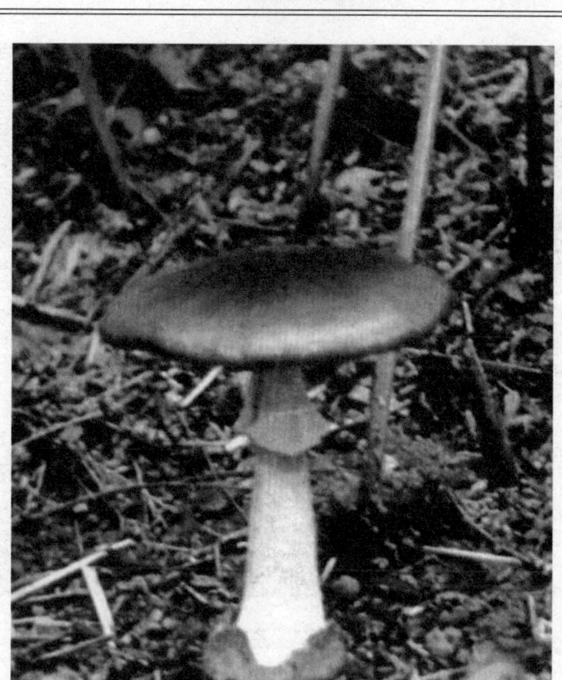

毒鹅膏菌

【Amanita phalloides（Vaill.：Fr.）Secr.】

【中文别名】绿帽菌、鬼笔鹅膏、蒜叶菌、高把菌、毒伞、瓢蕈。

【分布地区】主要分布于南方的江苏、江西、湖北、安徽、福建、湖南、广东、广西、四川、贵州、云南等地区。

【科属分类】真菌门（Eumycota）担子菌亚门（Basidiomycotina）层菌纲（Hymenomycetes）伞菌目（Agaricales）鹅膏菌科（Amanitaceae）。

【性状介绍】子实体一般中等大。菌盖表面光滑，边缘无条纹，菌盖初期近卵园形至钟形，开伞后近平展，表面灰褐绿色、烟灰褐色至暗绿灰色，往往有放射状内生条纹。菌肉白色。菌褶白色，离生，稍密，不等长。菌柄白色，细长，圆柱形，长5～18cm，粗0.6～2cm，表面光滑或稍有纤毛状鳞片及花纹，基部膨大成球形，内部松软至空心。菌托较大而厚，呈苞状，白色。菌环白色，生菌柄之上部。

【生长环境】夏秋季在阔叶林中地上单生或群生。

【成分药理】在鹅膏菌中毒事件中，主要起作用的是鹅膏毒肽。鹅膏菌毒素毒理作用机制，现在已经有了比较定性的结论，鹅膏毒肽主要抑制真核生物的RNA聚合酶活性。鹅膏肽类毒素根据其氨基酸的组成和结构可分为鹅膏毒肽、鬼笔毒肽、和毒伞素三类，目前已分离鉴定的天然毒素有22种。该菌的子实体提取液对大白鼠吉田肉瘤有抑制作用和具有免疫活性。此菌极毒，菌体幼小的毒性更大。该菌含有毒肽和毒伞肽两大类毒素。中毒后潜伏期长达24小时左右。中毒死亡率高达50%以上，甚至100%。对此毒菌中毒，必须及时采取以解毒保肝为主的治疗措施。

【性味功用】镇痛安眠，抑制肿瘤。

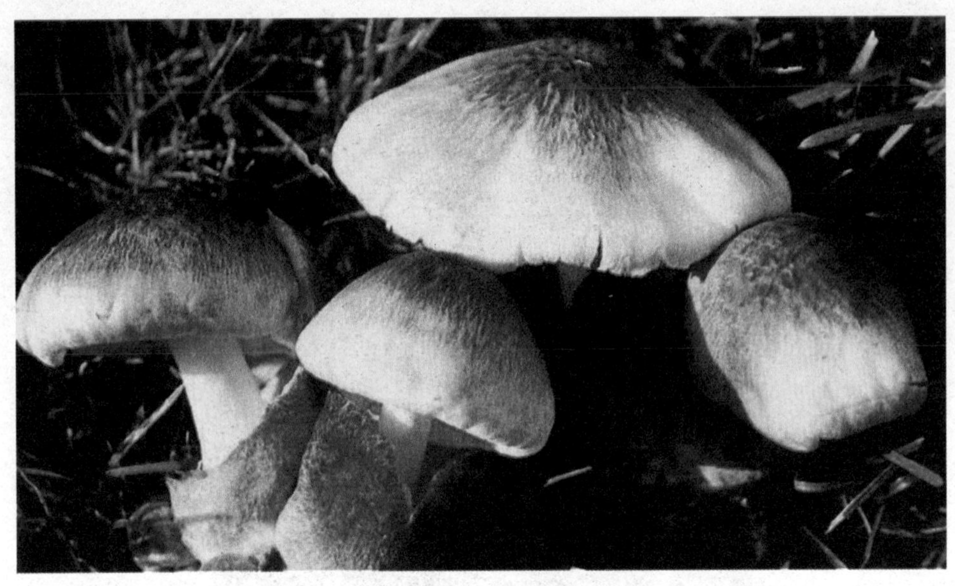

草 菇

【Volvariella volvacea (Bull. ex Fr.) Sing.】

光柄菇科 Pluteaceae

【中文别名】美味草菇、美味苞脚菇、稻草菇、兰花菇、秆菇、麻菇及中国菇。

【分布地区】主要分布于福建、台湾、湖南、广东、广西、四川、云南、西藏等地区。

【科属分类】真菌门（Eumycota）担子菌亚门（Basidiomycotina）层菌纲（Hymenomycetes）伞菌目（Agaricales）光柄菇科（Pluteaceae）。

【性状介绍】菌盖宽5～19cm。近钟形；后伸展且中部稍凸起，表面干燥，灰色至灰褐色，中部色较深，具有辐射状条纹。菌肉白色，松软，中部稍厚。菌褶白色后变粉红色，稍密，宽，离生，不等长。菌柄近圆柱形，长5～18cm，粗0.8～1.5cm，白色或稍带黄色，光滑，中实。菌托较大，苞状，厚，污白色至灰黑色。孢子印粉红色。孢子光滑，椭圆形，（6～8.4）μm×（4～5.6）μm。褶缘囊状体棍棒状，顶端突尖或近尾尖，（95～100）μm×（16～35）μm。

【生长环境】春至秋季生于稻草等草堆上。

【成分药理】①草菇的维生素C含量高，能促进人体新陈代谢，提高机体免疫力，增强抗病能力，加速伤口的愈合，防治白血病，即瘀点性皮疹，齿龈肌肉、关节束、浆膜腔等处出血。②它还具有解毒作用，如铅、砷、苯进入人体时，可与其结合，形成抗坏血酸，随小便排出。③草菇蛋白质中，人体八种必需氨基酸含量高，占氨基酸总量的38.2%。④草菇还含有一种异种蛋白物质，有消灭人体癌细胞的作用。所含粗蛋白却超过香菇，其他营养成分与木质类食用菌也大体相当，同样具有抑制癌细胞生长的作用，特别是对消化道肿瘤有辅助治疗作用，能加强肝肾的活力。⑤它能够减慢人体对碳水化合物的吸收，是糖尿病患者的良好食品。⑥含有多种维生素和矿盐。⑦含有毒蛋白质（volvatoxin），可使小白鼠腹水瘤细胞膨胀及抑制其呼吸。

【性味功用】甘，性寒。清热解暑，补益气血，降压。主治暑热烦渴，体质虚弱，头晕乏力，高血压。防治白血病，抑制肿瘤。

白蘑科　Tricholomataceae

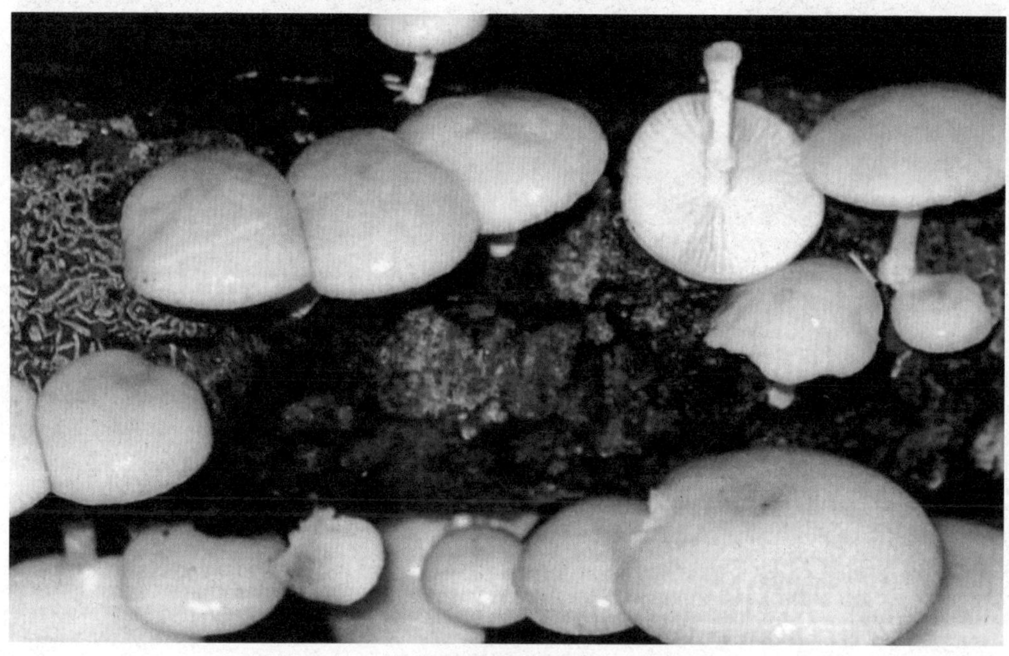

白环粘奥德蘑

【Oudenlansiella mucida（Schrad. ex Fr.）Hohne】

【中文别名】粘蘑、霉状小奥德蘑、白环蕈、粘蜜环菌、白粘蜜环菌。

【分布地区】主要分布于河北、山西、黑龙江、福建、广西、陕西、云南、西藏等地区。

【科属分类】真菌门（Eumycota）担子菌亚门（Basidiomycotina）层菌纲（Hymenomycetes）伞菌目（Agaricales）白蘑科（Tricholomataceae）。

【性状介绍】子实体中等，白色。菌盖直径4～10cm，半球形至渐平展，水浸状，粘滑或胶粘，边缘具稀疏而不明显条纹。菌肉白色，软，薄。菌褶白色，略带粉色，直生至弯生，宽，稀，不等长。菌柄长4～6cm，粗0.3～1cm，白色，圆柱形，基部膨大带灰褐色，纤维质，内实。菌环生柄的上部，白色，膜质。孢子印白色。孢子无色，光滑，近球形，（16～22.9）μm×（15～20）μm。褶缘和褶侧囊体无色，梭形至长筒形，顶端钝圆，（65.7～113.8）μm×（17.7～20.2）μm。可食用，不过味道较差，并带有腥味。

【生长环境】夏秋季生。南方可春冬季在树桩或倒木、腐木上群生或近丛生，有时单生。引起木材腐朽。

【成分药理】含海藻糖、D－葡萄糖、D－甘露醇、D－阿糖醇、甘油、肌醇、D－葡萄酮醛、醛酮糖，间－香豆酸（m－coumaric acid）、对香豆酸（P－coumaric acid）、对羟基本酸（P－hydroxybenzonic acid）、苯甲酸、苯醋酸、苯基丙氨酸、肉桂酸、粘蘑菌素（mucidin）。粘蘑菌素具有拮抗真菌的作用。

【性味功用】抗菌消炎，抑制肿瘤，对小白鼠内瘤S－180的抑制率为80%，对艾氏癌的抑制率为90%。

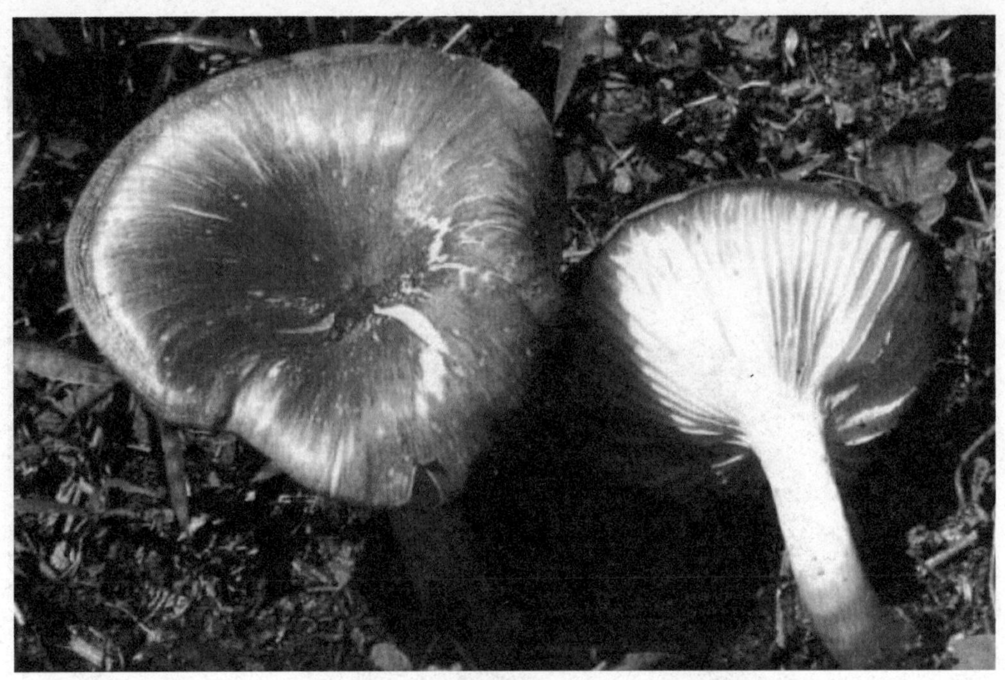

宽褶奥德菇

【Oudemasiella platyphylla (Pers. : Fr.) Moser in Gams】

【中文别名】宽褶奥德蘑、宽褶拟口蘑、宽褶菇、宽褶金钱菌。

【分布地区】主要分布于黑龙江、江苏、浙江、福建、山西、四川、青海、西藏、云南等地区。

【科属分类】真菌门（Eumycota）担子菌亚门（Basidiomycotina）层菌纲（Hymenomycetes）伞菌目（Agaricales）白蘑科（Tricholomataceae）。

【性状介绍】子实体中等至较大。菌盖直径5～12cm，扁半球形至平展，灰白色至灰褐色，湿润时水浸状，光滑或具深色细条纹，边缘平滑且往往裂开或翻起。菌肉白色，薄。菌褶白色，很宽，稀，初期直生后变弯生或近离生，不等长。菌柄白色至灰褐色，长5～12cm，粗1～1.5cm，具纤毛和纤维状条纹，表皮脆骨质，里面纤维质，基部往往有白色根状菌丝索。孢子印白色。孢子无色，光滑，卵圆至宽椭圆形，（7.7～10）μm×（6.2～8.9）μm。褶缘囊体无色，袋状至棒状，（30～55）μm×（5～10）μm。

【生长环境】夏秋季生腐木上或土中腐木上，单生或近丛生。

【成分药理】此种菌肉细嫩，软滑，味较鲜美。在四川某些地区群众多称“水鸡枞”。实验表明有抗癌作用，对小白鼠肉瘤180的抑制率为80%，对艾氏癌的抑制率为90%。

【性味功用】抑制肿瘤。

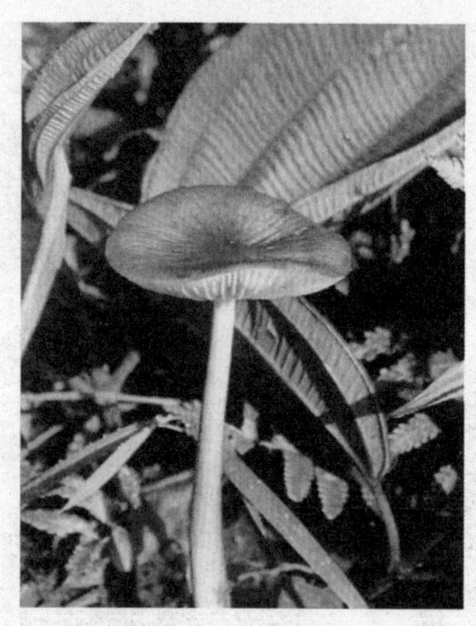

长根奥德蘑

【Oudemansiella radiata (Relhan. Fr.) Sing.】

【中文别名】长根金钱菌、长根菇。

【分布地区】主要分布于河北、吉林、江苏、安徽、浙江、福建、河南、海南等地区。

【科属分类】真菌门（Eumycota）担子菌亚门（Basidiomycotina）层菌纲（Hymenomycetes）伞菌目（Agaricales）光柄菇科（Pluteaceae）。

【性状介绍】子实体中等至稍大。菌盖宽2.5～11.5cm，半球形至渐平展，中部凸起或似脐状并有深色辐射状条纹，浅褐色或深褐色至暗褐色，光滑、湿润，粘。菌肉白色，薄。菌褶白色，弯生，较宽，稍密，不等长。菌柄近柱状，长5～18cm，粗0.3～1cm，浅褐色，近光滑，有纵条纹，往往扭转，表皮脆骨质，内部纤维质且松软，基部稍膨大且延生成假根。孢子印白色。孢子无色，光滑，卵圆形至宽圆形，(13～18) μm×(10～15) μm。囊体近梭形，(75～175) μm×(10～29) μm。褶缘囊体无色，近梭形，顶端稍钝，(87～100) μm×(10～25) μm。

【生长环境】夏秋季在阔叶林中地上单生或群生，其假根着生在地下腐木上。

【成分药理】①含有长根菇素（小奥德蘑酮 Oudenone），其结构式是特异的三酮化物，用2－乙酰基－1，3－环戊烷二酮为出发原料，经二步合成。对大白鼠自发性高血压经腹腔给药显示强的降压作用。对小白鼠肉瘤S－180有抑制作用。②可食用，且肉细嫩，软滑适口，味道鲜美，含有蛋白质、氨基酸、碳水化合物、维生素、微量元素等多种营养成分。③同其他降压药配合，降压效果显著。高血压患者常食长根菇并与降压药物并用，其降压效果更为显著。④长根菇的活性因子能使无活性胃蛋白酶原转变为胃蛋白酶，分解蛋白质有助于消化吸收。抑制幽门螺旋杆菌的滋生，修复破损的胃黏膜，建立黏膜保护屏障，防止氢离子逆向扩散，修复黏膜细胞，促进黏膜新陈代谢，使胃壁血液供应丰富，增加胃黏膜层血流量，使黏膜上皮增长和纤维组织再生旺盛。⑤此外，长根菇还有镇静安神，缓解胃肠经挛，提高免疫力和巨噬细胞的吞噬能力，抑制肿瘤生长和防止正常细胞突变为癌细胞的能力。⑤长根菇温胃健脾、清肝利胆，有效抑制和杀灭进入胃内的病菌，抑制胃内容物发酵，防止病菌侵入肠内，促进腺液、胆汁的分泌。

【性味功用】平肝阳，抗肿瘤。护胃杀菌，降血压。

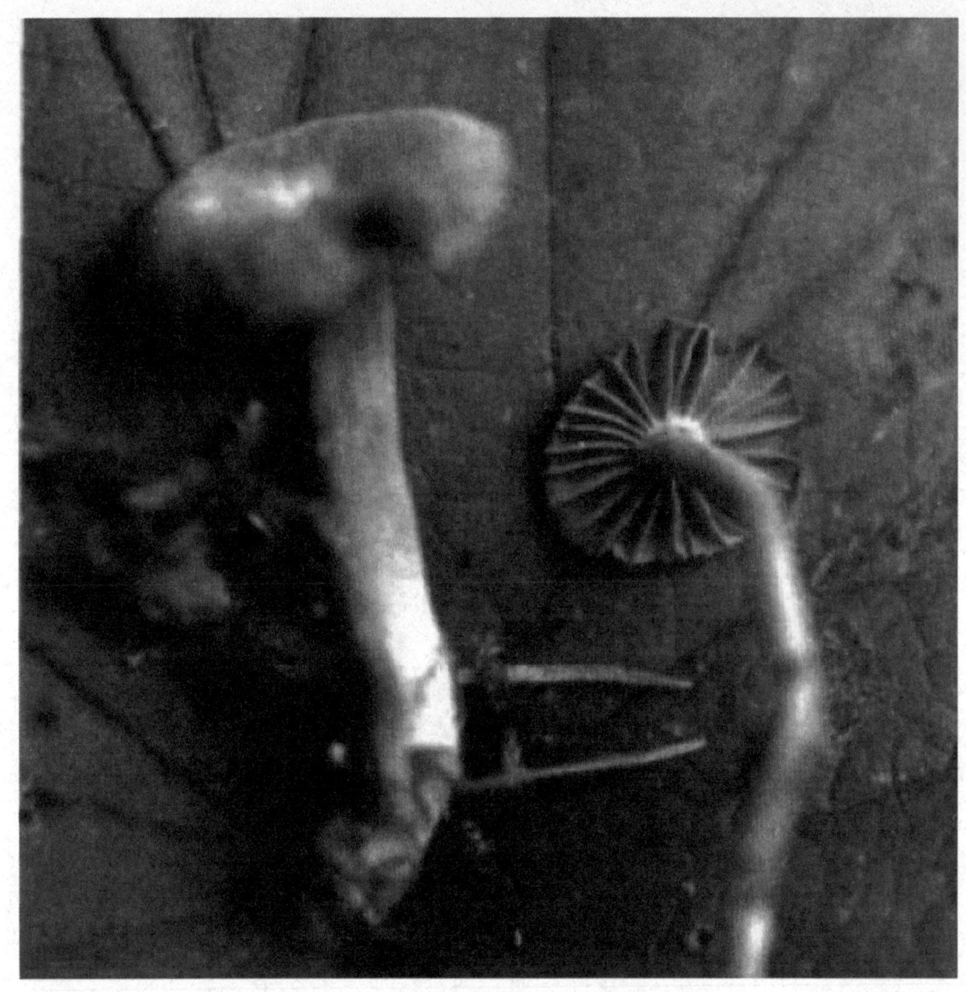

紫蜡蘑

【Laccaria amethystea（Bull. ex Gray）Murr.】

【中文别名】假花脸蘑、紫皮条菌、紫晶蜡蘑。

【分布地区】主要分布于广西、四川、西藏、山西、甘肃、陕西、河南、云南等地区。

【科属分类】真菌门（Eumycota）担子菌亚门（Basidiomycotina）层菌纲（Hymenomycetes）伞菌目（Agaricales）光柄菇科（Pluteaceae）。

【性状介绍】子实体小，紫色。盖直径2~5cm，初扁球形，后渐平展，中央下凹成脐状，蓝紫色或藕粉色，湿润时似蜡质，色深，干燥时灰白色带紫色，边缘波状或瓣状并有粗条纹。菌肉同菌盖色，薄。菌褶蓝紫色，直生或近弯生，宽，稀疏，不等长。菌柄长3~8cm，粗0.2~0.8cm，有绒毛，纤维质，实心，下部常弯曲。孢子印白色。孢子无色。圆球形，密布小刺，8.7~13.8μm。

【生长环境】夏秋季在林中地上单生或群生，有时近丛生。此种又是树木的外生菌根菌，与红松、云杉、冷杉形成菌根。

【成分药理】此种可食，但菌肉薄，近革质，故称“紫皮条菌”。采食时要注意同有毒的淡紫丝盖伞相区别。后者菌褶老后灰褐色，菌盖具丝光纤毛及条纹，幼时具丝幕，孢子印锈色。据实验表明有抗癌作用，对小白鼠肉瘤S-180和艾氏癌的抑制率为60%。

【性味功用】抑制肿瘤。

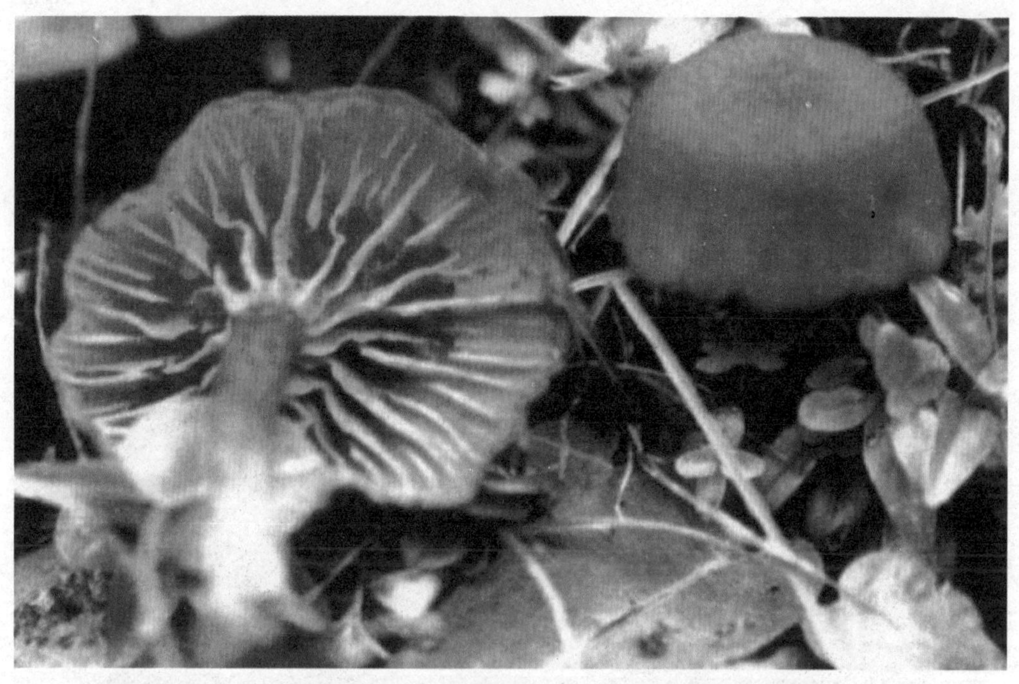

红蜡蘑

【Laccaria laccata (Scop. : Fr.) Berk. et Br. 】

【中文别名】红皮条菌（四川）、假陡斗菌、漆亮杯伞、一窝蜂

【分布地区】主要分布于江西广西、山西、海南、台湾、西藏、青海、四川、云南等

【科属分类】真菌门（Eumycota）担子菌亚门（Basidiomycotina）层菌纲（Hymenomycetes）伞菌目（Agaricales）光柄菇科（Pluteaceae）。

【性状介绍】子实体一般小。菌盖直径 1 ~5cm，薄，近扁半球形，后渐平展，中央下凹成脐状，肉红色至淡红褐色，湿润时水浸状，干燥时呈蛋壳色，边缘波状或瓣状并有粗条纹。菌肉粉褐色，薄。菌褶同菌盖色，直生或近延生，稀疏，宽，不等长，附有白色粉末。菌柄长 3 ~8cm，粗 0. 2 ~0. 8cm，同菌盖色，圆柱形或有稍扁圆，下部常弯曲，纤维质韧，内部松软。

【生长环境】夏秋季在林中地上或腐枝层上散生或群生，有时近丛生。此菌与松、栎等形成外生菌根。

【成分药理】可食用。此菌虽能食用，但菌肉薄，近革质，味道一般。不过在西南地区群众喜欢采食。据试验，对小白鼠肉瘤 180 和艾氏癌的抑制率分别为 60% 和 70% 。

【性味功用】抑制肿瘤。

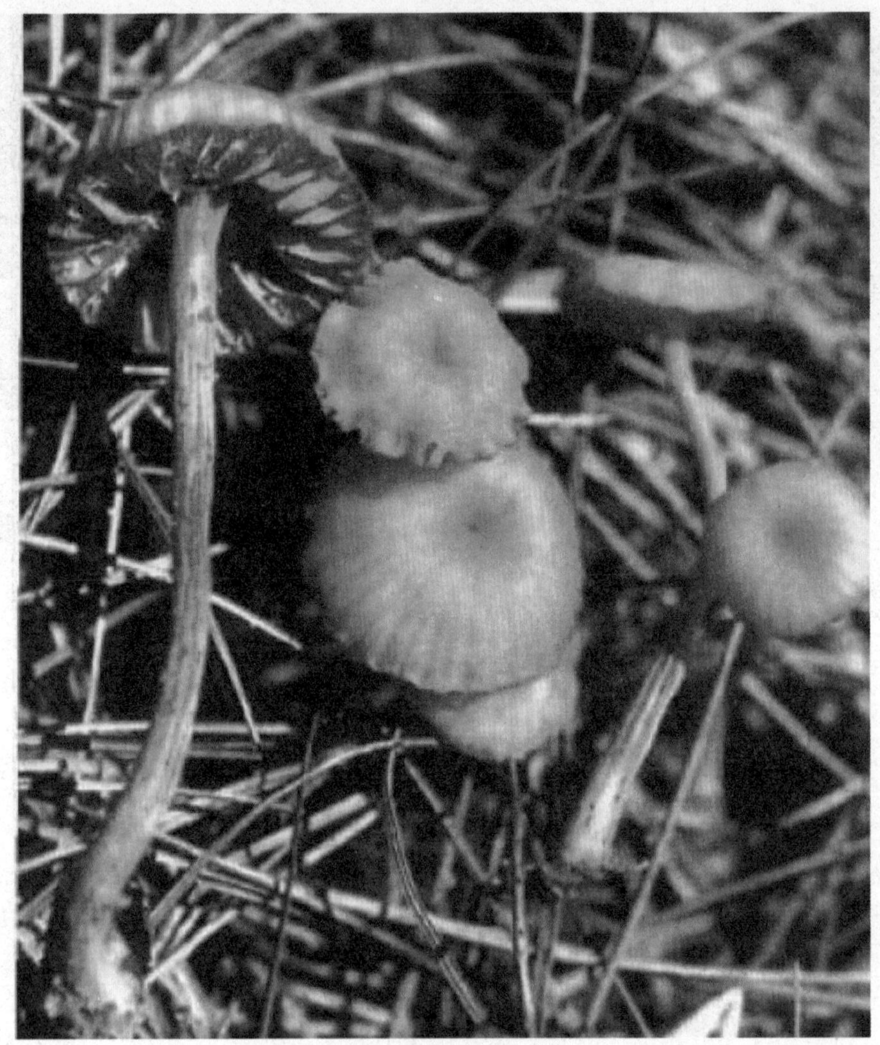

条柄蜡蘑

【Laccaria proxima (Boud.) Pat.】

【分布地区】主要分布于黑龙江、青海、吉林、河北、山西、新疆、云南等。

【科属分类】真菌门（Eumycota）担子菌亚门（Basidiomycotina）层菌纲（Hymenomycetes）伞菌目（Agaricales）光柄菇科（Pluteaceae）。

【性状介绍】子实体一般较小。菌盖直径2~6cm，扁半球形至近平展，中部稍下凹，淡土红色，具细小鳞片，湿润时水浸状，边缘近波状，并具细条纹。菌肉淡肉红色，薄。菌褶淡肉红色，稀，宽，厚，直生至延生，不等长。菌柄细长，柱形，长8~12cm，粗0.2~0.9cm，同菌盖色或棕黄色，有纤维状纵条纹，具丝光，往往扭曲，内部松软，基部色浅并有白色绒毛。

【生长环境】夏秋季在林中地上单生或群生，是树木的外生菌根菌，与杨、云杉等形成菌根。

【成分药理】此菌实验表明有抗癌作用，对小白鼠肉瘤180的抑制率为60%，对艾氏癌的抑制率为70%。

【性味功用】抑制肿瘤。

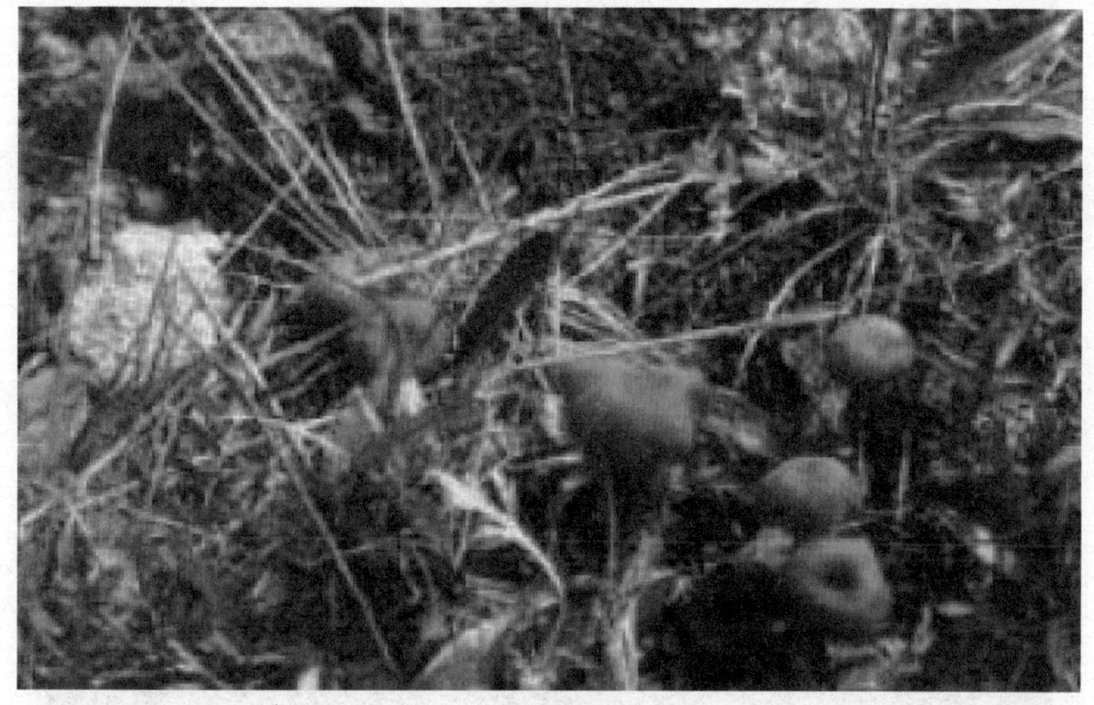

刺孢蜡蘑

【Laccaria tortilis (Bolt. : Fr.) Pat.】

【中文别名】二孢蜡蘑

【分布地区】主要分布于西藏、福建等地区。

【科属分类】真菌门（Eumycota）担子菌亚门（Basidiomycotina）层菌纲（Hymenomycetes）伞菌目（Agaricales）光柄菇科（Pluteaceae）。

【性状介绍】子实体甚小。菌盖直径0.6～1.5cm，初期半球形至扁半球形，后扁平中部下凹，水浸状，光滑或有细微小鳞片，土褐黄至红褐色，边缘具条纹且十分明显。菌肉同盖色，很薄，膜质，味温和。菌褶直生至稍延生，淡肉红色，似有白粉，稀，厚，蜡质，宽达3mm。菌柄短，圆柱状或向下膨大，长0.4～1cm，粗0.2～0.3cm，纤维质，同盖色，无色或有条纹，内部实心。孢子近无色，近球形，有刺，［10.2～13.7（15）］μm×［9.6～12.7］μm。刺长可达2μm左右，担子多为2小梗。

【生长环境】夏秋季生混交林中地上，单生、散生至群生一起。在西藏高原可生于高山杜鹃灌丛带。为树木的外生菌根菌，可能与高山杜鹃，高山柳、松等形成菌根。

【成分药理】此菌实验表明有抗癌作用，对小白鼠肉瘤180和艾氏癌的抑制率高达100%。

【性味功用】抑制肿瘤。

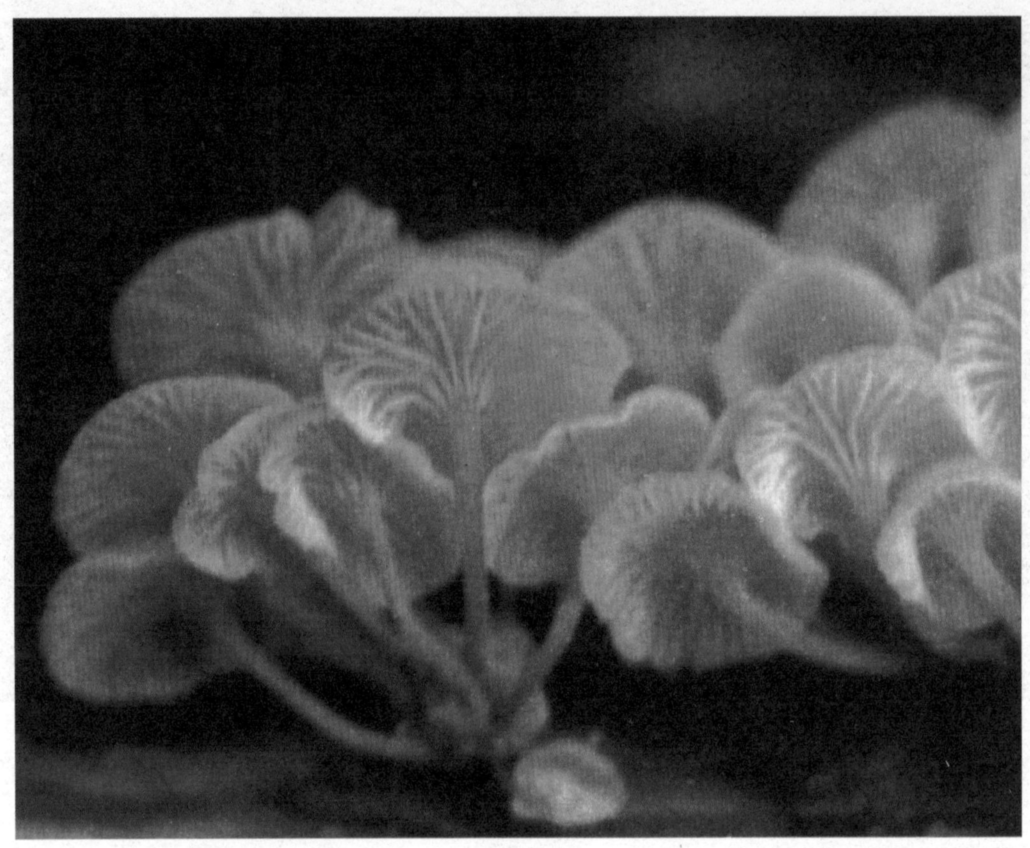

黄干脐菇

【Xeromphalina campanella (Batsch . : Fr.) Kuhn. et Maire】

【中文别名】钟形脐菇、钟形干脐菇。

【分布地区】主要分布于西藏、甘肃、新疆、黑龙江、辽宁、吉林、山西等地区。

【科属分类】真菌门（Eumycota）担子菌亚门（Basidiomycotina）层菌纲（Hymenomycetes）伞菌目（Agaricales）光柄菇科（Pluteaceae）。

【性状介绍】子实体小。菌盖直径1～2.5cm，最大超不过3cm，初半球形，中部下凹成脐状，后边缘展开近似漏斗状，表面湿润，光滑，橙黄色至橘黄色，边缘具明显的条纹。菌肉很薄，膜质，黄色。菌褶黄白色后呈污黄色，直生至明显延生，密至稍稀，不等长，稍宽，褶间有横脉相连。菌柄长1～3.5cm，粗0.2～0.3cm，往往上部稍粗呈黄色，下部暗褐色至黑褐色，基部有浅色毛，内部松软至空心。孢子光滑，无色，椭圆形，非淀粉反应，(5.8～7.6）μm×（2～3.3）μm。囊体无色，棒状或瓶状，(30～35）μm×（8.9～10.2）μm。

【生长环境】夏秋季在林中腐朽木桩上大量群生。本菌又属阔叶树的外生菌根菌。

【成分药理】有记载可食用，因子实体很小，食用价值不大。据报道实验表明有抗癌作用，对小白鼠肉瘤S-180的抑制率为70%，对艾氏癌的抑制率为70%。

【性味功用】抑制肿瘤。

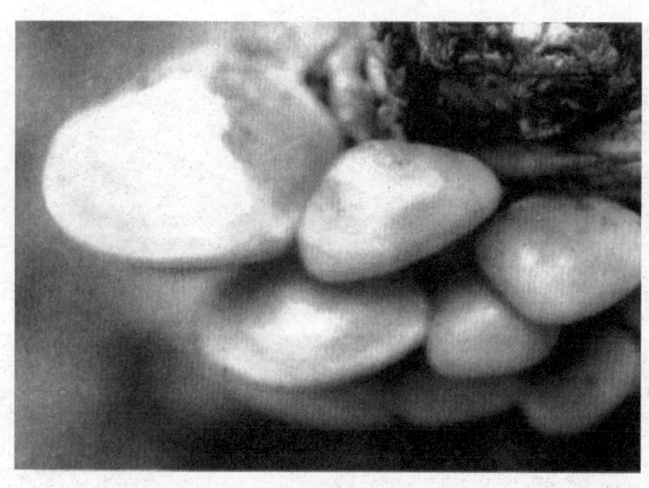

金针菇

【Flammulina velutiper (Fr.) Sing.】

【中文别名】学名毛柄金钱菌，又称毛柄小火菇、构菌、朴菇、冬菇、朴菰 、冻菌、金菇、智力菇。

【分布地区】金针菇在自然界广为分布，中国、日本、俄罗斯、欧洲、北美洲、澳大利亚等地均有分布。

【科属分类】真菌门（Eumycota）担子菌亚门（Basidiomycotina）层菌纲（Hymenomycetes）伞菌目（Agaricales）白蘑科（Tricholomataceae）。

【性状介绍】子实体子实体主要功能是产生孢子，繁殖后代。金针菇的子实体由菌盖、菌褶、菌柄三部分组成，多数成束生长，肉质柔软有弹性。菌盖呈球形或呈扁半球形，直径1.5~7cm，幼时球形，逐渐平展，过分成熟时边缘皱折向上翻卷。菌盖表面有胶质薄层，湿时有粘性，色黄白到黄褐，菌肉白色，中央厚，边缘薄，菌褶白色或象牙色，较稀疏，长短不一，与菌柄离生或弯生。菌柄中央生，中空圆柱状，稍弯曲，长3.5~15cm，直径0.3~1.5cm，菌柄基部相连，上部呈肉质，下部为革质，表面密生黑褐色短绒毛。

【生长环境】金针菇是一种木材腐生菌，易生长在柳、榆、白杨树等阔叶树的枯树干及树桩上。

【成分药理】①金针菇含有较全的人体必需氨基酸成分，其中赖氨酸和精氨酸含量尤其丰富，且含锌量比较高，对增强智力尤其是对儿童的身高和智力发育有良好的作用，人称“增智菇”。②金针菇中还含有一种叫朴菇素的物质，有增强机体对癌细胞的抗御能力，常食金针菇还能降胆固醇，预防肝脏疾病和肠胃道溃疡，增强机体正气，防病健身。③能有效地增强机体的生物活性，促进体内新陈代谢，有利于食物中各种营养素的吸收和利用，对生长发育也大有益处，因而有“增智菇”“一休菇”的美称。④可抑制血脂升高，降低胆固醇，防治心脑血管疾病。⑤具有抵抗疲劳、抗菌消炎、清除重金属盐类物质、抗肿瘤的作用。⑥经常食用金针菇，不仅可以预防和治疗肝脏病及胃、肠道溃疡，而且也适合高血压患者、肥胖者和中老年人食用，这主要是因为它是一种高钾低钠食品。⑦金针菇干品中含蛋白质8.87%，碳水化合物60.2%，粗纤维达7.4%，经常食用可防治溃疡病。

【性味功用】补肝，益肠胃，抗癌；主治肝病、胃肠道炎症、溃疡、癌瘤等病症，益智。

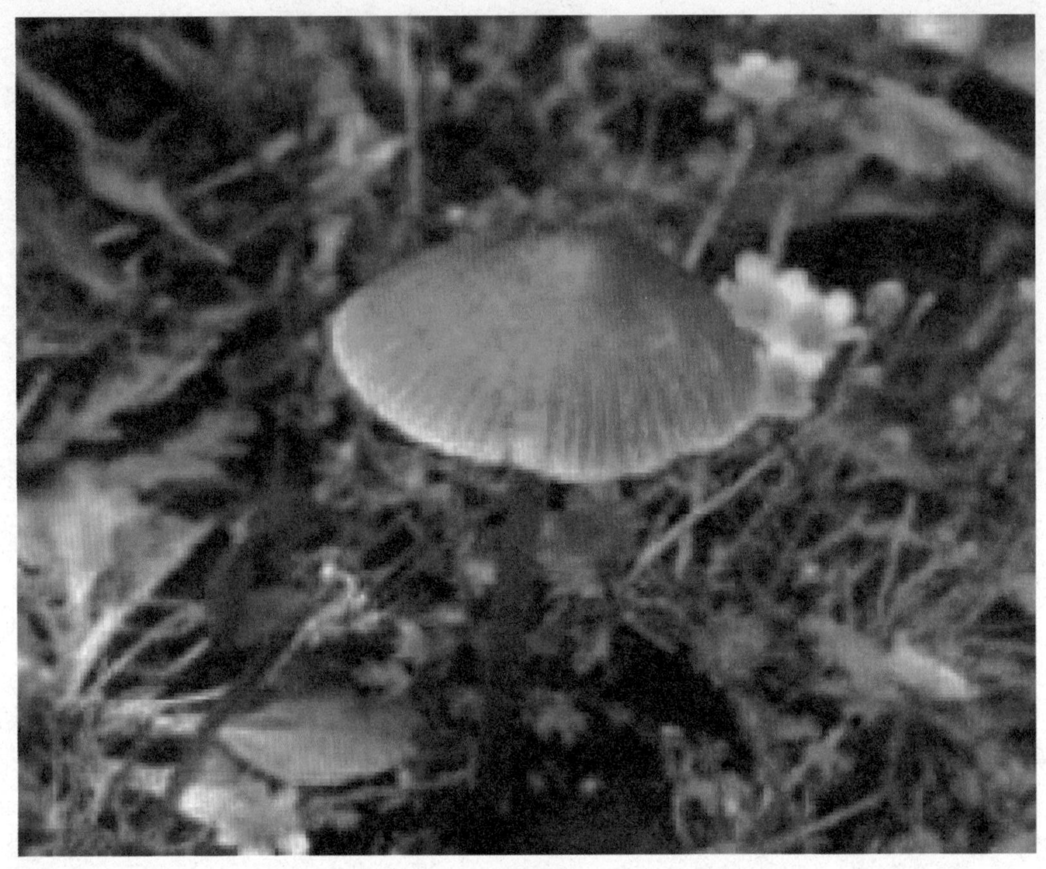

褐小菇

【Mycena alcalina (Fr.) Quél.】

【分布地区】西藏、吉林等。

【科属分类】真菌门（Eumycota）担子菌亚门（Basidiomycotina）层菌纲（Hymenomycetes）伞菌目（Agaricales）白蘑科（Tricholomataceae）。

【性状介绍】子实体小。菌盖直径 1～2cm，近钟形至斗笠形，表面平滑，带褐色，中部深色而边缘色浅且有细条纹，湿时黏。菌肉白色，较薄。菌褶白色带浅灰色，不等长，近直生。菌柄细长，常弯曲，长 3～8cm，粗 0.2～0.3cm，上部色浅，中下部近似盖色，基部白色有毛，内部空心。

【生长环境】夏秋季在林地腐木或腐枝层上近丛生。

【成分药理】试验有抗癌作用，对小白鼠肉瘤 180 和艾氏瘤的抑制率高达 100%。

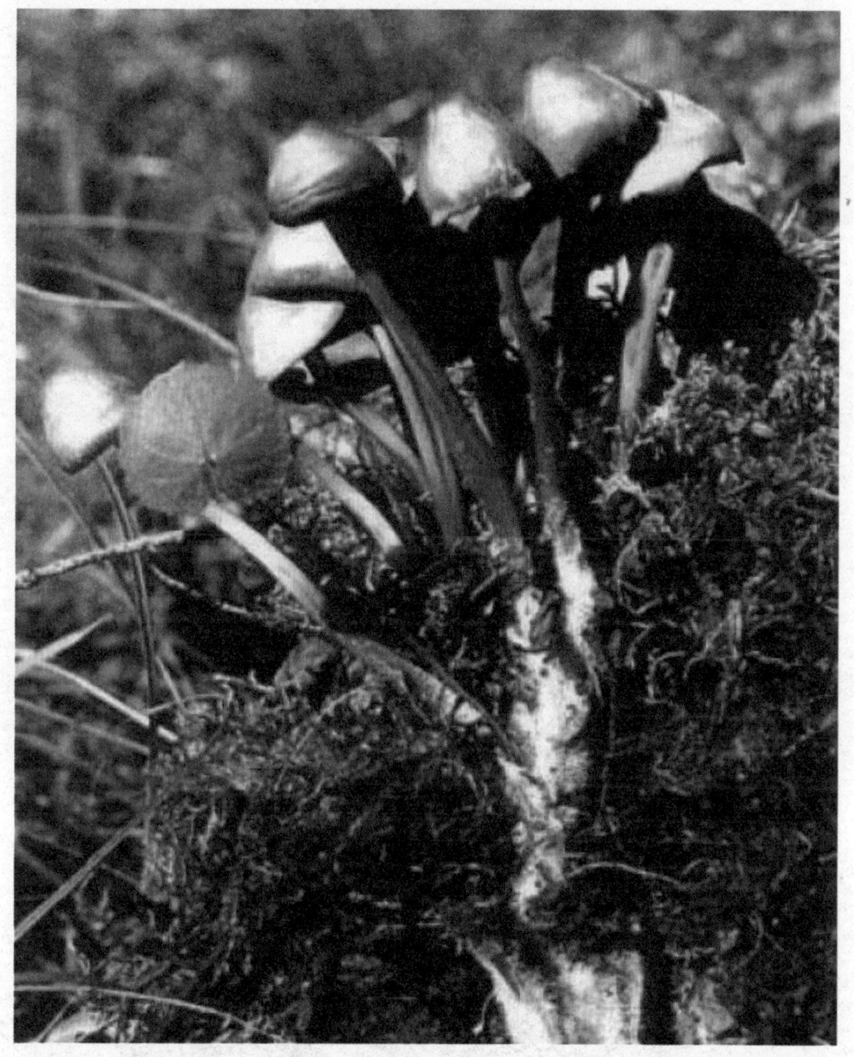

盔盖小菇

【Mycena galericulate（Scop. ：Fr.）Gray】

【分布地区】吉林、广州、四川、西藏等。

【科属分类】真菌门（Eumycota）担子菌亚门（Basidiomycotina）层菌纲（Hymenomycetes）伞菌目（Agaricales）白蘑科（Tricholomataceae）。

【性状介绍】子实体较小。菌盖钟形或呈盔帽状，边缘稍伸展，直径 2 ~ 4cm，表面稍干燥，灰黄至浅灰褐色，往往出现深色污斑，光滑且有稍明显的细条棱。菌肉白色至污白色，较薄。菌褶直生或稍有延生，较宽，密，不等长，褶间有横脉，初期污白色，后浅灰黄至带粉肉色，褶缘平滑或钝锯齿状。菌柄细长，圆柱形，污白，光滑，常弯曲，脆骨质，长 8 ~ 12cm，粗 0. 2 ~ 0. 5cm，内部空心，基部有白色绒毛。

【生长环境】夏秋季在混交林中腐枝落叶层或腐朽的树木处单生、散生或群生。

【成分药理】此菌可食用。据报道实验表明有抗癌作用，对小白鼠肉瘤 180 抑制率为 70%，对艾氏癌抑制率为 60%。

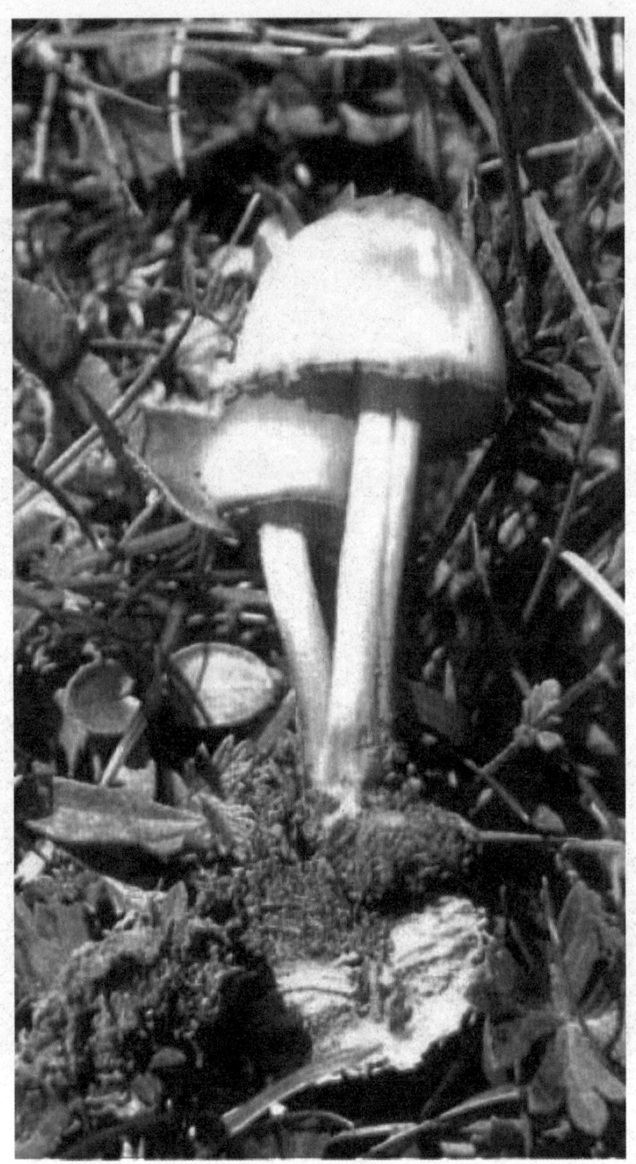

红汁小菇

【Mycena haematopus (Pers. : Fr.) Kummer】

【中文别名】血红小菇。

【分布地区】吉林、河南、甘肃、西藏等。

【科属分类】真菌门（Eumycota）担子菌亚门（Basidiomycotina）层菌纲（Hymenomycetes）伞菌目（Agaricales）白蘑科（Tricholomataceae）。

【性状介绍】子实体小。菌盖直径 1 ~ 2.5cm，钟形至斗笠形，表面湿润水浸状，灰褐红色，具放射状长条纹，开始色深，后变稍浅，光滑，盖边缘裂成齿状。菌肉薄同盖色。菌褶直生至稍延生，较稀，污白带粉，后粉红或灰黄色。菌柄细长，同盖色，初期似有粉末，后光滑，基部有灰白色毛，受伤处流血红色乳汁。

【生长环境】夏秋季林内腐枝落叶层或腐朽木上丛生，群生或散生。

【成分药理】可食用，但子实体小，含水分多，食用价值不很大。此菌实验表明有抗癌作用，其小白鼠肉瘤 180 的抑制率为 100%，艾氏癌抑制率为 100%。

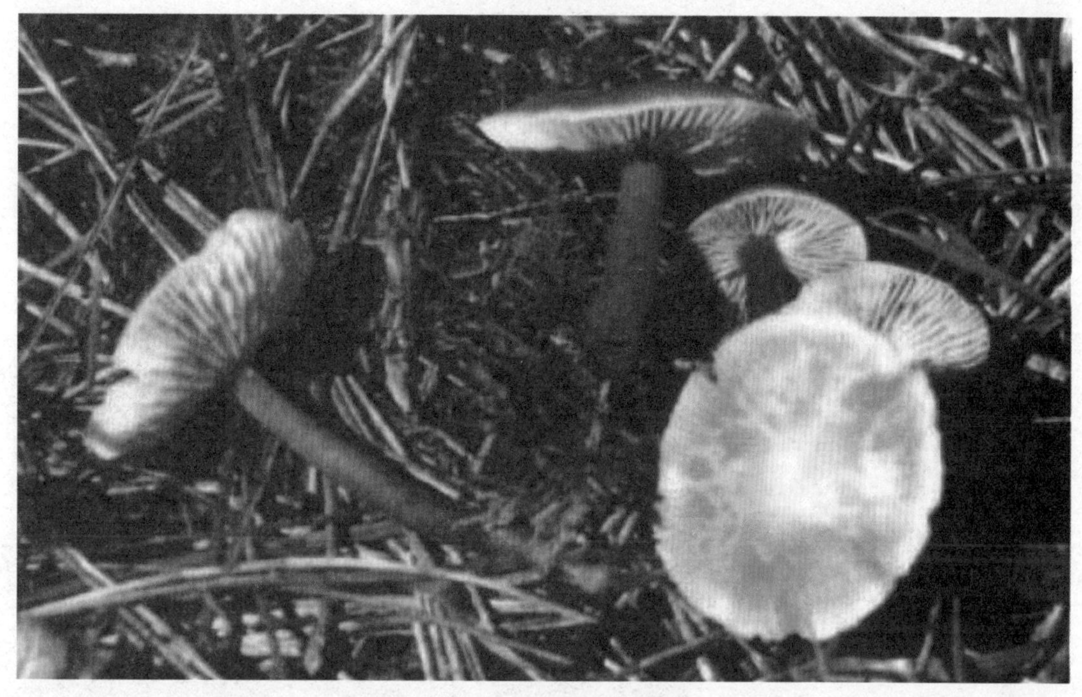

洁小菇

【Mycena prua (Pers. : Fr.) Kummer】

【中文别名】粉紫小菇。

【分布地区】主要分布于台湾、香港、广东、海南、黑龙江、西藏、四川等地区。

【科属分类】真菌门（Eumycota）担子菌亚门（Basidiomycotina）层菌纲（Hymenomycetes）伞菌目（Agaricales）白蘑科（Tricholomataceae）。

【性状介绍】子实体小型带紫色。菌盖直径2~4cm，扁半球形，后稍伸展，淡紫色或淡紫红色至丁香紫色，湿润，边缘具条纹。菌肉淡紫色，薄。菌褶淡紫色，较密，直生或近弯生，往往褶间具横脉，不等长。菌柄近柱形，长3~5cm，粗0.3~0.7cm，同菌盖色或稍淡，光滑，空心，基部往往具绒毛。孢子印白色。孢子无色，光滑，椭圆形，（6.4~7.5）μm×（3.5~4.5）μm。囊体近梭形至瓶状，顶端钝，（46~55）μm×（10~16）μm。

【生长环境】夏秋季在林中地上和腐枝层或腐木上丛生、群生或单生。

【成分药理】此种可食用，但个体弱小，一般不引起人的注意。具萝卜气味。采集时要注意同有毒的淡紫丝盖伞相区别。另外，在日本曾记载此种有毒，故食用时也得注意。此菌实验表明有抗癌作用，对小白鼠肉瘤S-180和艾氏癌的抑制率分别为60%和70%。

【性味功用】抑制肿瘤。

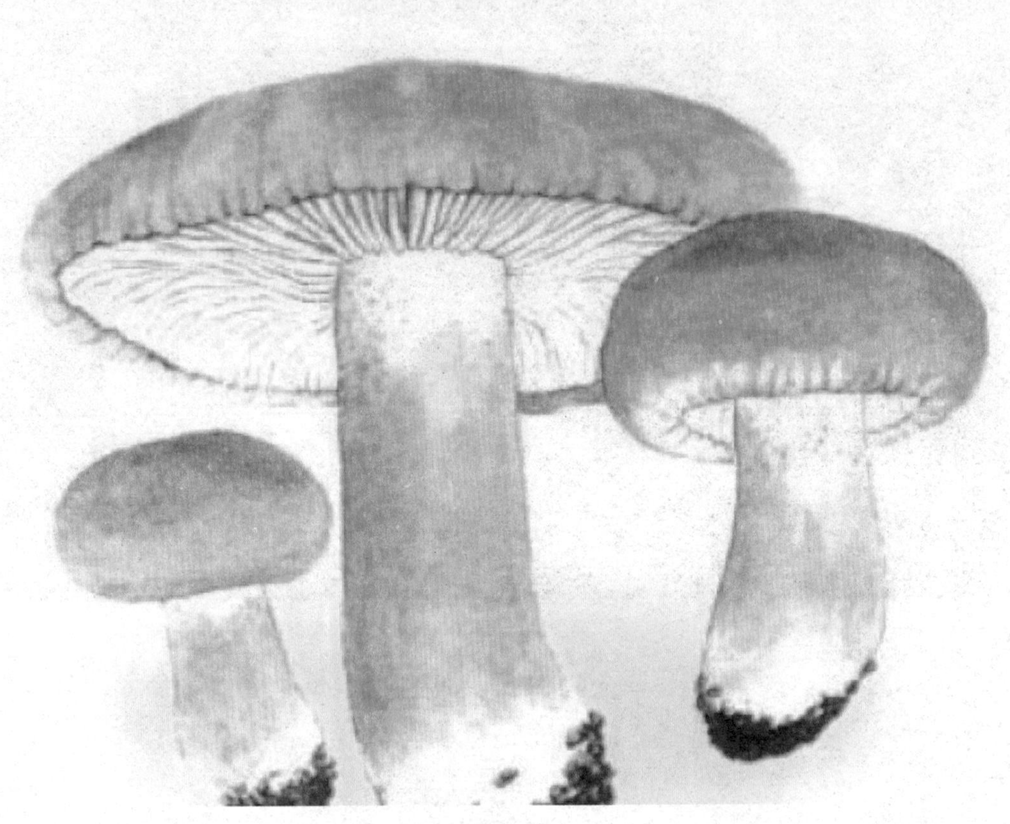

苦口蘑

【Tricholoma acerbum（Bull.：Fr.）Quel.】

【中文别名】苦蘑、酸涩口蘑。

【分布地区】主要分布于黑龙江、河北、青海等地区。

【科属分类】真菌门（Eumycota）担子菌亚门（Basidiomycotina）层菌纲（Hymenomycetes）伞菌目（Agaricales）白蘑科（Tricholomataceae）。

【性状介绍】菌体中等至较大。菌盖直径 7～12cm，较厚，肉质，扁半球形或稍平展，浅黄褐、蛋壳色或黄褐色，初期边缘内卷，不粘。菌柄浅黄，内部实心，较粗，长 3～7cm，粗 1.5～3cm，基部膨大，上部有粉状小颗粒。菌褶窄而密，弯生，浅黄或后期略带粉红色。孢子印白色。孢子近球形至卵圆形，光滑，（4～6）μm×（3～3.5）μm。

【生长环境】夏秋季在阔叶林或混交林地上成群生长。

【性味功用】抗癌。对小白鼠肉瘤 S－180 和艾氏癌的抑制率均为 70%。

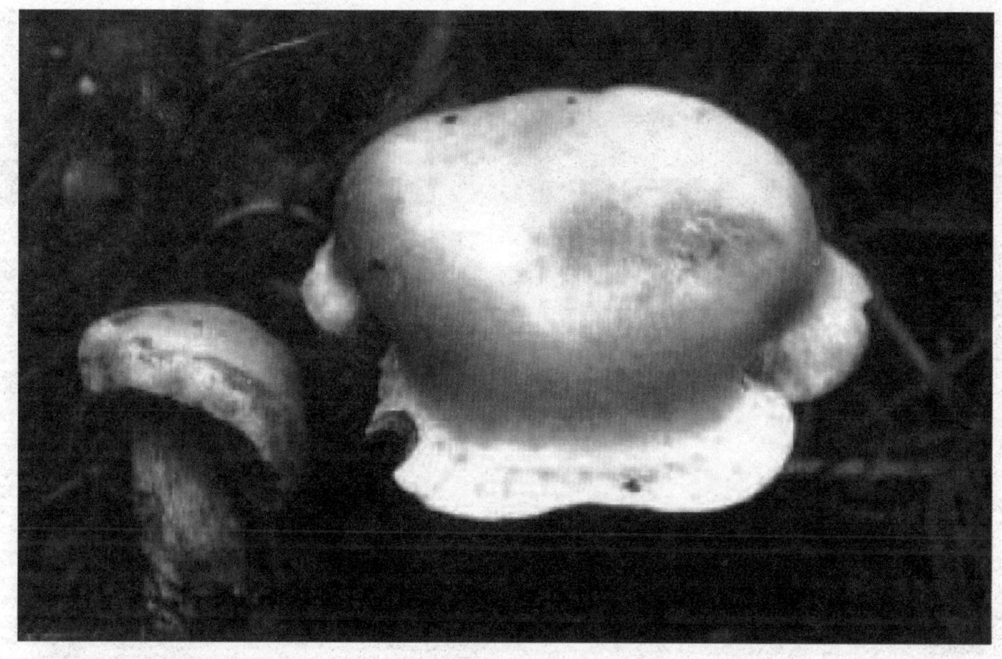

淡褐口蘑

【Tricholoma albobranneum（Pers.：Fr.）Quél.】

【分布地区】主要分布于云南、四川等地。

【科属分类】真菌门（Eumycota）担子菌亚门（Basidiomycotina）层菌纲（Hymenomycetes）伞菌目（Agaricales）白蘑科（Tricholomataceae）。

【性状介绍】子实体一般中等大。菌盖直径5～11cm，半球形至扁半球形或扁平，浅红褐色、黄褐色至淡白褐色，表面具隐生纤毛，边缘平滑由内卷至近平展。菌肉污白色，光滑。菌褶污白后呈红褐色，弯生，稍密，不等长。菌柄长4～7cm，粗0.8～1.5cm，白色或较盖色淡，平滑，粗壮，内实。

【生长环境】松林或混交林地上散生或单生。

【性味功用】抗癌。

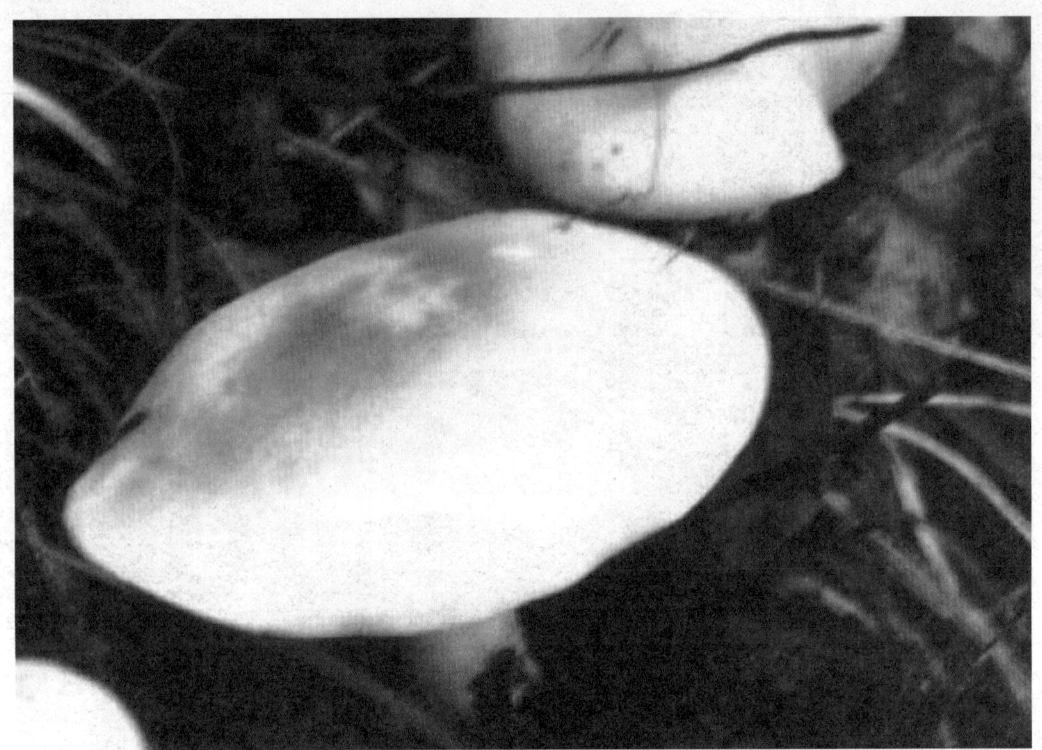

乳白口蘑

【Tricholoma album (Schaeff.: Fr.) Kummer】

【分布地区】主要分布于吉林、陕西、青海、湖南等地区。

【科属分类】真菌门（Eumycota）担子菌亚门（Basidiomycotina）层菌纲（Hymenomycetes）伞菌目（Agaricales）白蘑科（Tricholomataceae）。

【性状介绍】子实体较小，白色。菌盖直径 5～12cm，扁半球形并伸展，白色或污白色，边缘平滑内卷。菌肉白色。菌褶污白色，弯生。菌柄长 8～10cm，粗 1～2cm，圆柱形，乳黄色，基部膨大。孢子无色，光滑，卵圆形，（7.5～10）μm×（5～5.5）μm。

【生长环境】夏秋季于混交林地上群生或散生，有时近丛生或形成蘑菇圈。

【成分药理】有认为可食，但也有人视为有毒。实验表明有抗癌作用，对小白鼠肉瘤 S-180 和艾氏癌的抑制率分别为 80% 和 90%。

【性味功用】抑制肿瘤。

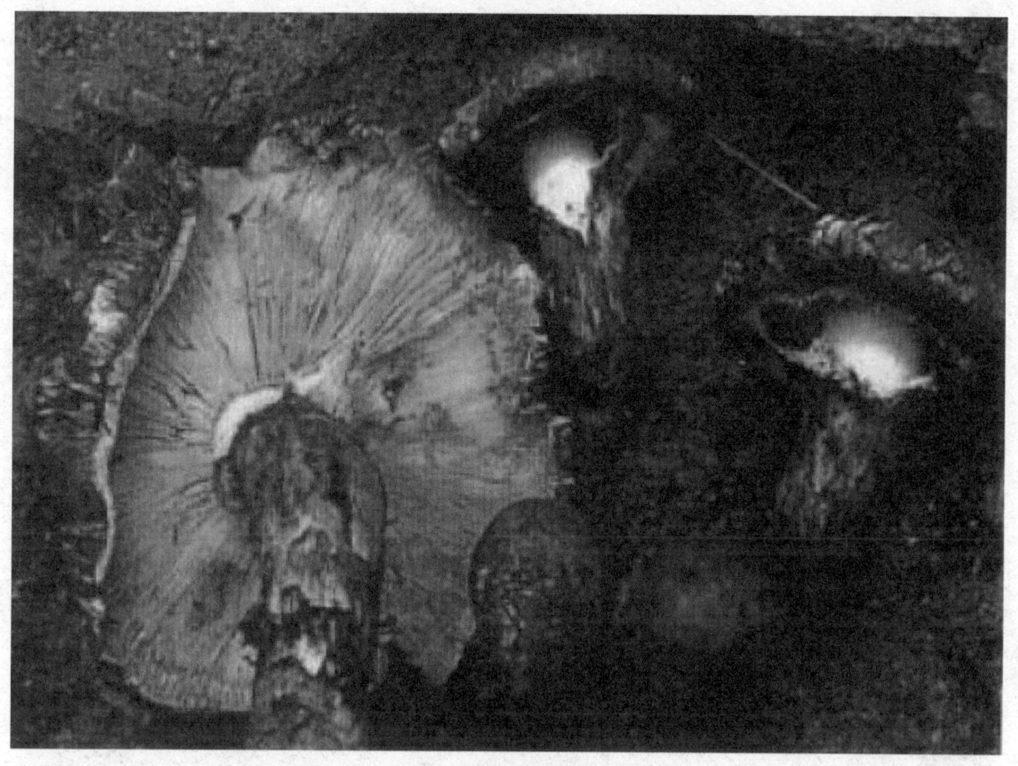

假松口蘑

【Tricholoma bakamatsutake Hongo】

【中文别名】傻松口蘑、青杠松茸、青杠菌。

【分布地区】吉林、河南、四川、云南。

【科属分类】真菌门（Eumycota）担子菌亚门（Basidiomycotina）层菌纲（Hymenomycetes）伞菌目（Agaricales）白蘑科（Tricholomataceae）。

【性状介绍】子实体一般中等大。菌盖直径4～10cm，初期半球形至扁半球形，后期稍平展，中部稍凸，边缘内卷有絮状毛，表面不黏，具有栗褐色至浅褐色平伏的纤毛状鳞片，近边缘色浅呈淡灰黄色、淡黄色、奶油色至污白色，中部暗色。菌肉白色，厚，向边缘薄，白色，伤外变浅红。具清香气味，菌褶直生至近离生，乳白色，伤变红褐色斑点，宽，密。

【成分药理】可食用，具清香气味。另外可药用，试验有抗癌作用。

【生长环境】秋季生榛、蒙古栎、石栎等壳斗科树林下。

【性味功用】抑制肿瘤。

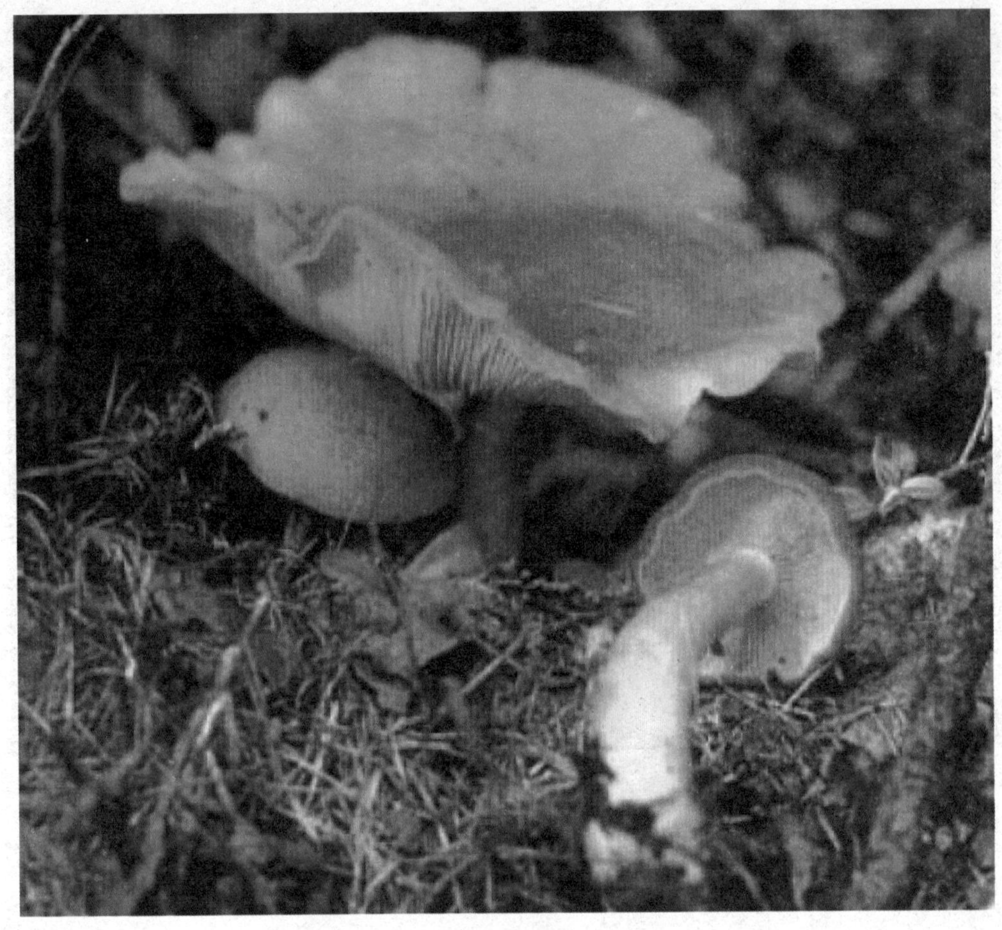

油黄口蘑

【Tricholoma flavovirens（Pers. ：Fr.）Lundell.】

【中文别名】油蘑、黄丝菌。

【分布地区】黑龙江、江苏、青海、四川、云南、西藏等。

【科属分类】真菌门（Eumycota）担子菌亚门（Basidiomycotina）层菌纲（Hymenomycetes）伞菌目（Agaricales）白蘑科（Tricholomataceae）。

【性状介绍】子实体黄色。菌盖宽5～10cm，扁半球形至平展，顶部稍凸起，淡黄色、柠檬黄色，具褐色鳞片，黏，边缘平滑易开裂。菌肉白色至淡黄色，稍厚。菌褶淡黄色至柠檬黄色，稍密，弯生，不等长，边缘锯齿状。菌柄长4.5～7cm，粗0.8～2cm，圆柱形，淡黄色，具纤毛状小鳞片，内实至松软，基部稍膨大。

【成分药理】试验有抗癌作用，对小白鼠肉瘤180抑制率为60%，对艾氏癌的抑制为70%，另有抑制和抗某些细菌的作用。

【生长环境】夏秋季在林中地上单生或群生。

【性味功用】抑制肿瘤。

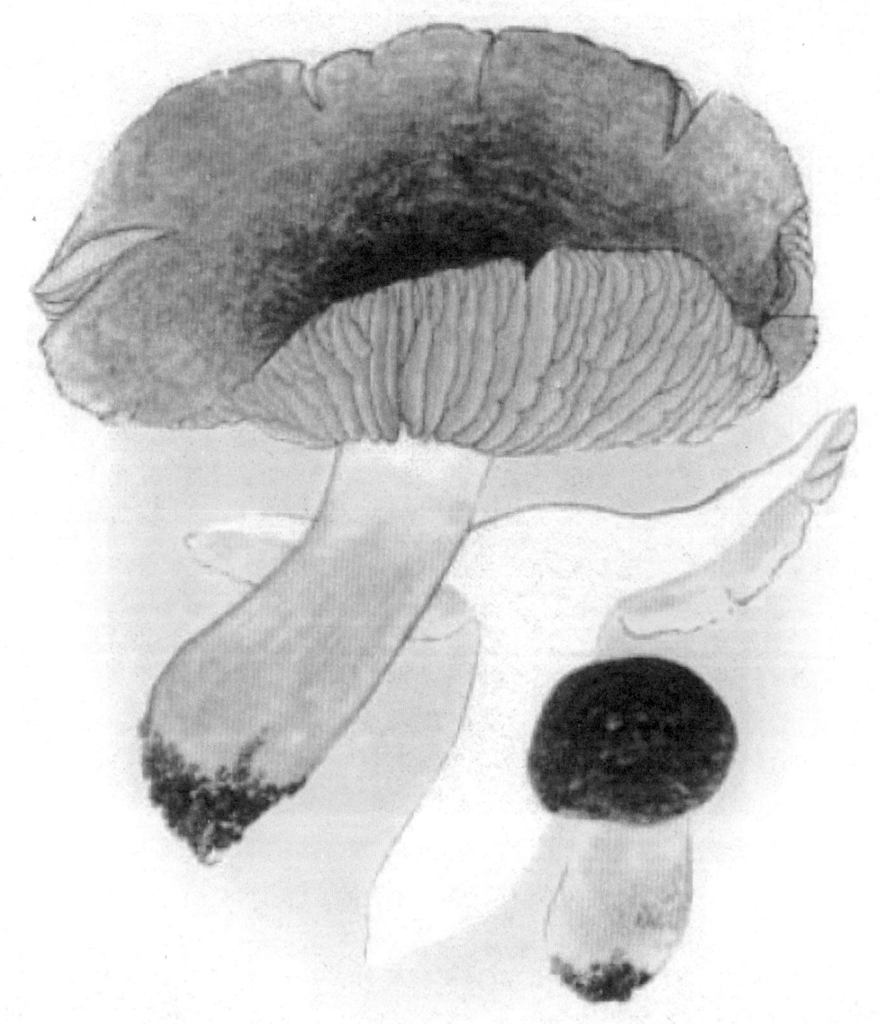

黄褐口蘑

【Tricholoma fulvum（DC.：Fr.）Rea.】

【分布地区】主要分布于四川、吉林、辽宁、西藏等地区。

【科属分类】真菌门（Eumycota）担子菌亚门（Basidiomycotina）层菌纲（Hymenomycetes）伞菌目（Agaricales）白蘑科（Tricholomataceae）。

【性状介绍】子实体一般较小。菌盖宽 3～6.6（9）cm，半球形，扁半球形至近平展，有时中部稍凸，棕褐色，中部色深，湿时黏，具细纤毛鳞片，边缘内卷。菌肉近白色，靠近菌柄上部淡黄色。菌褶黄色，老后暗黄色，稍密，弯生，不等长。菌柄长 3～3.5cm，粗 0.6～1cm，上部色浅，中下部带褐色，中空，基部稍膨大。孢子印白色。孢子无色，光滑，近球形，（6.2～7.5）μm×（4.9～5.5）μm。

【生长环境】秋季在林中地上单生或群生，有时丛生。与树木形成外生菌根。

【成分药理】群众反映可食用，但也有报道具臭气味而不宜食用。此菌实验表明有抗癌作用，对小白鼠肉瘤 180 的抑制率为 80%，对艾氏癌的抑制率为 70%。

【性味功用】抑制肿瘤。

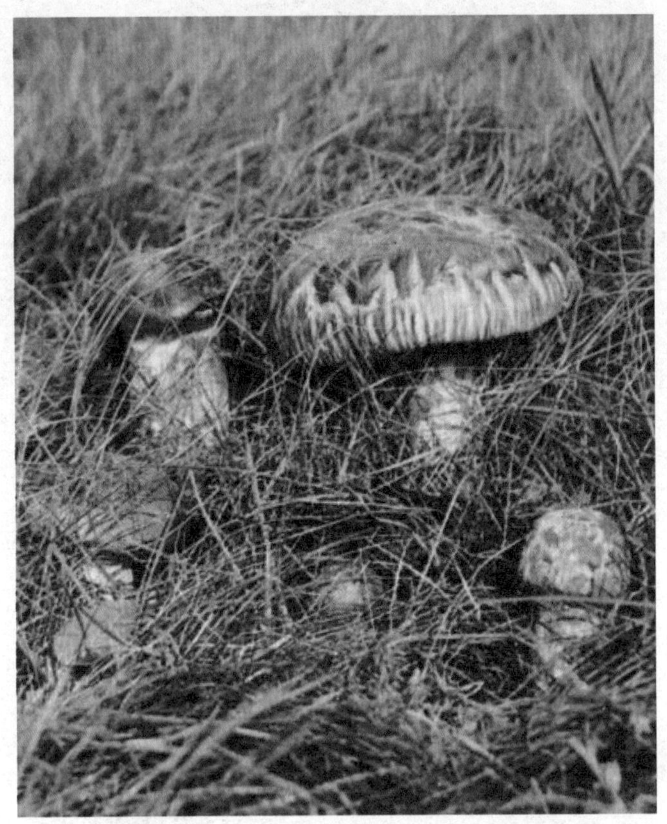

松口蘑

【Tricholoma matsatake（S. Itoet Imai）Sing.】

【中文别名】松茸、松蘑、松蕈、鸡丝菌、大花菌、松菌、剥皮菌等。

【分布地区】松口蘑主要分布在中国东北吉林省，西南地区的云南、四川、西藏。此外，在安徽、广西、山西、青海等地也有松口蘑分布，但数量较少。

【科属分类】真菌门（Eumycota）担子菌亚门（Basidiomycotina）层菌纲（Hymenomycetes）伞菌目（Agaricales）白蘑科（Tricholomataceae）。

【性状介绍】子实体散生或群生。菌盖直径5～20cm。扁半球形至近平展，污白色，具黄褐色至栗褐色平状的纤毛状的鳞片，表面干燥，菌肉白色，肥厚。菌褶白色或稍带乳黄色，较密，弯生，不等长。菌柄较粗壮，长6～14cm，粗2～2.6cm；菌环以下具栗褐色纤毛状鳞片，内实，基部稍膨大。菌环生于菌柄商埠，丝膜状，上面白色，下面与菌柄同色。孢子呈白色；孢子无色，光滑，款椭圆形至近球形，（6.5～7.5）mm×（4.5～6.2）mm。

【生长环境】秋季生于松林或针阔混交林地上，群生或散生，有时形成蘑菇圈。该菌属树木的外生菌根菌。

【成分药理】①三萜类化合物对肿瘤细胞和白血病细胞具有细胞毒作用，对分枝杆菌有拮抗作用，子实体中含有6种挥发性物质，具有抑制枯草杆菌生长的活性。②松口蘑含有蛋白质、脂肪和多种氨基酸，含人体必须的氨基酸8种。还含维生素B1、B2、C和PP。具有强身、益肠胃、止痛、理气化痰、驱虫及治疗糖尿病等独特功效。③另外松口蘑中还含有松茸醇、异松茸醇等药用成分，可用其治疗手足麻木、腰脚疼痛等病症。④松茸含有的具备抗瘤活性的“松茸多糖”，这是其他植物都没有的特殊双链生物活性物质，它具有超强抗基因突变能力和强抗癌作用，它能自动识别肿瘤细胞所分泌的毒素，靶向性地与肿瘤细胞靠近、结合，通过溶解肿瘤细胞膜和破坏脂质双层进入细胞内，封闭肿瘤细胞的转体蛋白受体，阻断肿瘤细胞的蛋白质合成，使肿瘤细胞不能分裂繁殖以至死亡，破坏肿瘤细胞遗传复制的 DNA 基因，从而达到抗基因突变，抑制肿瘤和控制肿瘤复发、转移的目的。世界卫生组织的有关调查表明，日本肿瘤患者的复发和转移比例大大低于世界其他国家，肿瘤患者的 5 年生存率高达 80% 以上。经调查发现，是日本将松茸广泛应用于抗癌临床的结果，此消息引起世界各国的震动。是食药兼用真菌中抗癌效果较好的一种，可见松口蘑不仅味道鲜美，还是对人体健康有益的保健食品，不少国家已将其列为国宴上的珍馐，招待贵宾。

【性味功用】甘，平。宜肠胃，理气止痛，化痰。用于溲浊不禁，腰腿疼痛，手足麻木，筋络不舒，痰多气短，大便干燥等。其子实体热水提取物对小白鼠肉瘤 S－180 和艾氏癌的抑制率分别为 91.8% 和 70% 。

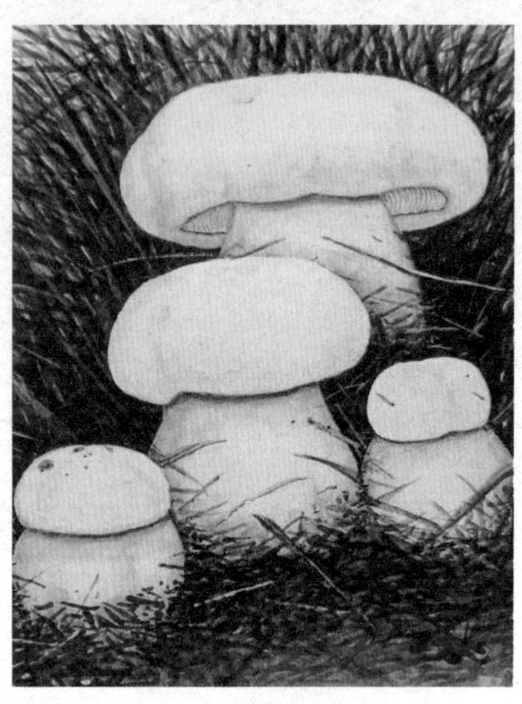

蒙古口蘑

【Tricholoma mongolicum Imai】

【中文别名】白蘑、白蘑菇、口蘑、雷窝子（东北地区方言）。

【分布地区】主要分布在我国河北、内蒙古、黑龙江、吉林、辽宁等地区。

【科属分类】真菌门（Eumycota）担子菌亚门（Basidiomycotina）层菌纲（Hymenomycetes）伞菌目（Agaricales）白蘑科（Tricholomataceae）。

【性状介绍】子实体白色。菌盖宽5～17cm，半球形至平层。白色，光滑，初期边缘内卷。菌肉白色，厚。菌褶白色，稠密，弯生，不等长。菌柄粗壮，白色，长3.5～7cm，粗1.5～4.6cm，内实，基部稍大。

【生长环境】夏秋季在草原上群生并形成蘑菇圈。

【成分药理】①其中含有人体所必需的8种氨基酸以及多种维生素、尼克酸、抗坏血酸等。②口蘑属于低脂肪食品，一般品种的脂肪含量仅为干重的4.4%。在所有食用菌中，它对矿物元素的聚集能力特别强。③据实验分析，一般品种的口蘑中含有矿物元素达10余种，特别是对人体关系密切的钙、镁、锌和微量元素硒、锗的含量，比一般食用菌高几倍甚至几十倍。④富含硒，硒的最大作用是能明显抑制癌前病变，在有效剂量范围内，越早补硒，癌症的发病率就越低。它能够防止过氧化物损害机体，降低因缺硒引起的血压升高和血黏度增加，调节甲状腺的工作，提高免疫力。⑤口蘑中还含有多种抗病毒成分，可以辅助治疗由病毒引起的疾病。⑥其中的大量植物纤维有防止便秘、促进排毒、预防糖尿病及大肠癌、降低胆固醇含量的作用，而且它又属于低热量食品，可以防止发胖。

【性味功用】甘、辛，平。入肺经、脾经、胃经。健脾补虚，宣肺止咳，透疹。主治头晕乏力、神倦纳呆、消化不良、咳嗽气喘、麻疹欲出不出、烦躁不安，以及癌症、心血管系统疾病、肥胖、便秘、糖尿病、肝炎、肺结核、软骨病等。

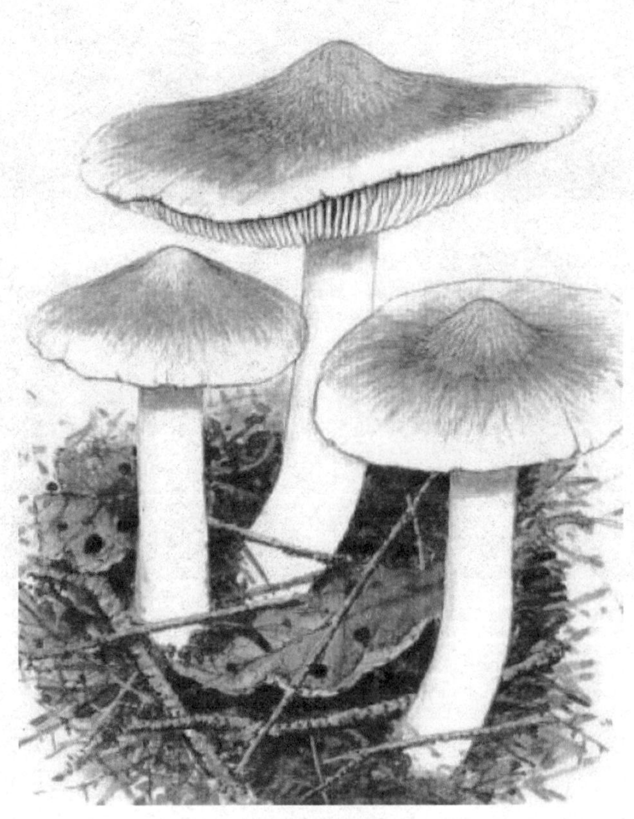

毒蝇口蘑

【Tricholoma muscarium Kawamura】

【分布地区】原发现于日本，湖南、湖北等地区有分布。

【科属分类】真菌门（Eumycota）担子菌亚门（Basidiomycotina）层菌纲（Hymenomycetes）伞菌目（Agaricales）白蘑科（Tricholomataceae）。

【性状介绍】子实体较小。菌盖中央突起，近斗笠状。盖直径 3.5 ~ 5cm，表面灰色带绿色，具有似放射状细条纹，中部色深，边缘往往开裂。菌褶白色至污白色，弯生，稍密，不等长。菌肉白色。菌柄圆柱形，长 3 ~ 5cm，粗 0.8 ~ 1cm，表面污白色并有纵条纹，内部松软。孢子无色，椭圆形，光滑，（6.1 ~ 8.1）μm ×（3.3 ~ 5）μm。褶缘囊体近棒状，（30 ~ 45）μm ×（7.6 ~ 10）μm。

【生长环境】夏秋季在阔叶林中地上群生。又属树木的外生菌根菌，可能与马尾松和数种阔叶树形成菌根。

【成分药理】此菌对苍蝇中毒致死很明显，如果将火烧过的菌放于桌上，苍蝇闻到气味而食，约 1 ~ 2 分钟便可毒死。具报道含有蜡子树酸（lofericari）、麦西母（muscimol）、麦斯卡松（muscaronl）。另外含白蘑酸（tricholoma acid），是一种具有强烈香味的物质，鲜味是谷氨酸钠的 20 倍。因白蘑酸无毒或很少有毒，可用作香料调味品。毒蝇口蘑已试验可抗癌，对小白鼠肉瘤 180 抑制率为 60%，对艾氏癌的抑制率为 70%。

【性味功用】抑制肿瘤。

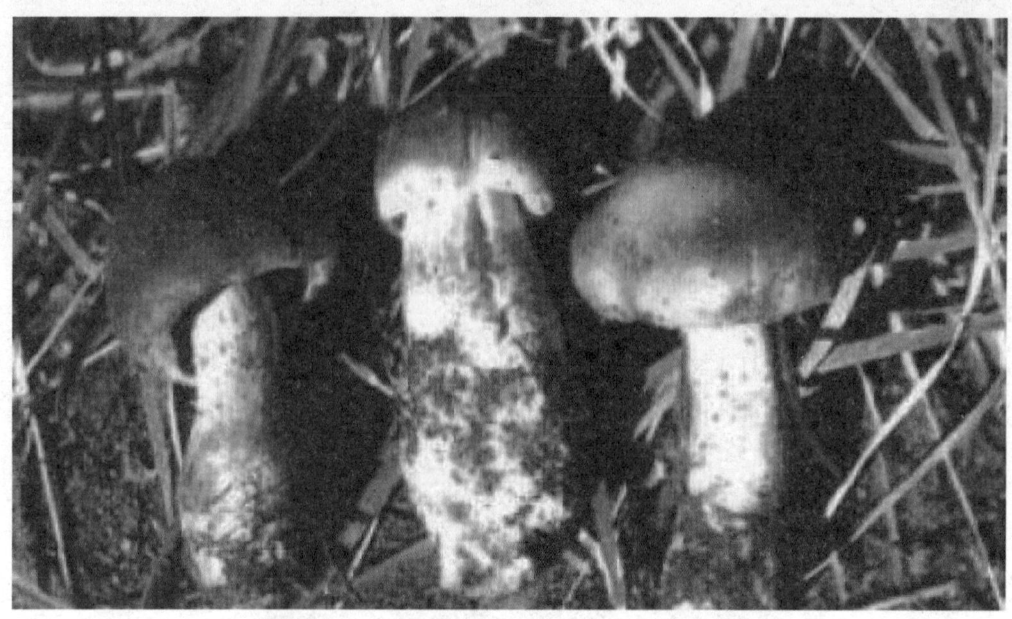

灰褐纹口蘑

【Tricholoma portentosum (Fr.) Quél.】

【分布地区】主要分布于甘肃、辽宁、吉林等地区。

【科属分类】真菌门（Eumycota）担子菌亚门（Basidiomycotina）层菌纲（Hymenomycetes）伞菌目（Agaricales）白蘑科（Tricholomataceae）。

【性状介绍】子实体中等至稍大，菌盖直径5～10（12）cm，初期半球形，后期近扁平，中部凸部，表面近光滑，具放射暗色条纹状，老后有纤毛状鳞片，边缘内卷至后期往往撕裂。菌肉白色，后期带黄色，稍薄，无明显气味。菌褶直生至弯生，不等长，白色带黄色。菌柄近圆柱形，近棒状，稍粗，长3.5～10cm，粗0.5～1.6cm，白色，下部有时呈现黄褐班块，表面近光滑，上部有白色小鳞片，内部松软，有时具毛状环痕。孢子光滑，卵圆形或近球形，(5～6.5) μm×（3.5～5）μm。

【生长环境】夏末至秋季在松、云杉、冷杉林或针阔混交林地上群生或散生。属外生菌根菌。

【成分药理】灰褐纹口蘑的甲醇提取物对病原菌格兰氏阳性菌（蜡状芽孢杆菌，Bacillus’ cereus；枯草芽孢杆菌，B. subtilis）具有强的抑制作用，但对大肠杆菌没有抑制效果。对小白鼠肉瘤S－180和艾氏癌的抑制率分别为70%和60%。

【性味功用】抑菌，抑制肿瘤。

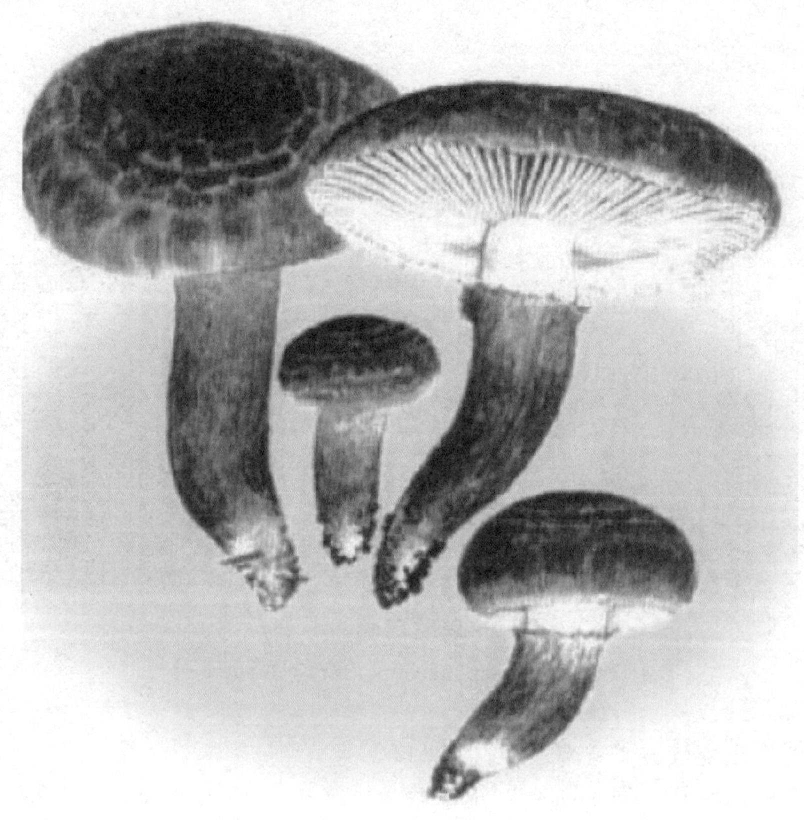

粗壮口蘑

【Tricholoma robustum（Alb. et Schw. ：Fr.）Ricken】

【分布地区】主要分布于陕西、辽宁等地区。

【科属分类】真菌门（Eumycota）担子菌亚门（Basidiomycotina）层菌纲（Hymenomycetes）伞菌目（Agaricales）白蘑科（Tricholomataceae）。

【性状介绍】子实体中等大。菌盖直径5～10cm，幼时半球形，后渐平展，表面干燥，有深褐色至茶褐色细鳞片，边缘内卷并往往附丝棉状菌膜。菌肉白色，厚。菌褶白色，稍密，初期近直生，后变弯生。菌柄长3～9cm，粗1～1.5cm，菌环以上白色并有粉末，菌环以下同菌盖色且有鳞片，内实，基部向下变细，有时弯曲。菌环生菌柄上部，膜质，上面白色，下面同菌盖色。孢子印白色。孢子无色，光滑，宽椭圆至卵圆形，（5.3～7）μm×（4～5）μm。

【生长环境】秋季在林中地上单生或群生。此种属树木的外生菌根菌。与松和某些阔叶树形成菌根。

【成分药理】可食用，味道好似松口蘑。此菌实验表明有抗癌作用，对小白鼠肉瘤180抑制率为100%，对艾氏癌的抑制率100%。

【性味功用】抑制肿瘤。

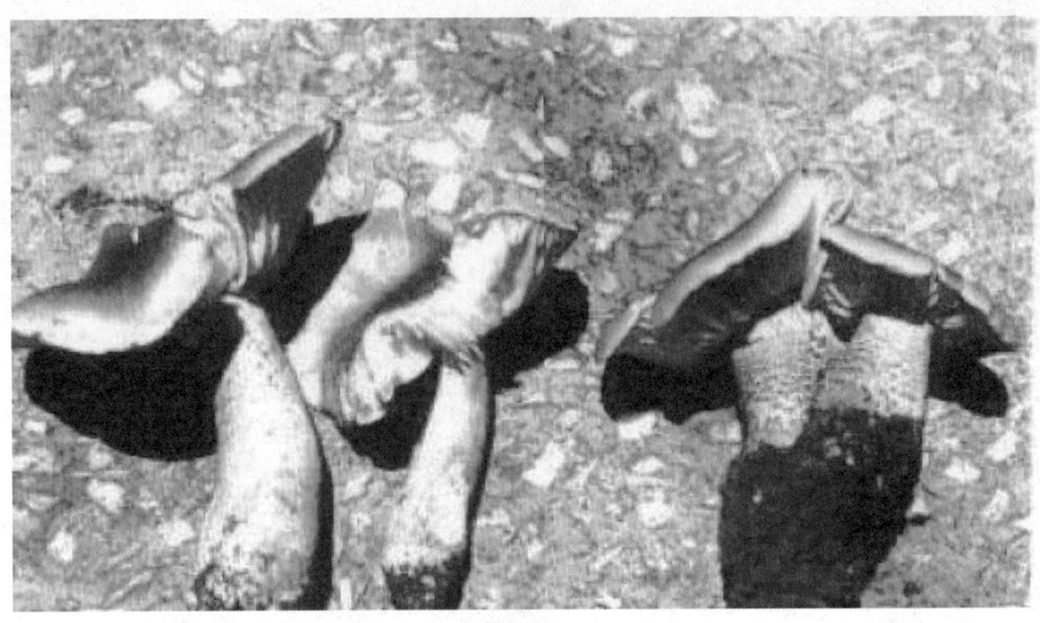

皂味口蘑

【Tricholoma saponaceum（Fr.）Kummer】

【分布地区】主要分布于云南、新疆等地区。

【科属分类】真菌门（Eumycota）担子菌亚门（Basidiomycotina）层菌纲（Hymenomycetes）伞菌目（Agaricales）白蘑科（Tricholomataceae）。

【性状介绍】子实体小至中等大。菌盖直径3~12cm，半球形至近平展，中部稍凸起，湿润时粘，幼时白色、污白色，后期带灰褐色或浅绿灰色，边缘向内卷且平滑。菌肉白色，伤处变橘红色，稍厚。菌褶白色，伤处变红，弯生，不等长，中等密至较密。菌柄长5~12cm，粗1.2~2.5cm，白色，往往向下膨大近纺锤形，基部根状，内部松软。孢子无色，光滑，椭圆形至近卵圆形，［5.6~8（9.6）］μm×［3.8~5.3］μm。

【生长环境】夏秋季在云杉等林中地上群生。是树木的外生菌根菌，与云杉等形成菌根。

【成分药理】皂味口蘑的乙醇提取物中分离得到4个化合物，分别鉴定为琥珀酸、（2E）-Decene-4，6，8-triyn-1-ol、苯甲酸、（2E）-桂皮酸。可食用，但也有记载不宜食用。据报道此菌可抗细菌。

【性味功用】抗菌，抗癌。

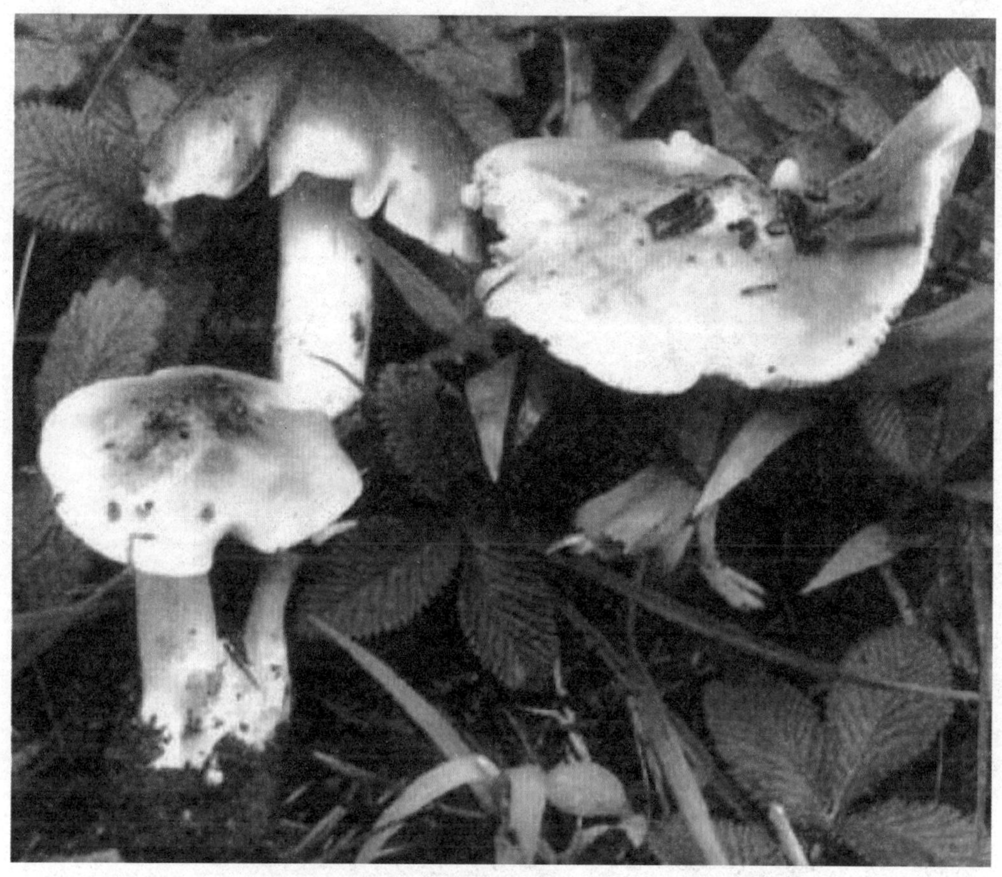

黄绿口蘑

【Tricholoma sejunctum（Fr. ex Sow.）Quél.】

【分布地区】主要分布于云南、新疆等地区。

【科属分类】真菌门（Eumycota）担子菌亚门（Basidiomycotina）层菌纲（Hymenomycetes）伞菌目（Agaricales）白蘑科（Tricholomataceae）。

【性状介绍】子实体中等大。菌盖初期近锥形，后近平展至平展，中部凸起，直径4.5～8cm，表面湿润时稍粘，带黄绿色，中部色深，近光滑，具暗绿色纤毛状条纹，边缘平滑或波状。菌肉稍厚，白色且近表皮处带黄色，稍带苦味。菌褶白色带淡黄，弯生，密，较宽，不等长。菌柄白色带黄色，较长，圆柱形，基部稍粗，长4.5～12cm，粗0.6～2cm，实心至松软，表面光滑。孢子印白色。孢子近球形至宽椭圆型，无色，光滑，初期非淀粉反应，(6.5～7.5) μm×(3.5～4.5) μm。

【生长环境】秋季在针阔混交林地上群生。属树木的外生菌根菌，与云杉或高山松及高山栎可能形成菌根。

【成分药理】可食用。往往产量多，可收集加工，供城镇销售。试验有抗癌作用，对小白鼠肉瘤180抑制率为90%，对艾氏癌的抑制率为90%。

【性味功用】抑制肿瘤。

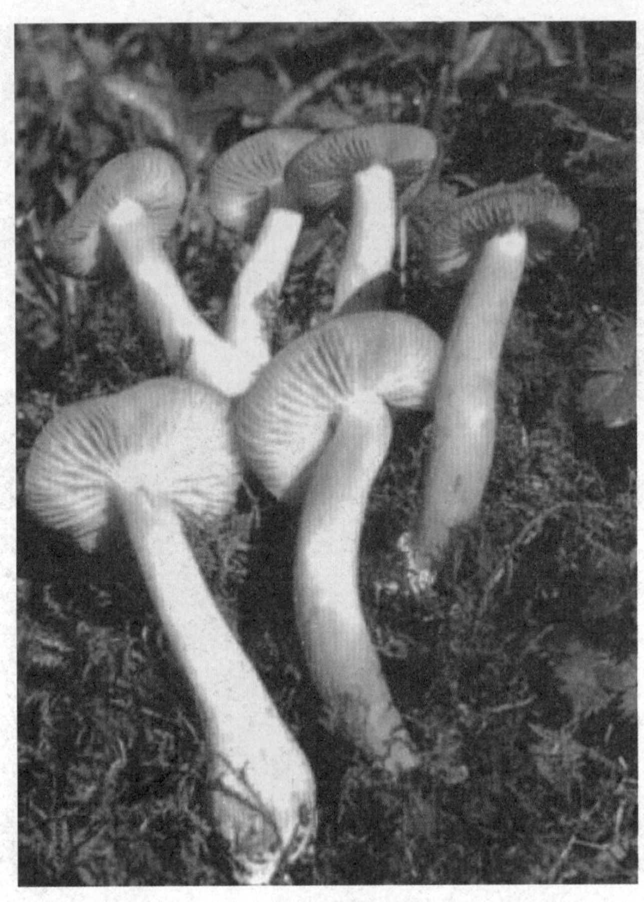

硫磺色口蘑

【Tricholoma sulphureum（Bull. ：Fr.）Kummer】

【分布地区】主要分布于青海、四川等地区。

【科属分类】真菌门（Eumycota）担子菌亚门（Basidiomycotina）层菌纲（Hymenomycetes）伞菌目（Agaricales）白蘑科（Tricholomataceae）。

【性状介绍】子实体一般中等大，黄色。菌盖直径 4 ~ 8cm，初期半球形，后渐平展，或中部稍凸起，带褐色，表面稍有毛至光滑，湿时有粘性。菌肉硫磺色至黄色，中部稍厚，有一种刺激性的气味。菌褶硫磺色至黄色，较宽，直生至弯生，不等长。菌柄长 5 ~ 15cm，粗 0.8 ~ 1cm，圆柱形，往往细长，表面有纵条纹，同盖色，内部松软。孢子无色，椭圆形，光滑，（6.5 ~ 11）μm ×（5 ~ 8）μm。

【生长环境】秋季生于阔叶林地上，有时生针叶林中。散生或群生。属树木的外生菌根菌。

【成分药理】据记载可食用，但有一种刺激性气味。对小白鼠肉瘤 S－180 和艾氏癌的抑制率分别为 90% 和 80%。

【性味功用】抑制肿瘤。

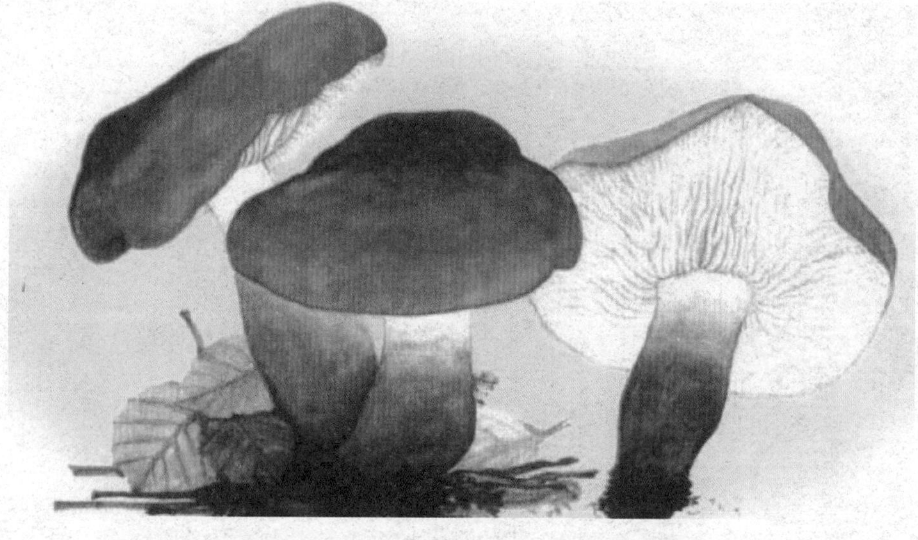

褐黑口蘑

【Tricholoma ustale（Fr. ：Fr.）Kummer】

【分布地区】主要分布于台湾、湖北等地区。

【科属分类】真菌门（Eumycota）担子菌亚门（Basidiomycotina）层菌纲（Hymenomycetes）伞菌目（Agaricales）白蘑科（Tricholomataceae）。

【性状介绍】子实体一般中等大。菌盖直径4～10cm，近扁半球形至扁平，顶部钝或凸起，红褐色至棕褐色或暗栗褐色，黏或很黏，无毛光亮，边缘内卷。菌肉白色或部分带红色，稍厚，细密。菌褶直生至弯生，密，稍宽，初期白色后带红色，伤处变红褐色。菌柄圆柱形，长4～8cm，粗0.8～2cm，上部白色至污白，下部带红色，有细粉末，基部往往变细似根状，内部实心至变空心。孢子印白色。孢子椭圆至卵圆形，无色，光滑，（6～8）μm×（4～5）μm。

【生长环境】夏末至秋季生于林中地上，单生至有时近丛生。属于树木的外生菌根菌。

【成分药理】记载含毒，也有人认为无毒可食用。采食时注意。本菌据实验表明有抗癌作用，对小白鼠肉瘤180抑制率为90%，对艾氏癌的抑制率为90%。

【性味功用】抑制肿瘤。

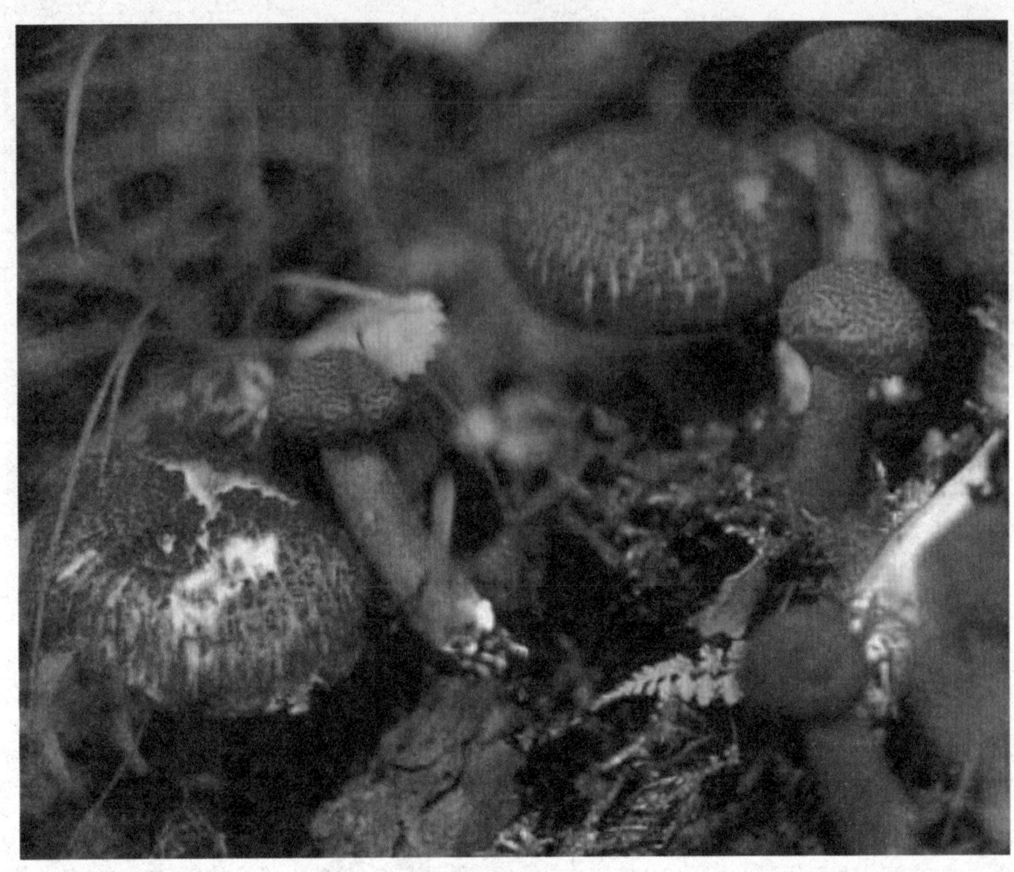

红鳞口蘑

【Tricholoma vaccinum (Pers. : Fr.) Kummer】

【分布地区】主要分布于新疆、辽宁、吉林、黑龙江、山西、甘肃、陕西、青海、西藏等地区。

【科属分类】真菌门（Eumycota）担子菌亚门（Basidiomycotina）层菌纲（Hymenomycetes）伞菌目（Agaricales）白蘑科（Tricholomataceae）。

【性状介绍】子实体中等大。菌盖直径3~8cm，幼时近钟形，后期近平展且中部钝凸，土黄褐色至土褐色，被红褐色至土红褐色毛状鳞片，表面干燥，中部往往龟裂状。菌肉白色，稍厚，伤处变红褐色。菌褶白色至污白或乳白色，密或稀，不等长，弯生，伤处变红褐色。菌柄长4~8cm，粗1~3cm，较盖色浅，或上部色淡，圆柱形或靠近下部膨大，具纤毛状鳞片，内部松软至空心。孢子椭圆至近球形，无色，光滑，(6.6~7.6) μm×(4.5~6) μm。

【生长环境】夏秋季在云杉、冷杉等针叶林地上成群生长，有时群生似蘑菇圈。与云杉等树木形成外生菌根，在天山云杉林带产量大，便于收集加工。

【成分药理】此菌试验有抗癌作用，对小白鼠肉瘤180的抑制率为70%，对艾氏癌的抑制率为60%。

【性味功用】抑制肿瘤。

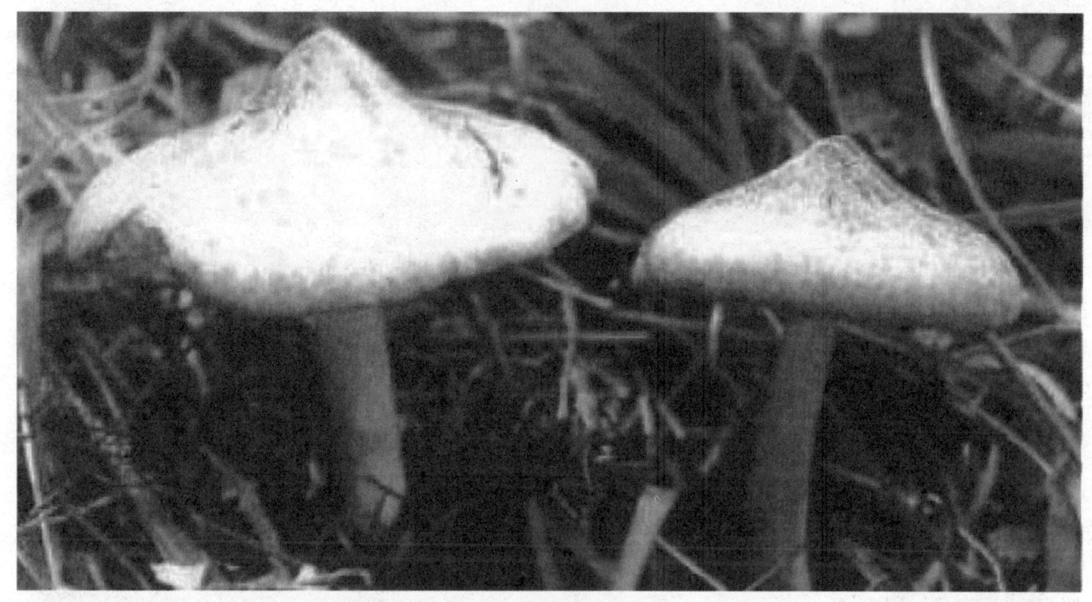

凸顶口蘑

【Tricholoma virgatum (Fr.) Kummer】

【中文别名】凸顶蘑。

【分布地区】主要分布于吉林、内蒙古、四川、山西等地区。

【科属分类】真菌门(Eumycota)担子菌亚门(Basidiomycotina)层菌纲(Hymenomycetes)伞菌目(Agaricales)白蘑科(Tricholomataceae)。

【性状介绍】子实体较小。菌盖直径4~6cm，最突出的特点是中央明显突出成乳头状，表面灰色至灰褐色，中部色较深，具放射状条纹，边缘向内卷。菌肉白色或部分带肉色。菌褶白色至灰白色，初期边缘常有黑点，弯生，不等长。菌柄较长，最长可达15cm，粗达1.2cm，基部膨大，表面近白色或较盖色浅，具有纵条纹。孢子印白色。孢子无色，宽椭圆形至近球形，(6~7.5)μm×(5.5~6)μm。

【生长环境】夏、秋季于林中地上散生或群生。属树木外生菌根菌。

【成分药理】实验证明可以抗癌，对小白鼠肉瘤S-180及艾氏癌的抑制率分别为70%和60%。

【性味功用】抑制肿瘤。

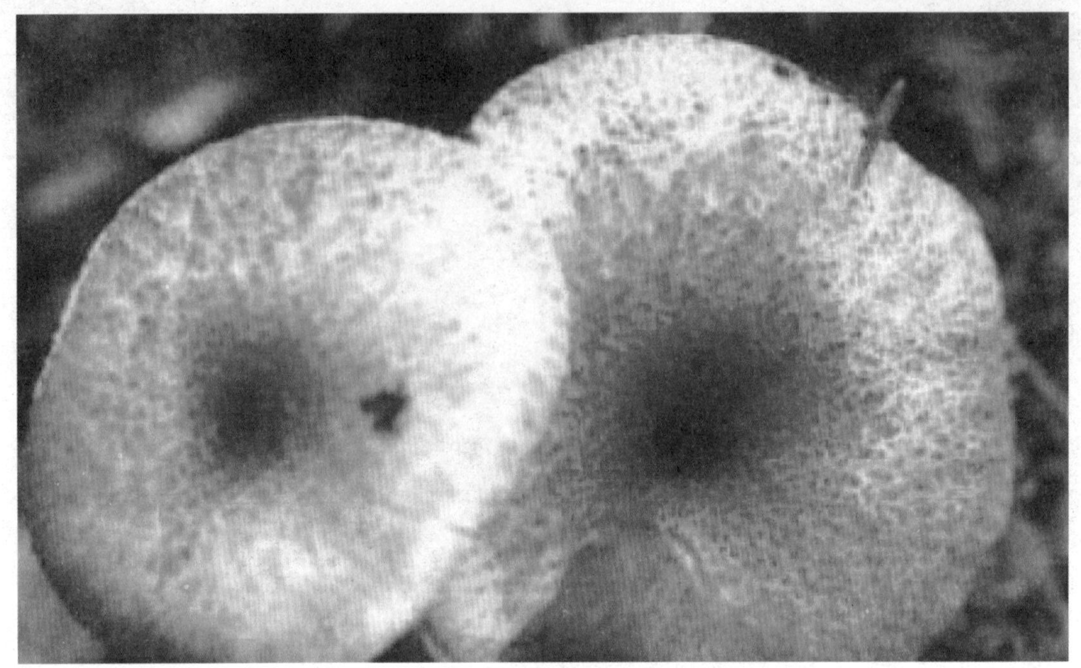

竹林拟口蘑

【Tricholomopsis bambusina Hongo】

【分布地区】主要分布于福建、广西、湖北神农架等地区。

【科属分类】真菌门（Eumycota）担子菌亚门（Basidiomycotina）层菌纲（Hymenomycetes）伞菌目（Agaricales）白蘑科（Tricholomataceae）。

【性状介绍】子实体较小。菌盖直径3～5cm，扁半球形至近平展，表面暗褐色、有明显的暗红褐色鳞片，不黏。菌肉带黄白色或白色。菌褶黄色，近直生，不等长。菌柄圆柱形，长5～7cm，粗0.5～1cm，浅黄色带紫且有纤毛状鳞片，有的鳞片似腺点，基部稍膨大，内部松软至空心。孢子光滑，椭圆形，（5.6～6.4）μm×（3～3.8）μm。褶缘囊体棒状或近纺锤状，（55～89）μm×（11～18）μm。

【生长环境】夏秋季在竹林等阔叶林中腐木上或群生或近丛生。

【成分药理】据记载对小白鼠肉瘤180和艾氏癌的抑制率为60%。

【性味功用】抑制肿瘤。

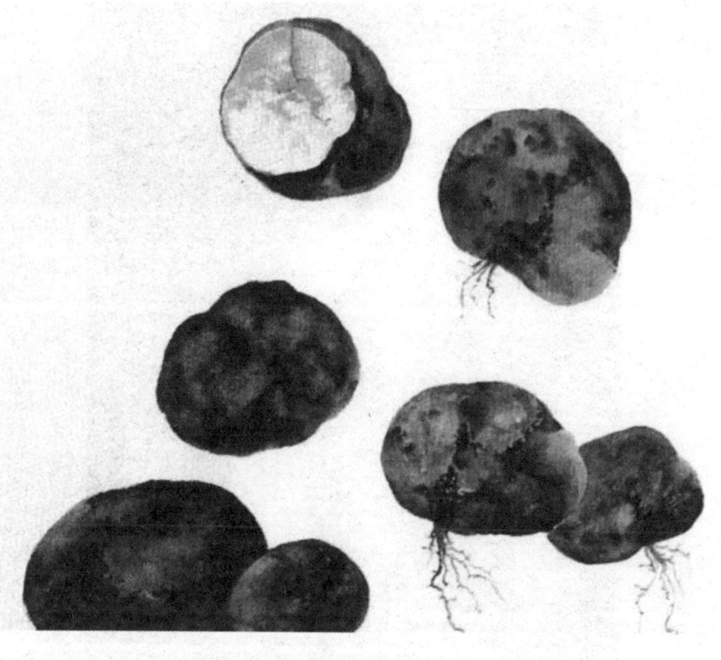

雷　丸

【Omphalia lapidescens Schroet. 】

【中文别名】竹苓、雷实、竹铃芝、雷矢、白雷丸、木连子、竹矢、雷公丸。

【分布地区】主要分布在浙江、安徽、福建、河南、湖北、湖南等地区。

【科属分类】真菌门（Eumycota）担子菌亚门（Basidiomycotina）层菌纲（Hymenomycetes）伞菌目（Agaricales）白蘑科（Tricholomataceae）。

【性状介绍】干燥的菌核为球形或不规则的圆块状，大小不等，直径 1～2cm。表面呈紫褐色或灰褐色，全体有稍隆起的网状皱纹。质坚实而重，不易破裂；击开后断面不平坦，粉白色或淡灰黄色，呈颗粒状或粉质。质紧密者为半透明状，可见有半透明与不透明部分交错成纹理。气无，味淡，嚼之初有颗粒样感觉，微带黏液性，久嚼则溶化而无残渣。以个大、饱满、质坚、外紫褐色、内白色、无泥沙者为佳。

【生长环境】多生于竹林下，生长在竹根上或老竹兜下。

【成分药理】雷丸含蛋白酶及雷丸多糖，在肠道弱碱性（pH8）的环境中，具有较强的分解蛋白质的作用，加热失效，能破坏绦虫头节，对牛肉绦虫、猪肉绦虫和犬绦虫均有作用。临床证明内服 20g 雷丸粉，每日 3 次，连服 3 天，基本可根治。雷丸多糖（S－4001）对多种动物实验模型，具有明显的抗炎症作用，可使血浆皮质酮含量明显增高，但肾上腺中抗坏血酸含量却无变化，可能 S－4001 不影响肾上腺皮质激素的合成，而是促进皮质激素释放或阻止其代谢消除。小鼠皮下注射 S－4001，能明显增加刚果红染料在血中的廓清；对绵羊红细胞免疫的小鼠能明显增加其血清半数溶血值。表明 S－4001 能增强小鼠网状内皮系统的吞噬功能和体液免疫功能。雷丸提取出的蛋白酶（含量约 5%）肌注或腹腔注射，对小鼠 S－180 肉瘤的抑制率为 33. 3%～69. 3%，显示有一定的抑制作用。含水分 6. 5%，灰分 4. 0%，醚浸出物 0. 6%，醇浸出物 22%。主要成分是一种蛋白酶称雷丸素，含量约 3%，为驱绦虫的有效成分，加热失效。

【性味功用】苦、寒，小毒。入胃经、脾经、肺经、大肠经。杀虫，消积，除热。主治虫积腹痛，小儿疳积，有抑制肿瘤的作用。

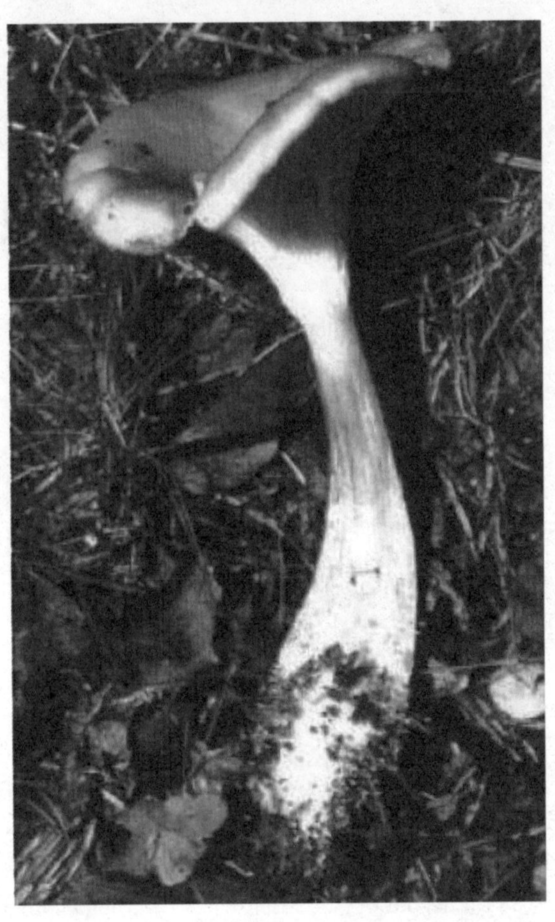

棒柄杯伞

【Clitocybe clavipes（Pers.）Fr.】

【分布地区】主要分布于西藏、广东、四川等地区。

【科属分类】真菌门（Eumycota）担子菌亚门（Basidiomycotina）层菌纲（Hymenomycetes）伞菌目（Agaricales）白蘑科（Tricholomataceae）。

【性状介绍】子实体一般中等大。菌盖直径3～8cm，扁平，中部下凹呈漏斗状，中央很少具小凸起，表面干燥，灰褐色或煤褐色，中部色暗，光滑无毛，初期边缘明显内卷。菌肉白色，质软。菌褶白黄色，明显延生，薄，稍稀或密，不等长。菌柄向上渐细，向基部膨大呈棒状，长3～7cm，粗0.8～1.5cm，基部膨大处可达3cm，无毛光滑，同盖色或稍浅，内部实心。

【生长环境】夏秋季在林中地上分散生长或成丛生长。

【成分药理】含有5种非活性化合物，其中第1、第3和第4种能阻碍醛脱氢酶发挥作用，乙醛因而无法全部转化为醋酸；未被分解的乙醛积蓄在血液里，会引起脸红和呕吐等现象。把这种真菌让酒精中毒症患者服用，就有可能使之产生恶心、呕吐等不适症状，从而逐渐对酒感到厌恶，最后达到戒酒目的。记载可以食用，但也有记载称其含微毒，尤其饮酒易中毒，采食时务必注意。此菌实验表明有抗癌作用，对小白鼠肉瘤S－180的抑制率为70%，对艾氏癌的抑制率为60%。

【性味功用】帮助戒酒，抑制肿瘤。

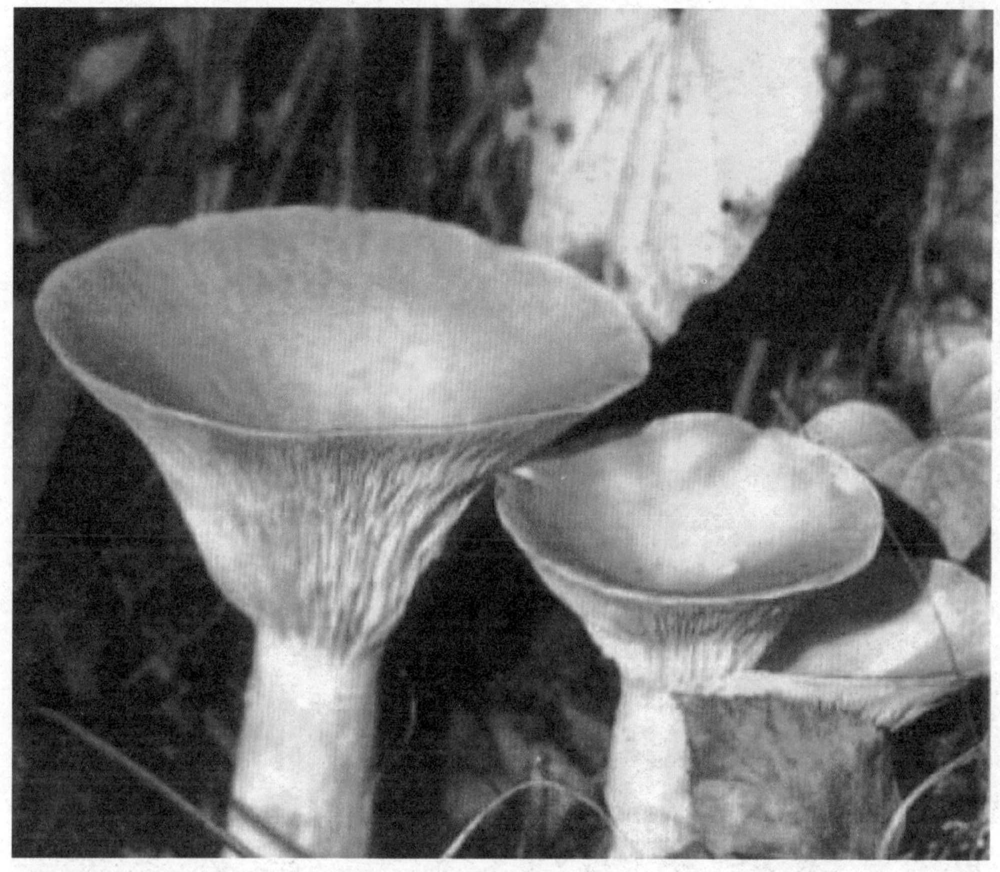

肉色杯伞

【Clitocybe geotropa (Fr.) Quél.】

【分布地区】主要分布于四川、云南、西藏、山西等地区。

【科属分类】真菌门（Eumycota）担子菌亚门（Basidiomycotina）层菌纲（Hymenomycetes）伞菌目（Agaricales）白蘑科（Tricholomataceae）。

【性状介绍】子实体中等至大型。菌盖直径4～15cm，扁平，中部下凹呈漏斗状，中央往往有小凸起，表面干燥，幼时带褐色，老时呈肉色或淡黄褐色并具毛，边缘内卷不明显。菌肉近白色，厚，紧密，味温和。菌褶近白色或同菌盖色，延生，不等长，密，比较宽。菌柄细长，上部较细，长（5～12）μm×（2～2.5）cm，粗1.5～3cm，白色或带黄色，或同盖色，表面有条纹呈纤维状，内部实心。孢子印白色。孢子无色，光滑，近球形或宽卵圆形，（6.4～8）μm×（4～6）μm。

【生长环境】秋季生于林中地上或草地上。

【成分药理】对小白鼠肉瘤S－180和艾氏癌的抑制率均为80%。

【性味功用】抑制肿瘤。

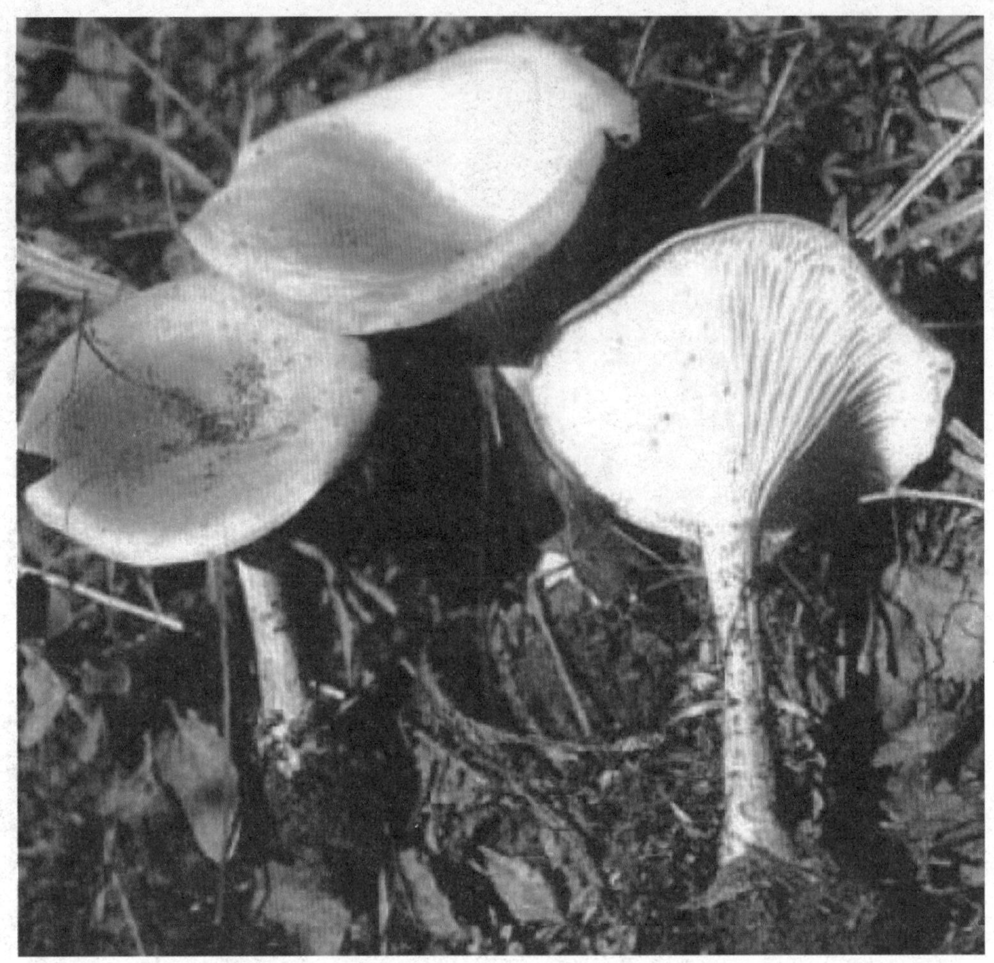

杯 伞

【Clitocybe infundibuliformis (Schaeff. : Fr.) Quél.】

【中文别名】漏斗形杯伞、杯蕈。

【分布地区】主要分布于河北、黑龙江、吉林、陕西、山西、甘肃、西藏等地区。

【科属分类】真菌门（Eumycota）担子菌亚门（Basidiomycotina）层菌纲（Hymenomycetes）伞菌目（Agaricales）白蘑科（Tricholomataceae）。

【性状介绍】子实体小至中等大。菌盖宽5～10cm，中部下凹至漏斗状。往往幼时中央具小突尖，干燥，薄，浅黄褐色或肉色，微有丝状柔毛，后变光滑，边缘平滑波状。菌肉白色，薄。菌褶白色，稍密，薄，窄，延生，不等长。菌柄圆柱形，长4～7cm，粗0.5～1.2cm，白色或近似菌盖色，光滑，内部松软，基部膨大且有白色绒毛。孢子印白色。孢子无色，光滑，近卵圆形，(5.6～7.5) μm×(3～4.5) μm。

【生长环境】秋季在林中地上或腐枝落叶层或草地上，单生或群生。

【成分药理】该菌实验表明有抗癌作用，对小白鼠肉瘤S－180的抑制率为70%，对艾氏癌的抑制率为80%。

【性味功用】抑制肿瘤。

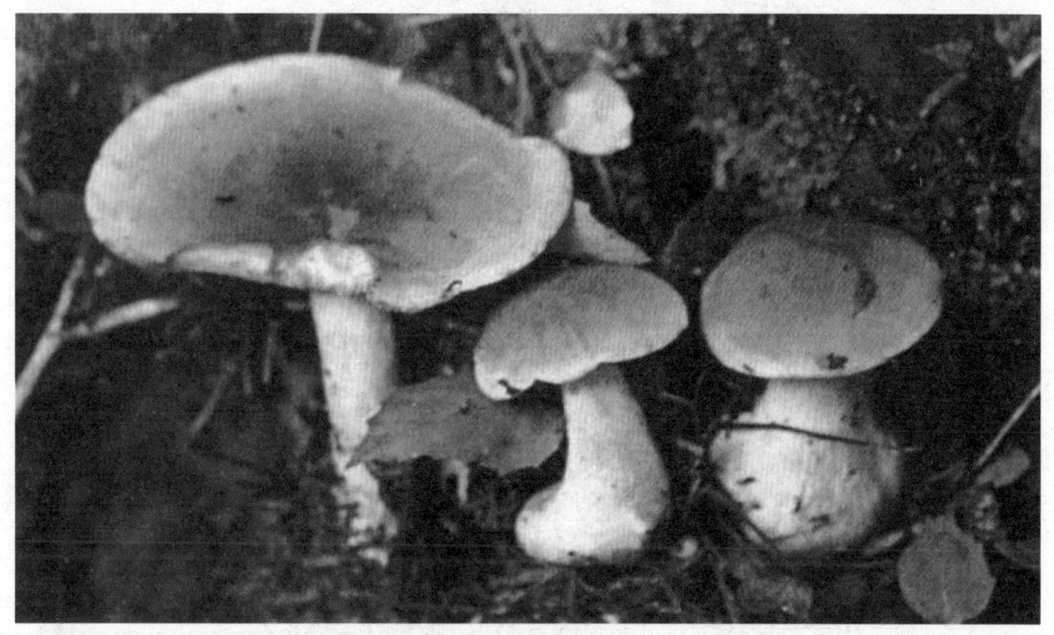

水粉杯伞

【Clitocybe nebularis（Batsch：Fr.）Kummer】

【中文别名】水粉蕈、烟云杯伞。

【分布地区】主要分布在河南、黑龙江、山西、吉林、四川、青海等地区。

【科属分类】真菌门（Eumycota）担子菌亚门（Basidiomycotina）层菌纲（Hymenomycetes）伞菌目（Agaricales）白蘑科（Tricholomataceae）。

【性状介绍】子实体较大。菌盖4~13cm。常常颜色多变化，呈现为灰褐、烟灰色至近淡黄色，干时稍变白。菌盖边缘平滑无条棱，但有时成波浪状或近似花瓣状。菌褶窄而密，污白色，稍延生。菌柄长5~9cm，粗达3cm，表面白色，基部往往膨大。孢子印白色。孢子光滑、无色，椭圆形，（5.5~7.5）μm×（3.5~4）μm。

【生长环境】夏秋季在林中地上成群或分散生长。

【成分药理】含水粉伞素［（nebularine）9－（β－D－呋喃核糖）－嘌呤］，能强烈抑制分枝杆菌和噬菌体的增生。其子实体热水提取物，对小白鼠肉瘤S－180有抑制作用。

【性味功用】抑菌抗癌。

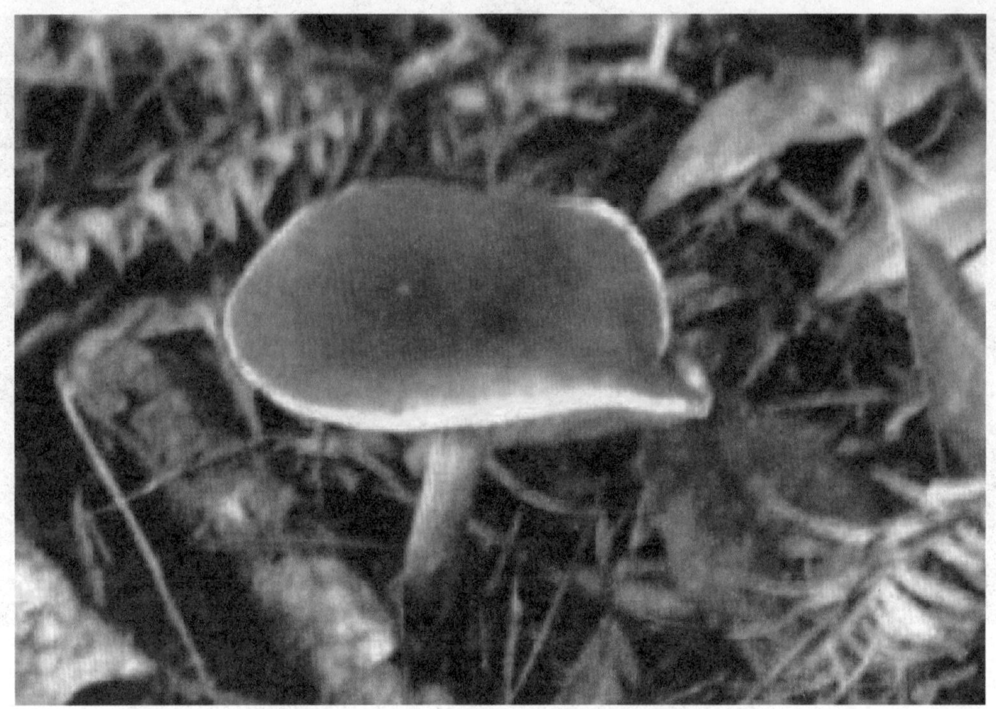

香杯伞

【Clitocybe odera（Bull.：Fr.）Quel.】

【分布地区】主要分布在内蒙古、辽宁、山西等地区。

【科属分类】真菌门（Eumycota）担子菌亚门（Basidiomycotina）层菌纲（Hymenomycetes）伞菌目（Agaricales）白蘑科（Tricholomataceae）。

【性状介绍】子实体小至中等。菌盖直径2～8cm，幼时扁半球形，后扁平，中部凸起或稍下凹或稍平，边缘内卷，表面湿润或呈水浸状，带灰绿色，后期褪为污白色，边缘平滑或有不明显条纹。菌肉白色，稍薄，具强烈特殊香气味。菌褶延生，不等长，稍密，白色至污白色或变暗。菌柄圆柱形或基部稍粗，有时弯曲，长2.5～6cm，粗0.5～0.8cm，圆盖色，往往上部有粉末，向下有条纹，基部有白色绒毛，内部松软至空心。孢子无色，光滑，椭圆形，（7～7.5）μm×（4.5～5）μm。孢子印白色。

【生长环境】夏秋季在腐枝落叶层上散生或群生。

【成分药理】可食用。其质味好，特别具强烈的特殊香气味。此种实验表明有抗癌作用，对小白鼠肉瘤S－180的抑制率为70%，对艾氏癌的抑制率为60%。

【性味功用】抑制肿瘤。

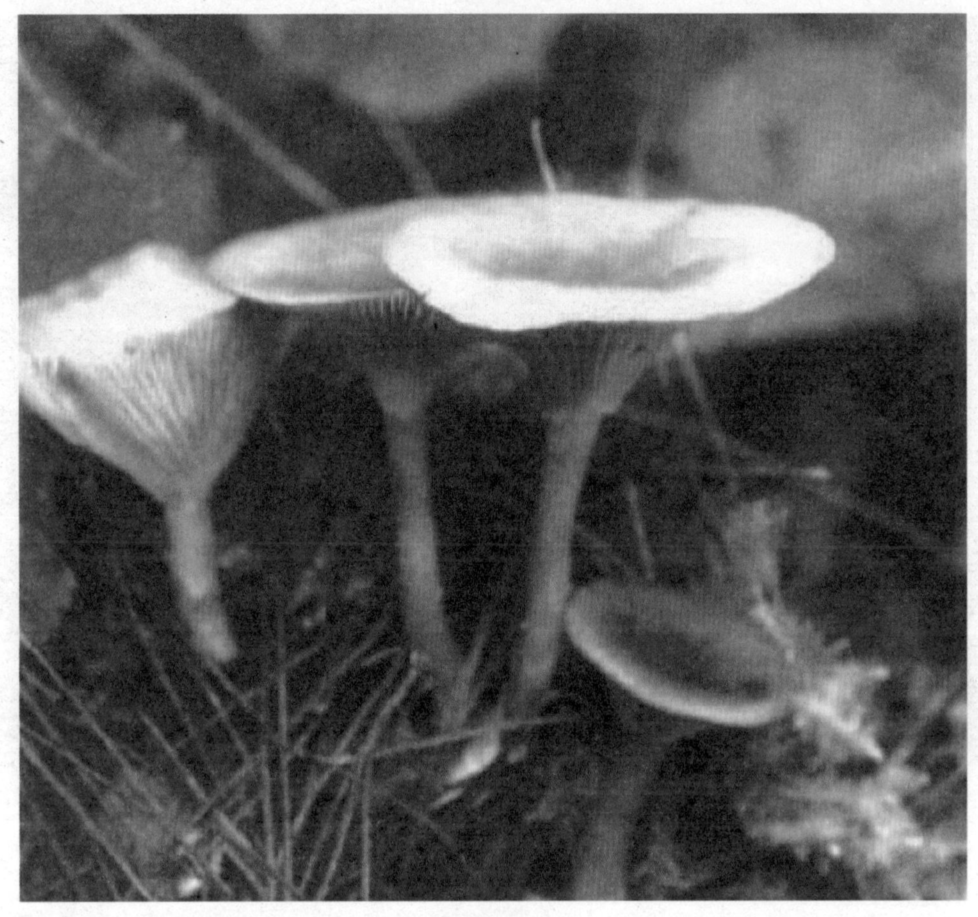

假灰杯伞

【Pseudoclitocybe cyathiformis（Bull. ：Fr.）Sing.】

【分布地区】主要分布在吉林、河北、山西、陕西、四川、山西、内蒙古、西藏等地区。

【科属分类】真菌门（Eumycota）担子菌亚门（Basidiomycotina）层菌纲（Hymenomycetes）伞菌目（Agaricales）白蘑科（Tricholomataceae）。

【性状介绍】子实体中等大。菌盖初期半球形，后渐平展至杯状或浅漏斗状，直径3～7cm，光滑，灰色至棕灰色，水浸状，初期菌盖边缘明显内卷。菌肉松软，较盖色浅，比较薄。菌褶延生，稀或较密，窄，不等长，较盖色浅。

【生长环境】夏秋季在林中地上或腐朽后的倒木上分散、近丛生或成群生长。

【成分药理】可食用，另外此菌干后气味很香。对小白鼠肉瘤180和艾氏癌的抑制率为80%和70%。

【性味功用】抑制肿瘤。

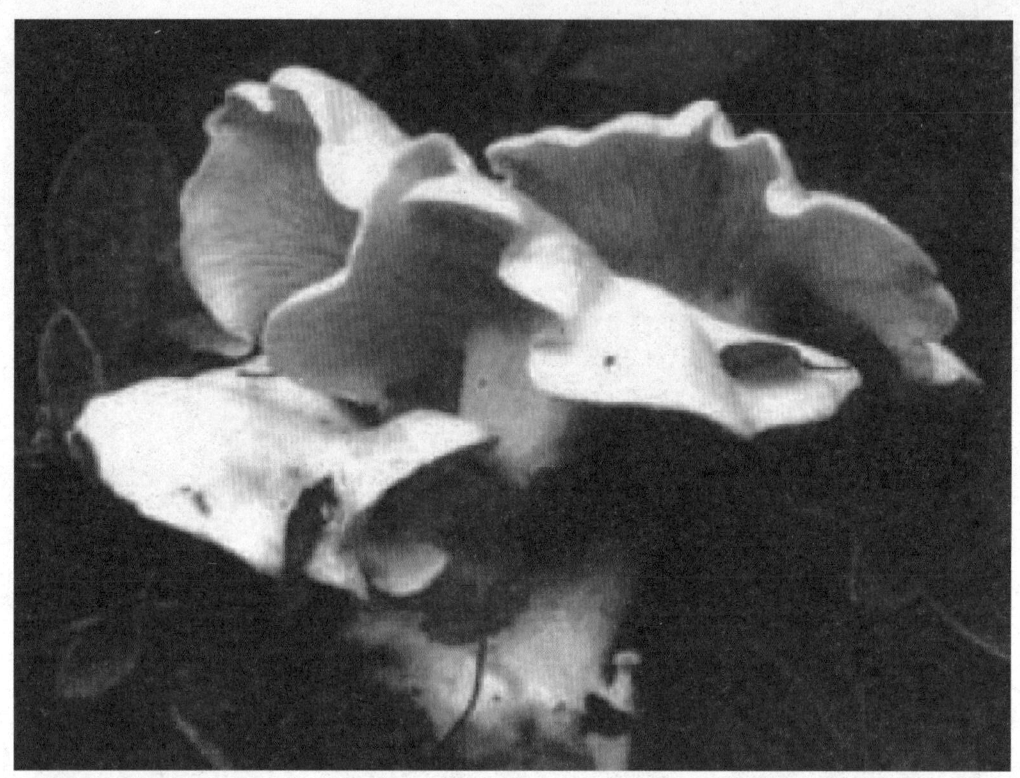

丛生斜盖伞

【Clitopilus caespitosus Pk.】

【分布地区】主要分布在河北、山西、黑龙江、吉林、内蒙古、江苏等地区。

【科属分类】真菌门（Eumycota）担子菌亚门（Basidiomycotina）层菌纲（Hymenomycetes）伞菌目（Agaricales）白蘑科（Tricholomataceae）。

【性状介绍】子实体小至中等，白色。菌盖直径5~8.5cm，半球形至平展，中部常下凹，光滑，白色至乳白色，干后纯白色且具丝光，初期边缘内卷，伸展后常呈瓣状并开裂。菌肉白色，薄。菌褶白色粉红色，较密，直生至延生，不等长，往往边缘具小锯齿。

【生长环境】夏秋季在林中地上。

【性味功用】抑制肿瘤。

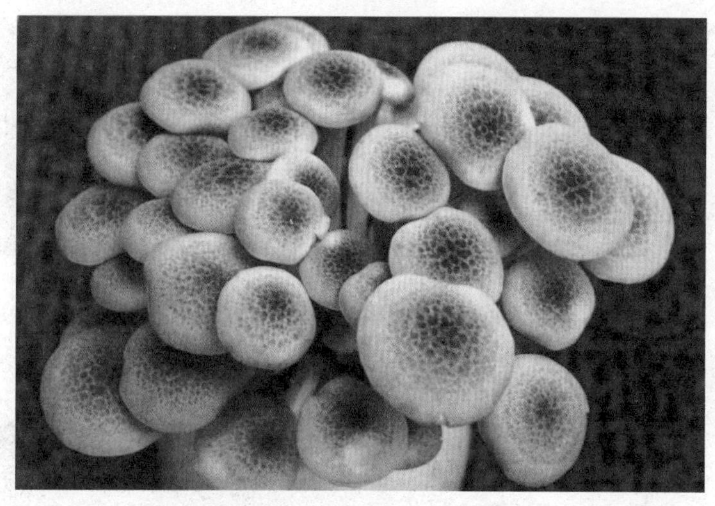

斑玉蕈

【Hypsizigusmarmoreus（Peck）Bigelw】

【中文别名】真姬菇（日本）、鸿喜菇（台湾）、蟹味菇。

【分布地区】主要分布在辽宁、山西等地区。

【科属分类】真菌门（Eumycota）担子菌亚门（Basidiomycotina）层菌纲（Hymenomycetes）伞菌目（Agaricales）白蘑科（Tricholomataceae）。

【性状介绍】子实体中等至较大。菌盖直径 3～15cm，幼是扁半球形，后稍平展，中部稍凸起，污白色浅灰白黄色，表面平滑，水浸状，中央有浅褐色印隐斑纹（似大理石花纹）。菌肉白色，稍厚。菌褶污白色，近直生，密或稍稀，不等长。菌柄细长稍弯曲，长 3～11cm，粗 0.5～1cm，表面白色，平滑或有纵条纹，实心，往往丛生而基部相连或分叉。孢子卵白色。孢子光滑，无色，宽椭圆形或近球形，(4～5.5) μm×（3.5～4.2）μm。

【生长环境】夏末至秋季生阔叶树枯木及倒腐木上，丛生。

【成分药理】①每 100 克可食部分含水量 92.5g，蛋白质 2.1g，脂质 0.3g，碳水化合物（糖质 3.7g，纤维 0.7g），灰分 0.7g（其中钙 2mg，磷 75mg，铁 1.1mg），维生素 A1U，维生素 B10.08mg，维生素 B20.5mg（可以加速体内脂肪的代谢，有美容的效果）。②斑玉蕈的蛋白质中氨基酸种类齐全，包括 8 种人体必需氨基酸，其中赖氨酸、精氨酸含量高于一般菇类，对青少年智力、增高起着重要作用。③斑玉蕈子实体中提取的 β－1，3－D 葡聚糖具有很高的抗肿瘤活性，而且从斑玉蕈中分离得到的聚合糖酶的活性也比其他菇类要高许多，其子实体热水提取物和有机溶剂提取物有清除体内自由基作用，因此，有防止便秘、抗癌、防癌、提高免疫力、预防衰老、延长寿命的独特功效。是一种低热量、低脂肪的保健食品。④斑玉蕈子实体经生理盐水抽提、30%～60%饱和度的硫酸铵沉淀、DEAE－Cellulose 和 Sephadex G－100 柱层析纯化得到斑玉蕈凝集素（HML）。HML 经 PAGE 显示单一条带，SDS－PAGE 测得亚基相对分子质量为 34.2 kD，SephadexG－100 凝胶过滤测得相对分子质量为 35kD，中性糖含量为 7.2%，含有 17 种氨基酸，IEF－PAGE 测得其等电点为 8.15。该凝集素能凝集多种动物红细胞和人的 A、B、AB 和 O 血型红细胞，对兔红细胞的凝集作用可被甘露糖、半乳糖、N－乙酰半乳糖胺和岩藻糖所抑制。

【性味功用】促进青少年益智、增高。防止便秘、抗癌、防癌、提高免疫力、预防衰老、延长寿命。

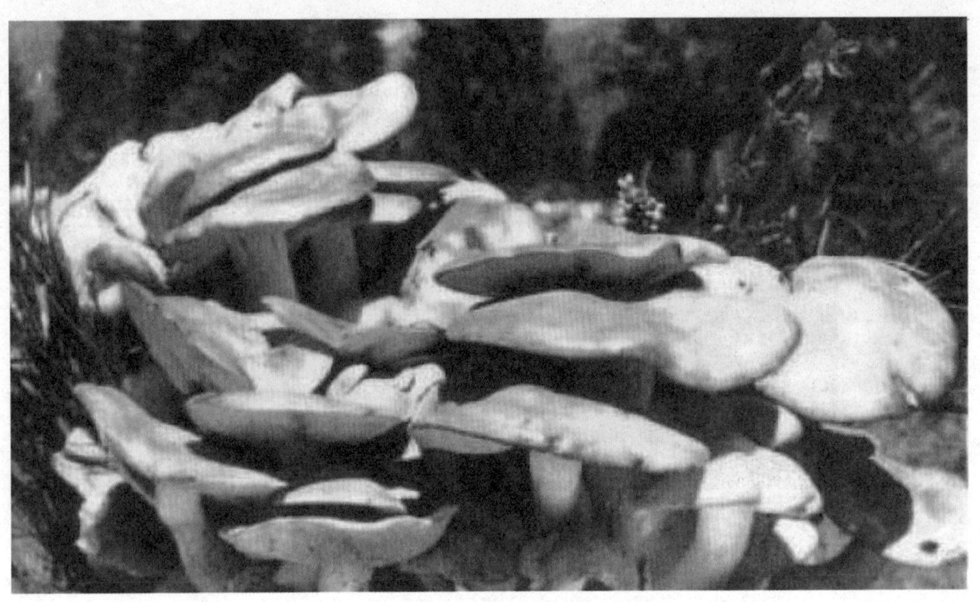

簇生离褶伞

【Lyophyllum aggregatum（Schaeff. ex Secr.）Kuhner】

【分布地区】主要分布在青海、江苏等地区。

【科属分类】真菌门（Eumycota）担子菌亚门（Basidiomycotina）层菌纲（Hymenomycetes）伞菌目（Agaricales）白蘑科（Tricholomataceae）。

【性状介绍】成群子实体生长一起，往往有一主要的或共同的基部。菌盖直径 5 ~ 10cm，扁半球形，后平展稍凸或平凹，表面呈灰色或灰黑至褐棕色，光滑无毛或有隐纤毛状条纹，干时光亮，边缘薄，波状或有开裂。菌肉中部厚而边缘薄，白色或带黄色，气味温和。菌褶白色或带黄色至带微粉肉色，稍宽，密，直生至延生，不等长。菌柄弯曲，下部膨大，长（6 ~ 10）μm ×（0.4 ~ 1.5）cm，稀有偏生，白色而下部深色，顶部粉末状，内实。孢子印白色。孢子无色，光滑，球形至近球形，4 ~ 7μm，无囊体。

【生长环境】夏秋季生于林中地上，往往丛生。

【成分药理】可食用，质味优良。

【性味功用】此种有抗癌作用，对小白鼠肉瘤 S－180 和艾氏癌的抑制率高达 100%。

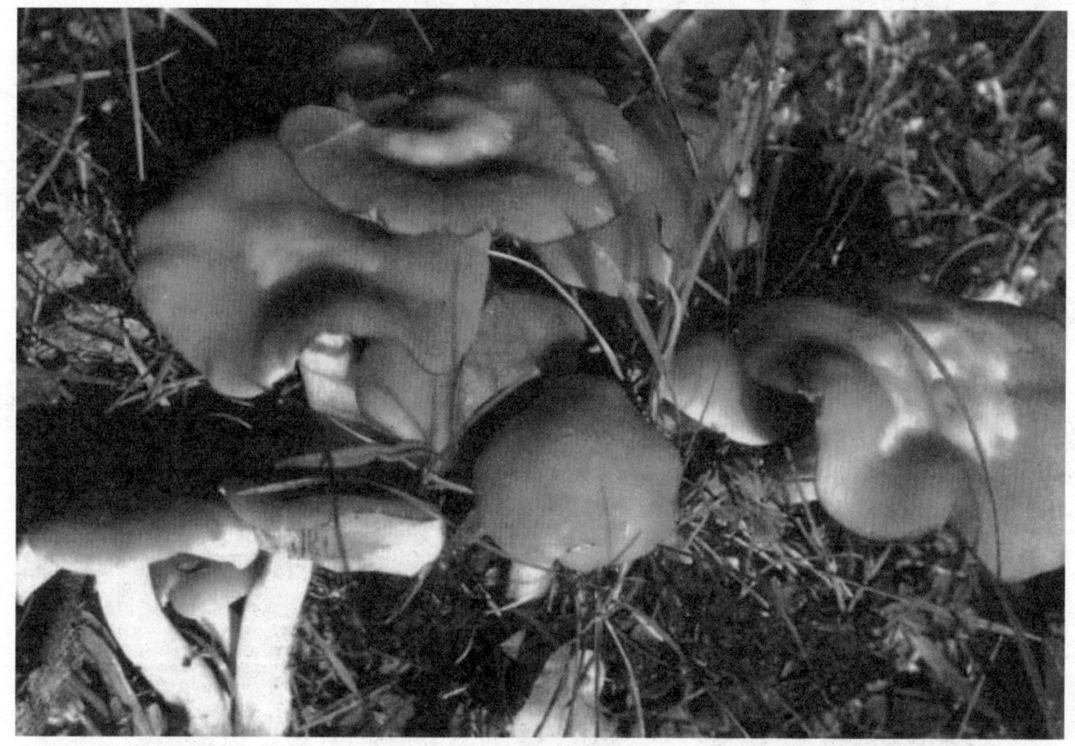

墨染离褶伞

【Lyophyllum semitale（Fr.）Kohner】

【分布地区】主要分布在西藏、青海、黑龙江、山西等地区。

【科属分类】真菌门（Eumycota）担子菌亚门（Basidiomycotina）层菌纲（Hymenomycetes）伞菌目（Agaricales）白蘑科（Tricholomataceae）。

【性状介绍】子实体较小。菌盖直径3～6cm，近半球形或近钟形，中部有时稍微下凹，表面温润似水浸状，灰褐色或褐鼠色，浅褐色，干燥时色变浅，光滑无毛或具隐纤毛。菌肉白色或带灰色，伤时变黑色。菌褶直生至弯生，白色至带灰色，伤处变黑色，不等长，稀，宽，边缘波浪状。菌柄长2～6cm，粗0.5～1.5cm，灰白色，纤维质，上部近等粗，下部至基部膨大且有白色毛，内部实心后变空心。孢子印白色。孢子近卵圆形到宽椭圆形，光滑、无色，（6.0～10）μm×（4～5）μm。

【生长环境】秋季在林中地上成丛生长。

【成分药理】此菌实验表明有抗癌作用，对小白鼠肉瘤180的抑制率为90%，对艾氏癌的抑制率为100%。

【性味功用】抑制肿瘤。

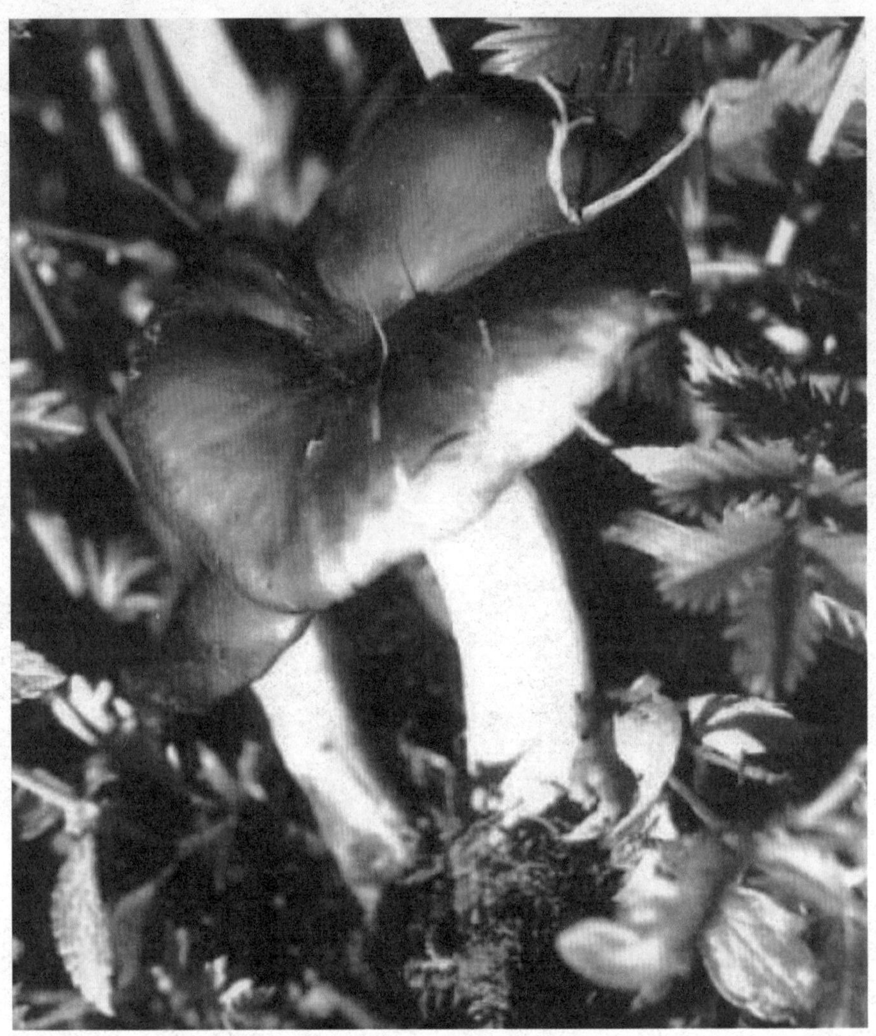

角孢离褶伞

【Lyophyllum transform（Britz.）Sing.】

【分布地区】主要分布在云南、西藏等地区。

【科属分类】真菌门（Eumycota）担子菌亚门（Basidiomycotina）层菌纲（Hymenomycetes）伞菌目（Agaricales）白蘑科（Tricholomataceae）。

【性状介绍】子实体中等大。菌盖初为扁半球形，后渐平展，直径 8～9cm，灰褐色至焦茶色，湿时表面黏，干后稍呈纤维状，边缘幼时内卷，后展形，菌褶淡灰色，稍密，宽 5mm，受伤处变为黑色，与菌柄直生至延生。菌肉白色至灰白色，较厚，柔软，受伤时变为黑色。菌柄近圆形，长 7～10cm，粗 1～1.8cm，上部粉状，淡灰色，后渐变为黑色，表面纤维状，基部细球形或膨大，内实，孢子三角形，光滑，（7～8.5）μm ×（5～6.5）μm，内含一个大油滴。

【生长环境】夏秋季生于针叶林中地上，群生至近丛生。

【成分药理】此菌实验表明有抗癌作用，对小白鼠肉瘤 180 的抑制率高达 100%，对艾氏癌的抑制率达 90%。

【性味功用】抑制肿瘤。

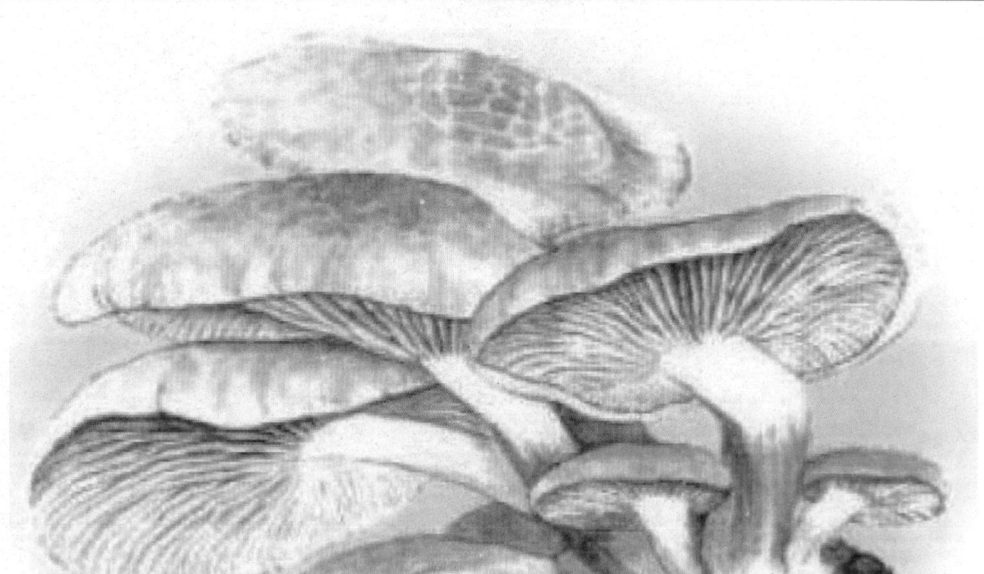

榆生离褶伞

【Lyophyllum ulmarium (Bull. : Fr.) Fuhn.】

【中文别名】榆蘑。

【分布地区】主要分布在黑龙江、吉林、青海等地区。

【科属分类】真菌门（Eumycota）担子菌亚门（Basidiomycotina）层菌纲（Hymenomycetes）伞菌目（Agaricales）白蘑科（Tricholomataceae）。

【性状介绍】子实体中等至较大。菌盖直径7~15cm，扁半球形，逐渐平展，光滑，中部浅赭石色，有时龟裂，边缘浅黄色。菌肉厚，白色。菌褶宽，弯生，稍密，白色或近白色。菌柄偏生，往往弯曲，白色，内实，长4~9cm，粗1~2cm。孢子无色，球形或近球形，5~6μm。

【生长环境】夏秋季于榆树或其它阔叶树干上近丛生、丛生。该菌属木腐菌，引起木材丝状褐色腐朽。

【成分药理】实验表明有抗癌作用，对小白鼠肉瘤S-180的抑制率为60%，对艾氏癌的抑制率为60%。

【性味功用】抑制肿瘤。

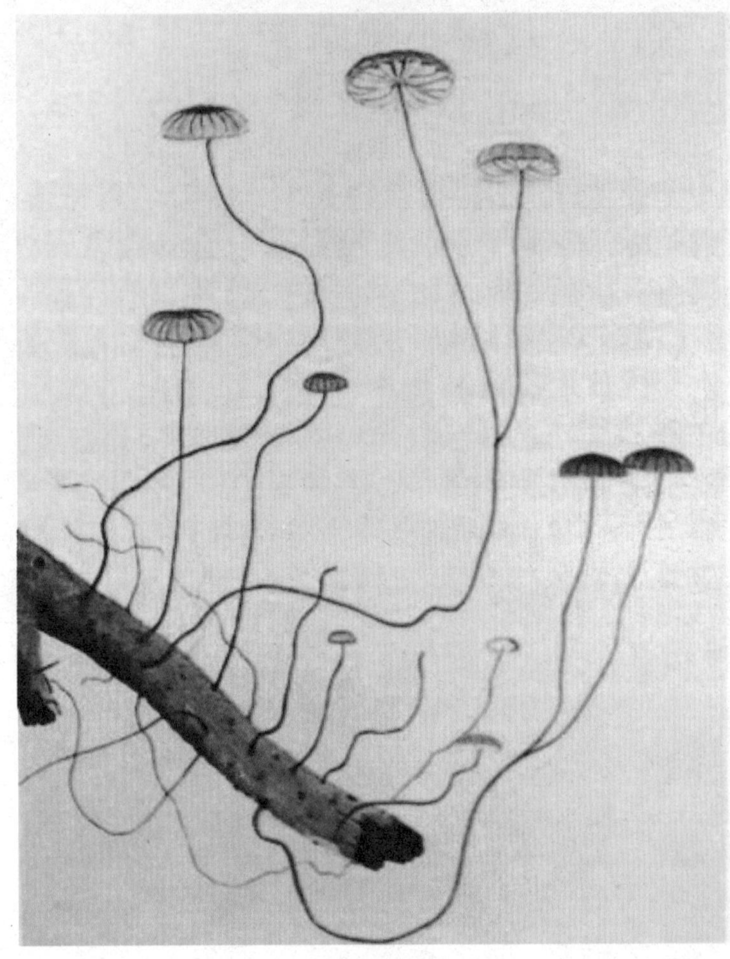

安络小皮伞

【Marasmius androsaceus（L. : Fr.）Fr.】

【中文别名】鬼毛针、茶褐小皮伞、盾盖小皮伞、树头发。

【分布地区】主要分布在福建、湖南、云南、吉林等地区。

【科属分类】真菌门（Eumycota）担子菌亚门（Basidiomycotina）层菌纲（Hymenomycetes）伞菌目（Agaricales）白蘑科（Tricholomataceae）。

【性状介绍】子实体小，菌盖半球至近平展，中部脐状，具沟条，直径0.5～2cm，膜质，光滑，干燥，韧，茶褐至红褐色，中央色深很薄。菌褶近白色，稀，长短不一，直生至离生。菌柄3～5cm，粗1mm或稍粗，细针状，黑褐色或稍浅，平滑，弯曲，中空，软骨质，往往生长在黑褐色至黑色细长的菌索上，直径0.5～1mm，由于生境温度条件影响，最长的菌索长达150cm以上，极似细铁丝或马鬃。孢子长方椭圆形，光滑，无色，（6～9）μm×（3～4.5）μm。

【生长环境】生于比较阴湿的林内枯枝，腐木、落叶，竹林枯竹枝上，往往菌索发达。

【成分药理】①安络小皮伞菌丝、菌素中含有甘露醇、胆甾醇乙酸酯、甘氨酸、天冬氨酸、苏氨酸、缬氨酸等，还从中分离出β-谷甾醇，棕榈酸，二十八碳酸，对羟基桂皮酸及小麦黄素，另含腐殖酸。②安络小皮伞浸膏剂24g/kg小鼠灌胃给药有非常显著的抗电休克作用。③热板法实验证明还有明显的镇痛作用。④安络小皮伞中羟基桂皮酸成分腹腔注射，小鼠扭体法也证明具有镇痛作用。并能对抗苯异丙胺而显示镇静作用。⑤从安络小皮伞中提取的粗多糖，含葡萄糖、甘露糖和果糖，纯化后得六个级分，其中经过进一步提取得到的多糖 B1 和 B2，能促进神经组织和纤维缔结组织的炎症消失，改善局部血液循环和组织营养状况，恢复神经功能。⑥小鼠急性毒性试验表明对羟基肉桂酸小鼠腹腔注射的 LD50 为 1273. 5mg/kg。亚急性毒性试验结果显示，安络小皮伞浸膏剂大鼠每日灌胃给药量为成人口服量的 120 倍，连续 20 天，见一般健康状况良好，外观和活动无明显变化，心、肝、脾、肺、肾病理学检查未见明显病损。

【性味功用】微苦，温。入肝经。活血止疼。主治跌打损伤、骨折疼痛、偏头疼，各种神经痛、腰腿疼痛、风湿痹痛，以及麻风病的关节痛、麻风性神经痛，坐骨神经痛，三叉神经痛，眶上神经痛，抑制肿瘤。

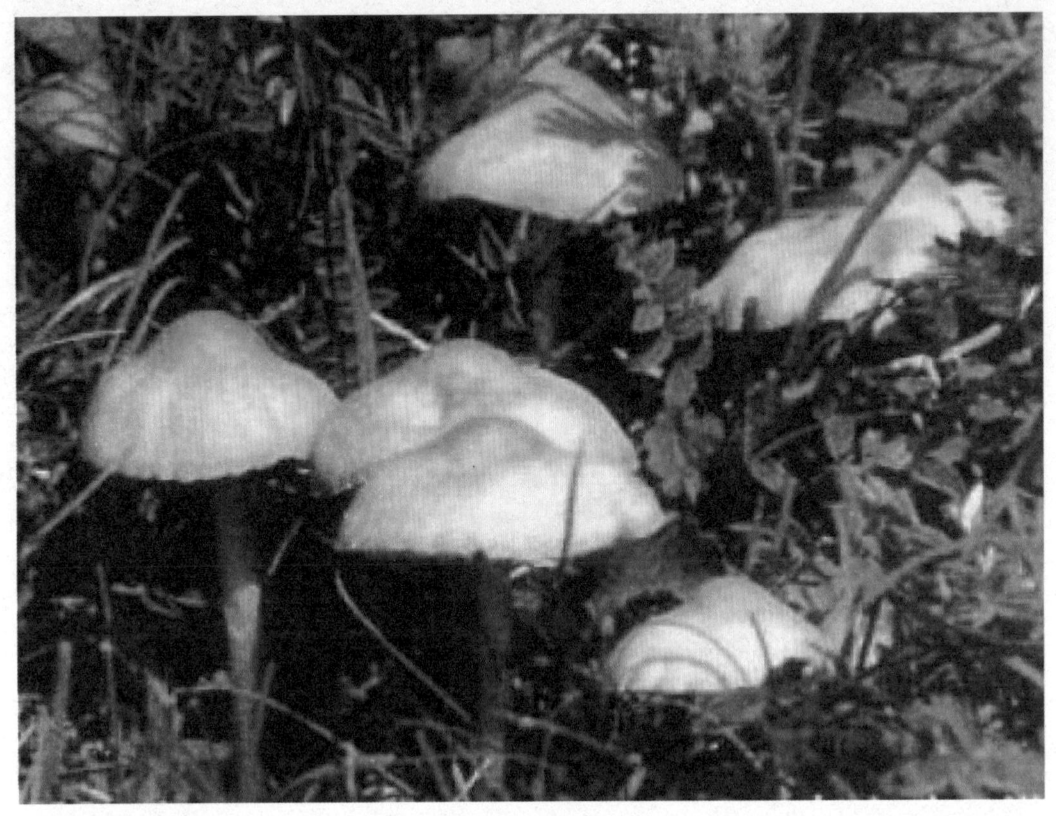

硬柄小皮伞

【Marasmius oreades（Bolt.：Fr.）Fr.】

【中文别名】硬柄皮伞、仙环上皮伞。

【分布地区】主要分布在河北、山西、青海、四川、西藏、湖南、内蒙古、福建等地区。

【科属分类】真菌门（Eumycota）担子菌亚门（Basidiomycotina）层菌纲（Hymenomycetes）伞菌目（Agaricales）白蘑科（Tricholomataceae）。

【性状介绍】子实体较小。菌盖宽3～5cm，扁平球形至平展，中部平或稍凸，浅肉色至深土黄色，光滑，边缘平滑或湿时稍显出条纹。菌肉近白色，薄。菌褶白色，宽，稀，离生，不等长。菌柄圆柱形，长4～6cm，粗0.2～0.4cm，光滑，内实。

【生长环境】夏秋季在草地上群生并形成蘑菇圈，有时生林中地上。

【成分药理】此种蘑菇有香气，味鲜，口感好。可药用．制成传统中药“舒筋散”。

【性味功用】治腰腿疼痛、手足麻木、筋络不适，抑制肿瘤。

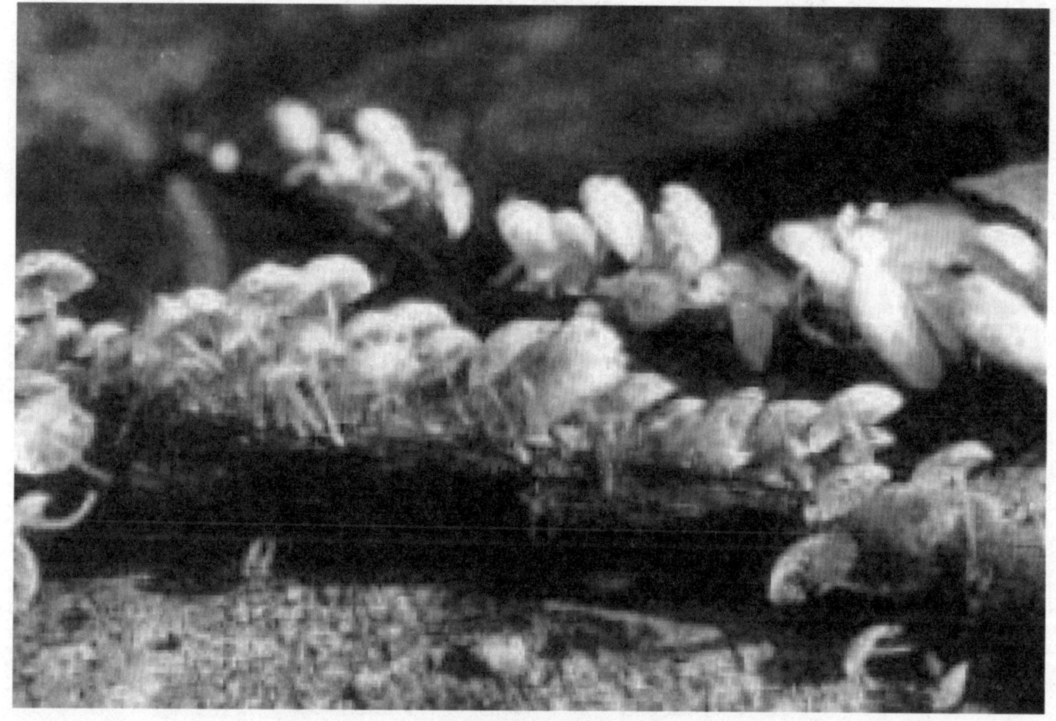

枝生微皮伞

【Marasmiellus ramealis (Bull. : Fr.) Sing.】

【中文别名】枝干小皮伞

【分布地区】主要分布在湖南、云南、西藏等地区。

【科属分类】真菌门（Eumycota）担子菌亚门（Basidiomycotina）层菌纲（Hymenomycetes）伞菌目（Agaricales）白蘑科（Tricholomataceae）。

【性状介绍】子实体小。菌盖直径0.5～1.5cm，幼时扁半球形，后渐平展，往往中部稍下凹，浅肉色至淡黄褐色，初期边缘内卷，后期有沟条纹。菌肉近白色，薄。菌褶带白色，较稀，近延生，不等长。菌柄细，短，长1～1.5cm，粗0.1～0.3cm，色浅或淡黄肉色，有粉状小鳞片，弯曲，往往下部色暗，基部有绒毛，内部实心。

【生长环境】秋季在枯枝或草本植物茎上生长。

【成分药理】可食用，不过子实体小。另外，此菌产生小皮伞素（marasin），对细菌分枝杆菌有抵抗作用。对小白鼠肉瘤180和艾氏癌的抑制率为100%和90%。

【性味功用】抑菌，抑制肿瘤。

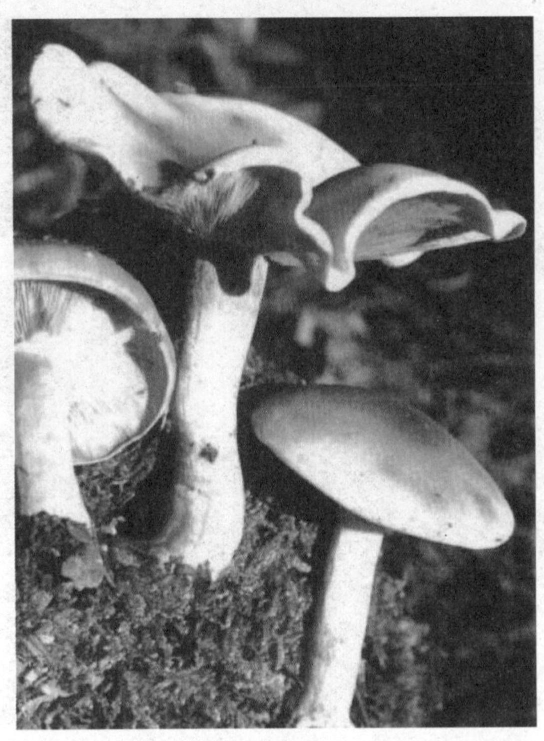

肉色香蘑

【Lepista irina（Fr.）Bigelow】

【分布地区】主要分布在黑龙江、山西、陕西、甘肃、西藏等地区。

【科属分类】真菌门（Eumycota）担子菌亚门（Basidiomycotina）层菌纲（Hymenomycetes）伞菌目（Agaricales）白蘑科（Tricholomataceae）。

【性状介绍】子实体中等至稍大。菌盖直径 5～13cm，扁平球形至近平展，表面光滑，干燥，初期边缘絮状且内卷，带白色或淡肉色至暗黄白色。菌肉较厚，柔软，白色至带浅粉色。菌褶白色至淡粉色，密或较密，直生至延生，不等长。菌柄长 4～8cm。粗 1～2.5cm，同菌盖色，表面纤维状，内实，上部粉状，下部多弯曲。孢子印带粉红色或淡粉黄色。孢子无色，椭圆形至宽椭圆形，粗糙至近光滑，（7～10.2）μm×（4～5）μm。

【生长环境】秋季在草地、树林中地上群生或散生，往往形成蘑菇圈。

【成分药理】①以肉色香蘑子实体为材料，采用不同有机溶剂萃取子实体干粉，除多糖外，各有机相提取物的得率为：乙醇相 > 石油醚相 > 乙酸乙酯相。以叔丁基羟基茴香醚（BHA）为阳性对照，通过抑制 1，1－二苯代苦味肼基（DPPH）自由基实验和清除超氧阴离子自由基实验，对各提取物的体外抗氧化活性进行测定，结果显示：各有机相提取物和多糖均具有不同程度的抗氧化活性，以乙酸乙酯相、乙醇相提取物的抗氧化活性最强。②以抗肿瘤药物顺铂为阳性对照，采用 MTT 法对各提取物的体外抗肿瘤活性进行检测，结果表明：各相提取物均具不同程度的抗肿瘤活性，其中乙酸乙酯相的抗肿瘤活性最强，达到 82.7%，显著高于阳性对照（$P<0.05$）；其次为多糖，同浓度下与顺铂较接近。综上所述，肉色香蘑子实体含丰富的抗氧化、抗肿瘤活性成分。③实验表明有抗癌作用，对小白鼠肉瘤 180 的抑制率为 80%，对艾氏癌的抑制率为 70%。

【性味功用】抗氧化、抑制肿瘤。

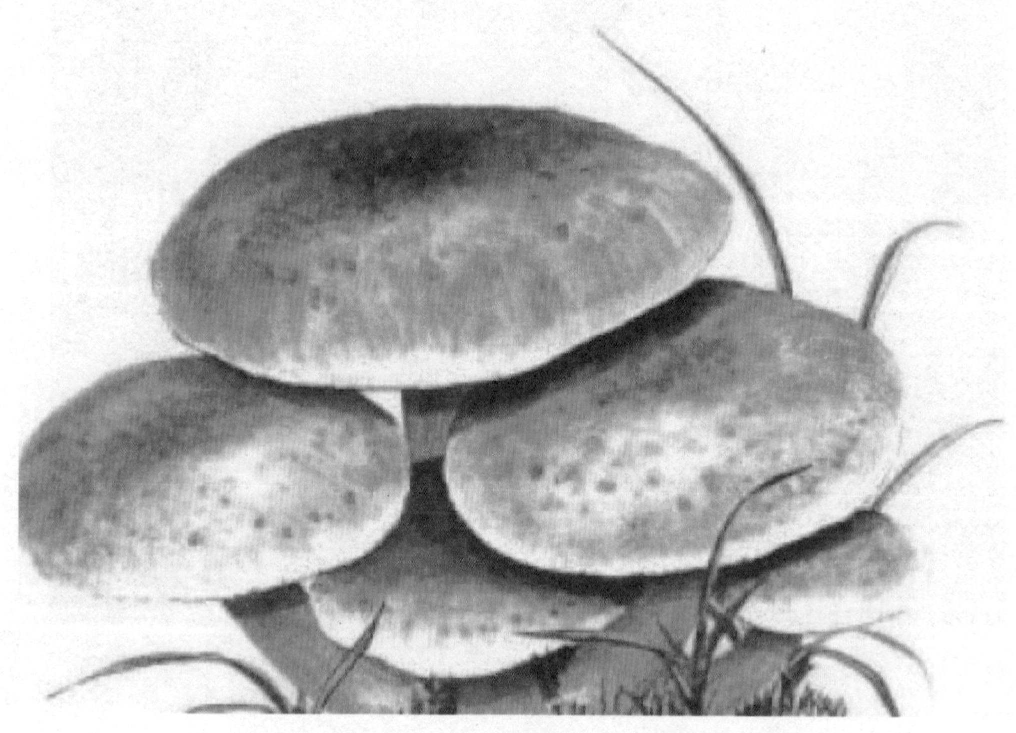

灰褐香蘑

【Lepista luscina (Fr.) Sing.】

【中文别名】林缘口蘑。

【分布地区】主要分布在河北、黑龙江、吉林等地区。

【科属分类】真菌门（Eumycota）担子菌亚门（Basidiomycotina）层菌纲（Hymenomycetes）伞菌目（Agaricales）白蘑科（Tricholomataceae）。

【性状介绍】子实体小至中等。菌盖直径6~10cm，半球形至近平展，有时中部下凹，灰白色，浅棕灰色或中部浅灰黑色至灰褐色，边缘色淡，往往有深色斑点，光滑或有时边缘有条纹。菌肉灰白色。菌褶白色带肉色，密，直生至近离生，不等长。菌柄长3~8cm，粗1.2~2cm，似菌盖色，具纵条纹，基部稍膨大。孢子印粉红色。孢子无色，粗糙，有时近光滑，椭圆形或卵圆形，(5~5.6) μm×(3.8~4) μm。

【生长环境】夏秋季在林缘草地或稀疏的林中地上群生或丛生，并形成蘑菇圈。

【成分药理】可食用。此种具淀粉气味，味道鲜美可口。有抗癌作用，其菌液对小白鼠腺癌755有抑制作用。

【性味功用】抑制肿瘤。

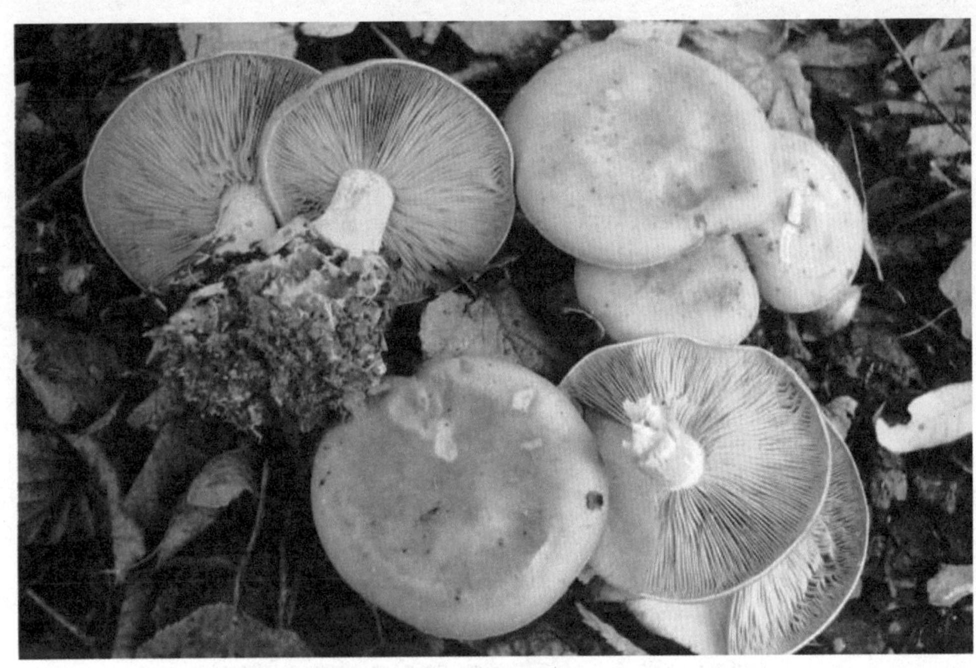

紫丁香蘑

【Lepista nuda（Bull.：Fr.）Cooke】

【中文别名】裸口蘑、紫晶蘑、花脸蘑、酱口蘑。

【分布地区】主要分布在黑龙江、福建、青海、新疆、西藏、云南、甘肃、山西等地区。

【科属分类】真菌门（Eumycota）担子菌亚门（Basidiomycotina）层菌纲（Hymenomycetes）伞菌目（Agaricales）白蘑科（Tricholomataceae）。

【性状介绍】子实体小，菌盖半球至近平展，中部脐状，具沟条，直径 0.5～2cm，膜质，光滑，干燥，韧，茶褐至红褐色，中央色深很薄。菌褶近白色，稀，长短不一，直生至离生。菌柄 3～5cm，粗 1mm 或稍粗，细针状，黑褐色或稍浅，平滑，弯曲，中空，软骨质，往往生长在黑褐色至黑色细长的菌索。

【生长环境】秋季在林中地上群生，有时近丛生或单生。可食。

【成分药理】①采用溶剂提取，硅胶柱层析分离，光谱和化学方法鉴定结构。结果 4 个化合物分别鉴定为（2S，3S，4R，2′R）－2（2′－羟基二十四碳酰氨基）十八碳－1，3，4－三醇，5α，8α－表二氧－（22E，24R）－麦角甾－6，22－二烯－3β－醇（ergosterol peroxide，Ⅱ）、(22E，24R）－麦角甾－5，7，22－三烯－3β－醇（ergosterol，Ⅲ），硬脂酸（stearic acid，Ⅳ）。②子实体含维生素 B1、硬脂酸、神经酰胺和麦角甾醇类化合物。其中麦角甾醇类化合物能显示弱的抗 HIV 活性，对 L－1210 细胞株有极强的抗癌活性，能抑制 MCF－7 人类乳腺癌和 Walker 256 肉瘤细胞株生长。③紫丁香蘑的提取物对小白鼠肉瘤 S－180 的抑制率为 90%，对艾氏癌的抑制率为 100%。并能调节机体正常糖代谢，促进神经传导。④此外，还具有抗炎、抗补体、免疫抑制和促进血小板凝聚以及抗流感病毒等作用。⑤拮抗革兰氏阳性及阴性细菌。

【性味功用】甘，平。入脾经。

【性味功用】健脾祛湿，调节机体正常糖代谢。主治脚气病，抗肿瘤。

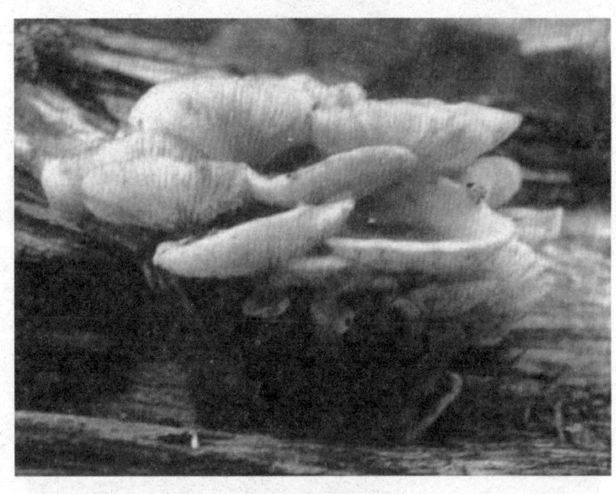

蜜环菌

【Armillaria mellea（Vahl.：FR）Karst】

【中文别名】糖蕈、榛蘑、臻蘑、蜜蘑、蜜环蕈、蜜色环菌、栎蕈、根索菌、根腐菌。

【分布地区】主要分布在河北、山西、黑龙江、吉林、浙江、福建、广西、陕西、甘肃、西藏等地区。

【科属分类】真菌门（Eumycota）担子菌亚门（Basidiomycotina）层菌纲（Hymenomycetes）伞菌目（Agaricales）白蘑科（Tricholomataceae）。

【性状介绍】菌盖直径4～14cm，淡土黄色、蜂蜜色至浅黄褐色。老后棕褐色，中部有平伏或直立的小鳞片，有时近光滑，边缘具条纹。菌肉白色。菌褶白色或稍带肉粉色，老后常出现暗褐色斑点。菌柄细长，圆柱形，稍弯曲，同菌盖色，纤维质，内部松软变至空心，基部稍膨大。菌环白色，生柄的上部，幼时常呈双层，松软，后期带奶油色。

【生长环境】夏秋季在很多种针叶或阔叶树树干基部、根部或倒木上丛生。可食用，干后气味芳香，但略带苦味，食前须经处理，在针叶林中产量大。

【成分药理】①在小鼠腹腔中注射蜜环菌水提液可延长小鼠的睡眠时间，能降低尼古丁引起的小鼠死亡数、能增加狗的脑血流量与冠状动脉血流量；小鼠口服蜜环菌发酵液试验证明无毒害作用。②上海市静安区中心医院报道，应用蜜环菌制剂可以治疗高脂血症。③其中的一些嘌呤衍生物，如N6-（5-羟基-2-吡啶）一甲基腺苷，还具有脑保护和降血脂等生理活性，原伊鲁烷型倍半萜芳香酸酯类化合物可以显示不同程度的抗菌活性。④经常食用蜜环菌子实体，可以预防视力失常、眼炎、夜盲、皮肤干燥、黏膜失去分泌能力，并可抵抗某些呼吸道和消化道感染的疾病。⑤蜜环菌含一种中性多糖为葡聚糖，无蛋白质，含型糖苷键。具有抗肿瘤的活性。⑥研究表明蜜环菌多糖AMP-1能使正常小鼠的糖耐量增强，AMP-1、AMP-2均能抑制四氧茅啶糖尿病小鼠血糖升高，AMP-2能显著降低四氧茅啶糖尿病小鼠的血糖，对供试小鼠无毒性作用，内脏器官均正常无损。⑦据国外报道，从蜜环菌子实体中分离出的水溶性葡聚糖和多肽葡聚糖，经动物试验，后者对小白鼠肉瘤S－180的抑制率为70%，对艾氏腹水癌的抑制率为80%。⑧日本学者，还从蜜环菌子实体中分离出一种AMG－1的化合物，对大脑具有保护作用和镇静作用。

【性味功用】甘，平。入肝经。头晕、头痛、失眠、四肢麻木、腰腿疼痛，并用于高血压椎基底动脉供血不足、美尼尔氏症、植物神经功能紊乱、冠心病、高血压、血管性头痛、眩晕综合征、癫痫、佝偻病，增强对一些呼吸道及消化道传染病的抵抗力，抑制肿瘤。

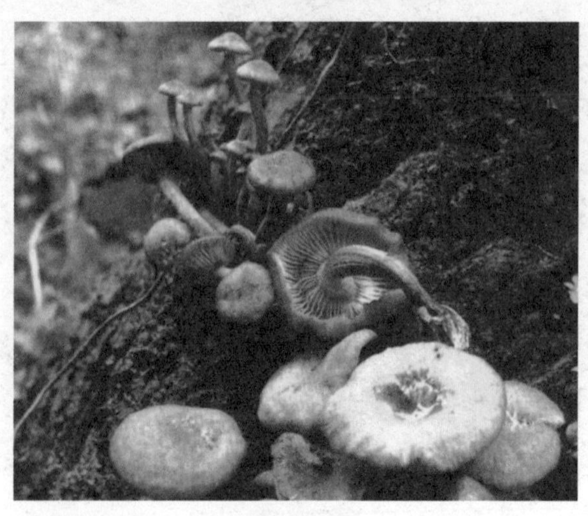

假蜜环菌

【Armillariella tabescens (Scop. : Fr.) Sing.】

【中文别名】亮菌（江苏）、光菌、树秋（河南）、青杠菌、青杠钻（四川）、发光小蜜环菌等。

【分布地区】主要分布在河北、山西、内蒙古、黑龙江、吉林、江苏等地区。

【科属分类】真菌门（Eumycota）担子菌亚门（Basidiomycotina）层菌纲（Hymenomycetes）伞菌目（Agaricales）白蘑科（Tricholomataceae）。

【性状介绍】子实体一般中等大。菌盖直径2.8～8.5cm，幼时扁半球形，后渐平展，有时边缘稍翻起，蜜黄色或黄褐色，老后锈褐色，往往中部色深并有纤毛状小鳞片，不黏。菌肉白色或带乳黄色。菌褶白色至污白色，或稍带暗肉粉色，稍稀，近延生，不等长。菌柄长2－13cm，粗0.3～0.9cm，上部污白色，中部以下灰褐色至黑褐色，有时扭曲，具平伏丝状纤毛，内部松软变至空心，无菌环。假蜜环菌菌丝体初期在暗处发荧光，菌丝索黄色至黄棕色，根状扁平，不发荧光。

【生长环境】夏秋季在树干基部或根部丛生。引起梨、桃等很多种树木根腐病。

【成分药理】另外据国内有关方面研究报道，对胆囊炎及传染性肝炎有一定疗效。此菌含蜜环菌香豆素、麦角甾醇和有机酸等。主要化学成分有亮菌甲素、乙素、丙素、氨基酸、多糖等。亮菌甲素能够促进胆汁分泌，松弛奥狄氏括约肌，降低十二指肠紧张度，调节胆道系统的压力，促进胆道内容物排泄，改善肝细胞水肿、坏死和促进受损的肝细胞修复和再生，调节肝功能并促进退黄，亦能改善蛋白质代谢，还有调节并促进免疫功能，增强吞噬细胞的作用而产生抑菌作用。从亮菌中提取的亮菌多糖，腹腔或肌肉注射一次，对受致死剂量钴“丙线辐照小鼠和狗有明显的防护作用，能减轻造血组织损伤，促进造血功能恢复，提高外周血中白细胞数量。亮菌多糖还可以通过刺激淋巴细胞产生细胞因子提高小鼠的免疫功能；亮菌多糖ATM3动物半体内抑瘤率为81%，体内抑瘤率对S－180为26.6%，对HAC为37.7%；亮菌多糖AT－HW和AT－AC杂多糖能抑制小鼠S－180肿瘤的生长和增强巨噬细胞的活性。目前投入临床使用的有亮菌甲素氯化钠注射液。有实验表明有抗癌作用，对小白鼠肉瘤S－180的抑制率为70%，对艾氏癌的抑制率为70%。

【性味功用】苦，寒。入肝经、胆经。清热解毒、强筋壮骨、明目利肺、益肠胃，抗肿瘤，主治急慢性胆囊炎、肝炎，病毒性乙型肝炎、胆道感染，阑尾炎，中耳炎。还可以用于治疗急慢性胃炎、肠炎及急性病毒性肝炎丙肝、戊肝等，毒副作用小，疗效显著。

蘑菇科 Agaricaceae

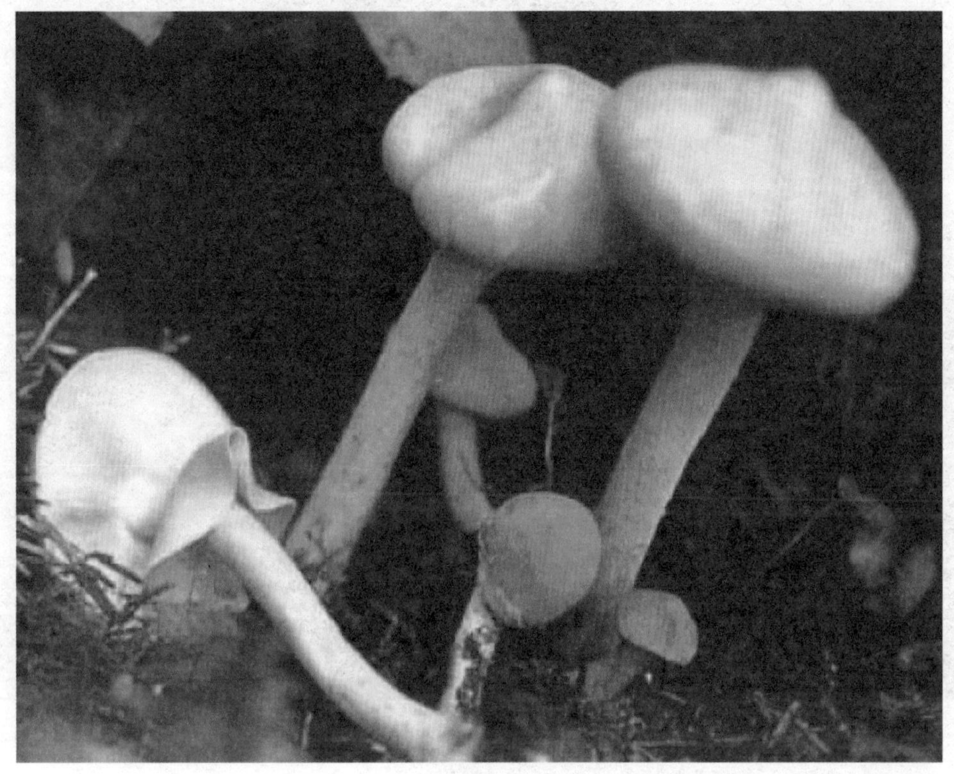

金盖鳞伞

【Armillariella tabescens (Scop. : Fr.) Sing.】

【中文别名】金盖环锈伞、金褐伞。

【分布地区】主要分布在甘肃、陕西、西藏、吉林、福建等地区。

【科属分类】真菌门（Eumycota）担子菌亚门（Basidiomycotina）层菌纲（Hymenomycetes）伞菌目（Agaricales）蘑菇科（Agaricaceae）。

【性状介绍】子实体中等至大型，黄色。菌盖直径 5～15（30）cm，初期半球形，扁半球形，后期稍平展，中部凸起或有皱，金黄、桔黄色及密布粉粒状颗粒，老后边缘有不明显的条纹。菌肉白色带黄色，厚。菌褶初期白色带黄色，后变黄褐色，直生，不等长，较密，褶皱状或有小锯齿。菌柄细长，圆柱形，基部膨大，有桔黄至黄褐色纵向排列的颗粒状鳞片。

【生长环境】夏秋季混交林地上散生或群生。

【性味功用】抗癌。

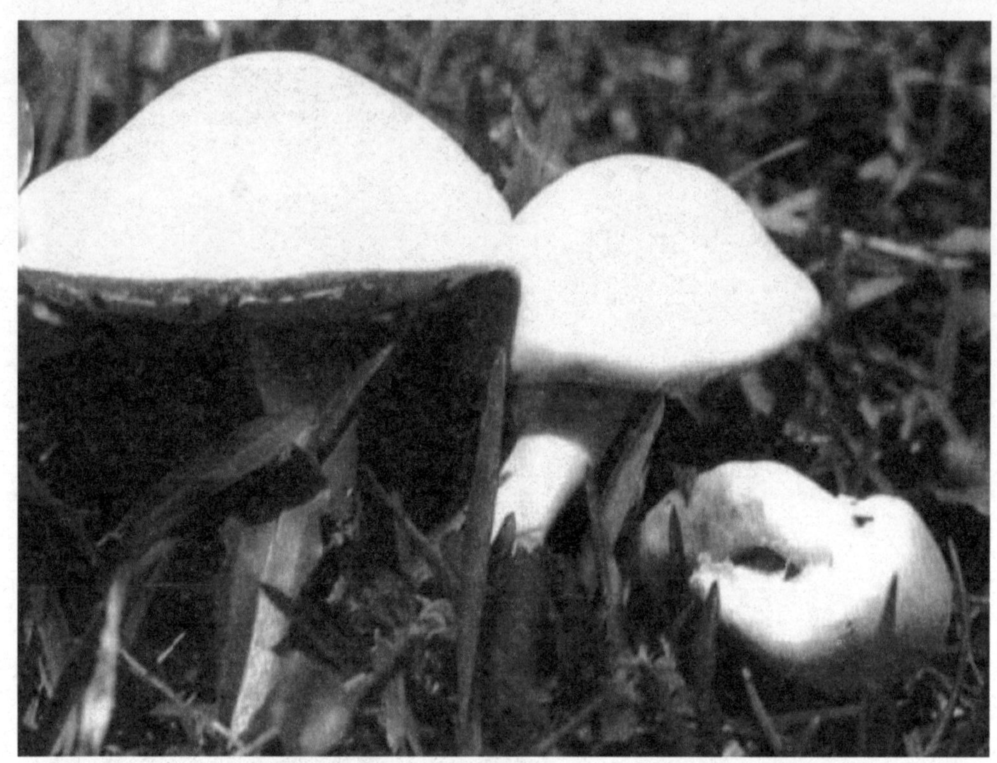

野蘑菇

【Agaricus arvensis Schaeff.：Fr.】

【中文别名】杂蘑、田蘑菇、燕麦伞菌、蕈子、野生蘑菇等。

【分布地区】主要分布在河北、山西、内蒙古、青海、新疆等地区。

【科属分类】真菌门（Eumycota）担子菌亚门（Basidiomycotina）层菌纲（Hymenomycetes）伞菌目（Agaricales）蘑菇科（Agaricaceae）。

【性状介绍】子实体中等至大型。菌盖直径6～20cm，初半球形，后扁半球形至平展，近白色，中部污白色，光滑，边缘常开裂，有时出现纵沟和细纤毛。菌肉白色，较厚。菌褶初期粉红色，后变褐色至黑褐色，离生，较密，不等长。菌柄长4～12cm，粗1.5～3cm，近圆柱形，与菌盖同色，初期中部实心，后变空心，伤不变色，有时基部略膨大。菌环双层，白色，膜质，较厚大，生菌柄上部易脱落。孢子褐色，光滑，椭圆形至卵圆形，（7～9.25）μm×（4.5～6）μm。

【生长环境】夏秋季于草地上单生。

【成分药理】①对革兰氏阳性菌有抑制作用。②实验表明有抗癌作用，对小白鼠肉瘤S－180及艾氏癌的抑制率均高达100%。③含植物血凝素、氨基酸、硒、砷及其他微量元素。

【性味功用】性温，味甘（微咸）。祛风散寒、舒筋活络。主治腰腿疼痛、手足麻木、筋络不舒，抗菌，抑制肿瘤。

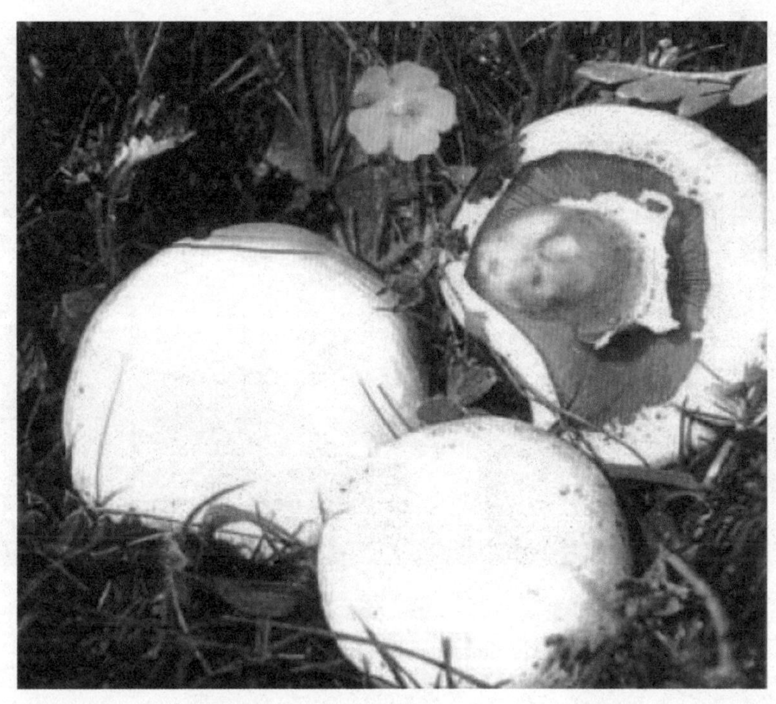

双孢蘑菇

【Agaricus bisporus（Large）Sing.】

【中文别名】白蘑菇、蘑菇、洋蘑菇等。

【分布地区】广泛分布于整个北温带

【科属分类】真菌门（Eumycota）担子菌亚门（Basidiomycotina）层菌纲（Hymenomycetes）伞菌目（Agaricales）蘑菇科（Agaricaceae）。

【性状介绍】子实体中等大，菌盖宽5～12cm，初半球形，后平展，白色，光滑，略干渐变黄色，边缘初期内卷。菌肉白色，厚，伤后略变淡红色，具蘑菇特有的气味。菌褶初粉红色，后变褐色至黑褐色，密，窄，离生，不等长，菌柄长4.5～9cm，粗1.5～3.5cm，白色，光滑，具丝光，近圆柱形，内部松软或中实，菌环单层，白色，膜质，生菌柄中部，易脱落。

【生长环境】春末至冬初单生或群生于草地、路旁、田野、堆肥场及林间空旷地。

【成分药理】①双孢蘑菇每100g鲜品中约含蛋白质3.7g（干重42%）、脂肪0.2g、糖3.0g、纤维素0.8g、磷110mg、钙9mg、铁0.6mg。②双孢蘑菇含有多种氨基酸、核苷酸、维生素B1、B2、C、PP、D原等。③双孢蘑菇所含的酪氨酶有明显降低血压作用，还可以制成肺炎辅助治疗剂，多糖的醌类化合物与巯基结合，可抑制脱氧核糖核酸合成，在医学上，有抑制肿瘤细胞活性的作用。有的国家还发现含有抗癌物质和抗细菌的广谱抗生素。④含有挥发性成分3－辛酮、1－锌烯－3－醇、异硫氰酸苄酯，以及无机元素（磷、钙、镁、钾、铜、锰、锑、锌、铁、汞及镉），尚含磷脂、甘油酯、亚油酸及甾醇等化合物，并含原维生素D2等化合物。⑤双孢菇提取出的植物凝集素有抗肿瘤活性，水提取物能明显增加T细胞数量，可作为T淋巴细胞促进剂，刺激抗体形成，提高机体免疫功能，对机体非特异性免疫有促进作用。

【性味功用】甘，平。入肠经、胃经、肺经，抗肿瘤。健脾开胃、平肝提神，主治饮食不消、纳呆、乳汁不足、高血压症、白细胞减少症、贫血、神倦欲眠等。

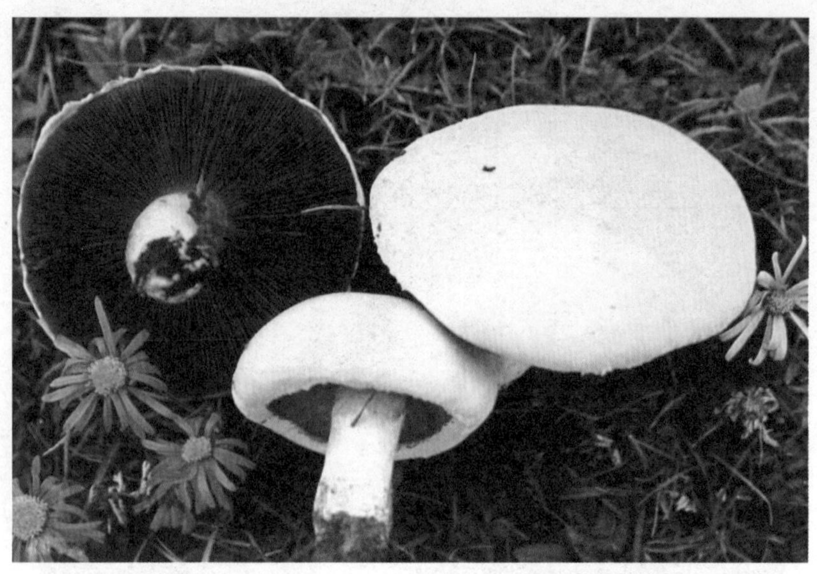

蘑 菇

【Agaricus campestris L.：Fr】

【中文别名】四孢蘑菇、肉菌、蘑菇菌、蒙古蘑菇、蘑菰。

【分布地区】主要分布在黑龙江、辽宁、江苏、安徽、浙江、福建等地区。

【科属分类】真菌门（Eumycota）担子菌亚门（Basidiomycotina）层菌纲（Hymenomycetes）伞菌目（Agaricales）蘑菇科（Agaricaceae）。

【性状介绍】由菌丝体和子实体两部分组成，菌丝体是营养器官，子实体是繁殖器官。由成熟的孢子萌发成菌丝。菌丝为多细胞有横隔，借顶端生长而伸长，白色、细长，绵毛状，逐渐成丝状。菌丝互相缀合形成密集的群体，称为菌丝体。菌丝体腐生后，浓褐色的培养料变成淡褐色。蘑菇的子实体在成熟时很象一把撑开的小伞。由菌盖、菌柄、菌褶、菌环、假菌根等部分组成。蘑菇有药食作用。

【生长环境】森林、草原、山丘和平原，在朽木上或是在粪堆上，常常可以采到。多在秋、冬、春季栽培，成长后采集，除净杂质，晒干或烘干。

【成分药理】①试验可抑制金黄色葡萄球菌、伤寒杆菌及大肠杆菌，对豚鼠无毒，人口服250毫升亦无副作用。其提取物（以乙醇提取24小时，滤液加丙酮混合沉淀，其上清液再用乙醇提，并经真空干燥）有降低血糖的作用。曾从蘑菇中分离出一种非特异性的植物血球凝集素。②蘑菇的有效成分可增强T淋巴细胞功能，从而提高机体抵御各种疾病的免疫功能。③巴西某研究所从蘑菇中提取到一种物质Act－2，具镇痛、镇静功效，其镇痛效果可代替吗啡。④蘑菇提取液用于动物实验，发现其有明显的镇咳、稀化痰液的作用。⑤日本研究人员在蘑菇有效成分中分析出一种分子量为288的超强力抗癌物质，能抑制癌细胞的生长，其作用比绿茶中的抗癌物质强1000倍。蘑菇中还含有一种毒蛋白，能有效地阻止癌细胞的蛋白合成。

【性味功用】微寒、性凉、味甘，入肝、胃经，抗肿瘤。益气开胃，适用久病虚羸及老人小儿体弱者。托痘疹、抗癌、降血糖。治疗糖尿病、白细胞减少症、传染性肝炎、高脂血症、维生素B2缺乏症、小儿麻疹透发不快等。

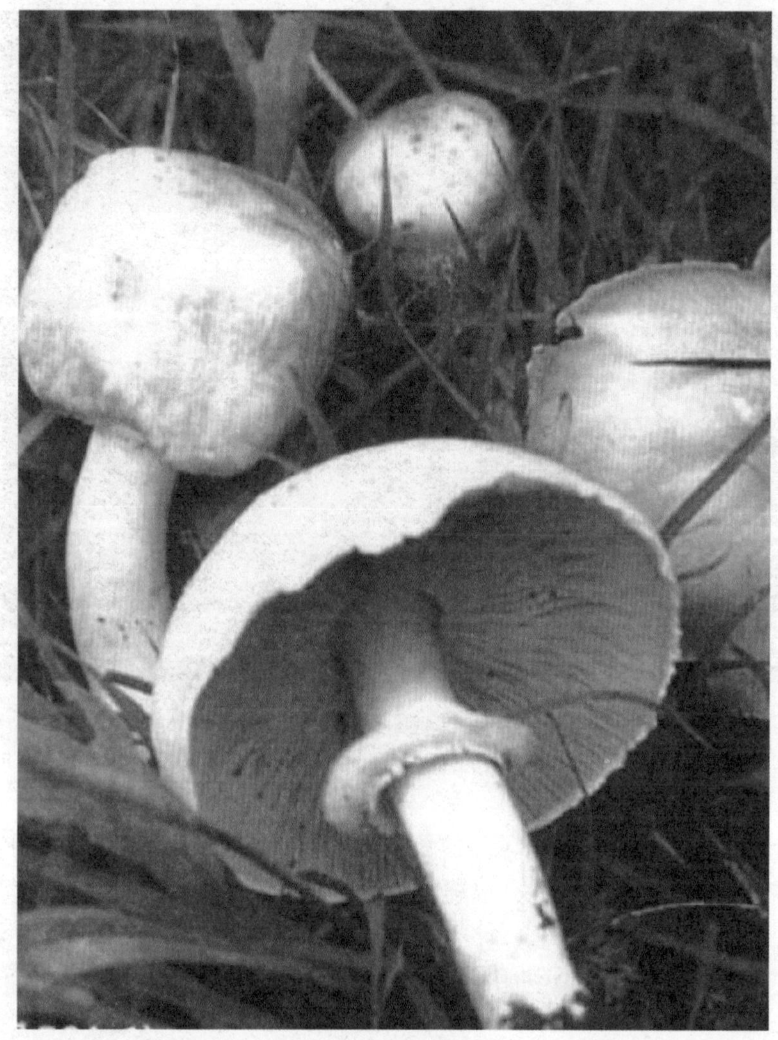

双环林地蘑菇

【Agaricus placomyces Peck】

【中文别名】扁圆盘伞菌、双环菇

【分布地区】主要分布在河北、山西、黑龙江、江苏、安徽、湖南等地区。

【科属分类】真菌门（Eumycota）担子菌亚门（Basidiomycotina）层菌纲（Hymenomycetes）伞菌目（Agaricales）蘑菇科（Agaricaceae）。

【性状介绍】子实体中等至稍大。菌盖直径 3～14cm，初期扁半球形，后平展，近白色，中部淡褐色到灰褐色，覆有纤毛组成的褐色鳞片，边缘有时纵裂或有不明显的纵沟。菌肉白色，较薄，具有双孢蘑菇气味。菌褶初期近白色，很快变为粉红色，后呈褐色至黑褐色，稠密，离生，不等长。菌柄长 4～10cm，粗 0.4～1.5cm，白色，光滑，内部松软，后变中空，基部稍膨大，伤变淡黄色，后恢复原状。菌环边缘成双层，白色，后渐变为淡黄色，膜质，表面光滑，下面略呈海绵状，生菌柄中上部，干后有时附着在菌柄上，易脱落。

【生长环境】秋季于村中地上及杨树根部单生、群生及丛生。

【成分药理】此菌实验表明有抗癌作用，对小白鼠肉瘤 180 和艾氏癌的抑制率为 100%。

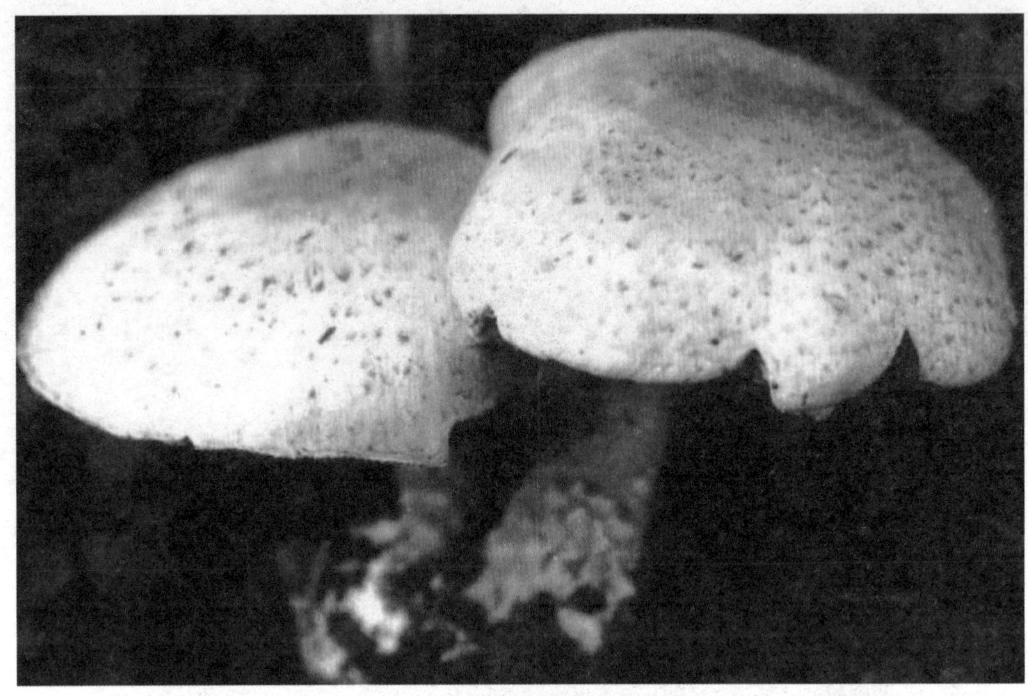

赭鳞蘑菇

【Agaricus subrufescens Peck】

【中文别名】赭鳞黑伞。

【分布地区】主要分布在江苏、福建、山西、四川、云南、吉林、黑龙江、西藏、河南。

【科属分类】真菌门（Eumycota）担子菌亚门（Basidiomycotina）层菌纲（Hymenomycetes）伞菌目（Agaricales）蘑菇科（Agaricaceae）。

【性状介绍】子实体中等或较大。菌盖薄，直径 4～10（15）cm，扁半球形，后稍平展，浅朽叶色至朽叶色，密被绒毛状反卷的鳞片。菌肉薄，浅褐色。菌柄近圆柱形，向下渐粗，空心，长 5～15cm，粗 0.8～1.5cm，菌环以下同盖色，具鳞片。菌褶离生，密，暗紫褐色，不等长。

【生长环境】秋季生林中地上，单生、群生或近丛生。

【成分药理】可食用。实验表明有抗癌作用，对小白鼠肉瘤 180 和艾氏癌的抑制率高达 100%。

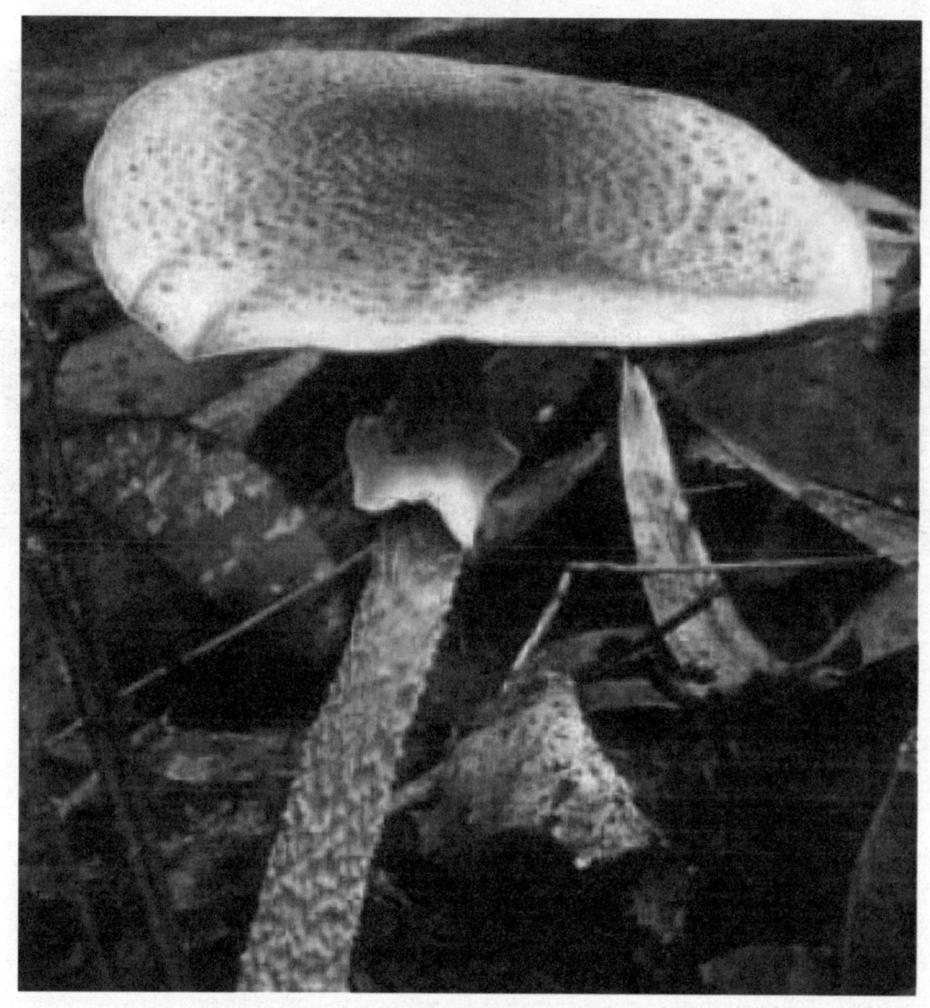

紫红蘑菇

【Agaricus subrutilescens（Kauffm.）Hotson et Stuntz】

【分布地区】主要分布在东北、甘肃、新疆、四川、西藏及云贵等地区。

【科属分类】真菌门（Eumycota）担子菌亚门（Basidiomycotina）层菌纲（Hymenomycetes）伞菌目（Agaricales）蘑菇科（Agaricaceae）。

【性状介绍】子实体大。菌盖直径5～13cm，半球形、扁半球形，后期近平展，表面干，近白色，被紫红褐色鳞片。菌肉污白色，较厚。菌褶离生，不等长，密，粉红色至赭褐色。菌柄圆柱形，长7～18（20）cm，粗1～2cm，光滑，下部有纤毛状鳞片，污白色。菌环膜质，白色，大而薄，生柄之上部。孢子印赭色。孢子光滑、椭圆形，褐色，（5.3～6.3）μm×（3.2～3.5）μm。褶缘囊体近棒状。

【生长环境】夏季在针叶林中地上单生或群生。

【成分药理】据试验对小白鼠肉瘤S－180和艾氏癌的抑制为100%。

【性味功用】抑制肿瘤。

鬼伞科　Coprinaceae

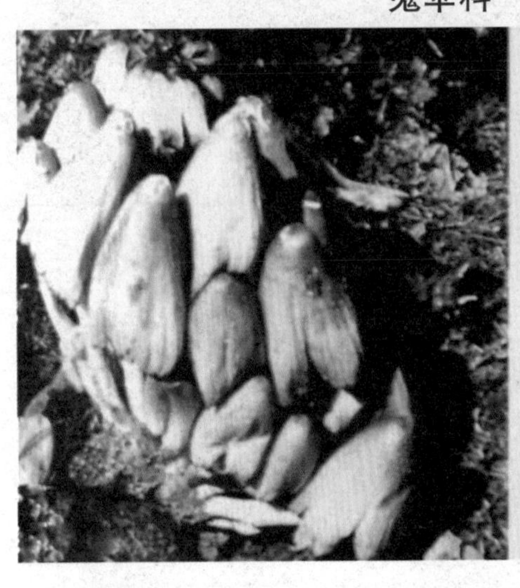
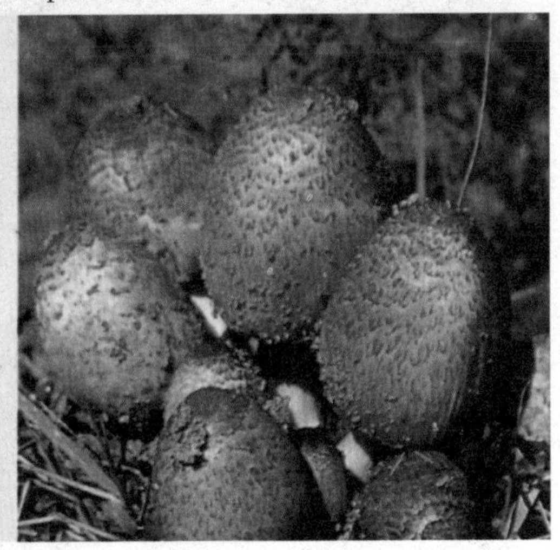

墨汁鬼伞

【Coprinus atramentarius（Bull.）Fr.】

【中文别名】鬼盖、鬼伞、鬼屋、鬼菌、地盖、地苓、柳树蘑、一夜茸。

【分布地区】主要分布在黑龙江、辽宁、河北、甘肃、青海、四川、云南、西藏等地区。

【科属分类】真菌门（Eumycota）担子菌亚门（Basidiomycotina）层菌纲（Hymenomycetes）伞菌目（Agaricales）鬼伞科（Coprinaceae）。

【性状介绍】子实体小或中等大。菌盖初期卵形至钟形，当开伞时一般开始液化流墨汁状汁液，未开伞前顶部钝圆，有灰褐色鳞片，边沿灰白色具有条沟棱，似花瓣状，直径4cm，或更大些。菌肉初期白色，后变灰白色。菌褶很密，相互拥挤，离生，不等长，开始灰白色至灰粉色，最后成汁液。菌柄污白，长5～15cm，粗1～2.2cm，向下渐粗，菌环以下又渐变细，表面光滑，内部空心。

【生长环境】春至秋季（晚秋），在林中、田野、路边、村庄、公园等处地下有腐木的地方丛生。

【成分药理】①含甘氨酸、色氨酸、蛋氨酸、缬氨酸、丙氨酸、精氨酸、组氨酸、异戊胺，苯乙胺、6－氧嘌呤、腺嘌呤、咪唑乙酸、胆碱胍、甜菜碱、尸胺、核黄素、顺式和反式octa－1，5－dien－3－ol等。又含麦角甾醇、胆红素、胆甾醇、粗脂肪、游离脂肪酸、磷脂、尿酸和葡萄糖、天然黑素、壳多糖和纤维素、抗霉菌素、核黄素，以及Ca、Mg、Se、Zn、Hg等矿物质元素。②墨汁鬼伞可食用，但也有人食后中毒。尤其与酒或啤酒同食均可引起中毒。主要表现为精神不安，心跳加快、耳鸣、发冷、肢麻木、脸色苍白等。最初常出恶心、呕吐等胃肠道反应。其毒素被认为是胍啶（quanidine），也有认为起作用的是四乙基硫代尿咪（disulfiram）样毒素。有记载含有鬼伞素（coprine）引起反应。据记载此种还有腐胺（putrescine）。③此菌可药用，助消化、祛痰、解毒、消肿。子实体煮熟后烘干，研成细末和醋成糊状敷用，治无名肿毒和其他疮疽。④实验表明有抗癌作用，对小白鼠肉瘤180和艾氏癌的抑制率高达100%。

【性味功用】甘、平，小毒。益肠胃、化痰理气、解毒消肿。主治食欲不振、咳嗽吐痰、小儿痫疾、气滞胀痛、疔肿疮疡。抑制肿瘤。

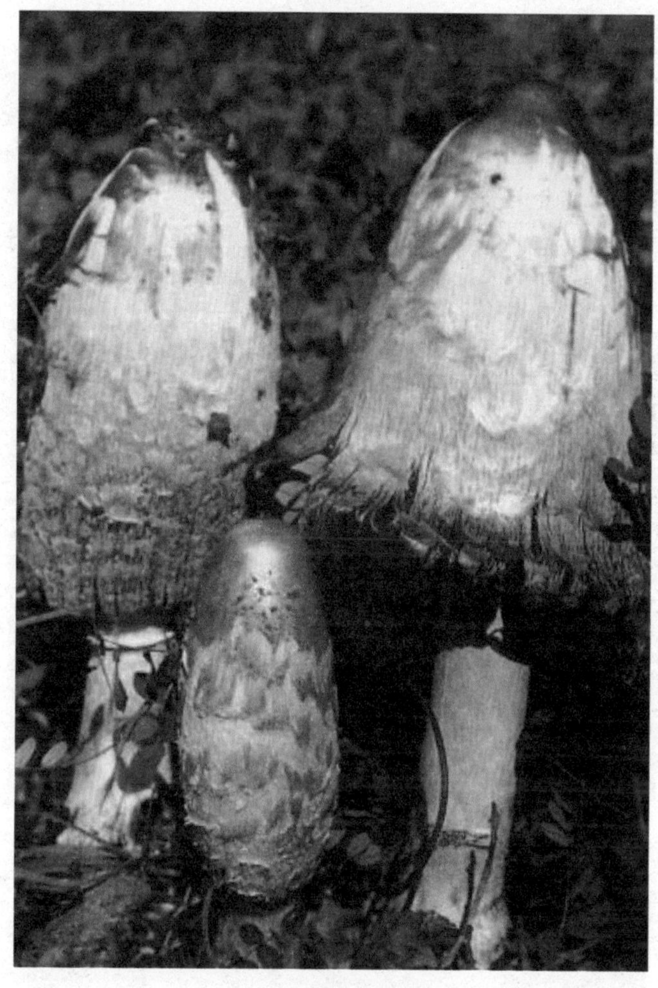

毛头鬼伞

【Coprinus comatus（Mull.：Fr.）Gray】

【中文别名】鸡腿蘑（河北、山西）、毛鬼伞。

【分布地区】主要分布在黑龙江、吉林、河北、山西、内蒙古、甘肃、新疆等地区。

【科属分类】真菌门（Eumycota）担子菌亚门（Basidiomycotina）层菌纲（Hymenomycetes）伞菌目（Agaricales）鬼伞科（Coprinaceae）。

【性状介绍】子实体较大。菌盖呈圆柱形，当开伞后 40 分钟内边缘菌褶溶化成墨汁状液体，同时菌柄变得细长。菌盖直径 3～5cm，高 9～11cm，表面褐色至浅褐色，随著菌盖长大而断裂成较大型鳞片。菌肉白色。菌柄白色，圆柱形，较细长，且向下渐粗，长 7～25cm，粗 1～2cm，光滑。

【生长环境】至秋季在田野、林缘、道旁、公园内生长，雨季可甚至在毛屋顶上生长。

【成分药理】①毛头鬼伞具有高蛋白、低脂肪等优良特性。毛头鬼伞含有钾、钠、钙、镁、磷等元素和铁、铜、锰、锌、钼、钴等微量元素。目前，毛头鬼伞已被定为符合联合国粮农组织（FAO）和世界卫生组织（WHO）要求的，集天然、营养、保健三种功能为一体的 16 种珍稀食用菌之一。②采用色谱柱层析法，从毛头鬼伞子实体的醇提物中分离得到 8 个含氮化合物，通过渡谱分析，分别鉴定为尿嘧啶、黄嘌呤、光色素、烟酰胺、甲酰肼、烟酸、腺苷、尿苷。③全草含腺嘌呤、色氨酸、色胺组胺、酪胺、精液蛋白、蛋氨酸、丙氨酸、精氨酸、组氨酸、缬氨酸、亮氨酸、异亮氨酸、丝氨酸、谷氨酸、赖氨酸、脯氨酸、苯丙氨酸、酪氨酸、甘氨酸、天门冬氨酸等。④研究毛头鬼伞多糖对免疫抑制小鼠体液免疫功能的影响，给小鼠灌胃给予低、中、高3个不同剂量的毛头鬼伞多糖［225mg/（kg·d），450mg/（kg·d），900mg/（kg·d）］，对照组给予香菇多糖［5mg/（kg·d）］，模型、空白对照组均给予等量生理盐水。每天给药1次，连续14天后，采用MTT法检测小鼠的脾B淋巴细胞增殖能力；采用定量溶血法检测对抗体形成细胞的影响。结果证明中、高剂量组毛头鬼伞多糖可以促进免疫抑制小鼠B淋巴细胞的增殖能力，提高免疫抑制小鼠抗体形成细胞的数量。毛头鬼伞多糖能显著提高免疫抑制小鼠体液免疫功能。⑤毛头鬼伞含有对人体有益的不饱和脂肪酸-亚油酸，亚油酸在临床上已用来治疗高血脂和动脉硬化。⑥毛头鬼伞中还含有治疗糖尿病的有效成分，食用后能降低血糖浓度，对糖尿病有明显的辅助疗效。⑦从子实体中提取的粗多糖具有较高的免疫活性和抗肿瘤活性。⑧毛头鬼伞可产生抗真菌的抗生素。

【性味功用】甘、平。益胃。益肠胃、清神，治消化不良、痔疮。抑制肿瘤，对小鼠肉瘤S－180和艾氏癌抑制率分别为100%和90%。

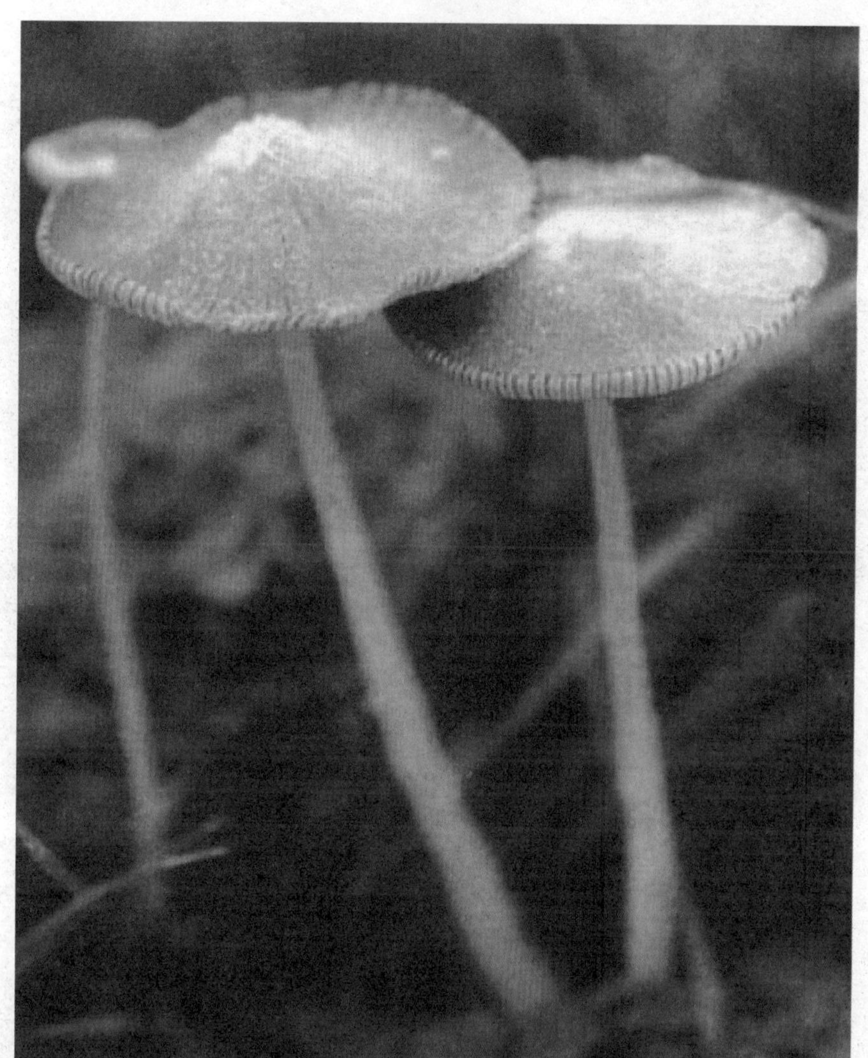

绒白鬼伞

【Coprinus lagopus Fr.】

【分布地区】主要分布在黑龙江、吉林、辽宁、河北、新疆、广西、四川等地区。

【科属分类】真菌门（Eumycota）担子菌亚门（Basidiomycotina）层菌纲（Hymenomycetes）伞菌目（Agaricales）鬼伞科（Coprinaceae）。

【性状介绍】子实体细弱，较小。菌盖初期园锥形至钟形，后渐平展，薄，直径2.5～4cm，初期有白色绒毛，后渐脱落，变为灰色，并有放射状棱纹达菌盖顶部，边缘最后反卷。菌肉白色，膜质。菌褶白色，灰白色至黑色，离生，狭窄，不等长。菌柄细长，白色，长可达10cm，粗0.3～0.5cm，质脆，有易脱落的白色绒毛状鳞片，柄中空。

【生长环境】生肥土上或生林地上。

【成分药理】含抗癌活性物质，对小鼠肉瘤S－180和艾氏癌抑制率分别为100%和90%。此菌可应用于生物遗传、教学研究材料。

【性味功用】抑制肿瘤。

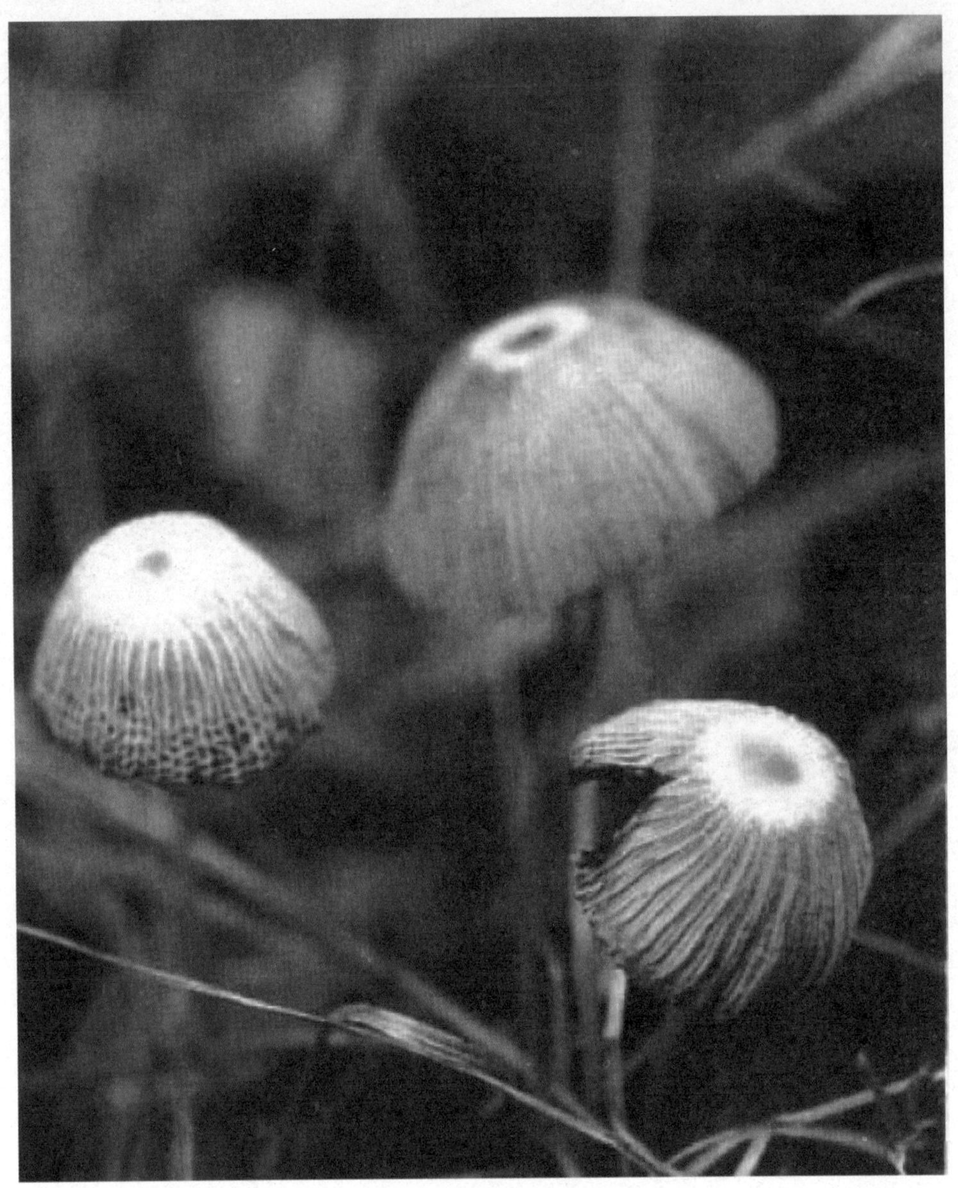

褶纹鬼伞

【Coprinus plicatilis（Curt：Fr.）Fr.】

【分布地区】主要分布在甘肃、江苏、山西、四川、西藏、香港等。

【科属分类】真菌门（Eumycota）担子菌亚门（Basidiomycotina）层菌纲（Hymenomycetes）伞菌目（Agaricales）鬼伞科（Coprinaceae）。

【性状介绍】子实体小。菌盖直径0.8～2.5cm，菌柄长3～7.5cm，粗2～3mm，圆柱形，白色，中空、表面有光泽，脆，基部稍膨大。孢子宽卵圆形，光滑，黑色，（8～13）μm×（6～10）μm。有褶侧和褶缘囊体。

【生长环境】春至秋季生于林中地上。单生或群生。

【成分药理】试验有抗癌作用，对小白鼠肉瘤180的抑制率为100%，对艾氏癌的抑制率为90%。

【性味功用】抑制肿瘤。

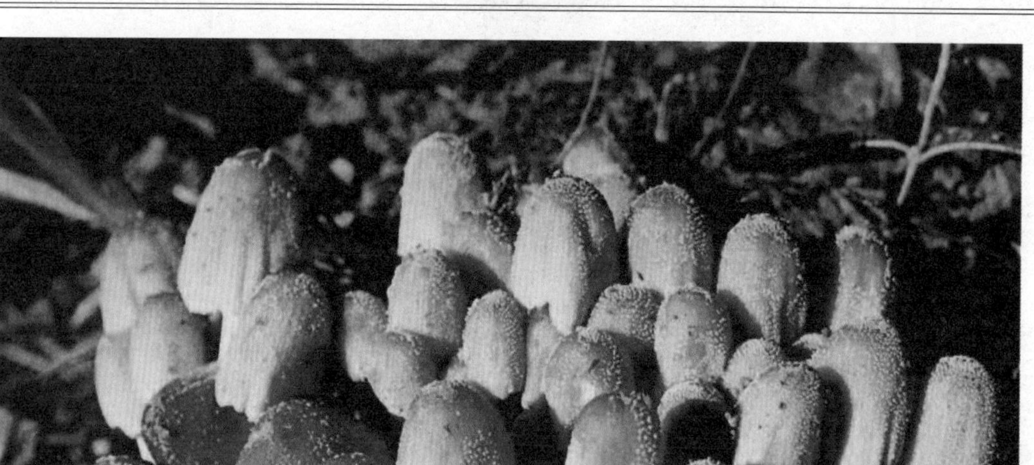

晶粒鬼伞

【Coprinus micaceus（Bull.）Fr.】

【中文别名】晶鬼伞、狗尿苔。

【分布地区】主要分布在河北、山西、黑龙江、四川、吉林、辽宁、江苏等地区。

【科属分类】真菌门（Eumycota）担子菌亚门（Basidiomycotina）层菌纲（Hymenomycetes）伞菌目（Agaricales）鬼伞科（Coprinaceae）。

【性状介绍】子实体小。菌盖直径2～4cm或稍大，初期卵圆形，钟形，半球形，斗笠形，污黄色至黄褐色，表面有白色颗粒状晶体，中部红褐色，边缘有显著的条纹或棱纹，后期可平展而反卷，有时瓣裂。菌肉白色，薄。菌褶初期黄白色，后变黑色而与菌盖同时自溶为墨汁状，离生、密、窄，不等长。菌柄白色，具丝光，较韧，中空，圆柱形，长2～11cm，粗0.3～0.5cm。

【生长环境】春夏秋三季于阔叶林中树根部地上丛生。

【成分药理】初期幼嫩时可食。最好不与酒同吃，以免发生中毒。该菌实验表明有抗癌作用，对小白鼠肉瘤180的抑制率为70%，对艾氏癌的抑制率为80%。据记载，此菌还可产生腺嘌呤adenine，胆碱choline和色胺tryptamine等生物碱。

【性味功用】甘、平，小毒。抑制肿瘤。

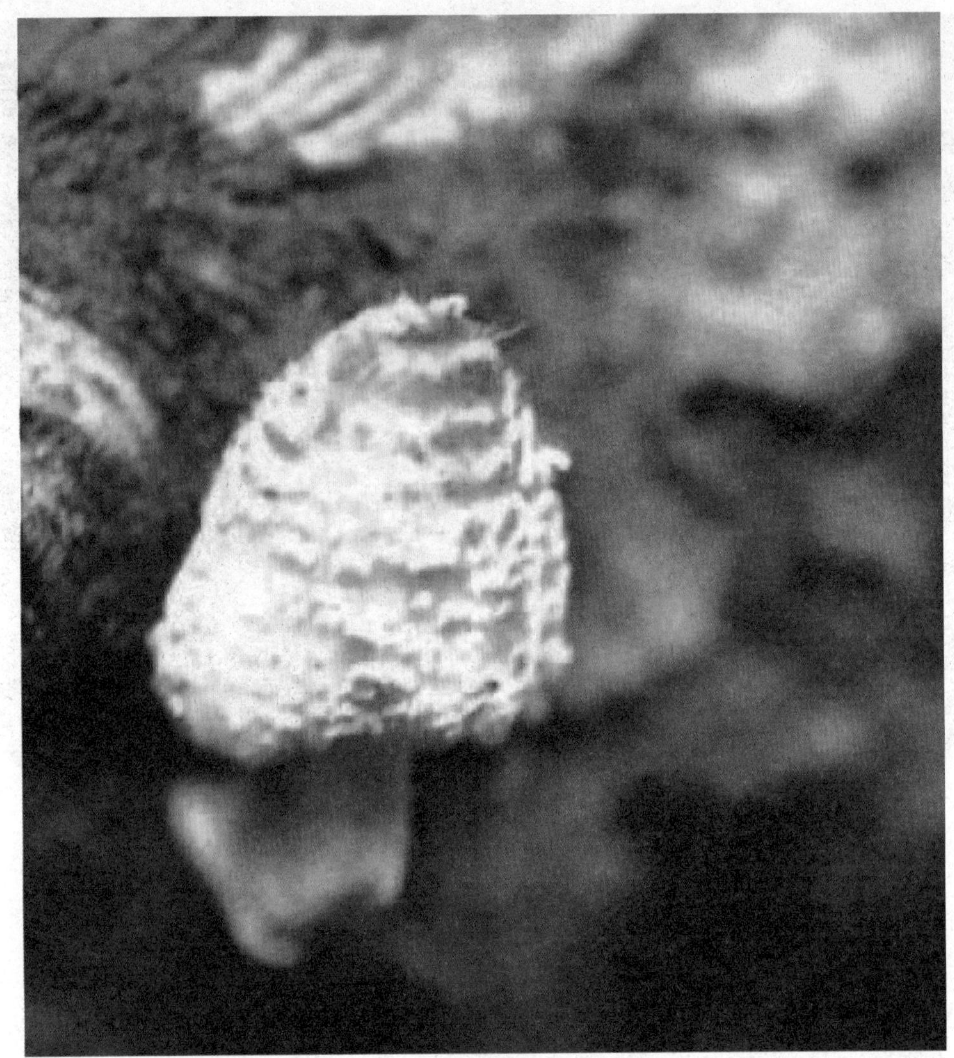

辐毛鬼伞

【Coprinus radians (Desm.) Fr.】

【分布地区】主要分布在浙江、四川、江苏、湖南、甘肃、西藏、河北等地区。

【科属分类】真菌门（Eumycota）担子菌亚门（Basidiomycotina）层菌纲（Hymenomycetes）伞菌目（Agaricales）鬼伞科（Coprinaceae）。

【性状介绍】子实体小。菌盖初期卵圆形后呈钟形至展开，直径2.5~4cm，高2~2.5（3）cm，表面黄褐色，中部色深且边缘色浅黄，具浅黄褐色粒状鳞片在顶部较密布，有辐射状长条棱。菌肉白色，很薄，表皮下及柄基部带褐黄色。菌褶直生，白色至黑紫色，密，窄，不等长，自溶为黑汁状。菌柄较细，白色，圆柱形或基部稍有膨大，长2~5cm，粗0.4~0.7cm，表面在初期常有白色细粉末。柄基部的基物上往往出现放射状分枝呈毛状的黄褐色菌丝块。

【生长环境】夏秋于树桩及倒腐木中成群丛生。

【成分药理】实验表明有抗癌作用，对小白鼠肉瘤S-180和艾氏癌的抑制率均为80%。

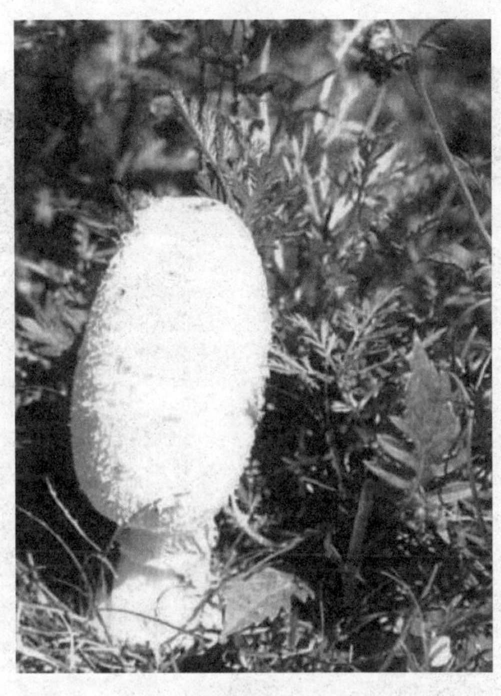

粪鬼伞

【Coprinus sterqulinus Fr. 】

【中文别名】粪生鬼伞、堆肥鬼伞、鬼盖。

【分布地区】主要分布在河北、山西、江苏、台湾、广西、云南等地区。

【科属分类】真菌门（Eumycota）担子菌亚门（Basidiomycotina）层菌纲（Hymenomycetes）伞菌目（Agaricales）鬼伞科（Coprinaceae）。

【性状介绍】子实体中等。菌盖直径2.5～4cm，高5～7cm，初期短圆柱形或椭圆形，纯白色，有鳞片，后变为圆锥形，渐平展，灰色，中部浅褐色，边缘有明显的棱纹，灰褐色至黑色。菌肉白色，较薄。菌褶白色，后变粉红色至黑色而自溶为黑汁状。菌柄白色，受伤后变污，长5～18cm，粗0.5～0.9cm，基部膨大，向上渐细，内部松软变中空。菌环白色，膜质，窄，常留在菌柄基部似菌托。幼嫩时可食用，成熟后菌盖自溶成墨汁状。

【生长环境】春末及夏、秋雨后，产生在粪堆上。

【成分药理】①粪鬼伞水提液对大肠杆菌和枯草芽孢杆菌的最低抑菌浓度（MIC）为312mg/mL，对金黄色葡萄球菌的MIC为116mg/mL；对大肠杆菌的最低杀菌浓度（MBC）为1215mg/mL，对金黄色葡萄球菌和枯草芽孢杆菌的MBC为25mg/mL；对青霉和黑曲霉没有作用；醇提液对大肠杆菌和枯草芽孢杆菌的MIC为50mg/mL，对金黄色葡萄球菌、青霉和黑曲霉没有作用；总糖质量浓度相同的多糖溶液和水提液具有等效的抑菌和杀菌能力。因此，粪鬼伞多糖就是水提液中的主要抗菌活性物质。②采用水提醇沉法提取粪鬼伞粗多糖（CPS），并对其提纯与鉴定。CPS经酶法结合Sevag法脱除蛋白，上DEAE－cellulose－52柱和Sepharose－6B凝胶柱层析，分离纯化得多糖CPS－Ⅰa。经紫外光谱扫描，Sephadex G－100凝胶柱层析和红外光谱分析，结果显示，多糖CPS－Ⅰa具有葡萄糖醛酸的特征吸收峰，a－D吡喃糖苷键连接，是一种酸性多糖。③对小白鼠肉瘤180和艾氏癌的抑制率均为80%。

【性味功用】甘，寒。益肠胃，化痰理气，解毒，消肿。经常食用可以助消化，祛痰，并治无名肿毒和其它疮痈，抑制肿瘤。

粪锈伞科 Bolbitiaceae

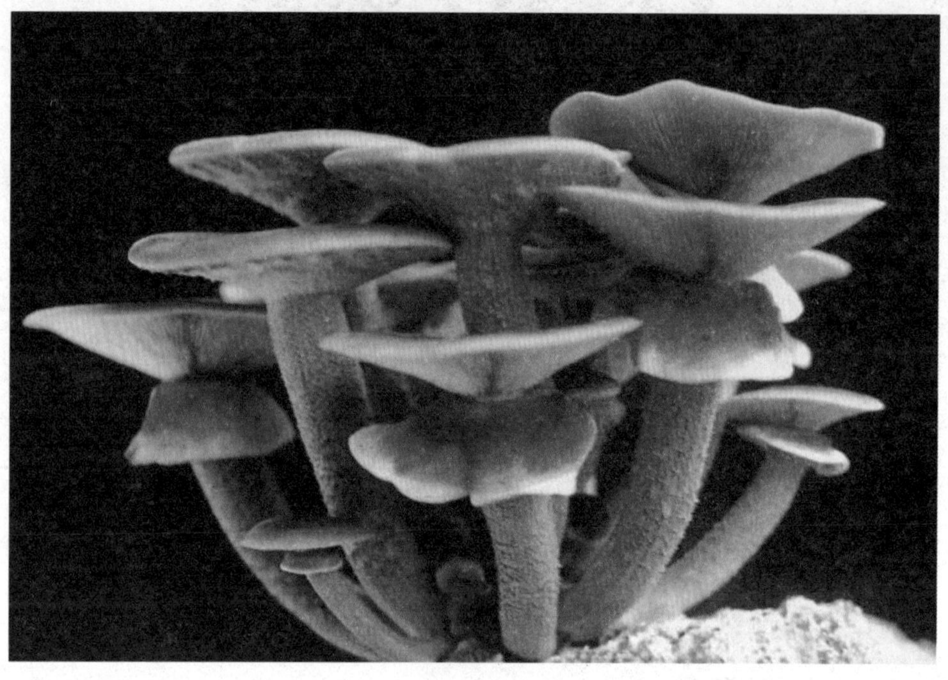

柱状田头菇

【Agrocybe cylindracea（DC.：Fr）R. Maire】

【中文别名】杨树菇、柳蘑、柳松茸、茶树菇、茶新菇、柳菌、柳环菌、柱状环锈伞。

【分布地区】主要分布在福建、台湾、云南等地区。

【科属分类】真菌门（Eumycota）担子菌亚门（Basidiomycotina）层菌纲（Hymenomycetes）伞菌目（Agaricales）粪锈伞科（Bolbitiaceae）。

【性状介绍】子实体单生，双生或丛生，菌盖直径 5～10cm，表面平滑，初暗红褐色，有浅皱纹，菌肉（除表面和菌柄基部之外）白色，有纤维状条纹，中实。成熟期菌柄变硬，菌柄附暗淡粘状物，菌环残留在菌柄上或附于菌盖边缘自动脱落。内表面常长满孢子而呈绣褐色孢子呈椭圆形，淡褐色。菌盖初生，后逐平展，中浅，褐色，边缘较淡。菌肉白色、肥厚。菌褶与菌柄成直生或不明显隔生，初褐色，后浅褐色。菌柄中实，长 4～12cm，淡黄褐色。菌环白色，膜质，上位着生。孢子卵形至椭圆形。

【生长环境】主要分布在北温带，生长于小乔木类油茶林腐朽的树根部及其周围。

【成分药理】①含有人体所需的 18 种氨基酸，特别是含有人体所不能合成的 8 种氨基酸。②还有丰富的 B 族维生素和多种矿物质元素，中医认为该菇具有补肾、利尿、治腰酸痛、渗湿、健脾、止泻等功效，是高血压、心血管和肥胖症患者的理想食品。③营养丰富，蛋白质含量高达 19.55%。④每 100g（干菇）含蛋白质 14.2g，纤维素 14.4g，总糖 9.93g；含钾 4713.9mg，钠 186.6mg，钙 26. 2mg，铁 42.3mg。⑤富含抗癌多糖。⑥对肾虚尿频、水肿、气喘，尤其小儿低热尿床，有独特疗效。⑦由于含有多量的抗癌多糖，其提取物对小白鼠肉瘤 180 和艾氏腹水癌的抑制率，高达 80%～90%，可见有很好的抗癌作用。

【性味功用】甘，平。入脾经、膀胱经。健脾，利尿，渗湿，止泻。主治泄泻，小便不利，水肿。抑制肿瘤。

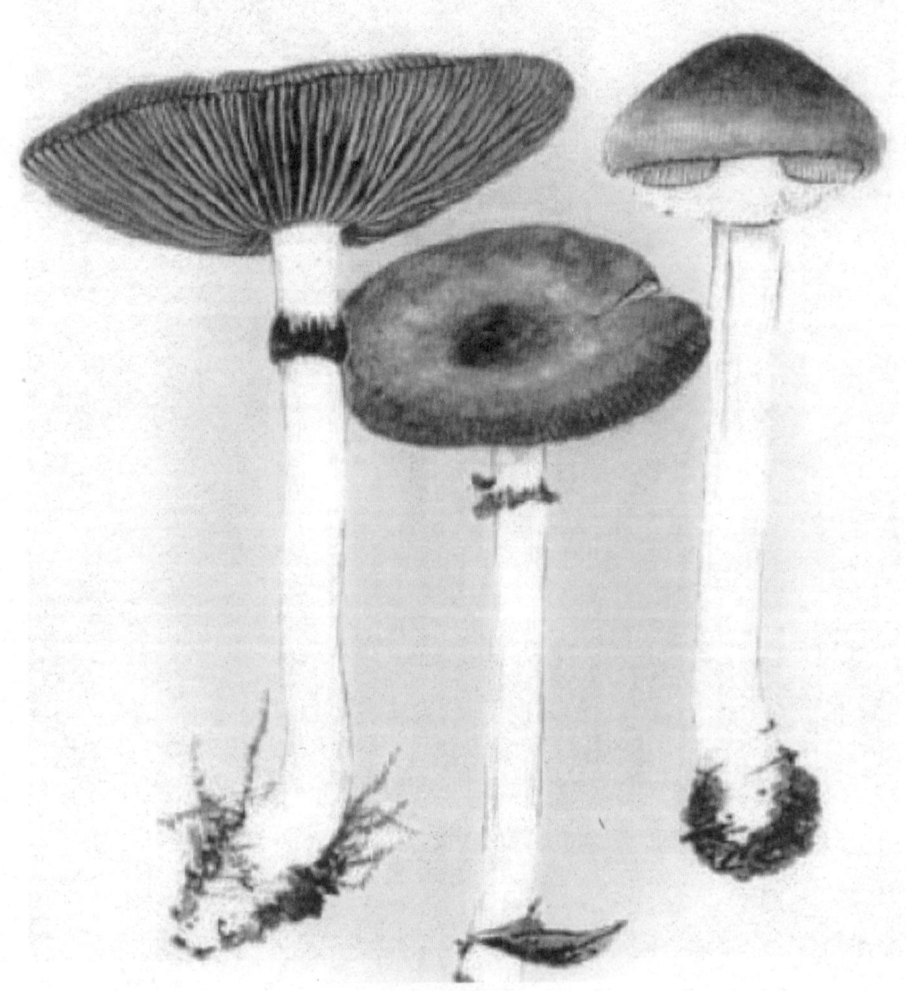

湿粘田头菇

【Agrocybe erebia（Fr.）Kuhner】

【分布地区】主要分布在河北、辽宁、陕西等地区。

【科属分类】真菌门（Eumycota）担子菌亚门（Basidiomycotina）层菌纲（Hymenomycetes）伞菌目（Agaricales）粪锈伞科（Bolbitiaceae）。

【性状介绍】子实体小。菌盖直径1.5～5cm，初期半球形，后扁半球形，湿润时黏，光滑，新鲜时灰褐色至暗褐色，老后或干燥时色浅，初期盖边缘具白色絮状纤毛。菌肉污白或带浅褐色，稍厚。菌褶污白至锈褐色，直生至稍有延生，较密，边缘白色粗糙。菌柄近圆柱形，下部稍粗，长3～6cm，粗0.3～1cm，菌环以上污白色具粉末，环以下浅褐色及纤维状条纹，内部空心。菌环污白膜质，上表面有条纹。孢子印褐色。孢子长椭圆形，光滑，褐色，（10.5～15）μm×（6～7）μm。通常担子上形成两个孢子。褶缘囊体近纺锤状，（25～40）μm×（10～18）μm。

【生长环境】春至秋季生林中地上，群生或近丛生。

【成分药理】实验表明有抗癌作用，对小白鼠肉瘤180的抑制率为60%，对艾氏癌的抑制率为70%。

【性味功用】抑制肿瘤。

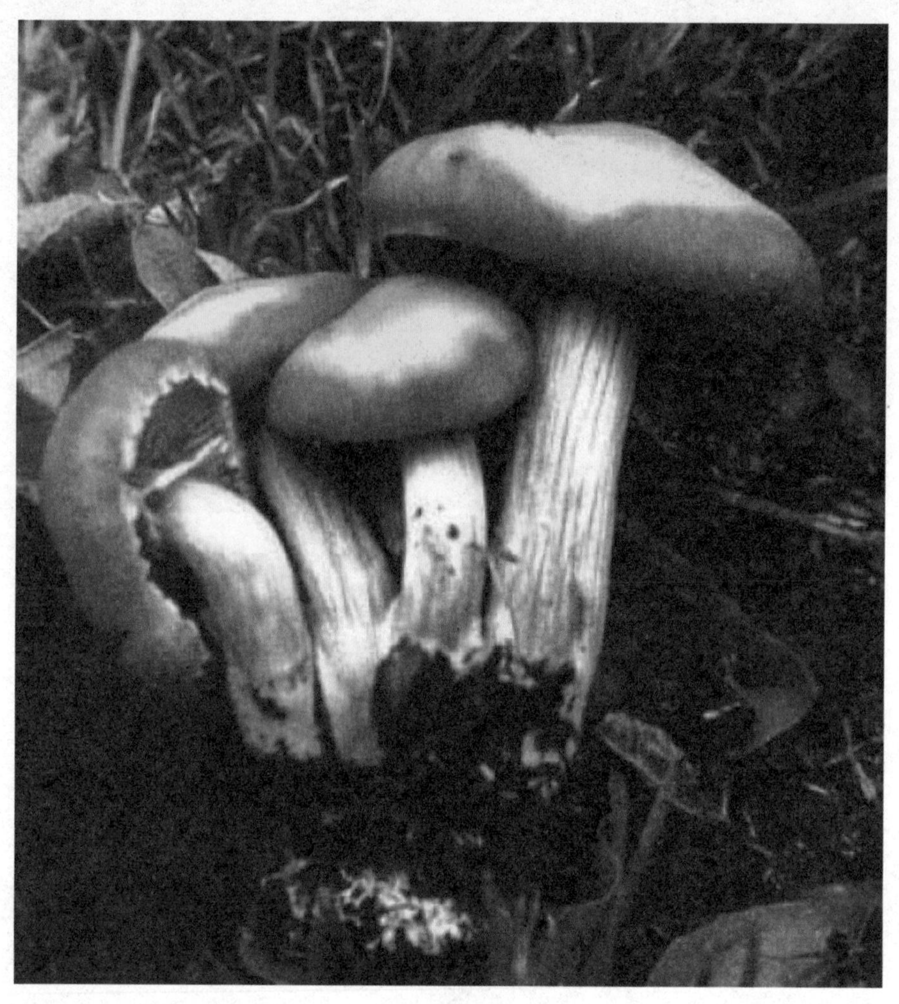

田头菇

【Agrocybe praecox（Pers.：Fr.）Fayod.】

【中文别名】白环锈伞。

【分布地区】主要分布在广东、香港、河北、山西、甘肃、江苏、陕西、湖南、西藏、四川等地区。

【科属分类】真菌门（Eumycota）担子菌亚门（Basidiomycotina）层菌纲（Hymenomycetes）伞菌目（Agaricales）粪锈伞科（Bolbitiaceae）。

【性状介绍】子实体一般稍小。菌盖直径 2～8cm，扁半球形，后渐平展，乳白色至淡黄色，边缘平滑，初期内卷，常有菌幕残片，稍粘，有时干后龟裂。菌肉白色、较厚。菌褶直生或近弯生，锈褐色，不等长。菌柄长 3.5～8.5cm，粗 0.3～1cm，白色，后变污白色，圆柱形，有粉末状鳞片，基部稍膨大，并具有白色绒毛。菌环生柄之上部，白色，膜质，易脱落。

【生长环境】春、夏、秋季生于稀疏的林中地上或田野、路边草地上，散生或群生至近丛生。

【成分药理】可食用，味道较好。此菌对小白鼠肉瘤 S－180 和艾氏癌的抑制率均高达 100%。

【性味功用】抑制肿瘤。

球盖菇科　Strophariaceae

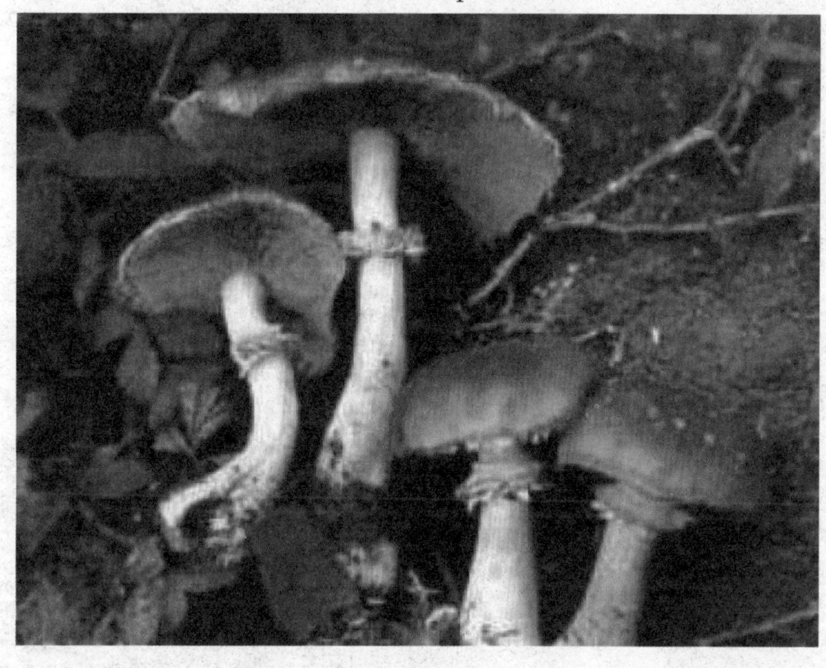

皱环球盖菇

【Stropharia rugosoannulata Farlow】

【中文别名】大球盖菇、皱球盖菇、酒红色球盖菇、斐氏球盖菇、斐氏假黑伞。

【分布地区】主要分布在台湾、香港、四川、陕西、甘肃、云南、吉林、西藏等地区。

【科属分类】真菌门（Eumycota）担子菌亚门（Basidiomycotina）层菌纲（Hymenomycetes）伞菌目（Agaricales）球盖菇科（Strophariaceae）。

【性状介绍】菌盖近半球形，后扁平，直径 5～45cm。菌盖肉质，湿润时表面稍有粘性。幼嫩子实体初为白色，常有乳头状的小突起，随着子实体逐渐长大，菌盖渐变成红褐色至葡萄酒红褐色或暗褐色，老熟后褪为褐色至灰褐色。有的菌盖上有纤维状鳞片，随着子实体的生长成熟而逐渐消失。菌盖边缘内卷，常附有菌幕残片。菌肉肥厚，色白。菌褶直生，排列密集，初为污白色，后变成灰白色，随菌盖平展，逐渐变成褐色或紫黑色。菌柄近圆柱形，靠近基部稍膨大，柄长 5～20cm，柄粗 0.5～4cm，菌环以上污白，近光滑，菌环以下带黄色细条纹。菌环膜质，较厚或双层，位于柄的中上部，白色或近白色，上面有粗糙条纹，深裂成若干片段，裂片先端略向上卷，易脱落，在老熟的子实体上常消失。

【生长环境】春至秋生于林中、林缘的草地上或路旁、园地、垃圾场、木屑堆或牧场的牛马粪堆上。

【成分药理】子实体粗蛋白质量分数为 25.75%，粗脂肪为 2.19%，粗纤维为 7.99%，碳水化合物 45.93%，氨基酸总量为 16.72%。矿质元素中钾和磷含量分别为 3.48% 和 0.82%。糖类物质中总糖、还原糖、多糖和糖醛酸含量分别为 38.3%、1.0%、6.3% 和 7.2%。抗氧化物质中总黄酮、总皂甙及酚类的含量均大于 0.1%，牛磺酸和 VC 含量分别为 81.55mg/100g 和 53.1mg/100g。试验表明，对小白鼠肉瘤 S－180 和艾氏癌的抑制率均为 70%。

【性味功用】抑制肿瘤。

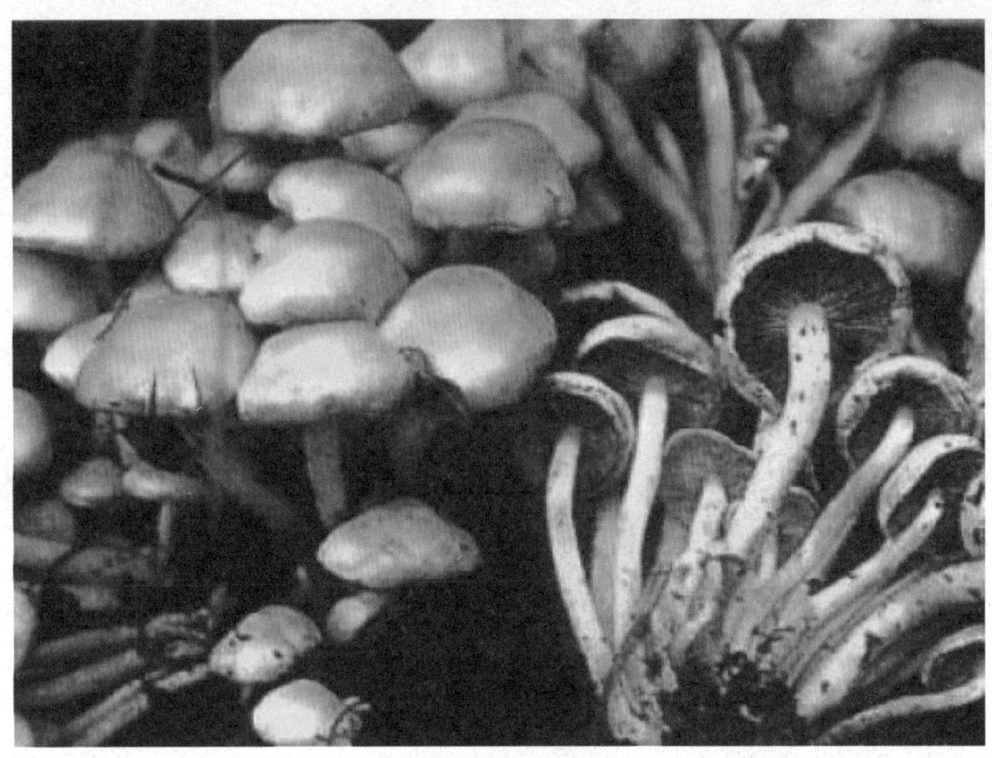

簇生黄韧伞

【Naematoloma fasciculare (Pers. : Fr.) Sing.】

【中文别名】黄香杏（河南）、包谷菌（四川）。

【分布地区】主要分布在河北、黑龙江、吉林、江苏、安徽、山西等地区。

【科属分类】真菌门（Eumycota）担子菌亚门（Basidiomycotina）层菌纲（Hymenomycetes）伞菌目（Agaricales）球盖菇科（Strophariaceae）。

【性状介绍】菌体较小，黄色。菌盖直径 3～5cm，初期半球形，开伞后平展，表面硫磺色或玉米黄色，中部锈褐色至红褐色。菌褶密，直生至弯生，不等长，青褐色。菌环呈蛛网状。菌柄黄色而下部褐黄色，纤维质，长可达 12cm，粗可达 1cm，表面附纤毛，内部实心至松软。孢子印紫褐色。孢子淡紫褐色，光滑，椭圆形至卵圆形，（6～9）μm×（4～5）μm。褶侧和褶缘囊体金黄色，近梭形，顶端较细，往往有金黄色内含物，（25～49）μm×（7～12）μm。

【生长环境】夏秋季成丛成簇生长在腐木桩旁。

【成分药理】此菌味虽苦，但也有人采食，食用前用水浸泡或煮后浸水多次。不过也曾发生中毒，主要引起呕吐、恶心、腹泻等胃肠道病症，严重者会引起死亡。在日本视为猛毒类毒菌。实验表明有抗癌作用，对小白鼠肉瘤 S－180 抑制率为 80%，对艾氏癌的抑制率为 90%。

【性味功用】抑制肿瘤。

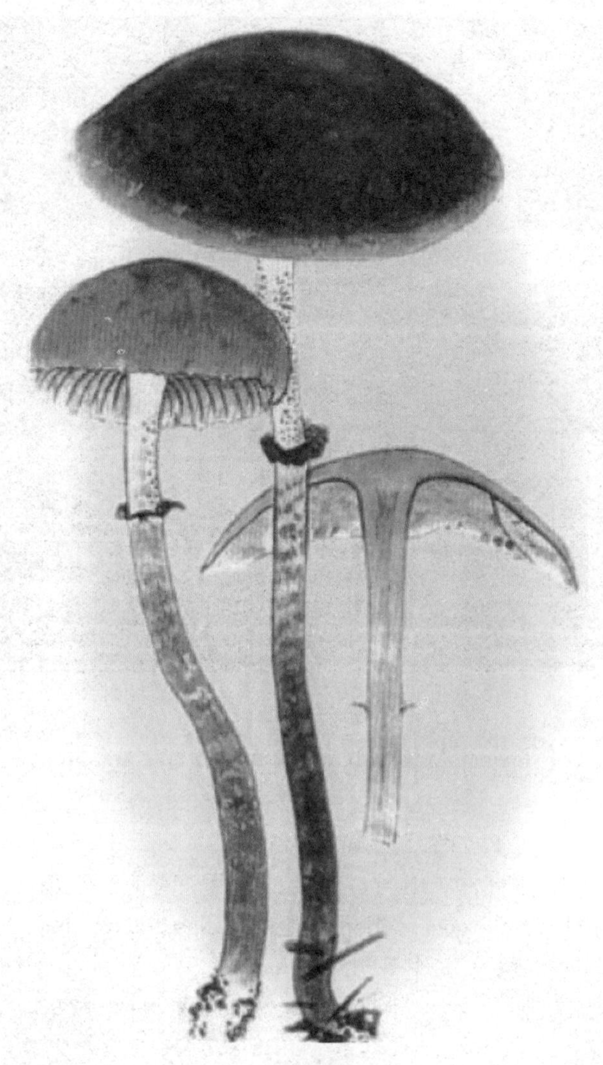

鳞盖韧伞

【Naematoloma squamosum（Pers. ：Fr.）Sing.】

【分布地区】主要分布在陕西、西藏等。

【科属分类】真菌门（Eumycota）担子菌亚门（Basidiomycotina）层菌纲（Hymenomycetes）伞菌目（Agaricales）球盖菇科（Strophariaceae）。

【性状介绍】子实体较小，盖表面有毛状鳞片，黏。菌盖直径 3～6.5cm，半球形至扁半球形，表面黄褐色至橙褐色，纤毛黄色，盖边缘鳞片呈白色。菌褶白色。菌褐直生至离生，浅黄色至紫褐色，边缘具细小的白色絮状物，不等长。菌柄长 7～12cm，粗 0.6～0.8cm，菌环以上有白色小鳞片，菌环以下密被浅黄至橙黄褐色小鳞片，有时基部膨大并有许多纤毛。菌环膜质易碎，浅黄色，往往在菌柄悬挂菌环残物。

【生长环境】夏秋季在腐木上或腐熟的马粪上单独生长或数个生长在一起。

【成分药理】据资料记载有毒，不过也有记载可食，最好不要采食。试验有抗癌作用，对小白鼠肉瘤抑制率为 90%，对艾氏癌的抑制率为 100%。

【性味功用】抑制肿瘤。

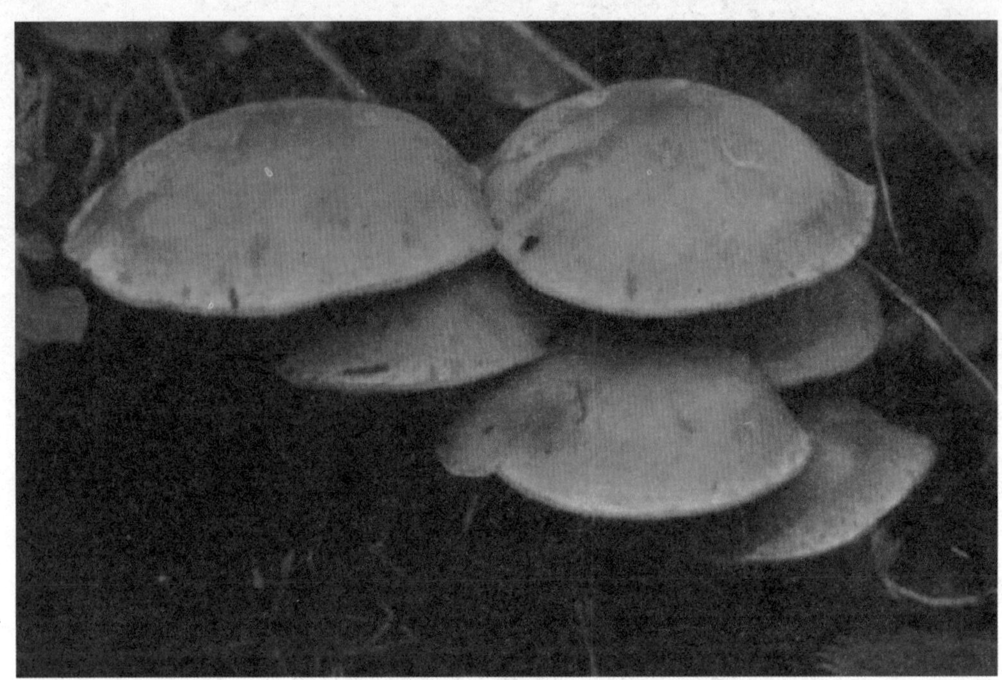

砖红韧伞

【Naematoloma sublateritium（Fr.）Karst.】

【中文别名】亚砖红沿丝伞、砖红韧黑伞。

【分布地区】主要分布在吉林、山西、台湾、陕西、青海、云南、新疆等地区。

【科属分类】真菌门（Eumycota）担子菌亚门（Basidiomycotina）层菌纲（Hymenomycetes）伞菌目（Agaricales）球盖菇科（Strophariaceae）。

【性状介绍】子实体一般中等大。菌盖直径5～15cm，扁半球形，后渐平展，中部深肉桂色至暗红褐色，或近砖红色，有时具裂缝，边缘色渐淡，呈米黄色，光滑，不黏。菌肉污白色至淡黄色，较厚。菌褶初暗黄色、烟色、紫灰色、青褐色到栗褐色，较密，宽，直生至近延生，不等长。菌柄长5～13cm，粗0.5～1.2cm，圆柱形，深肉桂色至暗红褐色，上部色较浅，具纤毛状鳞片，质地较坚硬。孢子印暗褐色。

【生长环境】秋季于混交林及桦树木桩上丛生。

【成分药理】可食。但菌柄较坚韧，食后不易消化。也有的资料认为有毒。日本作为食菌而人工栽培。该种与有毒的簇生黄韧伞相近似。唯后者菌盖初期呈柠檬黄到硫黄色，菌褶初期显著的黄绿色。淡食后主要引起胃肠炎型症状，严重者会引起死亡，经小白鼠试验有毒。故采食时应注意。此种有抗癌作用，对小白鼠肉瘤S－180抑制率为60%，对艾氏癌的抑制率为70%。

【性味功用】抑制肿瘤。

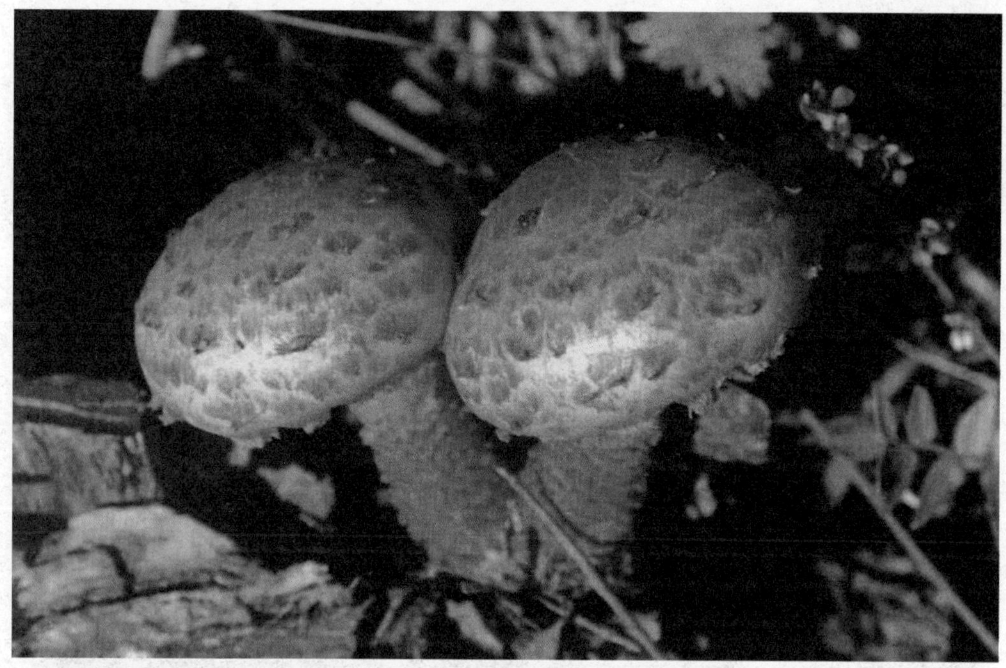

黄　伞

【holiota adiposa（Fr.）Quel.】

【中文别名】肥鳞伞、多脂鳞伞、金柳菇、黄柳菇。

【分布地区】主要分布在河北、山西、黑龙江、吉林、浙江、河南等地区

【科属分类】真菌门（Eumycota）担子菌亚门（Basidiomycotina）层菌纲（Hymenomycetes）伞菌目（Agaricales）球盖菇科（Strophariaceae）。

【性状介绍】实体单生或丛生，菌盖直径5～12cm，初期半球形边缘常内卷，后渐平展，有一层粘液；盖面色泽金黄至黄褐色，附有褐色近似平状的鳞片，中央较密。菌肉白色或淡黄色。菌褶直生密集，浅黄色至锈褐色，直生或近弯生，稍密。菌柄纤维质长5～15cm，粗1～3cm，圆柱形，有白色或褐色反卷的鳞片稍粘，下部常弯曲。菌环淡黄色，毛状，膜质，生于菌柄上部，易脱落。

【生长环境】生长于黄河三角洲区域内、黄河两岸及成片林区的柳树枯木上。

【成分药理】对小白鼠肉瘤180和艾氏癌的抑制率均为80%。子实体表面有一层粘质，经盐水、温水、碱溶液或有机溶液提取可得多糖体，此多糖体对小白鼠肉瘤180及艾氏腹水瘤的抑制率达80%～90%。

【性味功用】甘，寒。益肠胃，化痰理气，解毒，消肿。经常食用可以助消化，祛痰，并治无名肿毒和其它疮痈。抑制肿瘤。

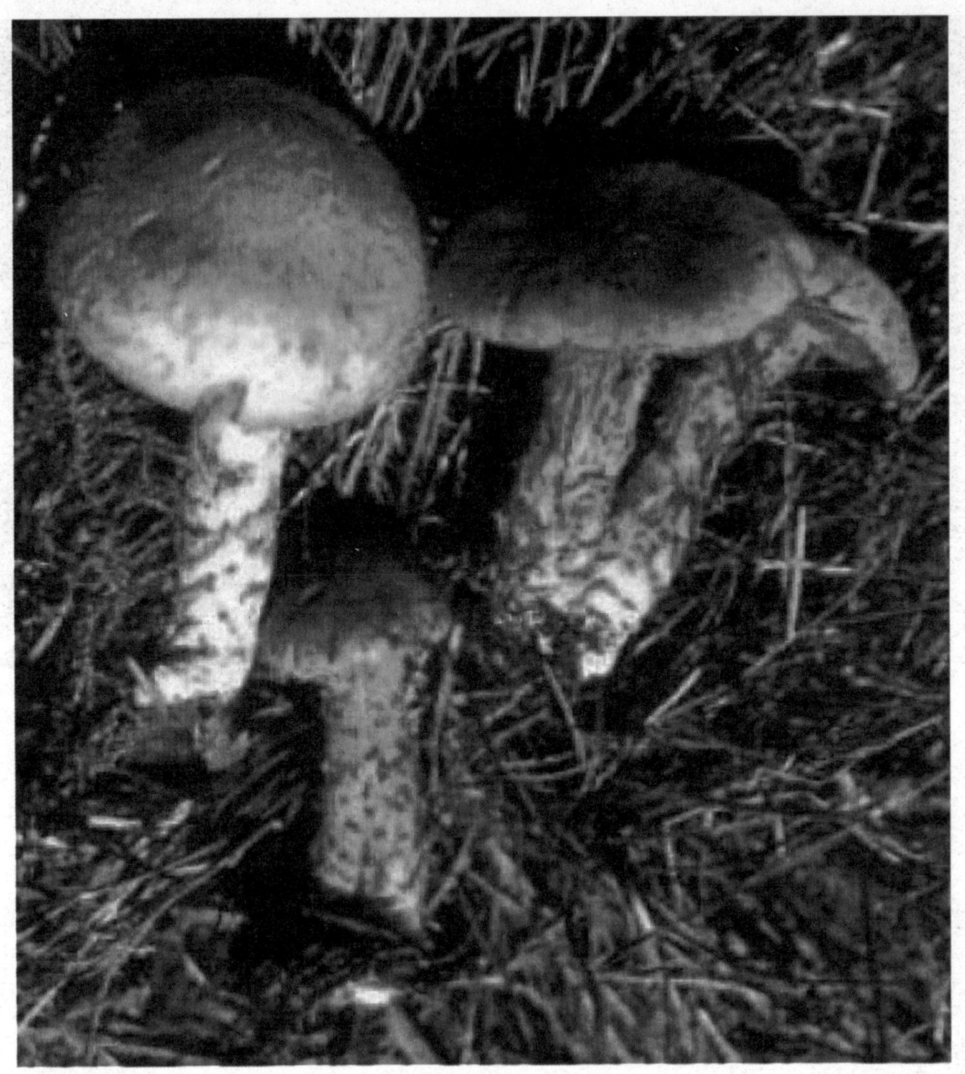

烧地环锈伞

【Pholiota carbonaria（Fr.）Sing.】

【中文别名】烧迹环锈伞、烧地鳞伞。

【分布地区】主要分布在西藏等地区。

【科属分类】真菌门（Eumycota）担子菌亚门（Basidiomycotina）层菌纲（Hymenomycetes）伞菌目（Agaricales）球盖菇科（Strophariaceae）。

【性状介绍】子实体较小。菌盖扁球形，开伞后近平展，直径 2～4cm，黄褐色至茶褐色，中部赤褐色，具浅色小鳞片，湿时粘。菌肉白色带黄，近表皮处带褐色。菌褶直生，污白黄色至褐色，较密，不等长。菌柄较盖色浅，下部浅黄色，后期具赤褐色纤毛状鳞片，长 1.5～5cm，粗 0.3～0.4cm，内部松软至中空。菌环呈丝膜状，后消失。

【生长环境】夏秋之季生于林中火烧区域，群生。

【成分药理】可食用。日本记载有毒。此菌有抗癌作用，对小白鼠肉瘤 S－180 抑制率 100%，对艾氏癌的抑制率为 90%。

【性味功用】抑制肿瘤。

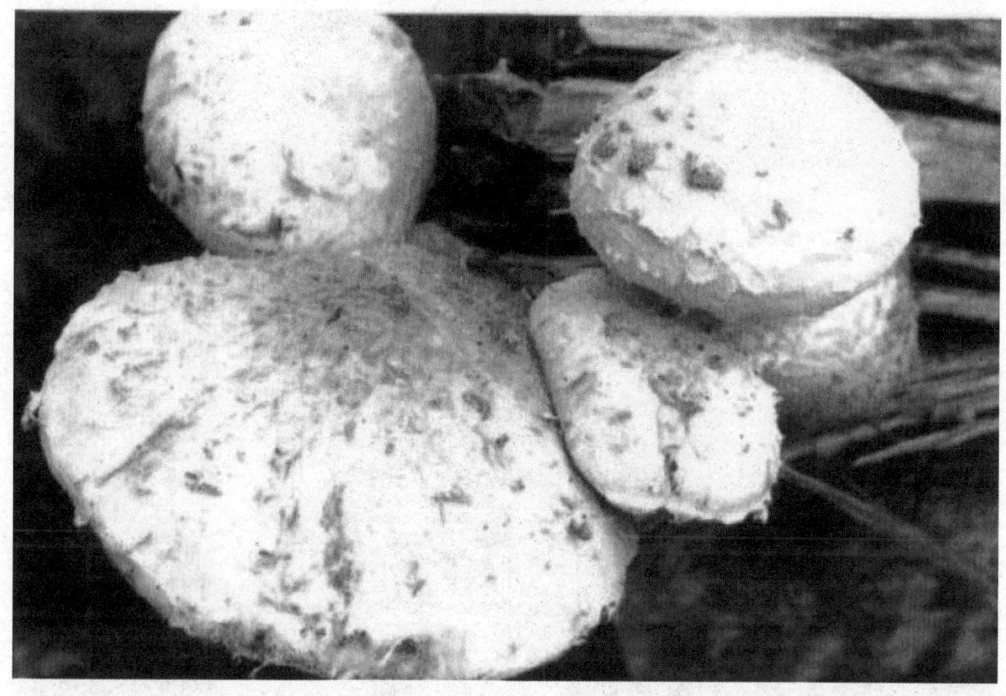

白鳞环锈伞

【Pholiota destruens（Brond）Gill.】

【分布地区】主要分布在河北、黑龙江、吉林、新疆、西藏等。

【科属分类】真菌门（Eumycota）担子菌亚门（Basidiomycotina）层菌纲（Hymenomycetes）伞菌目（Agaricales）球盖菇科（Strophariaceae）。

【性状介绍】子实体中等至较大。菌盖直径 5～10.5（12）cm，扁半球形至扁平，稍粘，淡肉色至肉桂色，覆有白色鳞片，边缘稍内卷。菌肉白色，厚。菌褶弯生至直生，稍密至稠密，初期白色，后呈肉桂色，最后呈深咖啡色。菌柄长 3.5～9（12）cm，基部膨大处粗 1.5～3.5cm，向上渐细，向下延伸成假根状，往往弯曲，内实，覆有白色毛状鳞片。菌环生柄上部，白色，松软，易脱落。

【生长环境】夏秋季生杨树或其它阔叶树干上，单生至近丛生。

【成分药理】可食用。实验表明有抗癌作用。

【性味功用】抑制肿瘤。

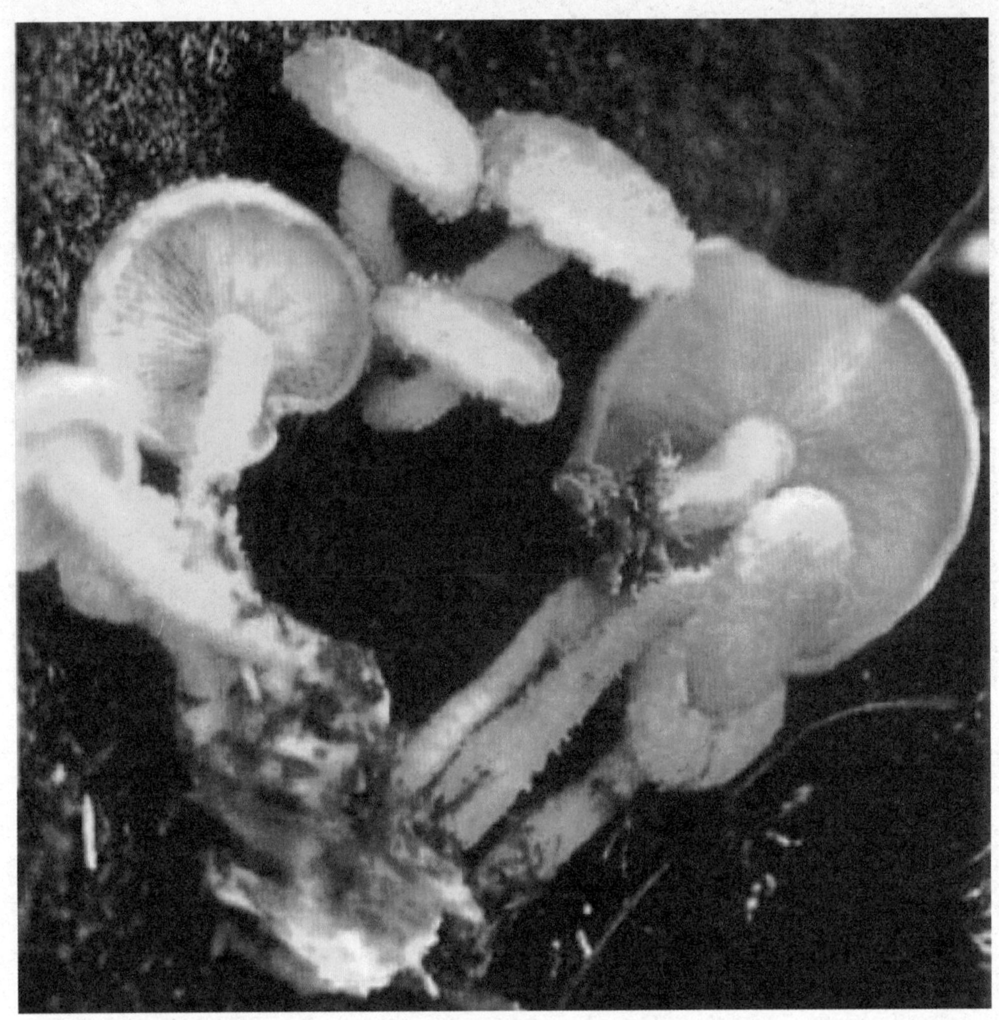

黄鳞环锈伞

【Pholiota flammans (Fr.) Kummer】

【分布地区】主要分布在吉林、辽宁、西藏等地区。

【科属分类】真菌门（Eumycota）担子菌亚门（Basidiomycotina）层菌纲（Hymenomycetes）伞菌目（Agaricales）球盖菇科（Strophariaceae）。

【性状介绍】子实体小至中等。菌盖直径 2～7cm，初期扁半球形，后期近平展，中部稍凸起，表面干燥，亮黄色、柠檬色或橙黄色，具黄色毛状鳞片，盖缘常有菌幕残片。菌肉稍厚，边缘薄，黄色。菌褶密，窄生，直生而不等长，初期黄色，后变锈色。菌柄细长，近圆柱形，长 5～13cm，粗 0.4～0.8cm，同盖色且有反卷丛毛状鳞片，内实至变空心，下部往往弯曲。菌环以上无鳞片。菌环生柄之上部，似棉絮状纤毛，易消失。孢子印锈色。

【生长环境】夏末至秋季在针叶树树桩基部、腐木上成丛生长。

【成分药理】实验表明有抗癌作用，对小白鼠肉瘤 180 的抑制率为 90%，对艾氏癌的抑制率为 100%。

【性味功用】抑制肿瘤。

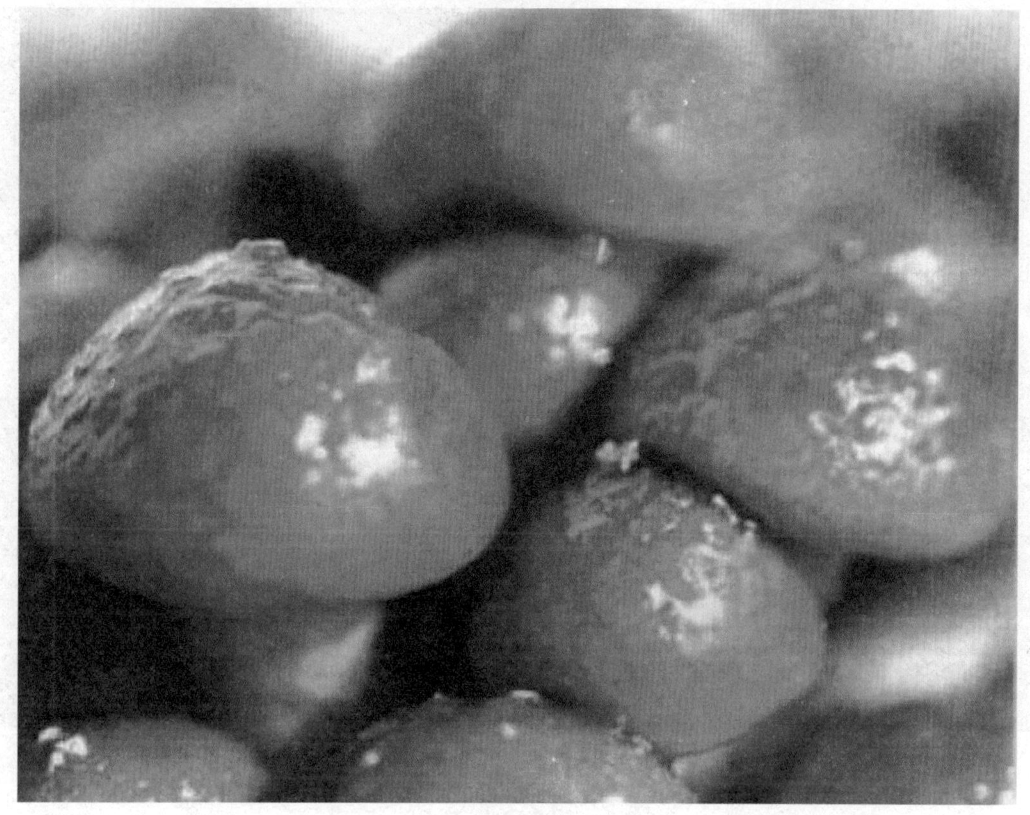

光滑环锈伞

【Pholiota nameko（T. Ito）S. Ito&Imai】

【中文别名】光帽黄伞、滑菇、滑子蘑、珍珠菇。

【分布地区】主要分布在广西、西藏等地区。

【科属分类】真菌门（Eumycota）担子菌亚门（Basidiomycotina）层菌纲（Hymenomycetes）伞菌目（Agaricales）球盖菇科（Strophariaceae）。

【性状介绍】子实体小至中等大。菌盖直径3～10cm，初期扁半环形，后近扁平表面平滑至有一层粘液，初期红褐色，后黄褐色，至浅黄褐色，中部色深。边缘平滑，初期内卷，而有粘的菌膜残片。菌肉白黄色至较深色，近表皮下带红褐色，软嫩，中部厚。菌褶直生又延生，黄至锈色，密，宽，不等长，边缘常常波状。菌柄近柱形，向下渐粗，长2.5～8cm，粗0.4～1.5cm，菌环以上污白色至浅黄色，菌环以下同盖色，近光滑，粘，内部实心至空心。菌环膜质，生柄上部，黏性，易脱落。孢子印深锈褐色。

【生长环境】秋季在阔叶树倒木、树桩上丛生和群生。

【成分药理】子实体热水提取物多糖体，对小白鼠肉瘤180抑制率为86.5%。子实体的沸水提取物，其中成分A含葡萄糖、半乳糖、甘露糖等对小白鼠肉瘤180的抑制率为60%。子实体的NaOH提取物，其中成分B含β－（1－3）－D葡萄糖－α葡萄糖苷的混合物，对小白鼠肉瘤180的抑制率达90%，对艾氏癌抑制率达70%。同时可预防葡萄球菌、大肠杆菌、肺炎杆菌、结核杆菌的感染。味道鲜美，营养丰富，是汤料的美好添加品。而且附着在滑菇菌伞表面的黏性物质是一种核酸，对保持人体的精力和脑力大有益处。

【性味功用】增强免疫力，消炎杀菌，抑制肿瘤。

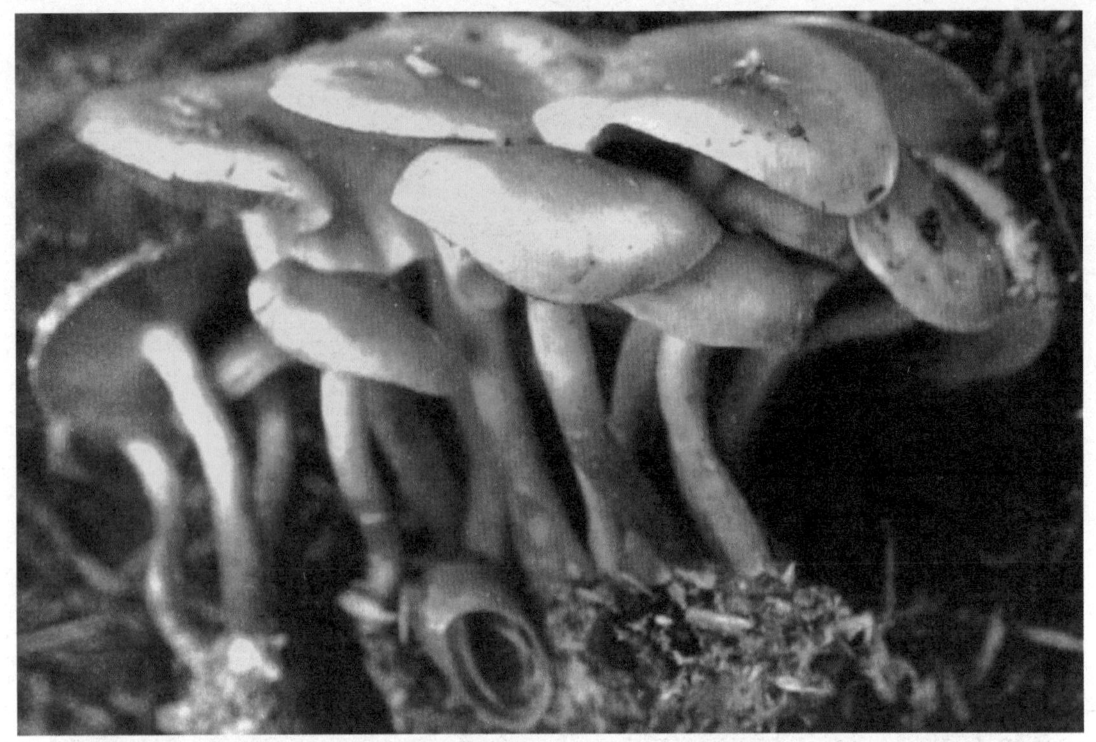

黄褐环锈伞

【Pholiota spumosa（Fr.）Sing.】

【中文别名】黄粘锈伞、黄粘皮伞、泡状火菇。

【分布地区】主要分布在黑龙江、吉林、山西、青海、福建、四川、云南、西藏等地区。

【科属分类】真菌门（Eumycota）担子菌亚门（Basidiomycotina）层菌纲（Hymenomycetes）伞菌目（Agaricales）球盖菇科（Strophariaceae）。

【性状介绍】子实体一般较小。菌盖直径2.5～7.5cm，扁半球形至稍平展，湿润时黏，黄色，中部黄褐色，较密，不等长，浅黄色至黄褐色。菌柄稍细长，长4～8cm，粗0.3～0.6cm，上部黄白色而下部带褐色，内部空心。孢子椭圆形，光滑，带黄色，（6～8）μm×（4～5）μm。褶侧囊体近瓶状，（35～48）μm×（8～14）μm。

【生长环境】夏秋季生于林中地上及腐木上，成丛生长。

【成分药理】可食用。实验表明有抗癌作用，对小白鼠肉瘤180和艾氏癌的抑制率为70%。

【性味功用】抑制肿瘤。

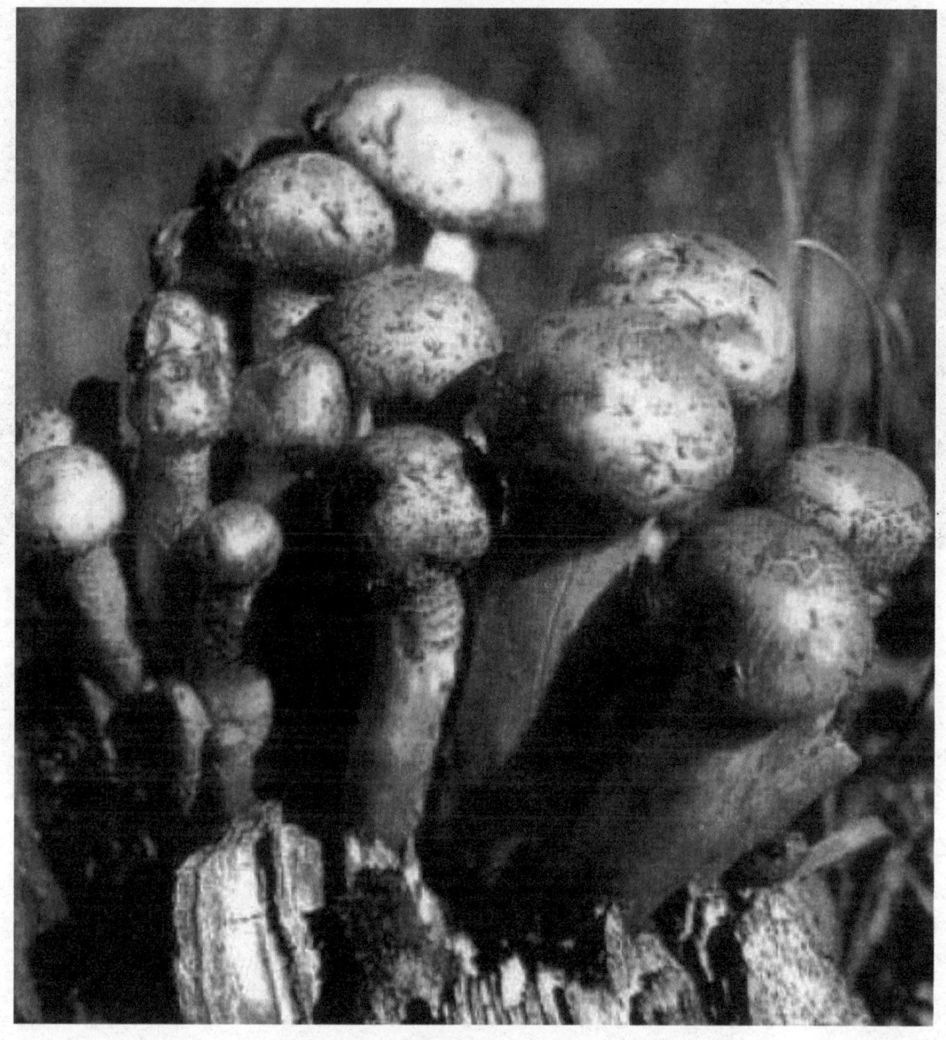

翘鳞环锈伞

【Pholiota squarrosa (Pers. : Fr.) Quél.】

【分布地区】主要分布在吉林、河北、甘肃、青海、新疆、四川、云南、西藏等。

【科属分类】真菌门（Eumycota）担子菌亚门（Basidiomycotina）层菌纲（Hymenomycetes）伞菌目（Agaricales）球盖菇科（Strophariaceae）。

【性状介绍】子实体中等大，土黄色或黄褐色，菌盖和菌柄有明显的反卷鳞片。菌盖直径2.5～10cm，半球形至扁半球形，最后稍平展，表面干燥，具有带红褐色反卷或翘起的鳞片，边缘有菌幕残物。菌肉稍厚，淡黄色。菌褶直生，密，不等长，浅黄色至红褐色及暗锈色。菌柄长4～10cm，近圆柱形，靠近基部渐细。鳞片反卷。菌环膜质。

【生长环境】夏秋季在针叶树、阔叶树的倒木、树桩基部成丛生长。

【成分药理】可食用，但有记载有毒不能食。采食时注意。用时不要与酒同食。实验表明有抗癌作用。

【性味功用】抑制肿瘤。

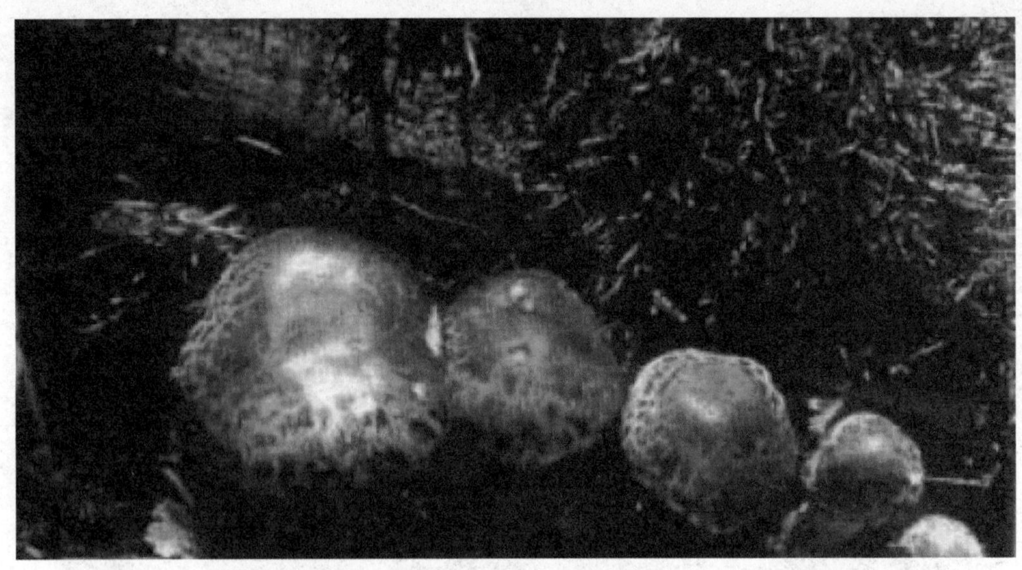

土生环锈伞

【Pholiota terrestris Overh.】

【分布地区】主要分布在西藏、青海等。

【科属分类】真菌门（Eumycota）担子菌亚门（Basidiomycotina）层菌纲（Hymenomycetes）伞菌目（Agaricales）球盖菇科（Strophariaceae）。

【性状介绍】子实体小。菌盖直径3～6cm，扁球形至近平展，表面淡黄褐色，褐色至暗褐色。菌肉带黄色。菌褶直生，密，不等长，淡黄至黄褐色。往往菌盖的菌丛毛状鳞片色深。菌柄长3.5～7cm，粗0.3～0.8cm，色较盖色浅，中上部被绵毛状鳞片，且有菌环，下部似条纹或纤毛状鳞片，内部松软至空心。

【生长环境】春至秋季多生于林中地上，或林缘草地上，丛生而又成群生长。

【成分药理】记载可食用。野外采集时，注意同丝盖伞属（Ioncybe）的种相区别。此种据实验表明有抗癌作用，对小白鼠肉瘤180和艾氏癌的抑制率均为60%。

【性味功用】抑制肿瘤。

丝膜菌科 Cortinariaceae

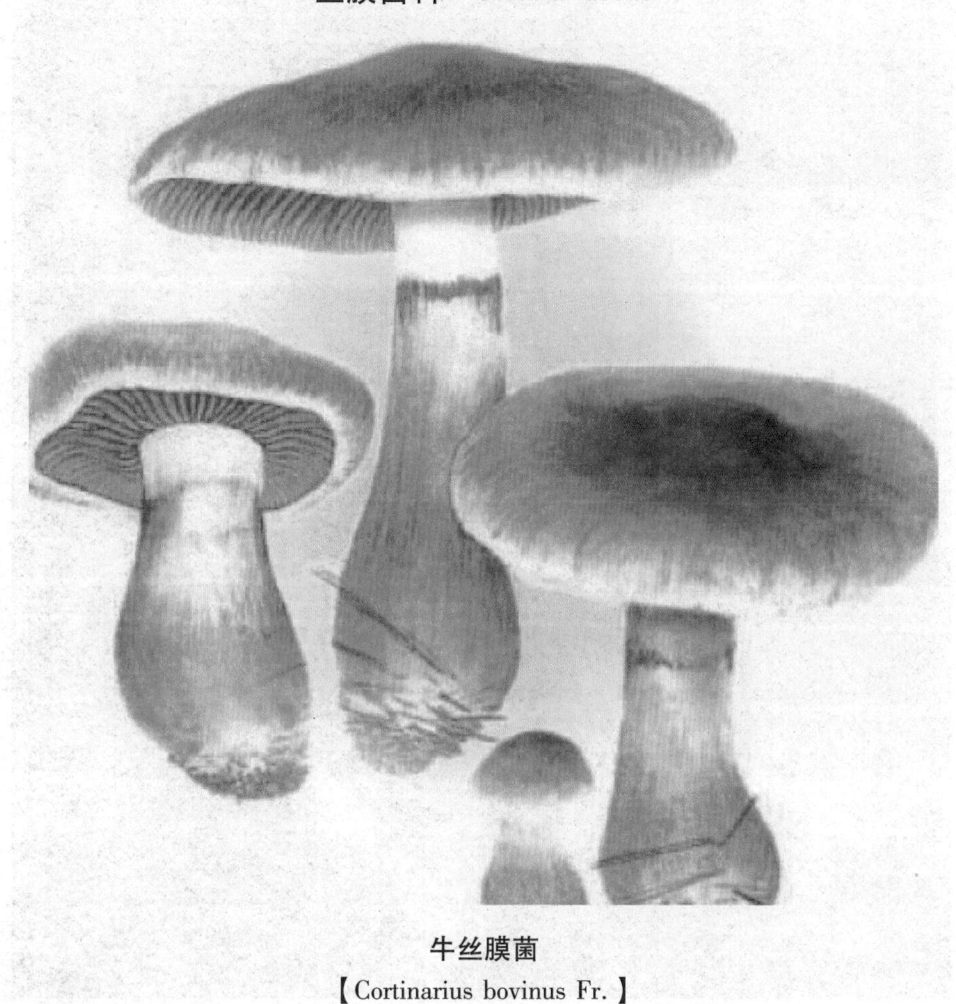

牛丝膜菌
【Cortinarius bovinus Fr.】

【分布地区】主要分布于新疆、西藏等地区。

【科属分类】真菌门（Eumycota）担子菌亚门（Basidiomycotina）层菌纲（Hymenomycetes）伞菌目（Agaricales）丝膜菌科（Cortinariaceae）。

【性状介绍】子实体小至中等。菌盖直径 6～8cm，扁半球形，开伞后近平展，中部稍凸起，表面湿润，深褐色至暗栗褐色，具纤维状平伏条纹，干时有丝光，幼时靠近边缘有白色纤维状物。菌肉厚，带浅褐色。菌褶直生又弯生，幼时浅褐色，后变暗褐色至深肉桂色，密至稍稀，宽，边缘平滑或锯齿状，不等长。菌柄稍粗，上部细而下部渐粗，长 6～8cm，粗 0.7～2.5cm，浅褐至深褐色，有白色丝状条纹，基部膨大近球形粗达 2～3（3.5）cm。菌柄中部有污白色絮状丝膜，后期消失形成白色环带，菌膜珠网状，常附着孢子呈锈褐色。孢子椭圆形，粗糙具疣，带褐色，（7.5～11）μm×（5～6.5）μm。

【生长环境】夏末至秋季在云杉等针叶林地上成群生长，有时近丛生。此种为树木的外生菌根菌。与云杉、冷杉、铁杉等树木形成菌根。

【成分药理】可食用。试验有抗癌作用，对小白鼠肉瘤 S－180 抑制率为 90%，对艾氏癌的抑制率为 80%。

【性味功用】抑制肿瘤。

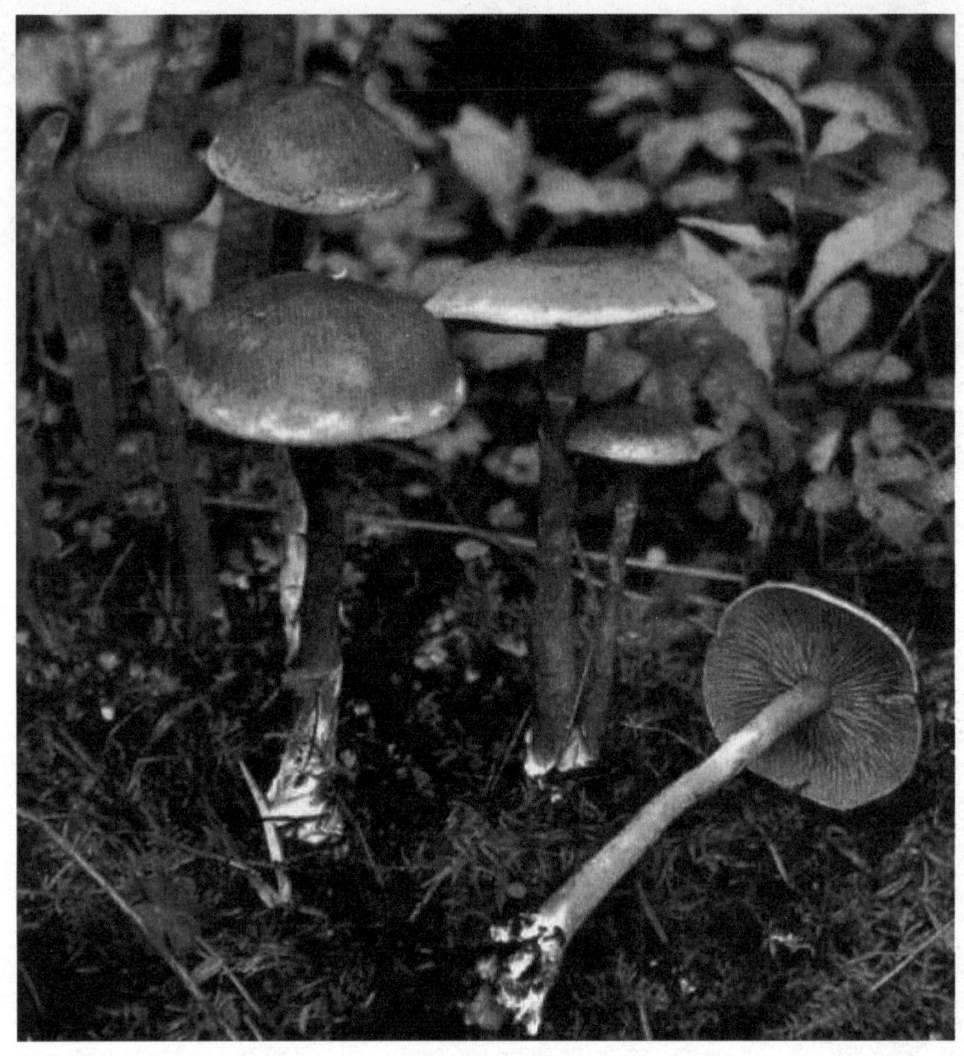

黄棕丝膜菌

【Cortinarius cinnamomeus（L. ：Fr.）Fr.】

【分布地区】主要分布于黑龙江、吉林、四川、新疆等地区。

【科属分类】真菌门（Eumycota）担子菌亚门（Basidiomycotina）层菌纲（Hymenomycetes）伞菌目（Agaricales）丝膜菌科（Cortinariaceae）

【性状介绍】子实体小。菌盖扁半球形，直径2～6cm，中部钝或稍有凸起，表面干，浅黄褐色，中部色深，密被浅黄褐色小鳞片，老后变平滑至有光泽。菌肉浅橘黄色或稻草黄色，薄。菌褶直生至弯生，密，稍宽，不等长，铬黄至橘黄色，变至褐色。菌柄长5～8cm，粗0.4～0.7cm，圆柱形，或稍弯曲，黄色有褐色纤毛，伤处变暗色，内实至空心，基部带附有黄色菌索。丝膜黄色，纤毛状易消失。孢子印暗黄锈色。孢子宽椭圆形，稍粗糙，（6～7）μm×（4～4.5）μm。

【生长环境】秋季在云杉至混交林地上群生或近丛生。

【成分药理】此菌实验表明有抗癌作用，对小白鼠肉瘤S－180的抑制率为80%，对艾氏癌的抑制率为90%。

【性味功用】抑制肿瘤。

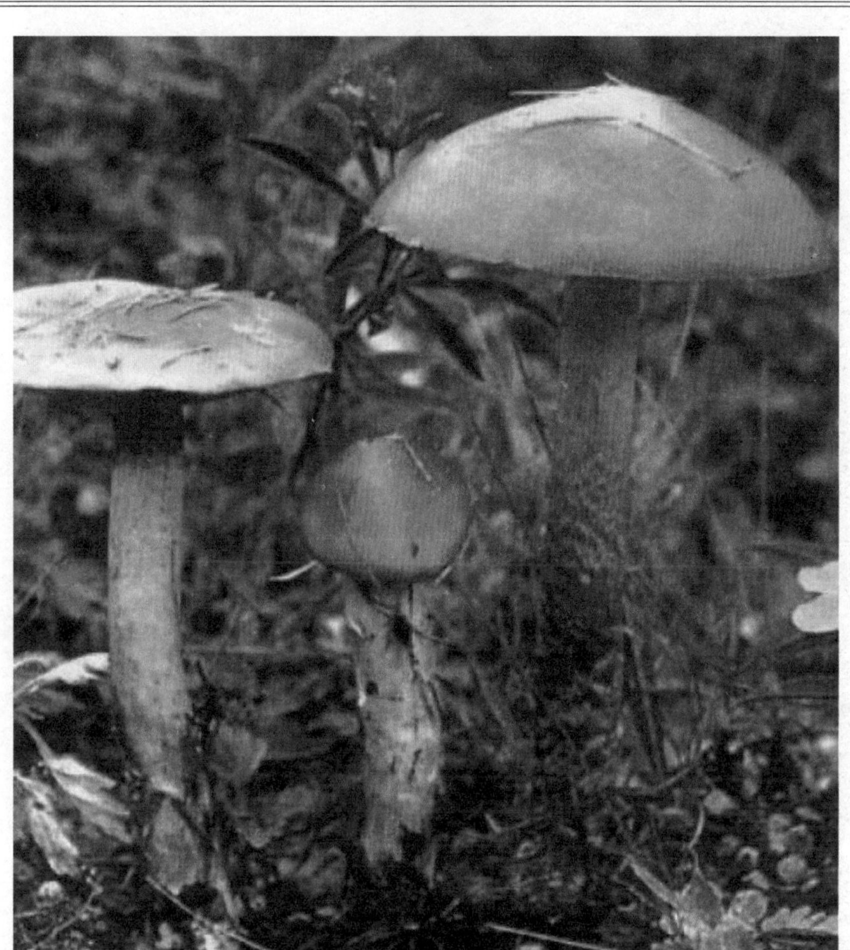

粘柄丝膜菌

【Cortinarius collinitus (Pers.) Fr.】

【中文别名】趟子蘑、油蘑、粘腿丝膜菌。

【分布地区】主要分布于黑龙江、吉林、四川、西藏等地区。

【科属分类】真菌门（Eumycota）担子菌亚门（Basidiomycotina）层菌纲（Hymenomycetes）伞菌目（Agaricales）丝膜菌科（Cortinariaceae）。

【性状介绍】子实体小至中等大。菌盖直径4～10cm，扁半球形，后平展，部分中央凸起，淡土黄色至黄褐色，粘滑，边缘平滑无条纹但有丝膜。菌肉近白色。菌褶弯生，土黄色，老后褐色，不等长，中间较宽。菌柄长4～15cm，粗1～1.2cm，圆柱形或向下渐细，污白色，下部带紫色，黏滑，有环状鳞片。菌幕蛛网状。孢子印锈褐色。孢子淡锈色，粗糙，扁球形或近椭圆形，［（10）12.4～16（17.5）］μm×［7～9］μm。褶缘囊体近棒状，无色，（37.5～50）μm×（9～15）μm。

【生长环境】秋季于混交林中地上群生。

【成分药理】实验表明有抗癌作用，对小白鼠肉瘤S－180抑制率为80%，对艾氏癌的抑制率为90%。

【性味功用】抑制肿瘤。

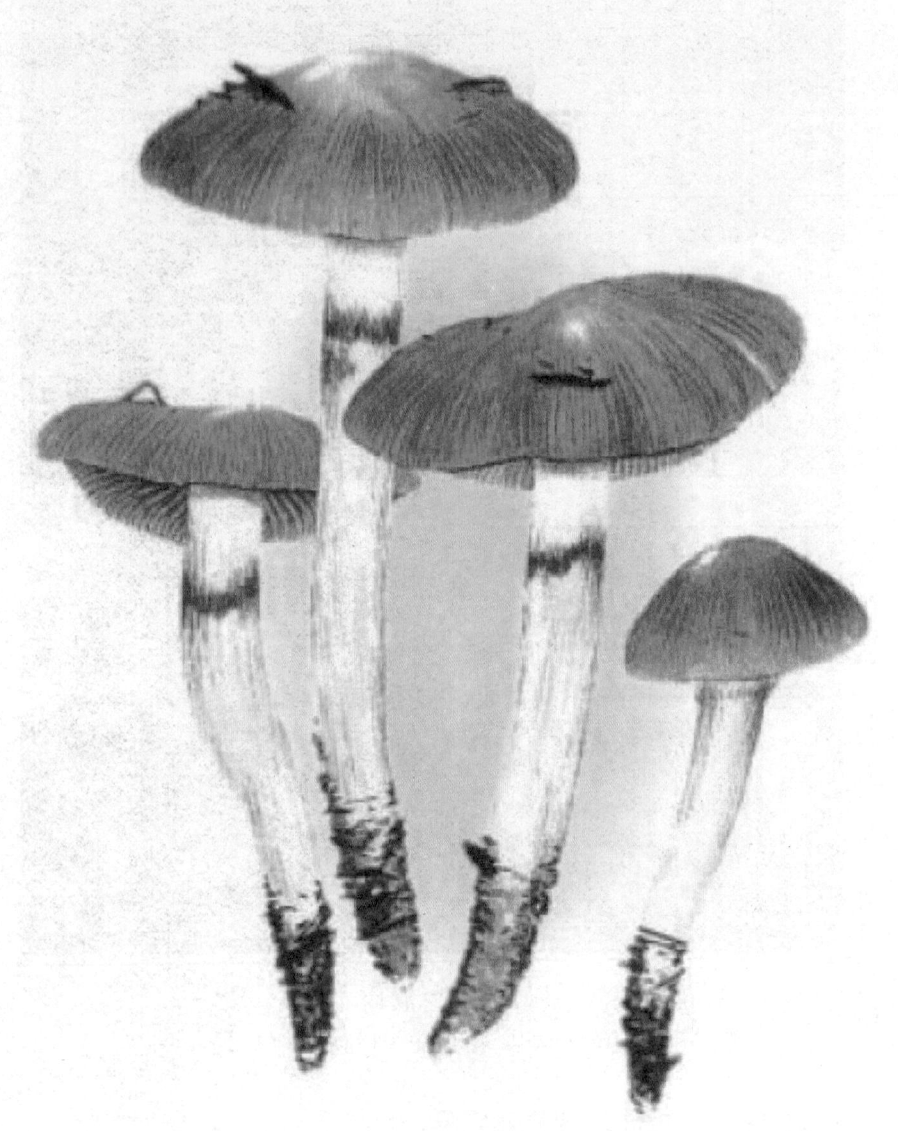

较高丝膜菌

【Cortinarius elatior Fr.】

【分布地区】主要分布于黑龙江、广西、台湾、云南、新疆、四川、西藏。

【科属分类】真菌门（Eumycota）担子菌亚门（Basidiomycotina）层菌纲（Hymenomycetes）伞菌目（Agaricales）丝膜菌科（Cortinariaceae）。

【性状介绍】子实体中等大。菌盖直径7～9cm，初期近球形或钟形，后渐平展成盘状，中部凸起，污黄色至黄褐色，中部色较深，粘，有放射状沟纹，边缘有丝膜。菌肉薄，污黄色。菌褶弯生，不等长，中部较宽，锈褐色。菌柄长6～8（18）cm，粗0.8～2cm，顶部及基部白色，中部带蓝紫色，中间较粗，向下渐细，有细纵纹，黏。

【生长环境】秋季于杂林落叶层上，单生，散生或群生。

【成分药理】可食用。实验表明有抗癌作用，对小白鼠肉瘤180的抑制率为70%，对艾氏癌的抑制率为80%。

【性味功用】抑制肿瘤。

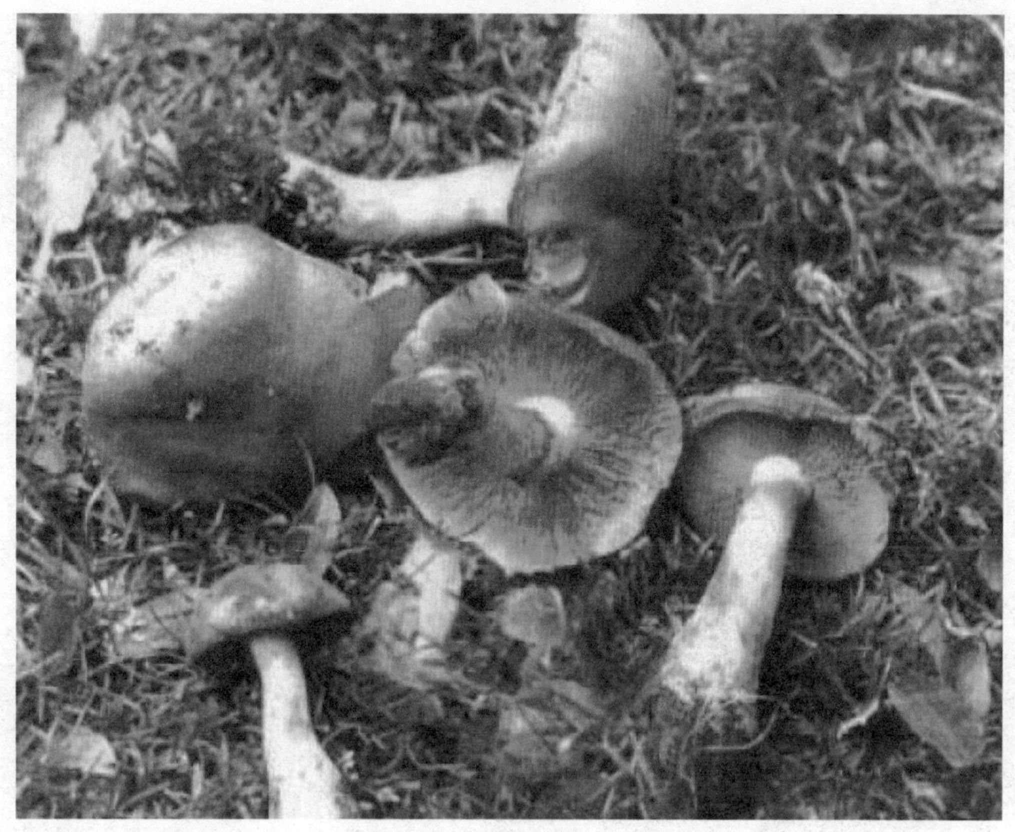

粘丝膜菌

【Cortinarius mucifluus Fr.】

【分布地区】主要分布于黑龙江、吉林、辽宁、四川。

【科属分类】真菌门（Eumycota）担子菌亚门（Basidiomycotina）层菌纲（Hymenomycetes）伞菌目（Agaricales）丝膜菌科（Cortinariaceae）。

【性状介绍】子实体中等大。菌盖直径4.5～8.5cm，初期近球形，后渐平展，盖表面有黏液，尤其湿时黏滑和胶黏，蜜黄色至黄褐色干时污褐色，初期边缘内卷而后平展或有时反卷，亦有条棱，菌肉污白色，老后带黄色或锈色。菌褶直生至弯生，密，稍宽，不等长，浅黄褐色，至浅褐色，褶缘白色不平滑。菌柄长7～10cm，粗0.6～1.8cm，近圆柱形或向下渐变细似根状，上部近白色，向下浅紫灰色，具一层黏液，干后有光泽，内实。

【生长环境】秋季在松林或针阔混交林地上群生。

【成分药理】可食用，味道比较好。实验表明有抗癌作用，对小白鼠肉瘤180抑制率为100%，对艾氏癌的抑制率为90%。

【性味功用】抑制肿瘤。

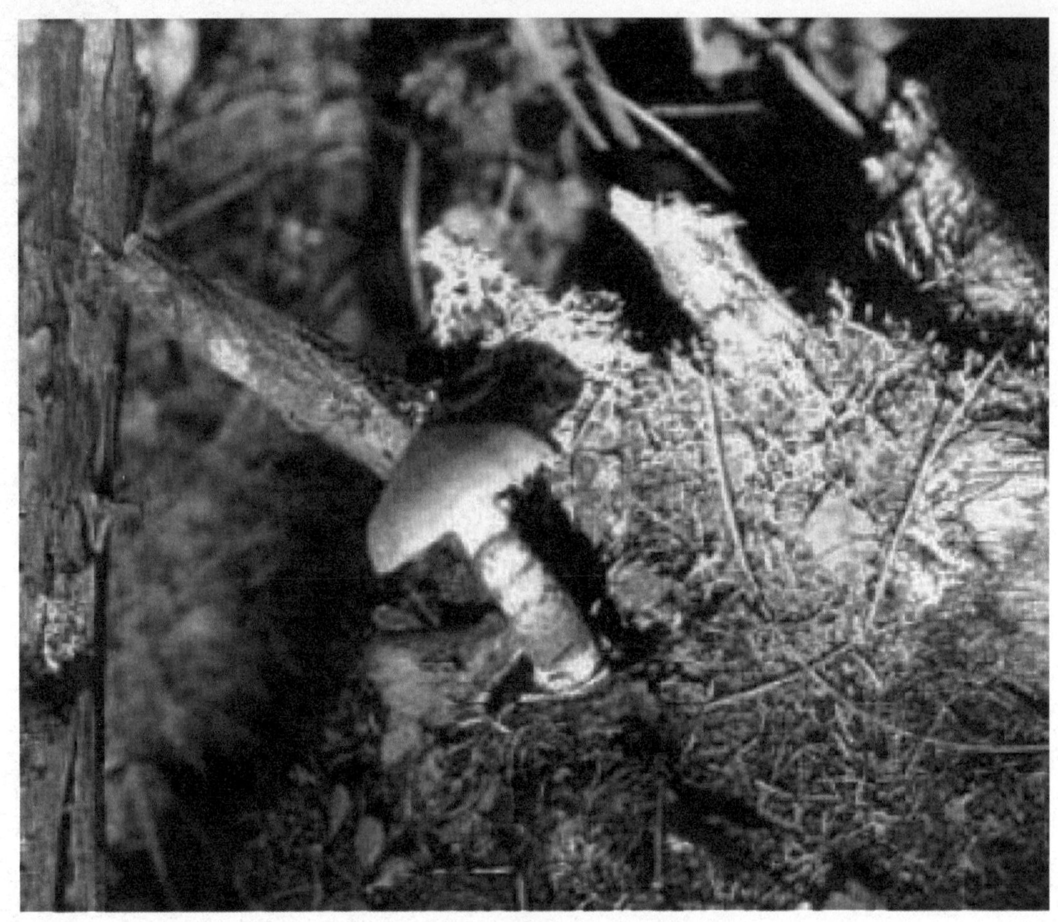

鳞丝膜菌

【Cortinarius pholideus (Fr.) Fr.】

【分布地区】主要分布于黑龙江、内蒙古四川、辽宁等地。

【科属分类】真菌门（Eumycota）担子菌亚门（Basidiomycotina）层菌纲（Hymenomycetes）伞菌目（Agaricales）丝膜菌科（Cortinariaceae）。

【性状介绍】子实体一般中等。菌盖直径3～10cm，幼时半球形至近钟形，后扁半球形至扁平，中部凸起，近红褐色或肉桂褐色，中部色暗，表面密被小而翘起或直立的褐色鳞片。菌肉中部厚，初期带浅紫色，变白色至褐色，无特殊气味。菌褶直生至弯生，初期堇紫色，后速变黄褐色至褐色，不等长，密而宽。菌柄长4～9cm，粗0.6～1.5cm，向下渐增粗，基部膨大，丝膜以上浅堇紫色，以下密被同盖色的鳞片大，纤维质，内部实心，其柄部菌肉上部带堇紫色而下部带褐色。丝膜生柄之中上部。

【生长环境】夏秋季在阔叶林地上群生或丛生。

【成分药理】可食用。记载有抗癌作用，对小白鼠肉瘤抑制率为70%，对艾氏癌的抑制率为70%。

【性味功用】抑制肿瘤。

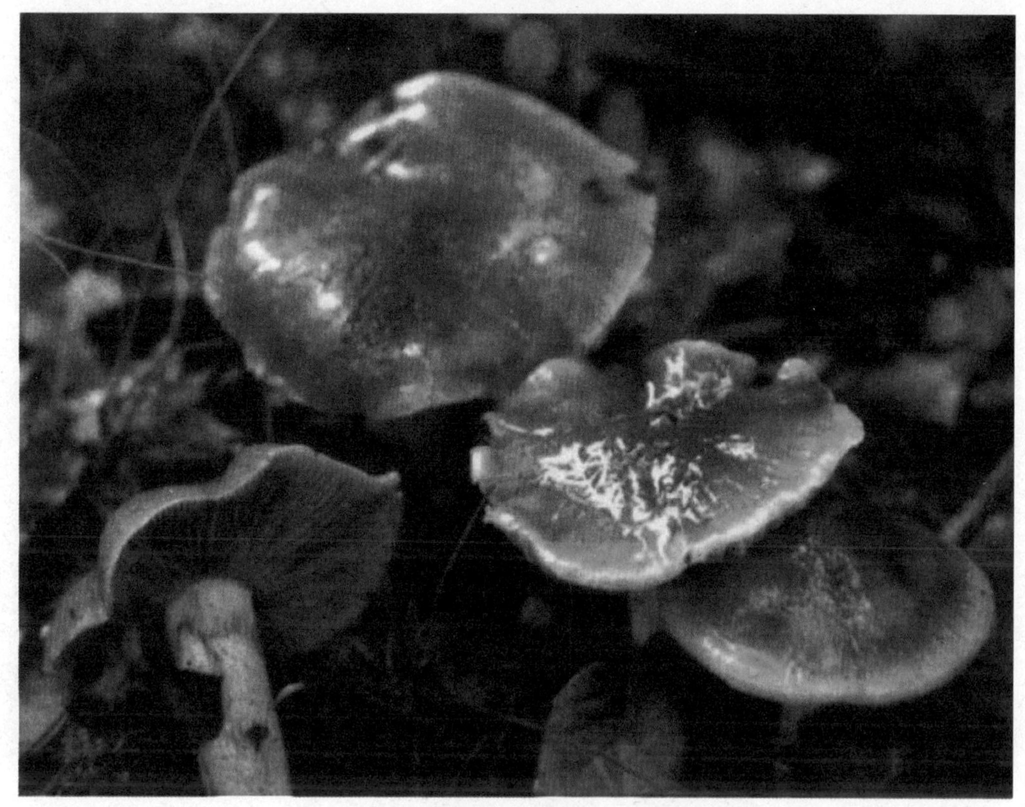

粘液丝膜菌

【cortinarius vibratilis（Fr.）Fr.】

【中文别名】苔丝膜菌。

【分布地区】主要分布于西藏、黑龙江、吉林等地区。

【科属分类】真菌门（Eumycota）担子菌亚门（Basidiomycotina）层菌纲（Hymenomycetes）伞菌目（Agaricales）丝膜菌科（Cortinariaceae）。

【性状介绍】子实体一般较小。菌盖直径 4～6cm，幼时半球形，后期近平展，中部凸起，表面有黏液，平滑光亮，黄色或浅赭黄褐色，干燥时色变浅。菌肉白色，薄、有苦味。菌褶直生至弯生，密，较窄，初时淡后深肉桂色，不等长。菌柄长 5～6cm，粗 0.5～0.9cm，圆柱形或向下渐粗，白色，幼时具一层黏液，内部松软至空心。孢子印深肉桂色。

【生长环境】秋季在云杉林中地上成群生长。属树木的外生菌根菌。

【成分药理】可食用，但也有记载不食用。另实验表明有抗癌作用，对小白鼠肉瘤 S－180 和艾氏癌的抑制率分别为 100% 和 90%。

【性味功用】抑制肿瘤。

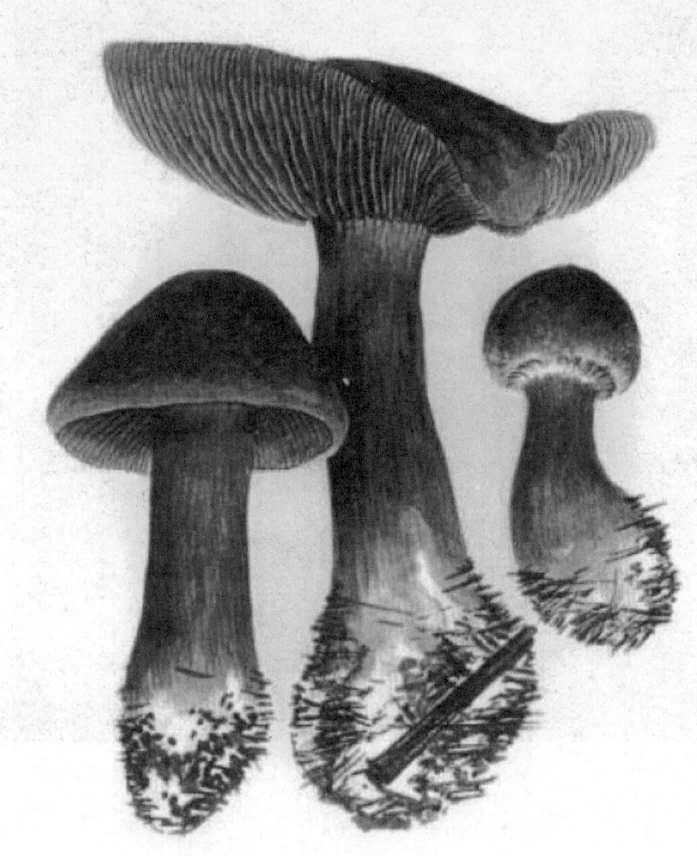

紫绒丝膜菌

【Cortinarius Violaceus（L.）Fr.】

【中文别名】堇紫丝膜菌。

【分布地区】主要分布于安徽、云南、吉林、黑龙江、青海、辽宁、贵州、新疆、西藏等地区。

【科属分类】真菌门（Eumycota）担子菌亚门（Basidiomycotina）层菌纲（Hymenomycetes）伞菌目（Agaricales）丝膜菌科（Cortinariaceae）。

【性状介绍】子实体中等至较大。菌盖直径4～8.5（15）cm，扁半球形，呈深堇紫色，边缘稍内卷，丝膜易消失，表面不粘，密被绒毛和成簇的小鳞片，在盖之中部更密。菌肉呈深堇紫色。菌褶弯生，较稀。菌柄长9～15cm，粗0.9～2.5cm，与菌盖同色或稍淡，向下部稍膨大，基部渐细，具丝状细毛，内部松软。孢子印褐色。孢子椭圆形，有小疣，（9.6～12.1）μm×（7～7.8）μm。褶缘囊体无色，近棒状或顶端稍尖细，（20～35）μm×（8～10）μm。褶缘囊体稠密，多棒状，有时顶端呈奶头状，顶端无色，中下部常带淡褐色，（50～75）μm×（12～20）μm。

【生长环境】秋季于混交林中地上散生或单生。与云杉、榛等树木形成菌根。

【成分药理】可食用。实验表明有抗癌作用。对小白鼠肉瘤S－180抑制率为100%，对艾氏癌的抑制率为90%。

【性味功用】抑制肿瘤。

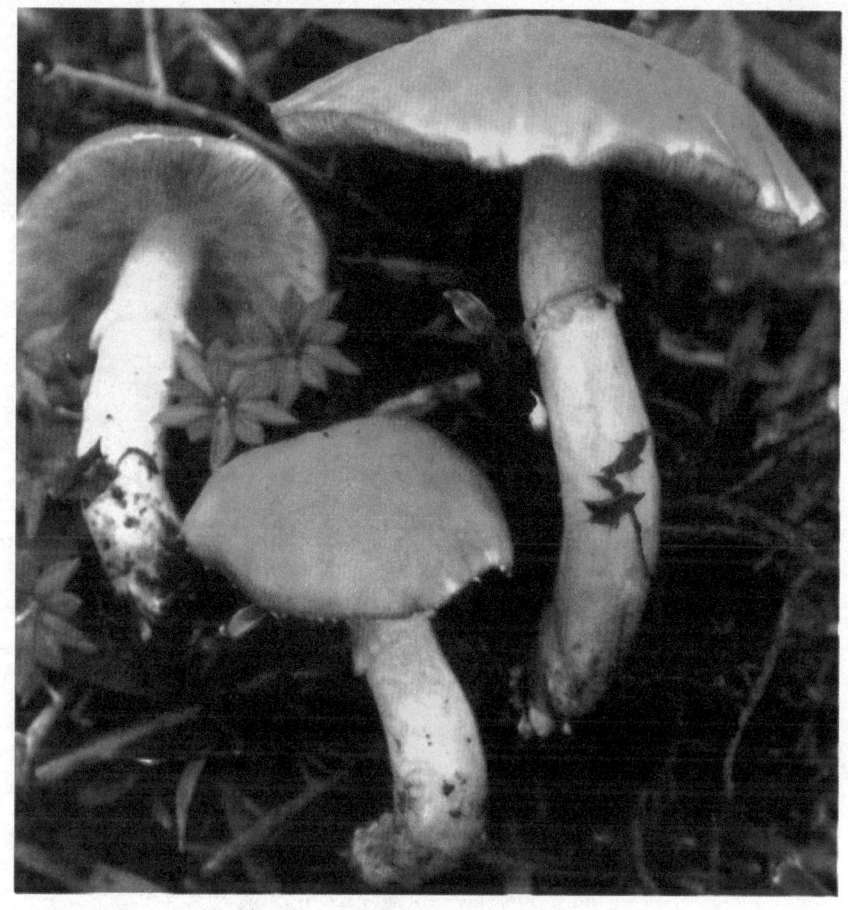

皱盖罗鳞伞

【Rozites caperata（Pers.：Fr.）Karst.】

【中文别名】皱皮环锈伞、皱皮环柄菇。

【分布地区】主要分布于黑龙江、四川、江苏、西藏、吉林、辽宁、青海等地区。

【科属分类】真菌门（Eumycota）担子菌亚门（Basidiomycotina）层菌纲（Hymenomycetes）伞菌目（Agaricales）丝膜菌科（Cortinariaceae）。

【性状介绍】子实体中等至稍大。菌盖直径 5～12（15）cm，初期半球形或扁半球形，后中央凸起，伸展后呈扁平，褐黄色或土黄色，无毛或有外菌幕粉末状残物，有显著的皱纹或凹凸不平。菌肉白色，中部厚。菌褶直生或弯生，稍密，宽，近白色，后呈锈色，常具有色较深或较浅的横带。菌柄近白色或带淡黄色，粗壮，近圆柱形，内实，长 7～12（17）cm，粗 1～2cm，基部有外菌幕残痕。菌环白色或黄白色，膜质，生柄之中部或较上部。孢子印锈褐色。

【生长环境】秋季于林中地上单生、散生或群生。此菌为树木的外生菌根菌，与云杉、冷杉和一些阔叶树形成菌根。

【成分药理】可食用，味道鲜美，属优良食菌，含氨基酸 10 多种。试验有抗癌作用，对小白鼠肉瘤 S－180 抑制率为 70%，对艾氏癌的抑制率为 70%。

【性味功用】抑制肿瘤。

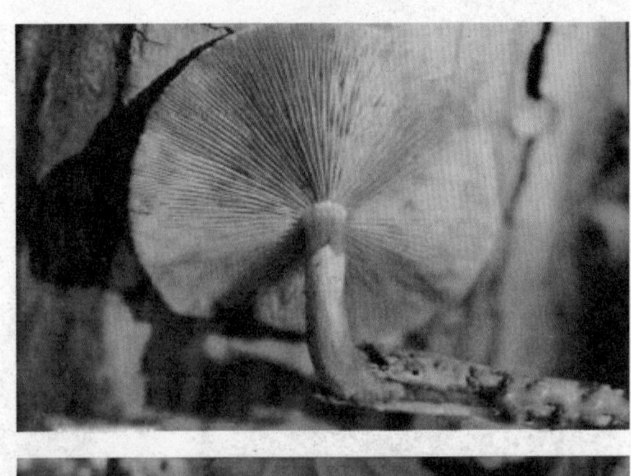

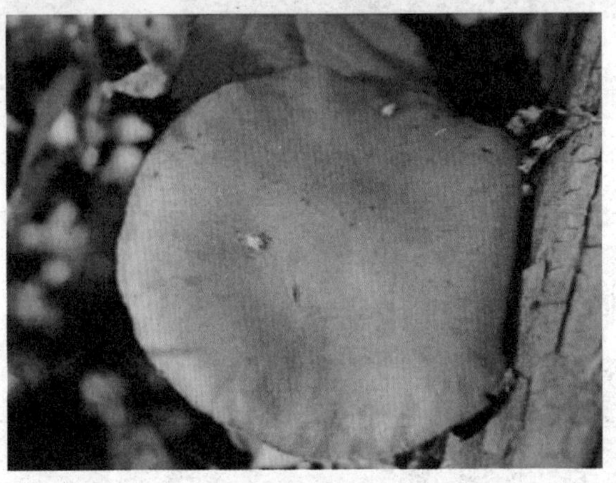

橘黄裸伞

【Gymnopilus spectabilis（Fr.）Sing.】

【中文别名】红环锈伞、大笑菌。

【分布地区】主要分布于黑龙江、吉林、福建、湖南、广西、云南等地区。

【科属分类】真菌门（Eumycota）担子菌亚门（Basidiomycotina）层菌纲（Hymenomycetes）伞菌目（Agaricales）丝膜菌科（Cortinariaceae）。

【性状介绍】子实体中等大。菌盖橙黄色至橘红色，中部有红色细鳞片。菌盖初期半球形后近平展，直径3~8.3cm，边缘平滑。菌肉黄色，味苦。菌褶稍密。黄色后变锈色。菌柄近柱形，长3~10cm，粗0.4~1cm，较盖色浅，具毛状鳞片，内部实心，基部稍膨大。菌环膜质生柄之靠顶部。孢子印锈色。

【生长环境】夏秋季在阔叶或针叶树腐木上或树皮上群生或丛生。

【成分药理】①此菌中毒后产生精神异常，如同酒醉者一样，手舞足蹈，活动不稳，狂笑，或意识障碍，谵语，或产生幻觉，看到房屋变小、东倒西歪，视物不清，头晕眼花。1964年日本lmazaki首先报告了此种毒菌的致幻觉作用。可能含有幻觉诱发物质。②该菌实验表明有抗癌作用，对小白鼠肉瘤S-180的抑制率为60%，对艾氏癌的抑制率为70%。③橘黄裸伞属于一种腐生神经致幻型毒菌，广泛分布于世界各地。有关神经致幻型毒菌通常含有活性色胺类毒素，可以引起神经致幻型中毒，一般认为毒性物质作用于中枢神经至脊髓，从而导致交感神经和生理机能的变化。④具有清除DPPH、ABTS和超氧自由基等抗氧化活性，其抗氧化活性大约是水溶性维E的3~5倍。

【性味功用】治疗神经系统（精神）疾病，抑制肿瘤。

粉褶菌科 Rhodophyllaceae

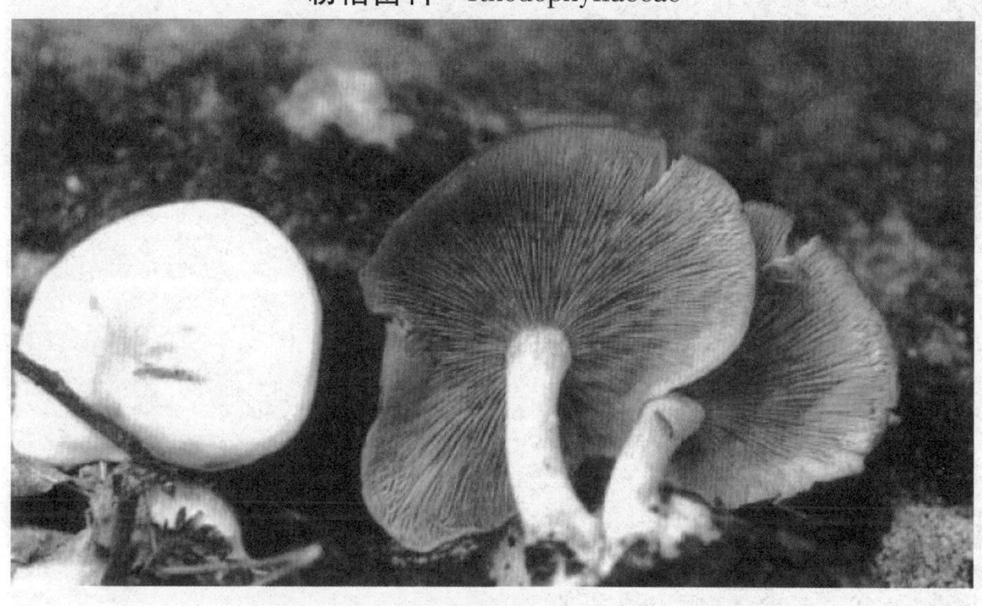

斜盖粉褶菌

【Rhodophyllus abortivus (Berk. & Curt.) Sing.】

【中文别名】角孢斜盖伞、角孢斜顶蕈。

【分布地区】主要分布于云南、吉林、河北、四川、陕西、河南等地区。

【科属分类】真菌门（Eumycota）担子菌亚门（Basidiomycotina）层菌纲（Hymenomycetes）伞菌目（Agaricales）粉褶菌科（Rhodophyllaceae）。

【性状介绍】子实体中等至稍大。菌盖宽3~9.5cm，扁球形至近平展，往往偏斜，中部稍下凹，污白色或灰白色，有时变至淡黄褐色，光滑，边缘平滑。菌肉白色。菌褶开始近白色，后变粉红色，稍密，延生，不等长。菌柄近柱形，淡灰色，基部白色，长3~8cm，粗0.5~1.5cm，内实，纤维质，有纵纹。孢子印粉红色。孢子无色，光滑，长椭圆状多角形，(7.5~10.4) μm×(5~6.3) μm。

【生长环境】秋季在林中地上近丛生，群生或单生。

【成分药理】此种可食，味道鲜美。其子实体对小白鼠肉瘤S-180的抑制率及对艾氏癌的抑制率均为90%。

【性味功用】抑制肿瘤。

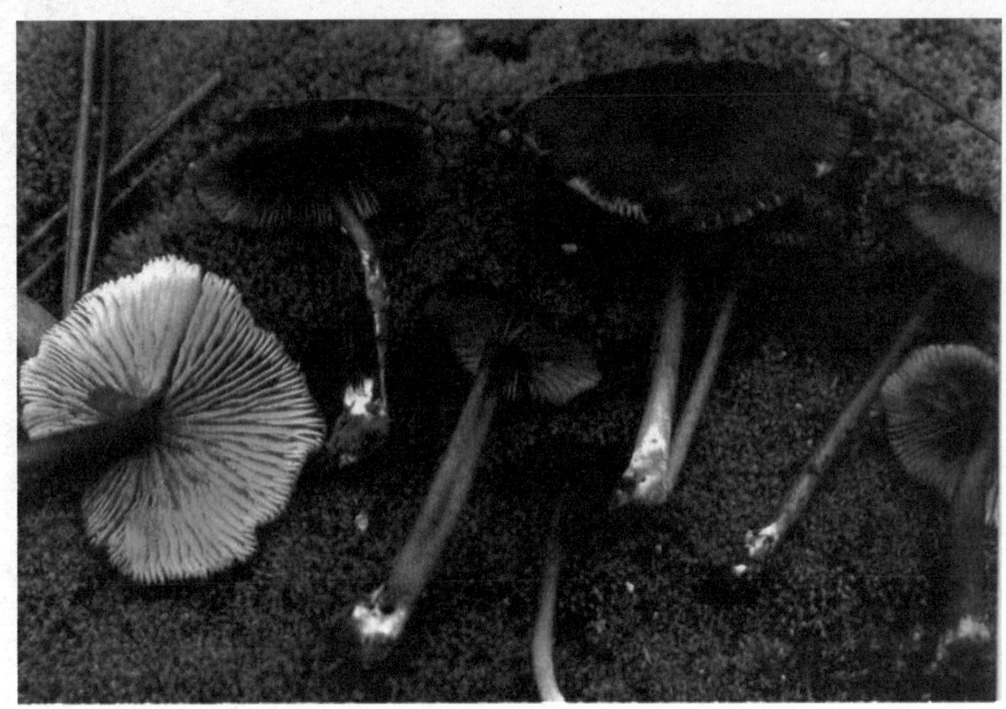

黑紫粉褶菌

【Rhodophyllus ater Hongo】

【分布地区】主要分布于湖北、西藏等地区。

【科属分类】真菌门（Eumycota）担子菌亚门（Basidiomycotina）层菌纲（Hymenomycetes）伞菌目（Agaricales）粉褶菌科（Rhodophyllaceae）。

【性状介绍】子实体小。菌盖直径2~4.5cm，扁半球形至扁平，中央下凹，暗紫黑色，有微细毛状鳞片，边缘有细条纹。菌肉薄。菌褶直生至延生，淡灰粉色，粉肉色，稀，不等长。菌柄长2~6cm，粗0.2~0.4cm，圆柱形，较盖色浅，中空基部白色。孢子印粉色。孢子多角形，（10.3~13）μm×（7.5~8）μm。褶缘囊体近棒状，薄壁，（50~70）μm×（6.5~22）μm。

【生长环境】夏秋季生混交林中草地上群生。

【成分药理】实验表明有抗癌作用，对小白鼠肉瘤的抑制率为70%，对艾氏癌的抑制率为80%。

【性味功用】抑制肿瘤。

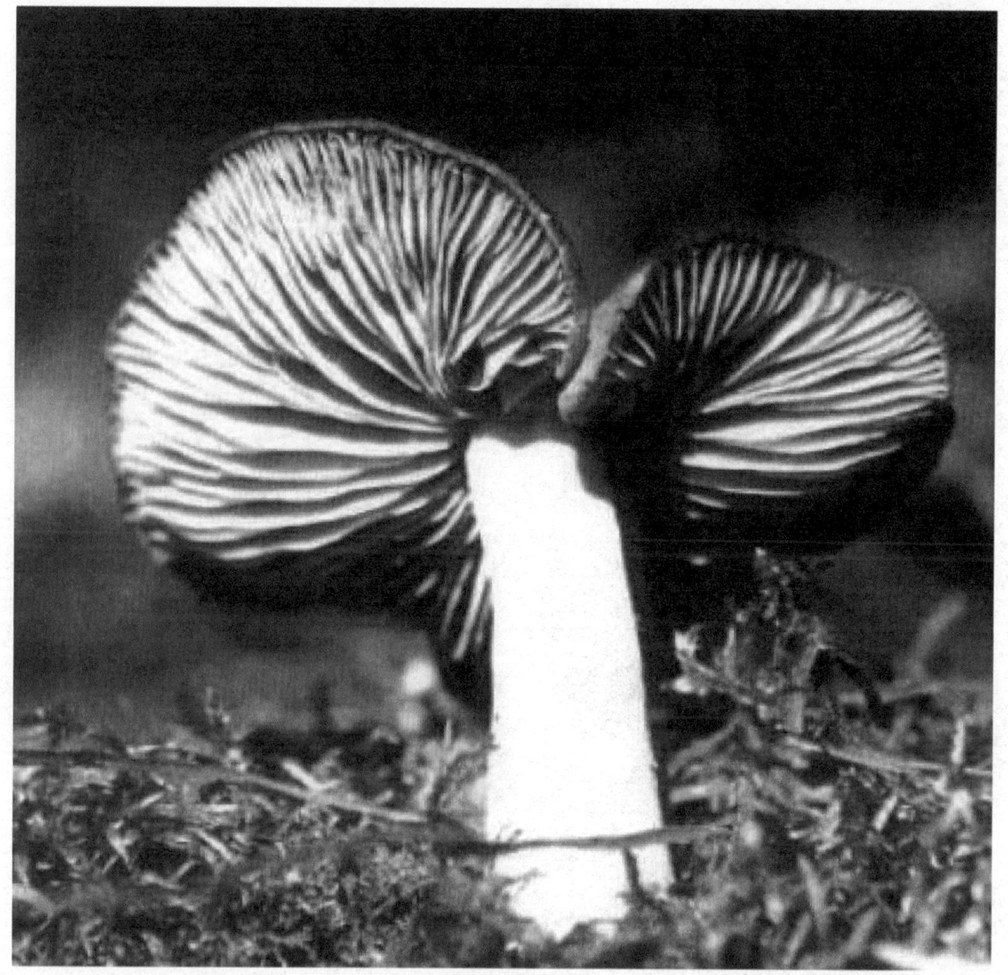

晶盖粉褶菌

【Rhodophyllus clypeatus（L.：Fr.）Quel.】

【中文别名】豆菌（四川），红质赤褶菇。

【分布地区】主要分布于河北、黑龙江、吉林、青海、湖南、四川、广东等地区。

【科属分类】真菌门（Eumycota）担子菌亚门（Basidiomycotina）层菌纲（Hymenomycetes）伞菌目（Agaricales）粉褶菌科（Rhodophyllaceae）。

【性状介绍】子实体一般中等大。菌盖宽2～10cm，近钟形至平展，中部稍凸起，表灰褐色或朽叶色，光滑，具深色条纹，湿时水浸状，边缘近波状，老后具不明显短条纹。菌肉白色，薄。菌褶初期粉白色，后变肉粉色，较稀，弯生，不等长，边缘齿状至波状。菌柄白色，圆柱形，长5～12cm，粗0.5～1.5cm，具纵条纹，质脆，内实变空心。孢子印粉色。

【生长环境】夏秋季在混交林中地上群生或散生。此菌与李子、山楂等树木形成外生菌根。

【成分药理】据试验对小白鼠肉瘤S－180的抑制率为100%，对艾氏癌的抑制率为100%。

【性味功用】抑制肿瘤。

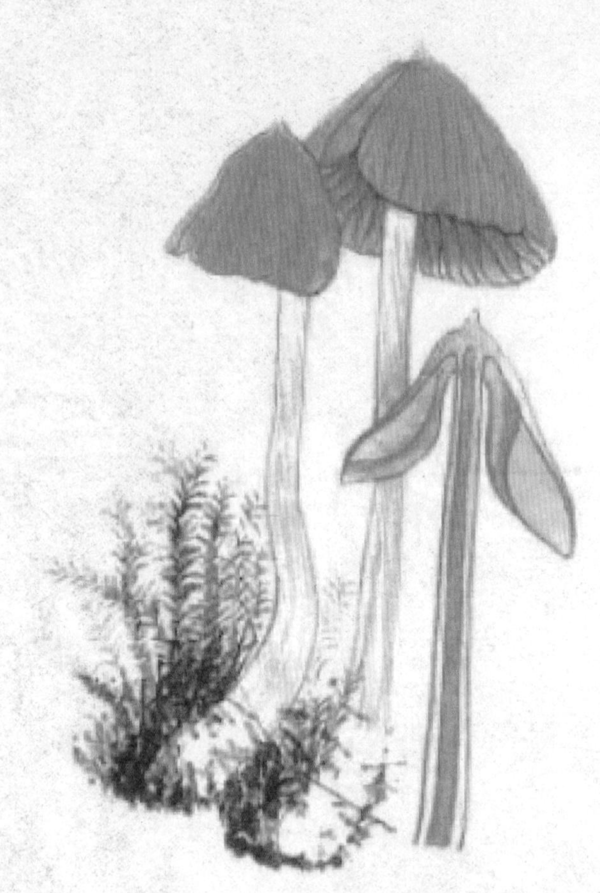

方孢粉褶菌

【Rhodophyllus murraii (Berk. & Curt.) Sing.】

【分布地区】主要分布于四川、湖南等地区。

【科属分类】真菌门（Eumycota）担子菌亚门（Basidiomycotina）层菌纲（Hymenomycetes）伞菌目（Agaricales）粉褶菌科（Rhodophyllaceae）。

【性状介绍】子实体弱小。菌盖直径 2 ~ 4cm，顶部具凸尖，黄色到橙黄色，表面丝光发亮，湿润时边缘可见细条纹。菌肉薄，近无色。菌褶近粉黄色至粉红色，稍稀，不等长，弯生至近离生，边缘近波状。菌柄细长柱形，黄白色，光滑或有丝状细条纹，长 4 ~ 8cm，粗 0.2 ~ 0.4cm，内部空心，基部稍膨大。孢子印粉红色。

【生长环境】夏秋季在混交林地上单生或成群生长。

【成分药理】记载有毒。实验表明有抗癌作用，对小白鼠肉瘤 S－180 抑制率为 90%，对艾氏癌的抑制率为 100%。

【性味功用】抑制肿瘤。

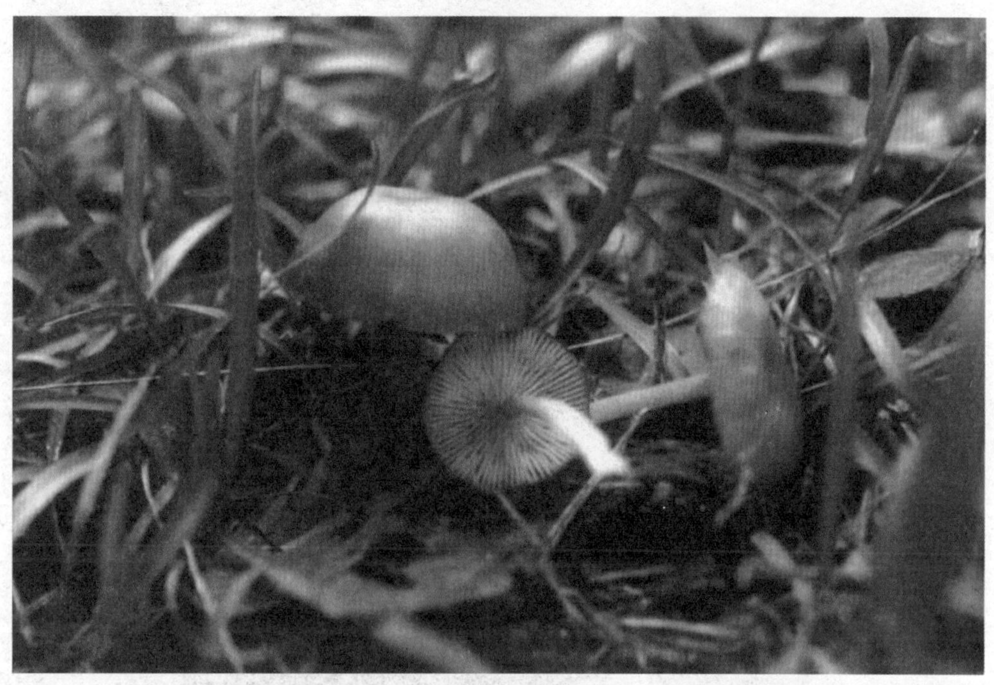

臭粉褶菌

【Rhodophyllus nidorosus (Fr.) Quél.】

【中文别名】臭赤褶菇。

【分布地区】主要分布于湖南、辽宁、四川、云南、吉林等地区。

【科属分类】真菌门（Eumycota）担子菌亚门（Basidiomycotina）层菌纲（Hymenomycetes）伞菌目（Agaricales）粉褶菌科（Rhodophyllaceae）。

【性状介绍】子实体中等大。菌盖直径 3～7cm，污白，黄褐色至带灰色，湿时水浸状边缘呈现轻微条纹。开伞后边缘上拱而中部凸起，表皮易剥离。菌肉白色，具强烈的难闻气味。菌褶粉色，直生至近离生，不等长。菌柄圆柱形，长 4.5～9cm，粗 0.3～1cm，表面白色至污白色，具纵条纹，内部空心，顶部有白色粉末。孢子印粉红色。孢子角形，带粉色，（7～10）μm×（6～7.5）μm。

【生长环境】夏秋季在阔叶林或针叶林地上成群生长。属外生菌根菌。

【成分药理】据记载有毒不宜食用。此菌实验表明有抗癌作用，对小白鼠肉瘤 180 的抑制率为 60%，对艾氏癌的抑制率为 70%。

【性味功用】抑制肿瘤。

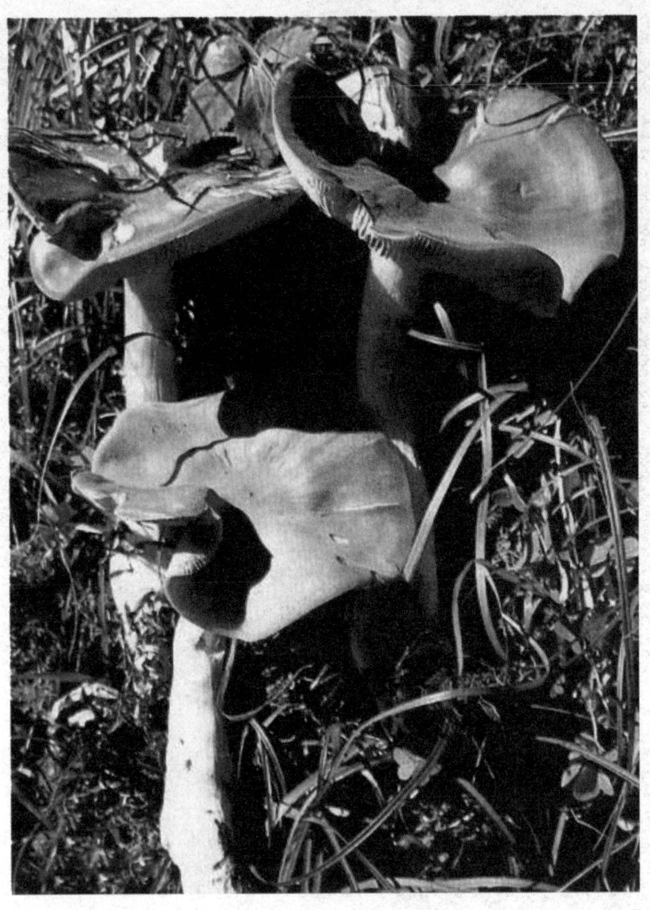

毒粉褶菌

【Rhodophyllus sinuatus (Bull. : Fr.) Pat.】

【中文别名】土生红褶菌。

【分布地区】主要分布于吉林、江苏、安徽、台湾、河南、河北、黑龙江等地区。

【科属分类】真菌门（Eumycota）担子菌亚门（Basidiomycotina）层菌纲（Hymenomycetes）伞菌目（Agaricales）粉褶菌科（Rhodophyllaceae）。

【性状介绍】子实体较大。菌盖一般污白色，直径可达20cm，初期扁半球形，后期近平展，中部稍凸起，边缘波状，常开裂，表面有丝光，污白色至黄白色，有时带黄褐色。菌肉白色，稍厚。菌褶初期污白，老后粉或粉肉色，直生至近弯生，稍稀，边缘近波状，长短不一。菌柄白色至污白色，往往较粗壮，长9～11cm，粗1.5～3.8cm，上部有白粉末，表面具纵条纹，基部有时膨大。

【生长环境】夏秋季在混交林地往往大量成群或成丛生长，有时单个生长。属树林外生菌根菌，可与栎、山毛榉、鹅卫栃等树木形成菌。

【成分药理】有毒，不可食。误食中毒后，潜伏期短的约半小时，有时长达6小时，发病后出现强烈恶心、呕吐、腹痛、腹泻、心跳减慢、呼吸困难、尿中带血，中毒症状往往近似含有毒伞肽的毒伞。抗癌试验表明，此菌对小白鼠肉瘤S－180的抑制率为100%，对艾氏癌的抑制率为100%。

【性味功用】抑制肿瘤。

牛肝菌科　Boletaceae

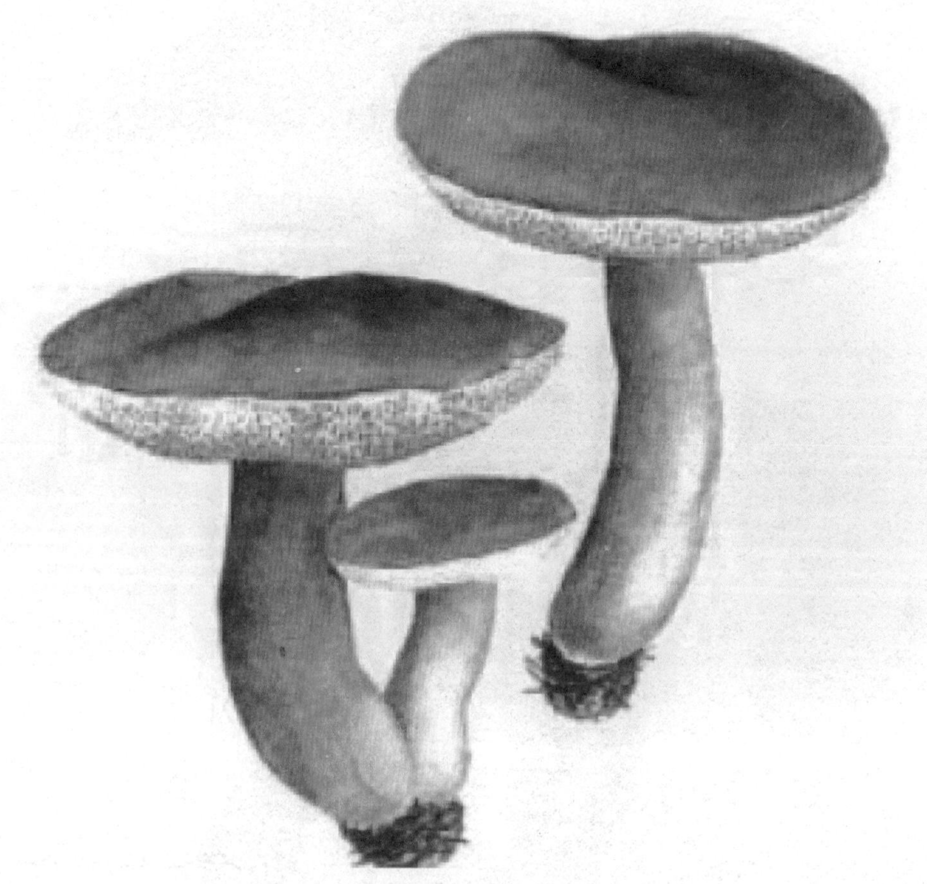

褐圆孢牛肝菌

【Gyroporus castaneus（Bull.：Fr.）Quél.】

【中文别名】栎牛肝菌、褐空柄牛肝。

【分布地区】主要分布于浙江、云南、吉林、广东、江苏、湖南、西藏等地区。

【科属分类】真菌门（Eumycota）担子菌亚门（Basidiomycotina）层菌纲（Hymenomycetes）伞菌目（Agaricales）牛肝菌科（Boletaceae）。

【性状介绍】子实体小至中等大。菌盖直径2～8cm，扁半球形，后渐平展至下凹，干，有细微的绒毛，淡红褐色至深咖啡色。菌肉白色，伤不变色。菌管离生或近离生，白色，后变淡黄色。管口（1～2）个/mm。柄近柱形，长2～8cm，粗0.5～2cm，与菌盖同色，有微绒毛，上下略等粗，中空。孢子印淡黄色。

【生长环境】夏秋季于橡树林或针阔混交林中地上单生、散生至群生。又属树木的外生菌根菌。

【成分药理】可食用，但在云南地区群众反应有毒，其国外也有有毒的记载，采食时注意。此菌实验表明有抗癌作用，对小白鼠肉瘤S－180的抑制率为80%，对艾氏癌的抑制率为70%。

【性味功用】抑制肿瘤。

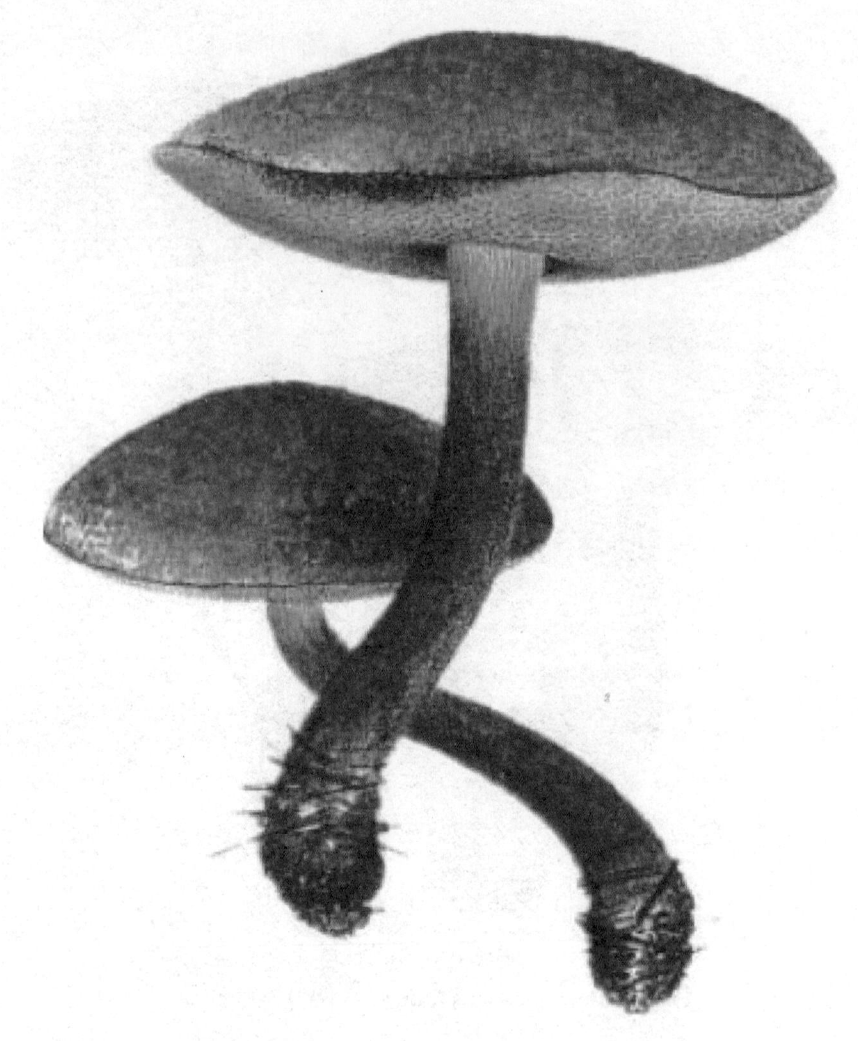

细粉绒牛肝菌

【Xerocomus pulverulentus（Opat.） Gilb.】

【分布地区】主要分布于福建等地区。

【科属分类】真菌门（Eumycota）担子菌亚门（Basidiomycotina）层菌纲（Hymenomycetes）伞菌目（Agaricales）牛肝菌科（Boletaceae）。

【性状介绍】子实体中等至稍大。菌盖宽 6～12cm，土红褐色、暗淡红褐色或暗褐色，有绒毛，不黏。菌肉黄色，伤后变蓝色，致密。菌管黄色，后变淡绿黄色，直生或在菌柄周围凹陷，管口复式，1.5～2 个/mm。菌柄长 4～10cm，粗 1～2cm，圆柱形，孢子印橄榄褐色。

【生长环境】夏秋季于林中地上单生。属树木外生菌菌根。

【成分药理】可食用。实验表明有抗癌作用，对小白鼠肉瘤 S－180 及艾氏癌的抑制率分别为 90% 和 80%。

【性味功用】抑制肿瘤。

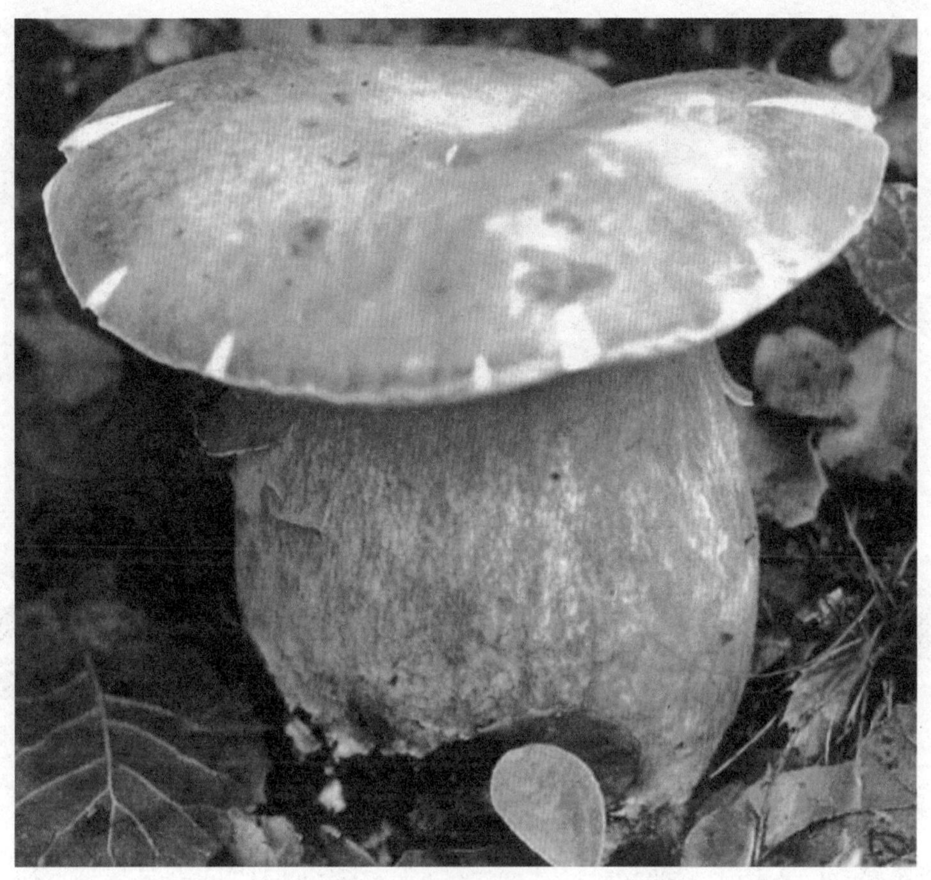

美味牛肝菌

【Boletus edulis Bull.：Fr.】

【中文别名】粗腿菇、大腿蘑、大脚菇、网纹牛肝菌、白牛肝、白牛头、山乌茸。

【分布地区】主要分布于河南、台湾、黑龙江、四川、贵州、云南、西藏等地区。

【科属分类】真菌门（Eumycota）担子菌亚门（Basidiomycotina）层菌纲（Hymenomycetes）伞菌目（Agaricales）牛肝菌科（Boletaceae））。

【性状介绍】子实体中等至大型。菌盖扁半球形或稍平展，不黏，光滑，边缘纯，黄褐色、土褐色或赤褐色。菌肉白色，厚，受伤后不变色。菌管初期白色，后呈淡色，直生或近孪生，或在柄之周围凹陷。管口圆形，基部稍膨大淡褐色或淡黄褐色，内实。

【生长环境】夏秋季长于高海拔的针叶林与阔叶林的混交林，散生或单生。

【成分药理】①美味牛肝菌含硒，二酰基甘油-4’-O-（N，N，N-三甲基）高丝氨酸，岩藻甘露半乳聚糖，蛋白质，氨基酸及维生素B12。②本品多糖蛋白用量300mg/kg，对小鼠S-180肉瘤抑制率为100%，对艾氏癌抑制率90%。③是珍稀菌类，香味独特、营养丰富，有防病治病、强身健体的功能，特别对糖尿病有很好的疗效。具有祛风散寒、舒筋活络的功效，中医认为对贫血、体虚、头晕、耳鸣有功效。具有清热除烦、追风散寒、养血活血、补虚提神的功效，是配制“舒筋丸”的原料之一，有较强的抗癌活性和抗流感、预防感冒的作用，可治疗腰腿疼痛、手足麻木和不孕症。

【性味功用】淡，温。祛风散寒、补虚止带，主治风湿痹痛、手足麻木、白带、不孕症，防治糖尿病，抑制肿瘤等。

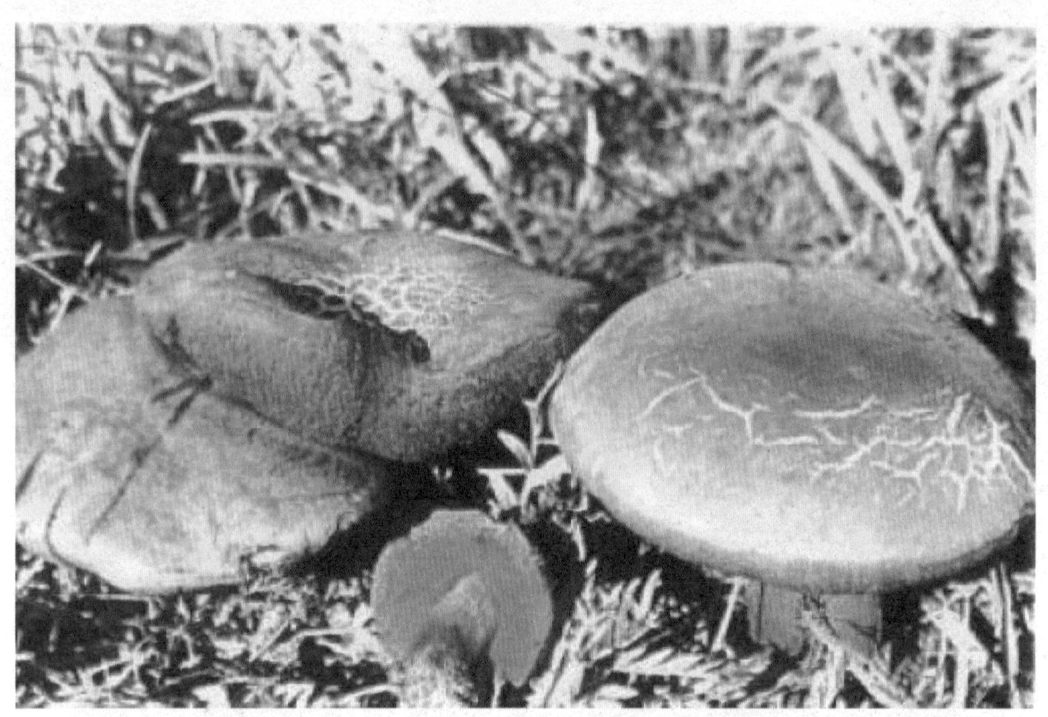

红柄牛肝菌

【Boletus erythropus（Fr.：Fr.）Pers.】

【分布地区】主要分布于河北、安徽、江苏等地区。

【科属分类】真菌门（Eumycota）担子菌亚门（Basidiomycotina）层菌纲（Hymenomycetes）伞菌目（Agaricales）牛肝菌科（Boletaceae）。

【性状介绍】子实体中等至较大。菌盖直径5~20cm，扁半球形或近扁平，锈红、砖红至锈褐或栗褐色，盖边缘色较浅。开始有细绒毛后变光滑，湿时粘。菌肉黄色，受伤处变蓝色或暗蓝色。菌管层靠近柄部，黄色，伤变蓝色。管口红色，（1~2）个/mm。菌柄圆柱形，粗壮，有时基部膨大，长4.5~14.5cm，粗1.2~5cm，顶部黄色密被红色小点，伤变蓝色至暗蓝色。孢子浅黄色。

【生长环境】夏秋季在阔叶林或混交林地上生长。属树木的外生菌根菌，可与落叶松、松杉、鹅耳枥、栎、山毛榉、杨等树木形成菌根。

【成分药理】实验表明有抗癌作用，对小白鼠肉瘤S-180和艾氏癌的抑制率均为100%。

【性味功用】抑制肿瘤。

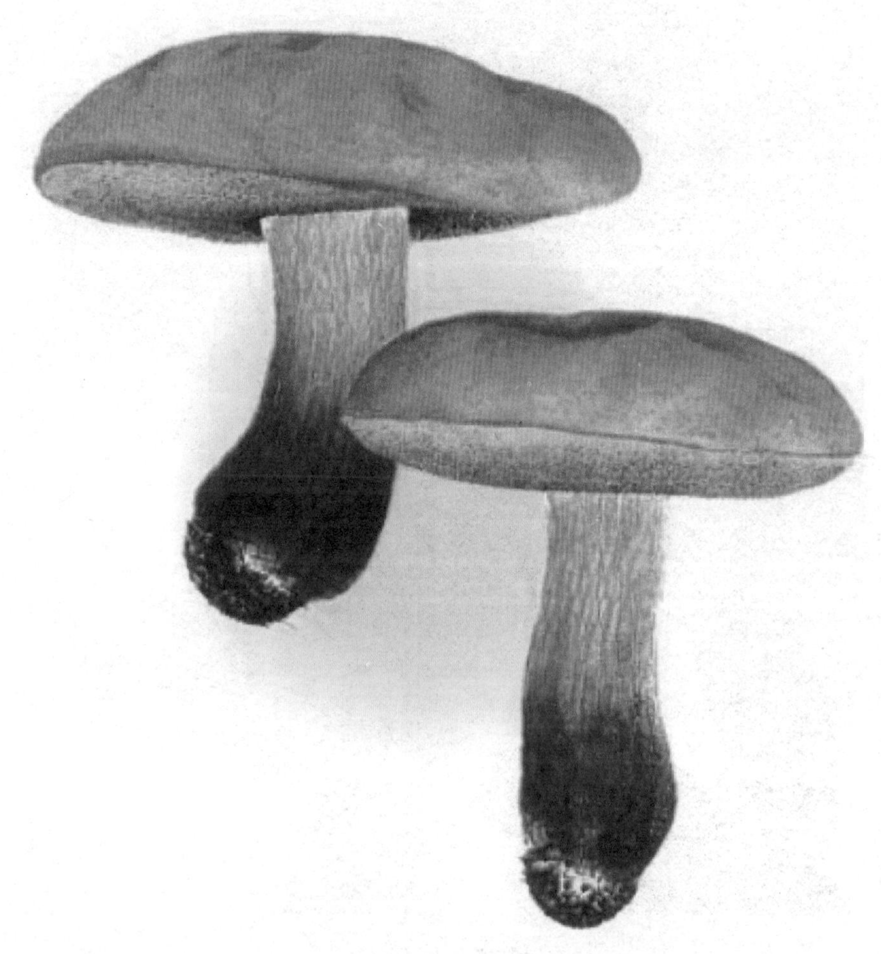

桃红牛肝菌

【Boletus regius Krombh.】

【分布地区】主要分布于福建、四川、广东、云南、贵州。

【科属分类】真菌门（Eumycota）担子菌亚门（Basidiomycotina）层菌纲（Hymenomycetes）伞菌目（Agaricales）牛肝菌科（Boletaceae）。

【性状介绍】子实体中等至较大。菌盖直径8~15cm，幼时近球形，半球形，后呈扁半球形，边缘钝圆，桃红色至绣球紫色，表面干燥，初时有微细毛，后变光滑无毛。菌肉肥厚，致密，黄色至硫磺色，柄基部菌肉为桃红色，受伤不变色，味温和。菌管离生，管孔细小，淡黄色，长1.0cm左右。管口微小，圆形或稍呈角形，硫磺色，老时有青绿斑。菌柄圆柱形，基部膨大球状，长6~12cm，粗2.5~3cm（可达5cm），黄色，有时下部带紫褐色，表面有红褐色有网。

【生长环境】夏秋季生阔叶林地上。

【成分药理】可食用。含抗癌物质，对小白鼠肉瘤180的抑制率为80%，对艾氏癌的抑制率为90%。

【性味功用】抑制肿瘤。

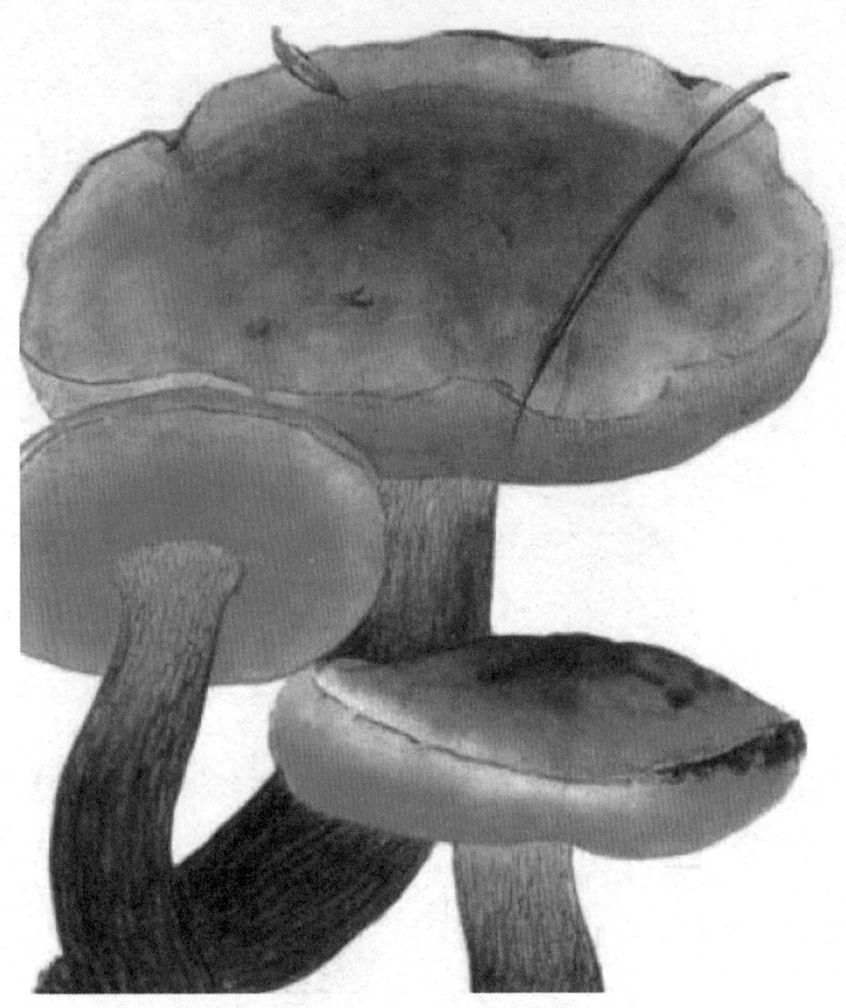

朱红牛肝菌

【Boletus rubellus Krombh.】

【中文别名】血红牛肝菌

【分布地区】主要分布于吉林、辽宁、广东、四川、云南等地区。

【科属分类】真菌门（Eumycota）担子菌亚门（Basidiomycotina）层菌纲（Hymenomycetes）伞菌目（Agaricales）牛肝菌科（Boletaceae）

【性状介绍】子实体中等大。菌盖扁半球形至稍平展，血红色至紫褐红色，有细绒毛，或有龟裂，直径4～10cm，初期盖缘内卷。菌肉白至带黄色，靠近表皮下带红色，伤变蓝绿色，味柔和。菌管在菌柄处直生或稍延生，黄色老后变暗，伤变蓝绿色，管口角形或近圆形，直径0.5～1mm。菌柄近柱形，长3～6cm，粗0.6～1.6cm，黄色，下部红褐色，基部稍膨大，黑褐色，顶部有网纹，内实。孢子印黄褐色。

【生长环境】夏秋季在阔叶等混交林地上群生，有时近丛生。属树木的菌根菌，与云杉、松、栎等树木形成外生菌根。

【成分药理】此菌可抗癌。对小白鼠肉瘤和艾氏癌的抑制率均为80%。

【性味功用】抑制肿瘤。

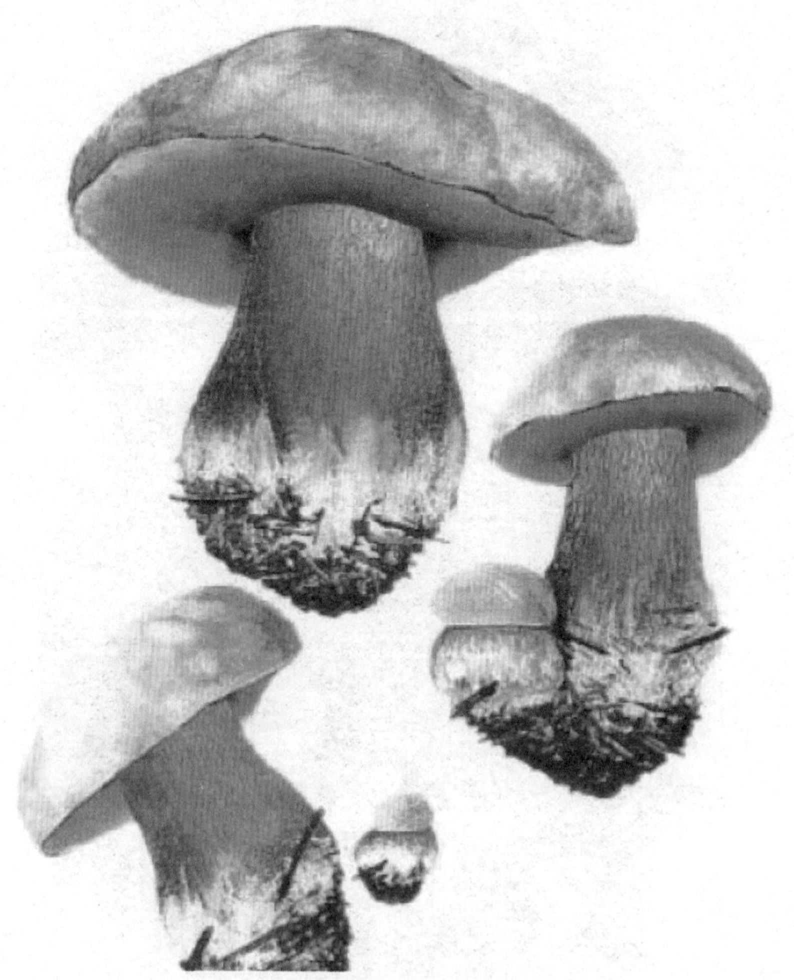

细网柄牛肝菌
【Boletus satanas Lenz.】

【中文别名】细网牛肝菌、魔王牛肝菌、红毒牛肝菌、仔牛犊（四川）。

【分布地区】主要分布于四川、云南等地区。

【科属分类】真菌门（Eumycota）担子菌亚门（Basidiomycotina）层菌纲（Hymenomycetes）伞菌目（Agaricales）牛肝菌科（Boletaceae）

【性状介绍】子实体较肥大。菌盖污白至浅褐色。菌盖直径6～9.5（25）cm，近球形后变半球形，初期有细绒毛后变光滑，边缘内卷。菌肉厚，近白色或部分带黄色，伤后变蓝色。菌柄短粗，中部以上有红色细网纹，上部黄色，中部玫瑰红色，基部淡黄至浅褐色，长3～5（10）cm，粗1.5～2.5（3）cm，或更大，受伤处变蓝色。菌管层离生，管口小，幼时黄色，后呈红色，伤变蓝色。孢子印青褐色。

【生长环境】夏秋季在林中地上单生或群生。

【成分药理】四川一些地区群众反映食后口、舌、喉部麻木，胃部难受。据报道中毒后头晕、胃痉挛甚至吐血。特别生食有更明显的胃肠道病症。此菌实验表明有抗癌作用，对小白鼠肉瘤S－180和艾氏癌的抑制率均为100%。

【性味功用】抑制肿瘤。

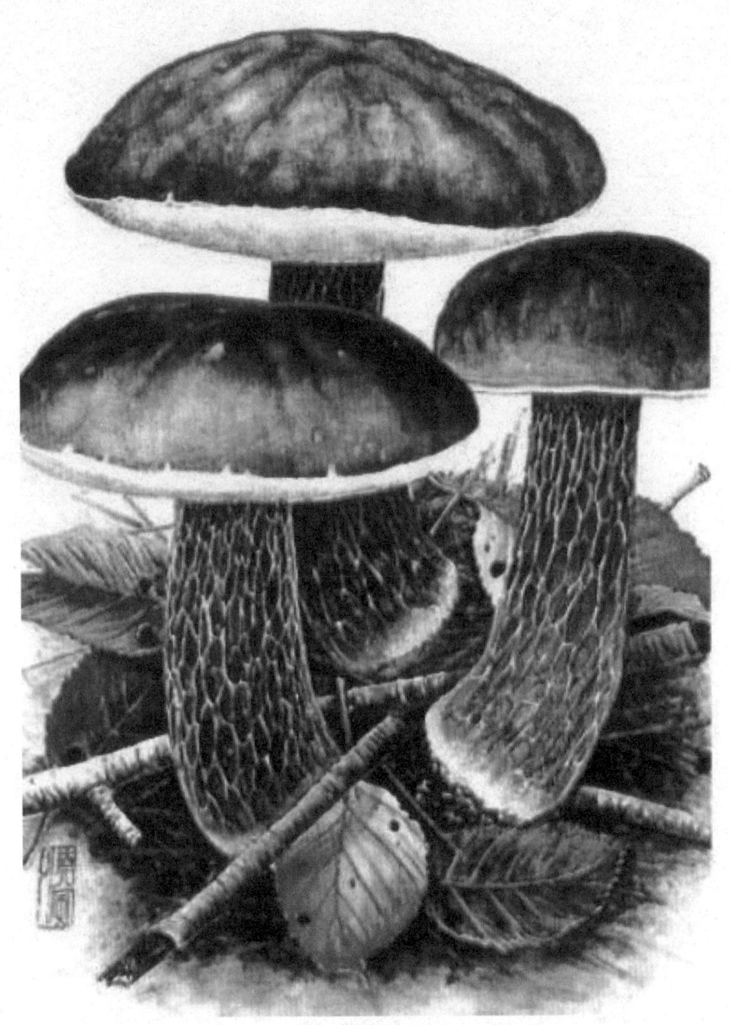

裘氏紫褐牛肝菌

【Boletus violaceo－fuscus Chiu】

【中文别名】紫牛肝菌、紫褐牛肝菌。

【分布地区】主要分布于广东、贵州、广西、四川、台湾、云南等地区。

【科属分类】真菌门（Eumycota）担子菌亚门（Basidiomycotina）层菌纲（Hymenomycetes）伞菌目（Agaricales）牛肝菌科（Boletaceae）。

【性状介绍】子实体中等或较大。菌盖半球形，后渐平展，直径4～7（15）cm，紫色，蓝紫色或淡紫褐色，光滑或被短绒毛，有时凸凹不平。菌肉白色，致密，伤不变色。柄长（3）4.5～8cm，粗1～2（3.5）cm，上下略等粗或基部膨大，蓝紫色，有白色网纹。菌管弯生或离生，在周围凹陷，初期白色，后变淡黄色。管口近圆形，1～2（3）个/mm。孢子印锈褐色。

【生长环境】夏秋季于针栎林中地上单生或群生。

【成分药理】该菌可抗癌。对白鼠肉瘤S－180的抑制率和艾氏癌的抑制率均为60%。

【性味功用】抑制肿瘤。

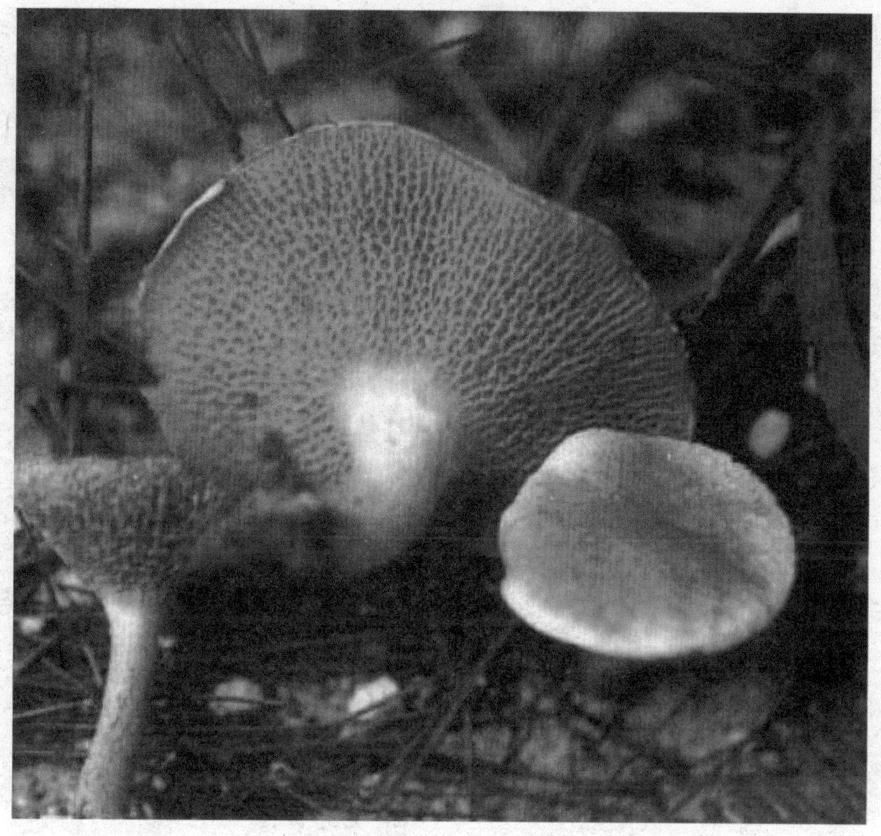

粘盖牛肝菌

【Suillus bovinus（L. : Fr.）O. Kuntze】

【中文别名】粘盖牛肝、乳牛肝菌。

【分布地区】主要分布于安徽、浙江、江西、福建、台湾、湖南、广东、四川、云南等地区。

【科属分类】真菌门（Eumycota）担子菌亚门（Basidiomycotina）层菌纲（Hymenomycetes）伞菌目（Agaricales）牛肝菌科（Boletaceae）。

【性状介绍】子实体中等。菌盖直径 3 ~ 10cm，半球形，后平展、边缘薄，初内卷、后波状，土黄色、淡黄褐色，干后呈肉桂色，表面光滑，湿时很粘，干时有光泽。菌肉淡黄色。菌管延生，不易与菌肉分离，淡黄褐色。管口复式，角形或常常放射状排列，常呈齿状，宽 0. 7 ~ 1. 3mm。菌柄长 2. 5 ~ 7cm，粗 0. 5 ~ 1. 2cm，近圆柱形，有时基部稍细，光滑。无腺点，通常上部比菌盖色浅，下部呈黄褐色。孢子印黄褐色。

【生长环境】夏秋季生于松林或其它针叶林中地上丛生或群生。与栎、松、云杉、桧、乔松、云南松、马尾松等形成菌根。

【成分药理】实验表明有抗癌作用。对小白鼠肉瘤 S－180 的抑制率为 90%，对艾氏癌的抑制率为 100%。

【性味功用】抑制肿瘤。

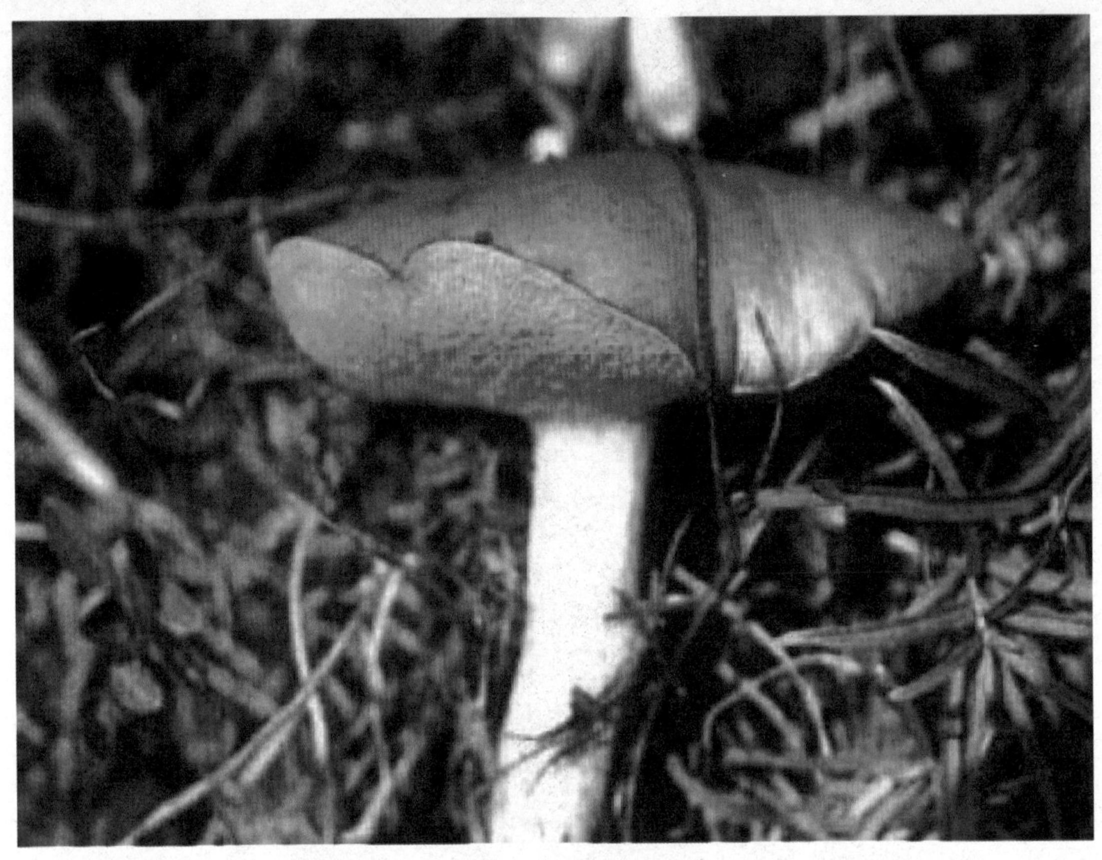

点柄粘盖牛肝菌

【Suillus granulatus（L. ：Fr.）O. Kuntce】

【中文别名】栗壳牛肝菌、点柄乳牛肝菌。

【分布地区】主要分布于河北、黑龙江、吉林、辽宁、山东等地区。

【科属分类】真菌门（Eumycota）担子菌亚门（Basidiomycotina）层菌纲（Hymenomycetes）伞菌目（Agaricales）牛肝菌科（Boletaceae）。

【性状介绍】子实体中等大。菌盖直径5.2～10cm，扁半球形或近扁平，淡黄色或黄褐色，很粘，干后有光泽。菌肉淡黄色。菌管直生或稍延生。菌管角形。菌柄长3～10cm，粗0.8～1.6cm，淡黄褐色，顶端偶有约1cm长有网纹，腺点通常不超过柄长的一半或全柄有腺点，孢子长椭圆形，无色到淡黄色，［6.5～9.1（10）］μm×［2.6～3.9］μm。管缘囊体成束，淡黄色到黄褐色，多棒状，（31.2～52）μm×（5.2～7.8）μm。

【生长环境】夏秋季松林及混交林地上散生、群生或丛生。与多种树木形成外生菌根。

【成分药理】有抗癌作用。对小白鼠肉瘤S－180的抑制率为80%，对艾氏癌的抑制率为70%。

【性味功用】温，甘。本品是治疗大骨节病的主要中草药——松蘑酊的主要蘑菇之一。治疗大骨节病，抑制肿瘤。

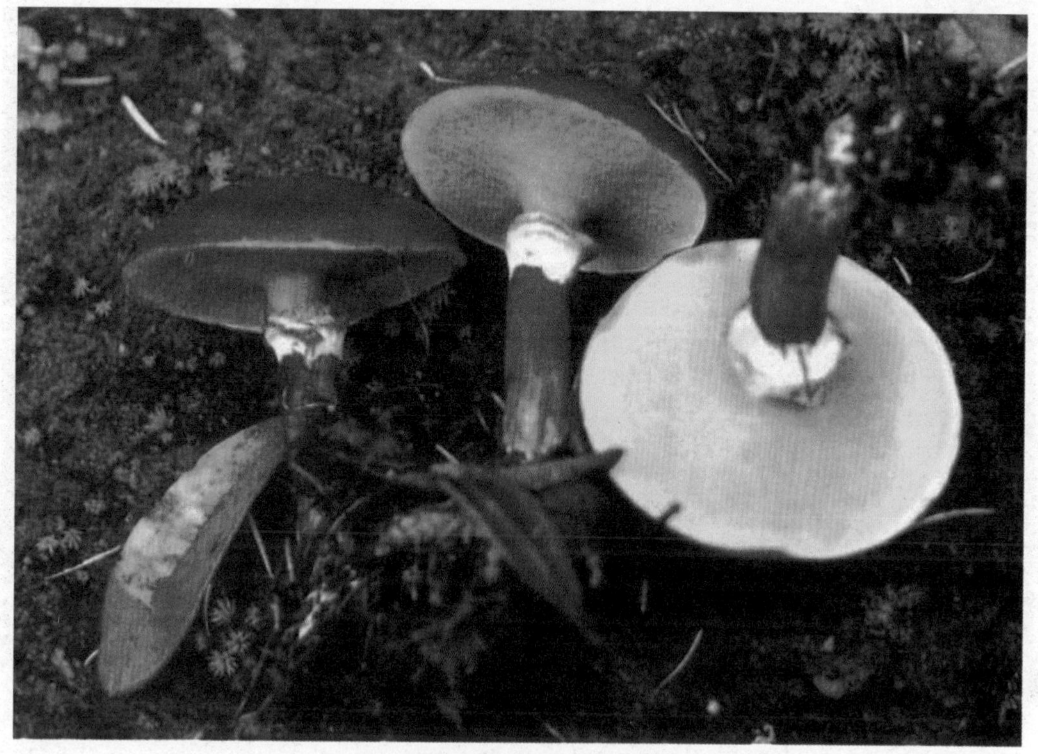

厚环粘盖牛肝菌

【Suillus grevillei (Kl.) Sing.】

【中文别名】厚环粘盖牛肝、雅致乳牛肝菌、厚环乳牛肝菌。

【分布地区】主要分布于黑龙江、吉林、辽宁、陕西、山西等地区。

【科属分类】真菌门（Eumycota）担子菌亚门（Basidiomycotina）层菌纲（Hymenomycetes）伞菌目（Agaricales）牛肝菌科（Boletaceae）。

【性状介绍】子实体小至中等。菌盖直径4～10cm，扁半球形，后中央凸起，有时中央下凹，光滑，黏，赤褐色到栗褐色，有时边缘有菌幕鳞片附着。菌肉淡黄色。菌管初色淡，后变淡灰黄色或淡褐黄色，伤变淡紫红色或带褐色，直生至近延生。管口较小，角形，部分复式，（1～2）个/mm。柄长4～10cm，粗0.7～2.3cm，近柱形，上下略等粗或基部稍细，无腺点，顶端有网纹，菌环厚。孢子印黄褐色至栗褐色。

【生长环境】秋季于松林中地上单生、群生或丛生。与松落叶松等多种树林形成菌根。

【成分药理】此菌可产生胆碱（Cholin）和腐胺（putre scine）等生物碱。试验抗癌，对小白鼠肉瘤S－180的抑制率和艾氏癌的抑制率均为60%。

【性味功用】温，甘。本品是治疗大骨节病的主要中草药——松蘑酊的主要蘑菇之一。制成“舒筋散”，可治疗腰腿疼痛、手足麻木、经络不舒。治疗大骨节病，抑制肿瘤。

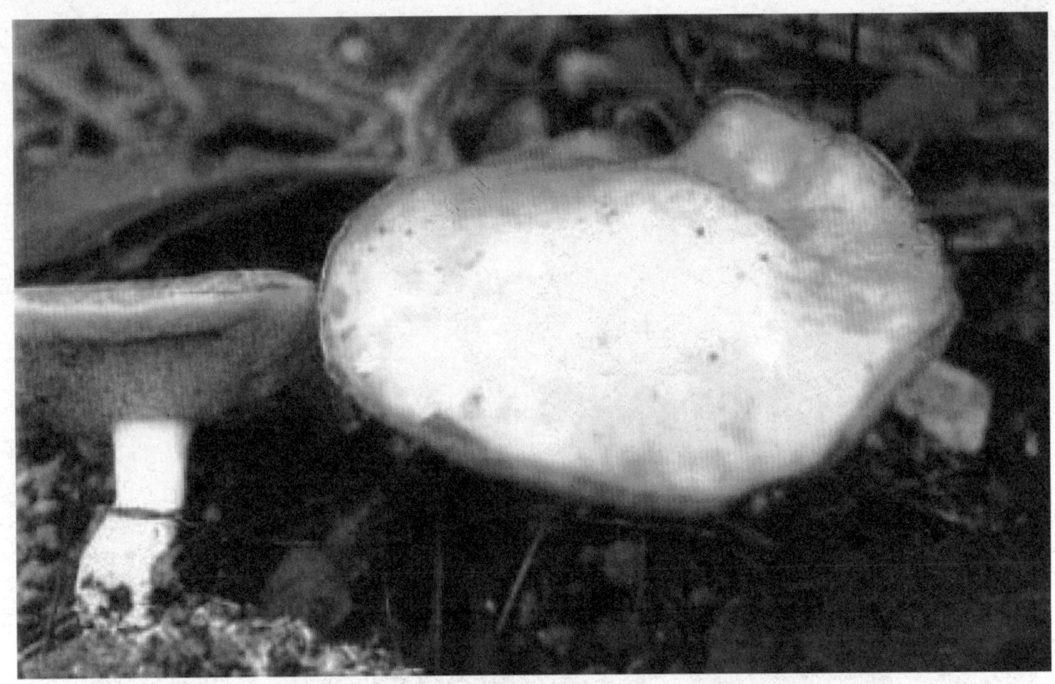

乳黄粘盖牛肝菌

【Suillus lactifluus (With ex Gray) Sm. et Th.】

【分布地区】主要分布于广东、香港等地区。

【科属分类】真菌门（Eumycota）担子菌亚门（Basidiomycotina）层菌纲（Hymenomycetes）伞菌目（Agaricales）牛肝菌科（Boletaceae）。

【性状介绍】子实体小或中等。菌盖直径 3～8cm，扁半球形至近平展，中部凸起，幼时近白色，淡黄色，渐变黄色至黄褐色，光滑，黏至很黏，盖边缘延伸，表皮可剥离。菌肉浅黄色，盖中部厚而靠边缘薄，伤时不变色或较长时间后变浅褐色，无明显气味。菌管初期乳白色至乳黄色，后期变黄褐色。管长 6mm 左右，在菌柄上稍延生，易剥离，伤处不变色。菌孔圆形或近角形，(2～4) 个/mm。管孔口在初期有乳白色汁液滴，干后成污色颗粒或黑褐色小腺点。菌柄中生或稍偏生，近圆柱形，长 2～5cm，粗 0.5～1cm，内部实，表面乳黄色至黄褐色，似有绒毛。孢子印褐色。

【生长环境】生在松林地上，丛生或群生。

【成分药理】有轻微毒素，食用后引起拉痢，抑制肿瘤。

【性味功用】治疗神经系统（精神）疾病，抗肿瘤。

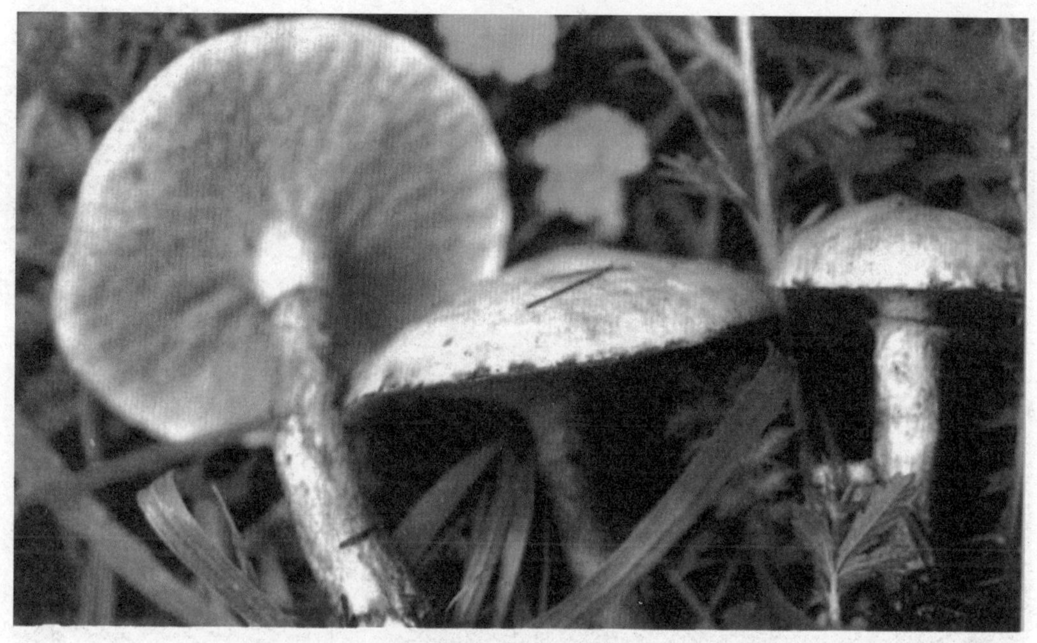

灰环粘盖牛肝菌

【Suillus laricinus (Berk. in Hook.) O. Kuntze】

【中文别名】铜绿乳牛肝菌。

【分布地区】主要分布于黑龙江、云南、甘肃、陕西、四川、西藏等地区。

【科属分类】真菌门(Eumycota)担子菌亚门(Basidiomycotina)层菌纲(Hymenomycetes)伞菌目(Agaricales)牛肝菌科(Boletaceae)。

【性状介绍】子实体中等。菌盖直径4~10cm,半球形,凸形、后张开,污白色、乳酪色、黄褐色或淡褐色,黏,常有细皱。菌肉淡白色至淡黄色,伤变色不明显或微变蓝色。菌管污白色或藕色。管口大,角形或略呈辐射状,复式,直生至近延生,伤微变蓝色。柄长4~10cm,粗1~2cm,柱形或基部稍膨大,弯曲,与菌盖同色或呈淡白色,粗糙,顶端有网纹,内菌幕很薄,有菌环。孢子印淡灰褐色至几乎锈褐色。

【生长环境】夏秋季在松林中地上散生或群生。是落叶松等树木的外生菌根菌。

【成分药理】对小白鼠肉瘤S-180的抑制率为100%,对艾氏癌的抑制率为90%。

【性味功用】抑制肿瘤。

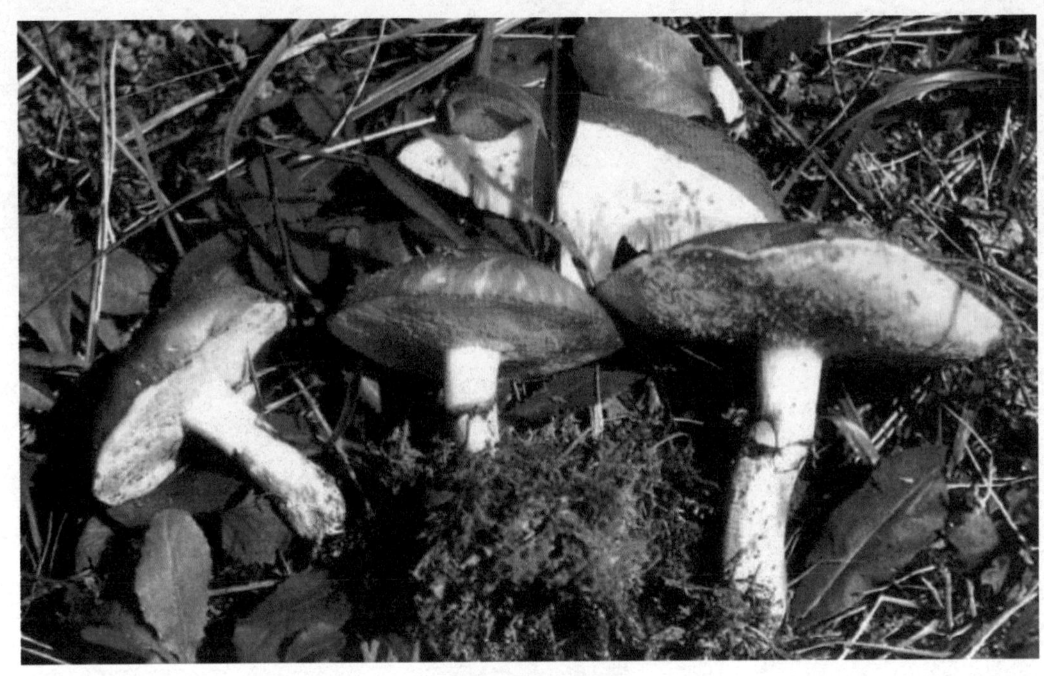

褐环粘盖牛肝菌

【Suillus luteus（L.：Fr.）Gray】

【中文别名】土色牛肝菌、褐环乳牛肝菌、松蘑。

【分布地区】主要分布于河北、黑龙江、吉林、辽宁、山东、江苏地区。

【科属分类】真菌门（Eumycota）担子菌亚门（Basidiomycotina）层菌纲（Hymenomycetes）伞菌目（Agaricales）牛肝菌科（Boletaceae）。

【性状介绍】子实体中等。扁半球形或凸形至扁平，淡褐色、黄褐色、红褐色或深肉桂色，光滑，很黏。菌肉淡白色或稍黄，厚或较薄，伤后不变色。菌管米黄色或芥黄色，直生或稍下延，或在柄周围有凹陷。管口角形，2～3个/mm，有腺点。柄长3～8cm，粗1～2.5cm，近柱形或在基部稍膨大，昔黄色或淡褐色，有散生小腺点，顶端有网纹，菌环在柄之上部，薄，膜质，初黄白色，后呈褐色。孢子近纺缍形，平滑带黄色，（7～10）μm×（3～3.5）μm。管缘囊体无色到淡褐色，棒状，丛生，（22～38）μm×（5～8）μm。

【生长环境】夏秋季于松林或混交林中，与落叶松、乔松、云南松、高山松等形成外生菌根。

【成分药理】此菌含有胆碱（choline）及腐胺（putrescine）等生物碱。实验表明有抗癌作用，对小白鼠肉瘤S-180和艾氏癌的抑制率为90%和80%。此菌是治疗大骨节病药——松蘑酊的主要蘑菇成分。

【性味功用】温，甘。治疗大骨节病，抑制肿瘤。

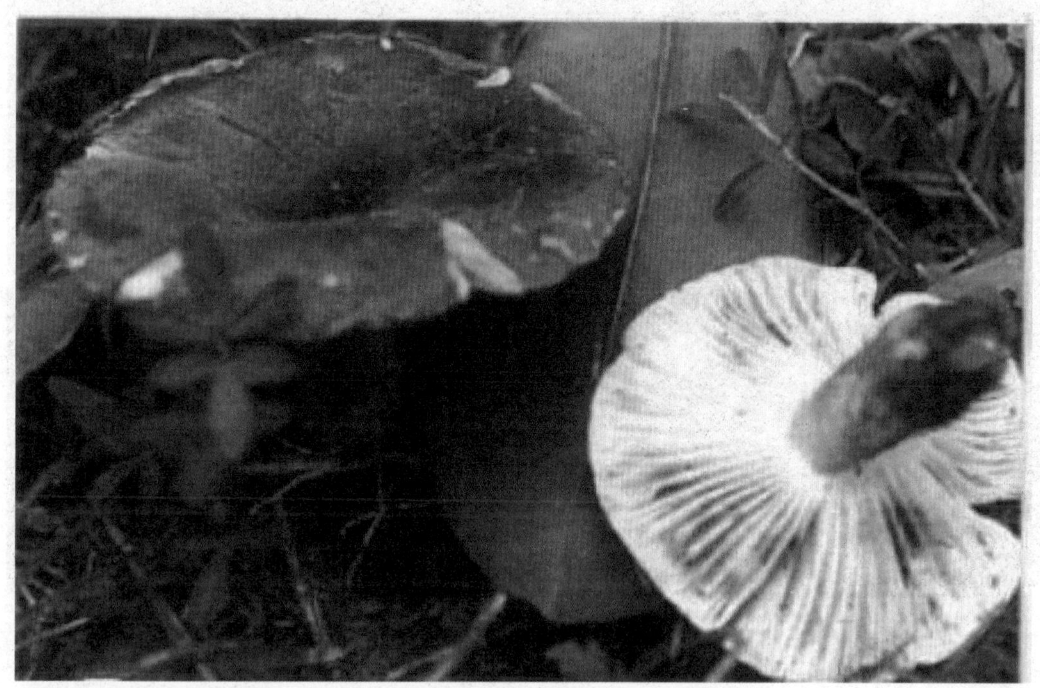

烟色红菇

【Russula adusta (Pers.) Fr.】

【中文别名】黑菇、火炭菌（广西）。

【分布地区】主要分布于河北、吉林、江苏、广东、湖南、甘肃等地区。

【科属分类】真菌门（Eumycota）担子菌亚门（Basidiomycotina）层菌纲（Hymenomycetes）伞菌目（Agaricales）红菇科（Russulaceae）。

【性状介绍】子实体中等大。菌盖直径9.5～11cm，扁半球形后下凹，平滑，不黏或在潮湿里稍黏，初带白色，后变淡烟色、棕灰色至深棕灰色，受伤处灰黑色。菌肉较厚，白色，受伤时不变红色而变灰色或灰褐色，最后呈黑色。味道柔和，无特殊气味。菌褶白色，受伤变黑色，不等长，稍密而薄，直生或稍延生。菌柄长1.5～6.5cm，粗1～2.8cm，肉质，近圆柱形，中实，白色，老后与菌盖同色，伤处变暗。孢子印白色。

【生长环境】夏秋季生于针叶林中地上，单生或群生。与松、栎等树木形成菌根。

【成分药理】对小白鼠肉瘤S－180和艾氏癌的抑制率为80%。

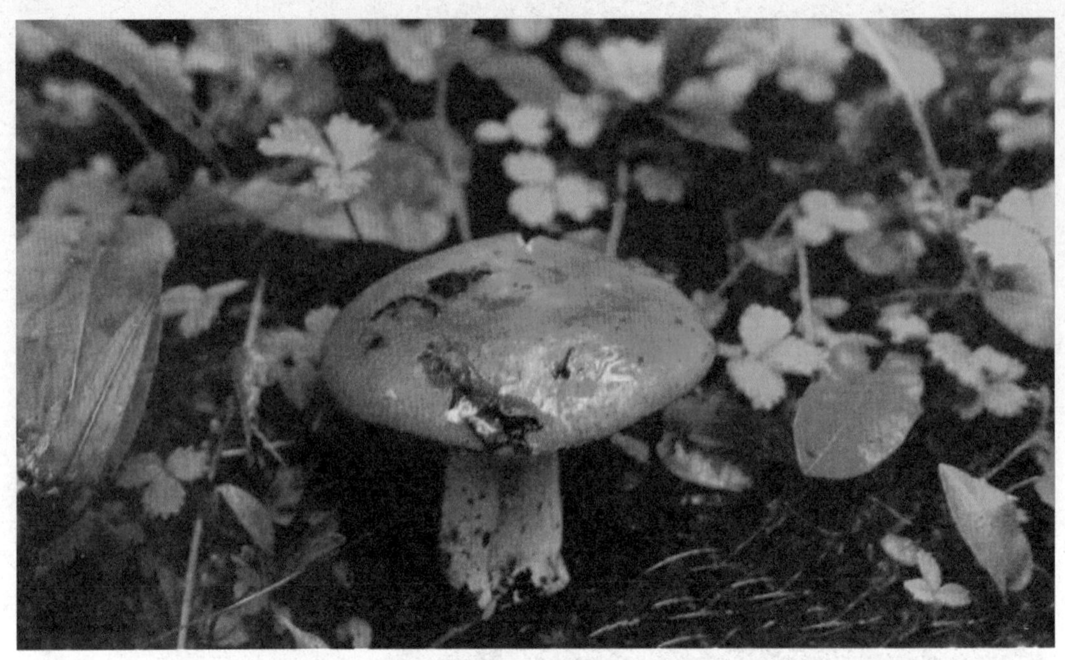

黄斑红菇

【Russula aurata（With.）Fr.】

【中文别名】金红菇、红斑黄菇。

【分布地区】主要分布于黑龙江、吉林、安徽、河南、甘肃、陕西、四川、贵州等地区。

【科属分类】真菌门（Eumycota）担子菌亚门（Basidiomycotina）层菌纲（Hymenomycetes）伞菌目（Agaricales）红菇科（Russulaceae）。

【性状介绍】子实体中等大。菌盖宽 5～8cm，扁半球形，后平展至中部稍下凹，桔红至桔黄色，中部往往较深或带黄色，老后边缘有条纹或条纹不明显。菌肉白色，近表皮处桔红或黄色。味道柔和或微辛辣，气味好闻。菌褶淡黄色，等长，有时不等长。直生至几乎离生，稍密，褶间具横脉，近柄处往往分叉。菌柄长 3.5～7cm，粗 1～1.8cm，圆柱形，淡黄色或白色或部分黄色，肉质，内部松软后变中空。

【生长环境】夏球季在混交林中地上单生或群生。

【成分药理】含有 5 种多糖、16 种氨基酸和 28 种脂肪酸。多糖含量约为 2.47%，干品每百克含蛋白质 15.7g，碳水化合物 63.3g，钙 23mg，磷 500mg，维生素 B23.54mg，尼克酸 42.3mg。系天然营养佳品。其风味独特，香馥爽口。其味较之任何菇类都鲜甜可口；并含有人必需的多种氨基酸等成分，有滋阴、补肾、润肺、活血、健脑、养颜等功效，经常食用，能强身健体、延年益寿。同时它含有多糖类抗癌物质，有利于血液循环，降低血液中的胆固醇和抑制癌细胞转移。经常食用，可使人皮肤细润，精力旺盛，益寿延年。对小白鼠肉瘤 S－180 和艾氏癌的抑制率分别达 70% 和 60%。

【性味功用】对治疗急性脊髓视神经症也有一定的疗效。具有治疗腰腿酸痛、手足麻木、筋骨不适、四肢抽搐和补血、滋阴、清凉解毒及治疗贫血、水肿、营养不良和产妇出血过多等疾病，还具有增加机体免疫力和抗癌、抗肿瘤等作用。

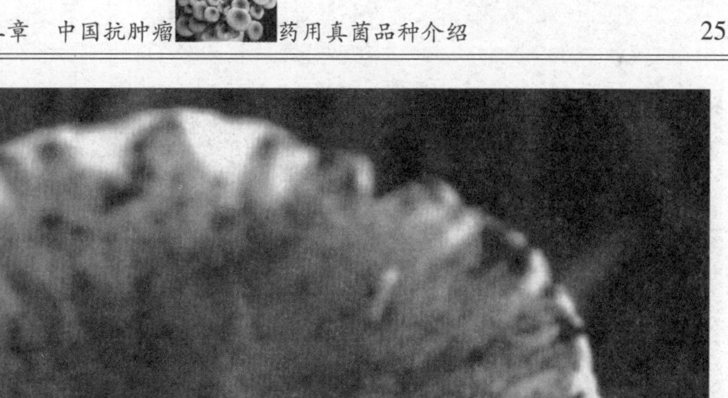

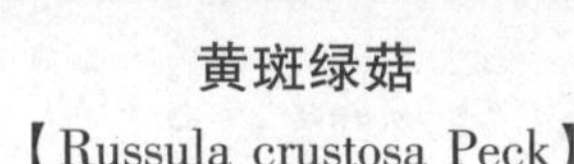

黄斑绿菇

【Russula crustosa Peck】

【中文别名】壳状红菇、淡绿菇、黄斑红菰（福建）。

【分布地区】主要分布于河北、江苏、安徽、福建、广西、广东、贵州等地区。

【科属分类】真菌门（Eumycota）担子菌亚门（Basidiomycotina）层菌纲（Hymenomycetes）伞菌目（Agaricales）红菇科（Russulaceae）。

【性状介绍】子实体中等大。菌盖直径 5 ~ 10cm，浅土黄色或浅黄褐色，中部色略深，扁半球形，伸展后中部下凹，除中部外表面有斑状龟裂，幼时或湿时黏，老后边有条纹，菌肉白色，味道柔和，无特殊气味。菌褶白色，老后变为暗乳黄色，前缘宽，近柄处窄，少数分叉，直生或凹生。菌柄白色，长 3 ~ 6cm，粗 1.5 ~ 2.5cm，内部松软，近柱形或中部膨大。孢子印白色。

【生长环境】夏秋季于阔叶林中地上，散生或群生。此菌为外生菌根菌。

【成分药理】对小白鼠肉瘤 S - 180 和艾氏癌的抑制率为 70% 。

【性味功用】抑制肿瘤。

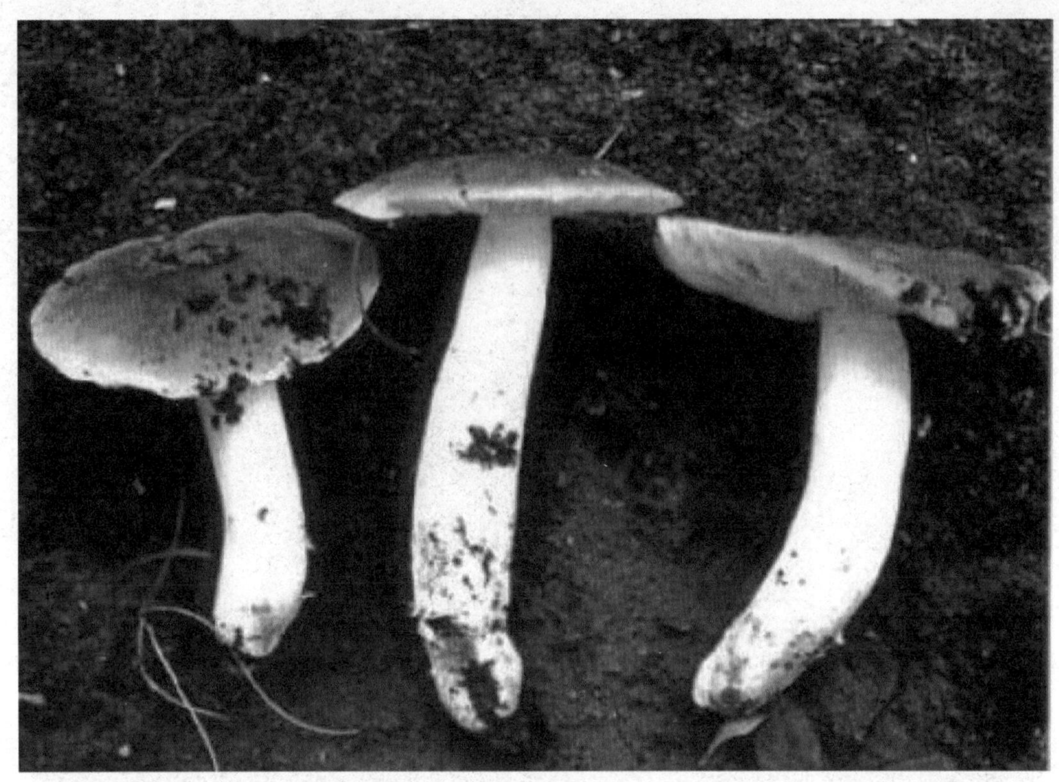

花盖红菇

【Russula cyanoxantha Schaeff.：Fr.】

【中文别名】花盖菇、蓝黄红菇、多变蓝黄红菇。

【分布地区】主要分布于吉林、辽宁、江苏、安徽、福建、河南、广西等地区。

【科属分类】真菌门（Eumycota）担子菌亚门（Basidiomycotina）层菌纲（Hymenomycetes）伞菌目（Agaricales）红菇科（Russulaceae）。

【性状介绍】子实体中等至稍大。菌盖直径5～12cm，扁半球形，伸展后下凹，颜色多样，暗紫灰色、紫褐色或紫灰色带点绿，老后常呈淡青褐色、绿灰色，往往各色混杂，黏，表皮薄，易自边缘剥离，表皮有时开裂，边缘平滑，或具不明显条纹。菌肉白色，表皮下淡红色或淡紫色，无气味，味道好。菌褶白色，近直生，较密，分叉或基部分叉，褶间有横脉，老后可有锈色斑点，不等长。菌柄长4.5～9cm，粗1.3～3cm，圆柱形，白色。孢子印白色。

【生长环境】夏秋季于阔叶林中地上，散生或群生。此菌为外生菌根菌。

【成分药理】对小白鼠肉瘤S－180和艾氏癌的抑制率分别为70%和60%。

【性味功用】抑制肿瘤。

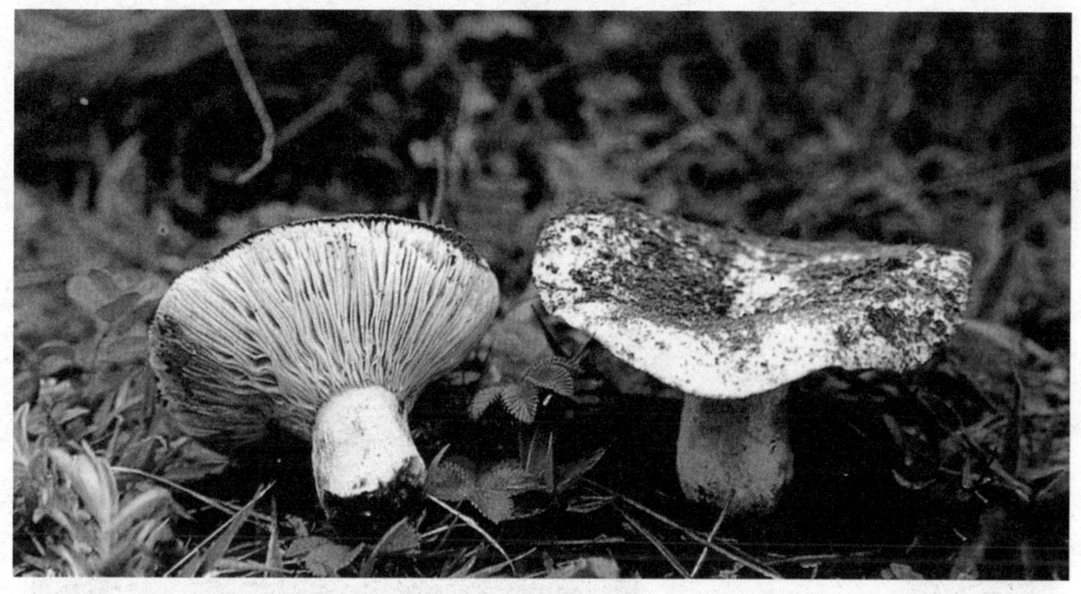

大白菇

【Russula delica Fr.】

【中文别名】美味红菇、背泥菌。

【分布地区】主要分布于吉林、河北、江苏、安徽、浙江、甘肃等地区。

【科属分类】真菌门（Eumycota）担子菌亚门（Basidiomycotina）层菌纲（Hymenomycetes）伞菌目（Agaricales）红菇科（Russulaceae）。

【性状介绍】子实体中等至较大。菌盖直径3～14cm，初扁半球形中央脐状，伸展后下凹至漏斗形，污白色，后变为米黄色或蛋壳色，或有时具锈褐色斑点，无毛或具细绒毛，不粘，边缘初内卷后伸展，无条纹。菌肉白色或近白色，伤不变色。味道柔各至慢慢地微麻或稍辛辣，有水果气味。菌褶白色或近白色，中等密，不等长，近延生，褶缘常带淡绿色。菌柄长1～4cm，粗1～2.5cm，内实，圆柱形或向下渐细，伤不变色，光滑或上部具微细绒毛。孢子印白色。

【生长环境】夏秋季生于针叶林或混交林中地上，单生、散生，有时群生。

【成分药理】①可食用，其味较好。实验表明有抗癌作用率高，对小白鼠肉瘤S－180和艾氏癌的抑制率均达100%。对多种病原菌有明显抵抗作用。②含有Ag、As、An、Cd、Cs、Cu、Hg、Mn、Se、Zn、Ti、Cr、Ni、Pb、V、Sn、Mo等多种矿物元素。并含有脂类化合物和氨基酸。③子实体还含有粗蛋白、脂类、非纤维性碳水化合物、纤维、灰分等。

【性味功用】抗菌、抑制肿瘤。

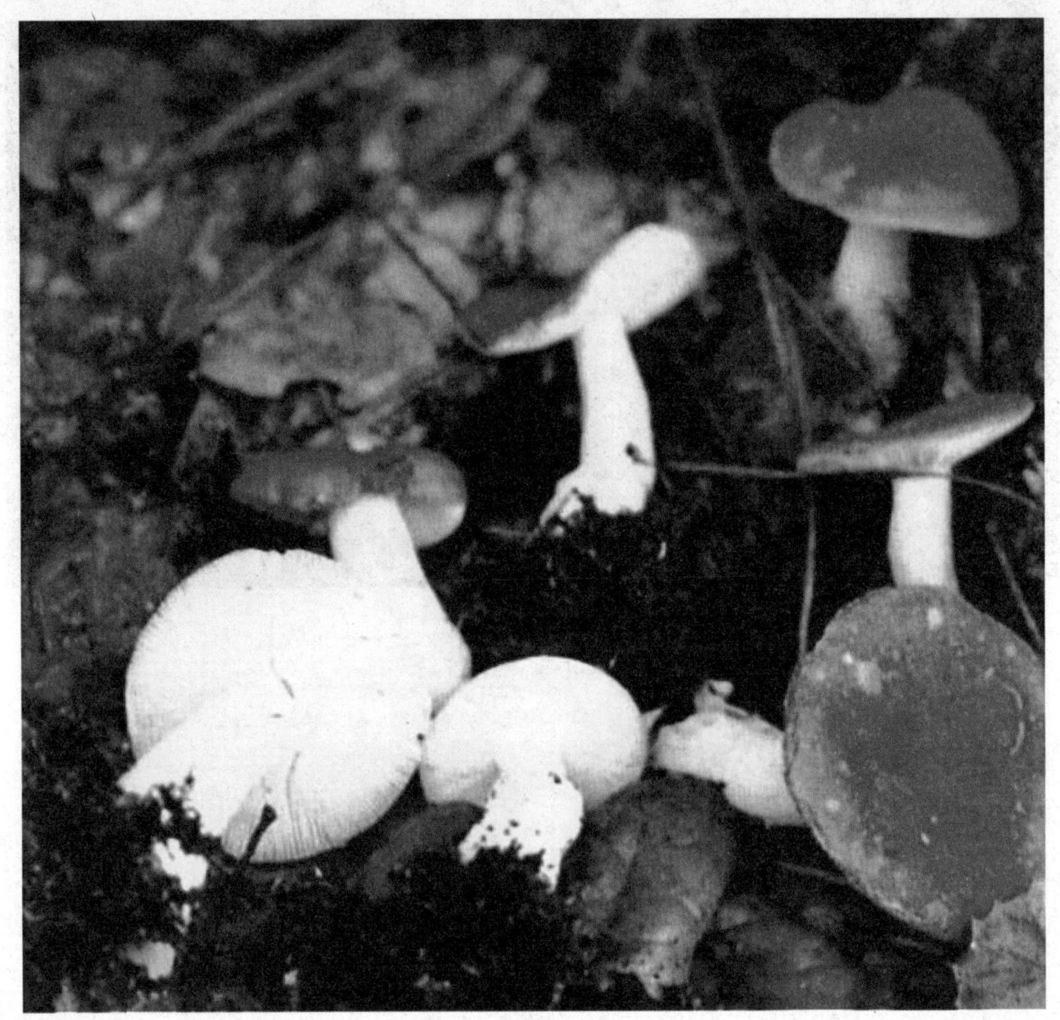

毒红菇

【Russula emetica（Schaeff.：Fr.）Pers. ex S. F. Gray】

【中文别名】呕吐红菇、棺材盖子、小红脸菌。

【分布地区】主要分布于河北、吉林、河南、江苏、安徽、福建、湖南、四川、甘肃等地区。

【科属分类】真菌门（Eumycota）担子菌亚门（Basidiomycotina）层菌纲（Hymenomycetes）伞菌目（Agaricales）红菇科（Russulaceae）。

【性状介绍】子实体一般较小。菌盖5～9cm，扁半球形，后变平展，老时下凹，黏，光滑，浅粉红至珊瑚红色，边缘色较淡。有棱纹，表皮易剥离。菌肉薄，白色，近表皮处红色，味苦。菌褶等长，纯白色，较稀，凹生，褶间有横脉。菌柄圆柱形，（4～7.5）cm ×（1～2.2）cm，白色或粉红色，内部松软。孢子印白色。

【生长环境】夏秋季在林中地上散生或群生。属外生菌根菌，与多种树木形成菌根。

【成分药理】食后主要引起胃肠炎症。如剧烈恶心、呕吐、腹痛、腹泻，一般及时催吐治疗，严重者面部肌肉抽搐或心脏衰竭或血液循环衰竭而死亡。据记载对小白鼠肉瘤S-180的抑制率高达100%，对艾氏癌的抑制率达90%。

【性味功用】抑制肿瘤。

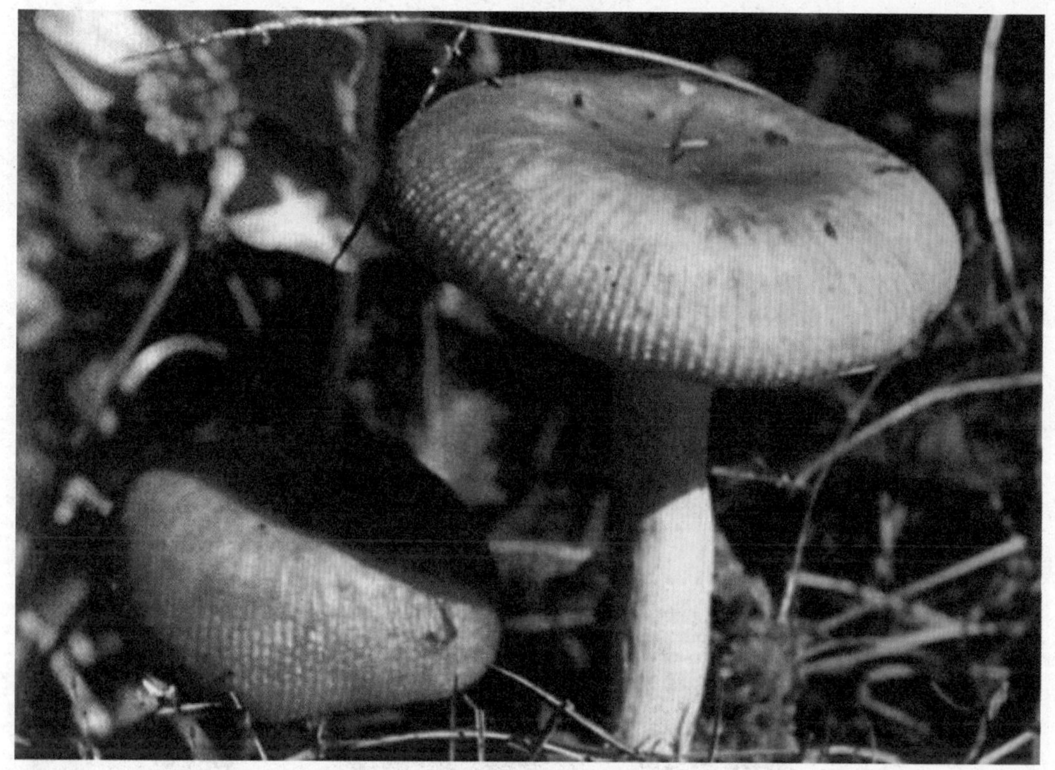

臭黄菇

【Russula foetens Pers.：Fr.】

【中文别名】鸡屎菌（广西）、油辣菇（四川）、黄辣子、牛犊菌（广西）、牛马菇（福建）、腥红菇、臭红菇。

【分布地区】主要分布于河北、河南、山西、黑龙江、吉林等地区。

【科属分类】真菌门（Eumycota）担子菌亚门（Basidiomycotina）层菌纲（Hymenomycetes）伞菌目（Agaricales）红菇科（Russulaceae）。

【性状介绍】子实体中等大。菌盖直径7～10cm，扁半球形，平展后中部下凹，土黄至浅黄褐色，表面黏至黏滑，边缘有小疣组成的明显的粗条棱。菌肉污白色，菌肉污白色，质脆，具腥臭气味，麻辣苦。菌褶污白至浅黄色，常有深色斑痕，一般等长，弯生或近离生，较厚。菌柄较粗壮，圆柱形，长3～9cm，粗1～2.5cm，污白色至淡黄褐色，老后常出现深色斑痕，内部松软至空心。孢子印白色。

【生长环境】夏秋季在松林或阔叶林地上群生或散生。属外生菌根菌。

【成分药理】①含维生素、麦角甾醇、蛋白质、氨基酸、海藻糖、甘露醇、糖原及多种矿物质元素。子实体含有粗蛋白、脂类、非纤维性碳水化合物、纤维等成分。②此菌在四川等地被群众晒干，煮洗后食用。但在不少地区往往食后中毒。主要表现为胃肠道病症，如恶心、呕吐、腹痛、腹泻、甚至精神错乱、昏睡、面部肌肉抽搐、牙关紧闭等症状。一般发病快，初期及时催吐可减轻病症。③可药用。制成“舒筋丸”可治腰腿疼痛、手足麻木、筋骨不适、四肢抽搐。④对小白鼠肉瘤S－180和艾氏癌的抑制率均为70%。⑤该菌子实体含有橡胶物质，可能利用此菌合成橡胶。

【性味功用】臭，温。祛风散寒、舒筋活络，治疗风湿腰腿疼痛、四肢麻木、筋骨不舒。抑制肿瘤。

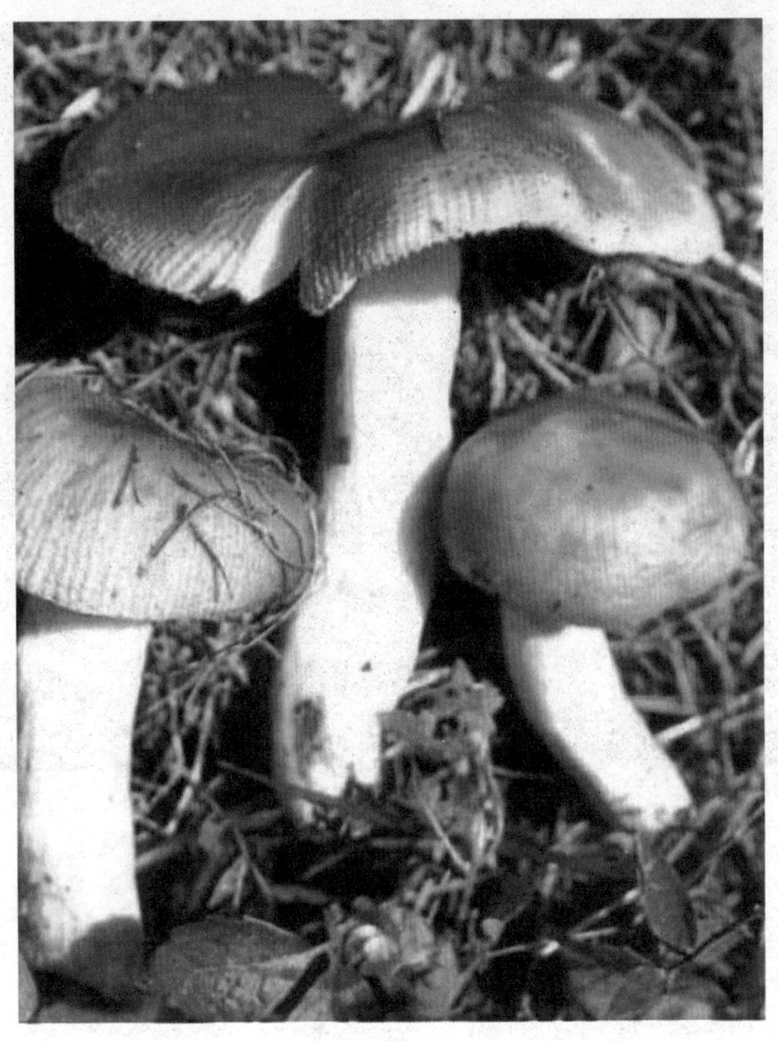

拟臭黄菇

【Russula laurocerasi Melzer】

【分布地区】主要分布于河南、辽宁、贵州、江西、西藏、四川、湖北等地区。

【科属分类】真菌门（Eumycota）担子菌亚门（Basidiomycotina）层菌纲（Hymenomycetes）伞菌目（Agaricales）红菇科（Russulaceae）。

【性状介绍】子实体中等至较大。菌盖直径 3～15cm，初期扁半球形，后渐平展中央下凹浅漏斗状，浅黄色，土黄色或污黄褐至草黄色，表面黏至黏滑，边缘有明显的由颗粒或疣组成的条棱。菌肉污白色。菌褶直生至近离生，稍密或稍稀，污白色，往往有污褐色或浅赭色斑点。菌柄长 3～14cm，粗 1～1.5（2.5）cm，近圆柱形，中空，表面污白至浅黄色或浅土黄色。

【生长环境】夏秋季在阔叶林地上群生或单生。是树木的外生菌根菌。

【成分药理】味辛辣，具恶心臭气味，被认为有毒，经煮沸浸泡后可食用。此菌含抗癌物质。对小白鼠肉瘤 S－180 的抑制率为 90%，对艾氏癌的抑制率为 80%。

【性味功用】抑制肿瘤。

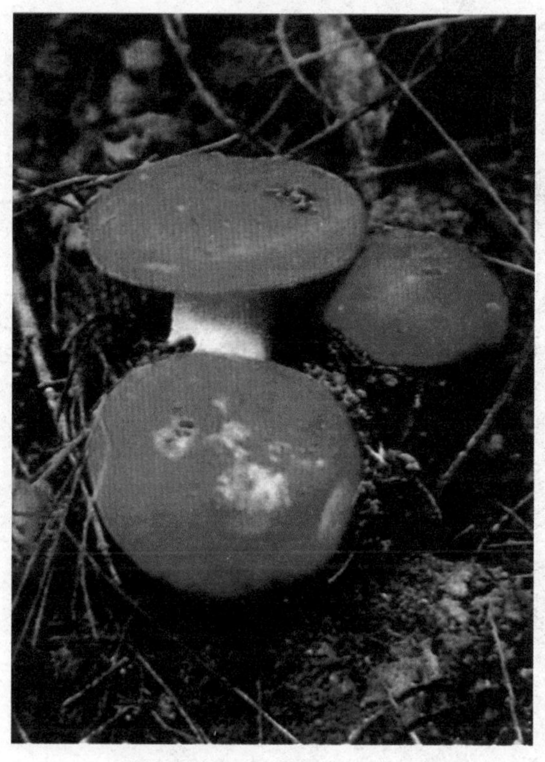

红　菇

（Rusula lepida Fr.）

【中文别名】美丽红菇、鳞盖红菇等。

【分布地区】主要分布于湖北、福建、广西、四川、云南、辽宁、江苏、陕西等地区。

【科属分类】真菌门（Eumycota）担子菌亚门（Basidiomycotina）层菌纲（Hymenomycetes）伞菌目（Agaricales）红菇科（Russulaceae）。

【性状介绍】子实体一般中等大。菌盖直径4～9cm，扁半球形，后平战至中下凹，珊瑚红色或更鲜艳，可带苋菜红色，边缘有时为杏黄色，部分或全部退至粉肉桂色或淡白色，不粘，无光泽或绒状，中部有时被白粉，边缘无条纹。菌肉白色，厚，常被虫吃。味道及气味好。菌褶白色，老后变为乳黄色，近盖缘处可带红色，稍密至稍稀，常有分叉，褶间具横脉。菌柄长3.5～5cm，粗0.5～2cm，白色，一侧或基部带浅珊瑚红色，圆柱形或向下渐细，中实或松软。孢子印白色或极淡的灰白色。

【生长环境】夏秋季林中地上群生或单生。

【成分药理】红菇身含有5种多糖、16种氨基酸和28种脂肪酸。其中人体必需、半必需氨基酸占氨基酸问题的54.4%。红菇干品每百克含蛋白质15.7g，碳水化合物63.3g，钙23mg，磷500mg，维生素B23.54mg，尼克酸42.3mg。对小白鼠肉瘤S－180和艾氏癌的抑制率分别为100%和90%。有"菇中之王"的美称，系天然营养佳品。并有滋阴、补肾、润肺、活血、健脑、养颜等功效，经常食用，能强身健体、延年益寿。同时它含有多糖类抗癌物质，有利于血液循环，降低血液中的胆固醇、抑制癌细胞转移，对治疗急性脊髓视神经症也有一定的疗效。

【性味功用】甘，微温。可治疗腰腿酸痛、手足麻木、筋骨不适、四肢抽搐和补血、滋阴、清凉解毒及治疗贫血、水肿、营养不良和产妇出血过多等疾病，还可增加机体免疫力和抗癌，益血通经，祛风逐瘀。主治贫血，产后恶露不尽，关节酸痛。抑制肿瘤。经常食用，可使人皮肤细润，精力旺盛，益寿延年。

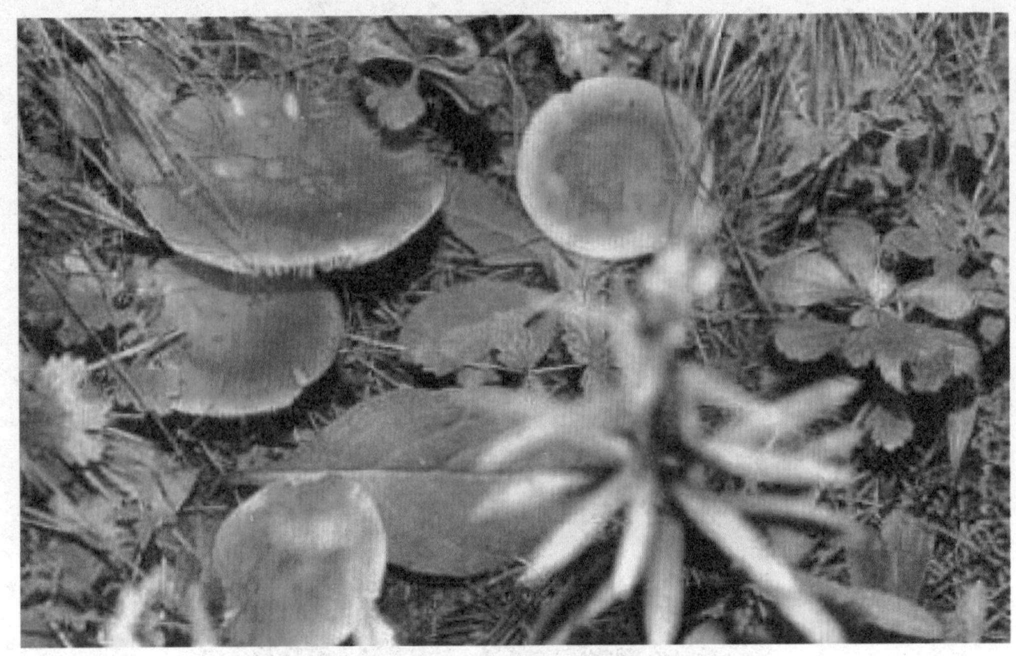

淡紫红菇

【Russula lilacea Quél.】

【中文别名】丹红菇。

【分布地区】主要分布于福建、广东、广西、陕西、云南等地区。

【科属分类】真菌门（Eumycota）担子菌亚门（Basidiomycotina）层菌纲（Hymenomycetes）伞菌目（Agaricales）红菇科（Russulaceae）。

【性状介绍】子实体较小。菌盖直径 2.5～6cm，扁半球形后平展至中下凹，湿时黏，浅定丁香紫或粉紫色，中部色较深并有微颗粒或绒状，边缘具条纹。菌肉白色。褶有分叉及横脉，不等长，白色，直生。菌柄长 3～6cm，粗 0.4～1cm，圆柱形，白色，基部稍带浅紫色，内部松软或中空。孢子印白色。

【生长环境】夏秋季混交林中地上单生或群生。是树木的外生菌根菌。

【成分药理】对小白鼠肉瘤 S－180 的抑制率达 60%，对艾氏癌的抑制率为 70%。

【性味功用】抑制肿瘤。

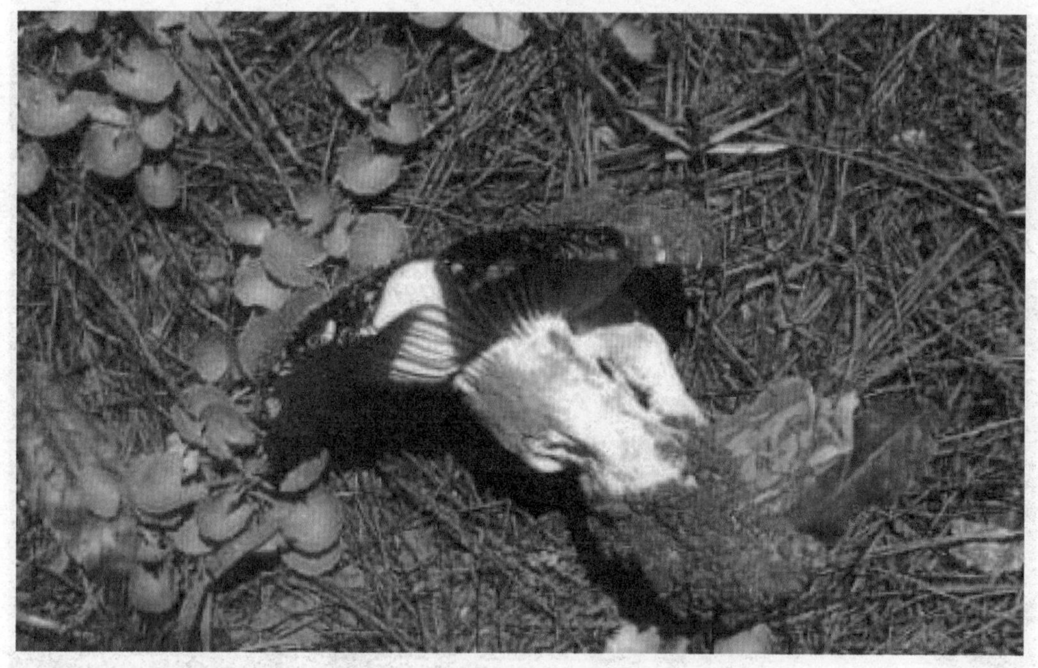

稀褶黑菇

【Russula nigricans (Bull.) Fr.】

【中文别名】老鸦菌、大叶火炭菇（广西）、格绕（西藏）、火炭菇（福建）、菌子王（江西）、猪仔菌（四川）。

【分布地区】主要分布于吉林、江苏、安徽、江西、福建、广东、广西等地区。

【科属分类】真菌门（Eumycota）担子菌亚门（Basidiomycotina）层菌纲（Hymenomycetes）伞菌目（Agaricales）红菇科（Russulaceae）。

【性状介绍】子实体一般较大。初期污白色，后变黑褐色。菌盖直径可达 15cm，扁半球形，中部下凹，表面平滑，老后边缘有不明显的条纹。菌肉污白色，受伤处开始变红色，后变黑色，菌肉较厚。菌褶宽，稀而薄，污白色，直生后期近凹生，不等长，褶间有横脉。菌柄粗壮，长 3 ~ 8cm，粗 1 ~ 2. 5cm，初期污白色，后变黑褐色，内部实心，脆。

【生长环境】夏秋季在阔叶林或混交林地上成群或分散生长。与云杉、黄杉、栎、山毛榉等树木形成菌根。

【成分药理】我国南方一些地区采食，但在广西、江西等地发生过中毒。食后恶心、呕吐、腹部剧痛、流唾液、筋骨痛或全身发麻，神志不清等。中毒严重者有肝肿大、黄疸等，可导致死亡。可药用。福建民间用来治疗痢疾，制成“舒筋丸”等。对小白鼠肉瘤 S－180 和艾氏癌的抑制率均为 60% 。

【性味功用】可治腰腿疼痛、手足麻木、筋骨不适、四肢抽搐，治疗痢疾和抑制肿瘤。

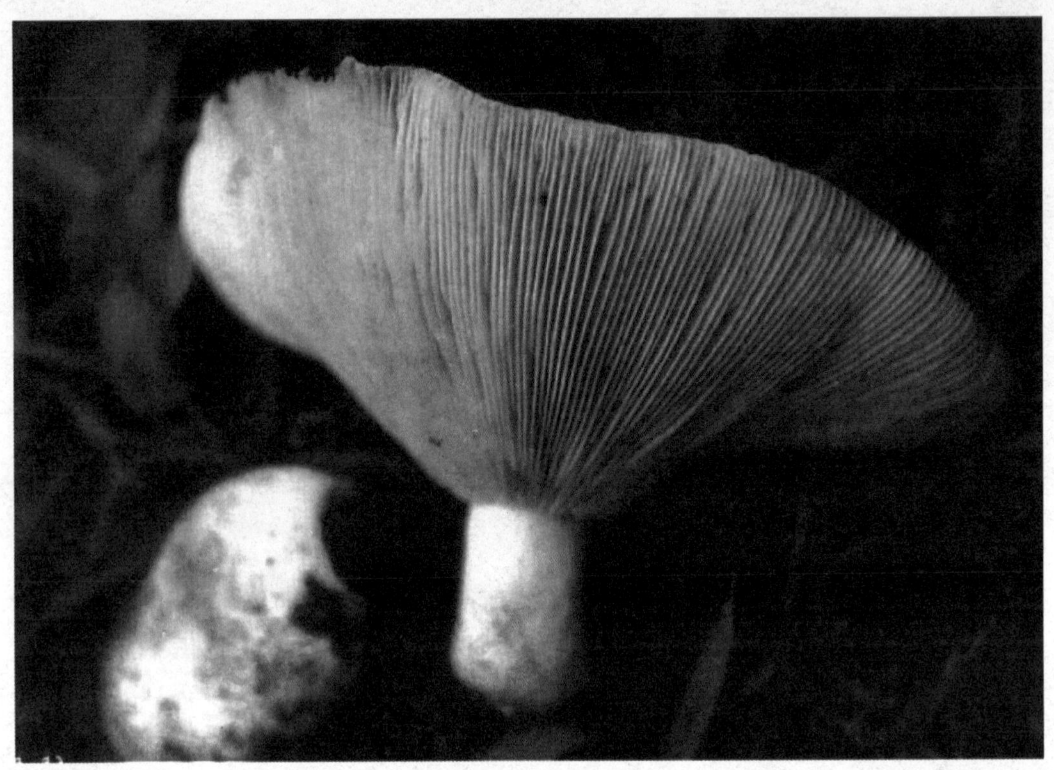

假大白菇

【Russula pseudodelica Lange】

【中文别名】假美味红菇。

【分布地区】主要分布于福建、吉林等地区。

【科属分类】真菌门（Eumycota）担子菌亚门（Basidiomycotina）层菌纲（Hymenomycetes）伞菌目（Agaricales）红菇科（Russulaceae）。

【性状介绍】子实体中等或较大。菌盖直径6.5~14cm，半球形且中部下凹，后变漏斗形，表面干，稍粉状或有龟裂，白色，后期浅赭黄色或污黄色，边缘初期内卷，后平展至上翘。菌肉白色，厚，致密。菌褶近延生至离生，稠密，窄，薄，近柄处分叉，幼时白色后变乳黄色至赭黄色，长5~6.5cm，粗1.5~3cm，近基渐细，内实。孢子印浅赭黄色。

【生长环境】夏秋季在混交林地上群生。属树木的外生菌根菌。

【成分药理】假大白菇氨基酸含量较高16.93%和17.94%，但是人体必需氨基酸含量相对较低35.93%和34.83%。在矿质元素方面，假大白菇中钾、钙、铁的含量相对较高。可食用。此种含抗癌物，对小白鼠肉瘤S-180和艾氏癌的抑制率均为80%。

【性味功用】抑制肿瘤。

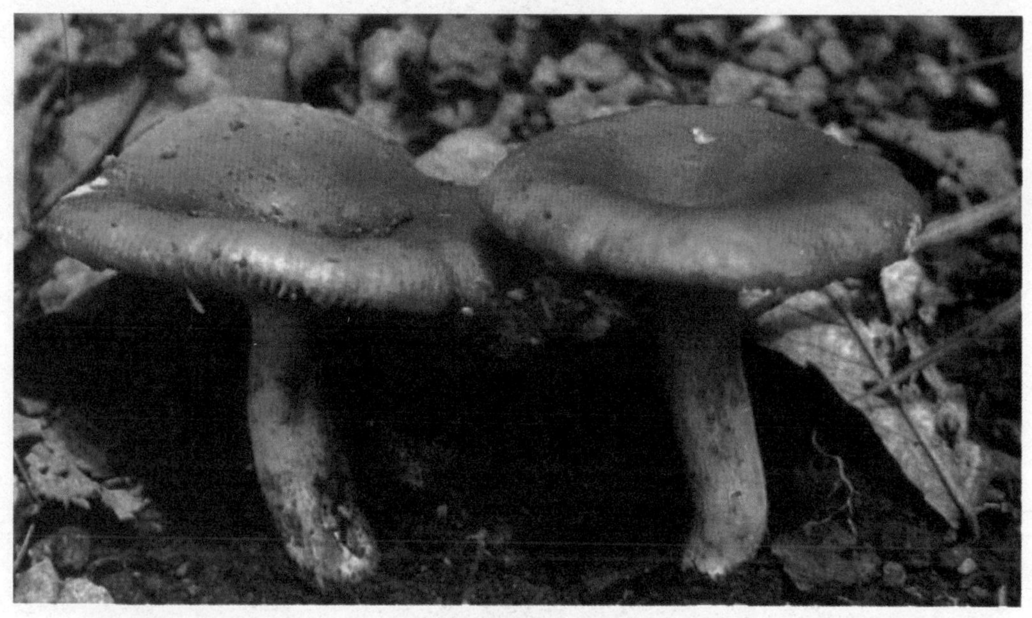

变黑红菇

【Russula rubescens Beardsle】

【中文别名】深红菇。

【分布地区】主要分布于河南、吉林等地区。

【科属分类】真菌门（Eumycota）担子菌亚门（Basidiomycotina）层菌纲（Hymenomycetes）伞菌目（Agaricales）红菇科（Russulaceae）。

【性状介绍】子实体中等。菌盖直径5～8.5cm，初扁半球形，后平展至中部下凹，暗红带黄色，老后可褪色，边缘具有条纹，湿时黏。菌肉白色，老后变灰色，伤时渐变红色后变黑色。味道柔和，无气味。菌褶近直生，初白色后乳黄色，等长，分叉，褶间具横脉，伤变色同菌肉。菌柄长3～5.5cm，粗1.2～2cm，等粗或向下稍细，中实后变空，白色，最后变灰，伤渐变红后变黑色。孢子印浅黄色。

【生长环境】夏秋季于阔叶林或混交林中地上散生或群生。属树木的外生菌根菌。

【成分药理】对小白鼠肉瘤S－180的抑制率为70%，对艾氏癌的抑制率为60%。

【性味功用】抑制肿瘤。

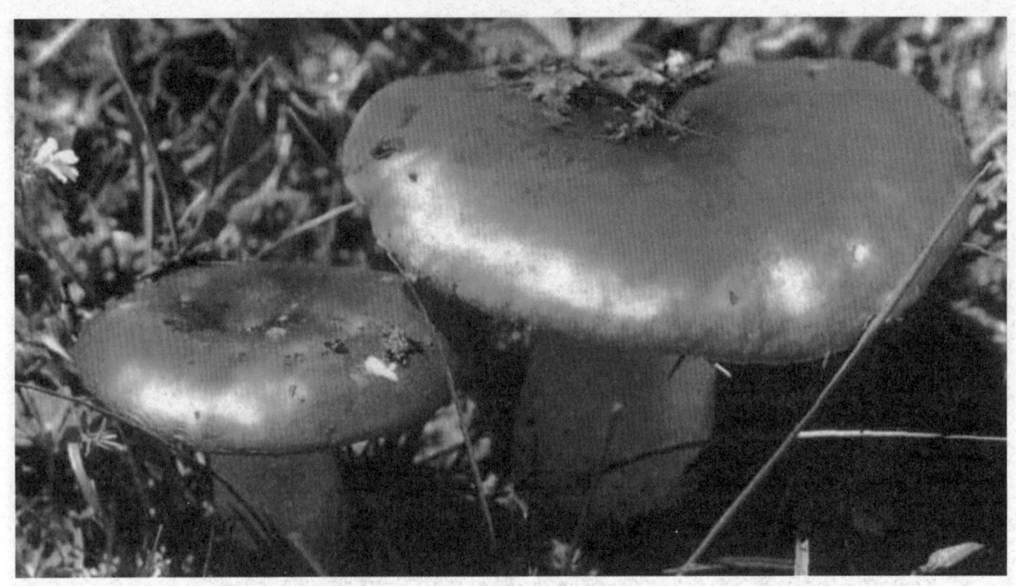

血红菇

【Russula sanguinea (Bull.) Fr.】

【分布地区】主要分布于河南、河北、浙江、福建、云南等地区。

【科属分类】真菌门（Eumycota）担子菌亚门（Basidiomycotina）层菌纲（Hymenomycetes）伞菌目（Agaricales）红菇科（Russulaceae）。

【性状介绍】子实体一般中等。菌盖直径3~10cm，扁半球形，平展至中部下凹，大红色，干后带紫色，老后往往局部或成片状褪色。菌肉白色，不变色，味辛辣。菌褶白色，老后变为乳黄色，稍密，等长，延生。菌柄长4~8cm，粗1~2cm，近圆柱形或近棒状，通常珊瑚红色，罕为白色，老后或触摸处带橙黄色，内实。孢子印淡黄色。孢子无色，球形至近球形，有小疣，疣间有联线，但不形成网纹，（7~8.5）μm×（6.1~7.3）μm。褶侧囊体极多，大多呈梭形，有的圆柱形或棒状，其内含物在KOH溶液中呈淡黄褐色，（54~107）μm×（8~18）μm。

【生长环境】在松林地上散生或群生。

【成分药理】可食用。含抗癌物质，对小白鼠肉瘤S-180和艾氏癌的抑制率均为90%。

【性味功用】抑制肿瘤。

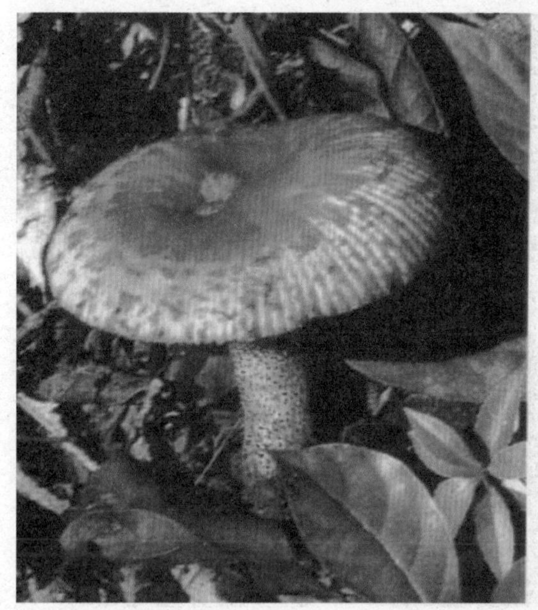
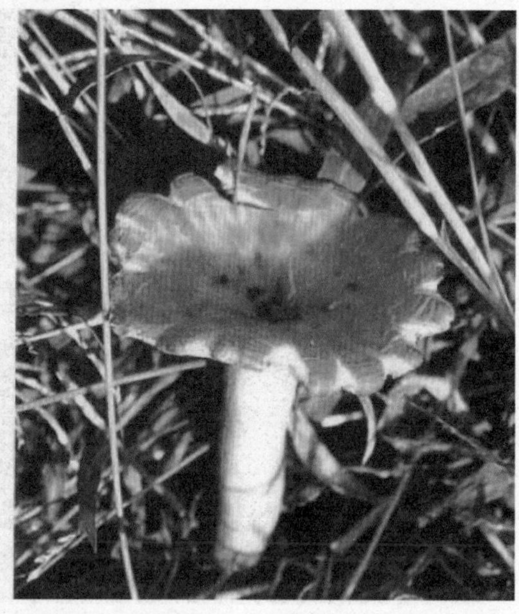

点柄臭黄菇

【Russula senecis Imai】

【中文别名】鱼腮菇（江西）。

【分布地区】主要分布于河南、河北、江西、湖北、广西、广东等地区。

【科属分类】真菌门（Eumycota）担子菌亚门（Basidiomycotina）层菌纲（Hymenomycetes）伞菌目（Agaricales）红菇科（Russulaceae）。

【性状介绍】子实体中等，极像臭黄菇，具腥臭气味及辣味。菌盖污黄至黄褐色，粘，边缘表皮常龟裂并有小疣组成的明显粗条棱似鱼鳃。菌盖直径 3～9.5cm，扁半球形，平展后中部稍下凹。菌肉污白色。菌褶污白色至淡黄褐色，直生至稍延生，等长或不等长，褶缘色深且粗糙。菌柄圆柱形，具褐黑色小腺点，有时细长且基部渐细，污黄色，长 8～10cm，粗 0.6～1.5cm，内部松软至中空，质脆。孢子印白色。

【生长环境】夏秋季混交林地上单生或群生。属树木的外生菌根菌。

【成分药理】食后常引起中毒。主要表现为恶心、呕吐、腹痛、腹泻等胃肠炎症状。据试验对小白鼠肉瘤 S－180 的抑制率为 80%，对艾氏癌的抑制率为 70%。

【性味功用】抑制肿瘤。

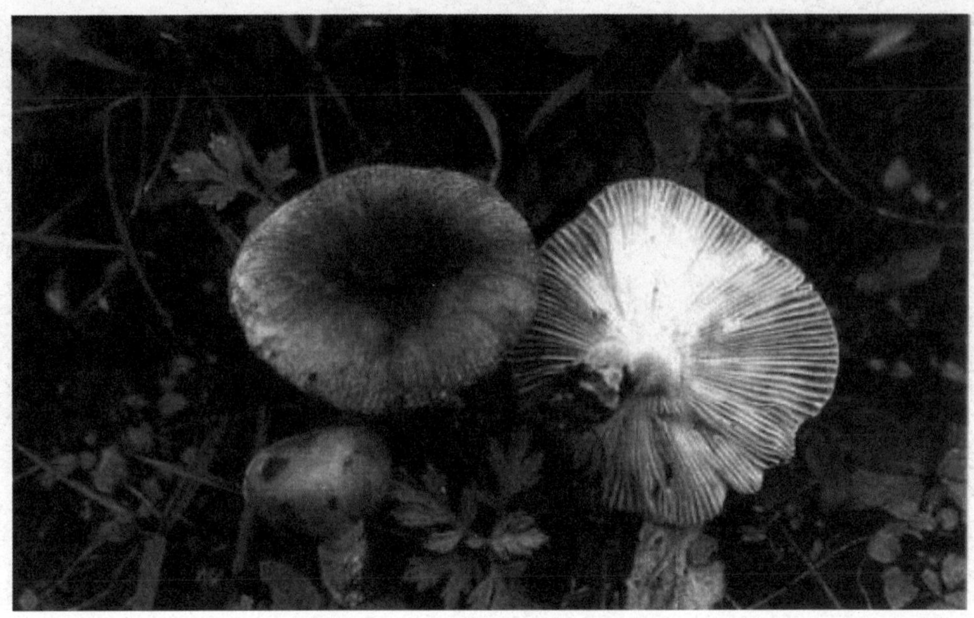

茶褐红菇

【Russula sororia Fr. 】

【中文别名】茶褐黄菇、黄茶红菇。

【分布地区】主要分布于四川、辽宁、浙江、广西、吉林、云南等地区。

【科属分类】真菌门（Eumycota）担子菌亚门（Basidiomycotina）层菌纲（Hymenomycetes）伞菌目（Agaricales）红菇科（Russulaceae）。

【性状介绍】子实体一般中等。菌盖直径3～9cm，初扁半球形，后平展，中部下凹，湿时粘，无毛，表皮在盖缘处易剥离，边缘具小疣组成的棱纹，土黄色或土茶褐色，中部色较深。菌肉白色，变淡灰色，味道辛辣，气味不显著。菌褶白色，变为淡灰色，窄生或离生，中部宽，近缘处锐，密，褶间有横脉，不等长。菌柄长2～8cm，粗1～2.5cm，白色，变淡灰色，近等粗或向下变细，稍被绒毛，中部充塞至中空。孢子印乳黄色。

【生长环境】生于林中地上，单生、群生。属树木的外生菌根菌。

【成分药理】有抗癌物质，对小白鼠肉瘤S－180的抑制率为60%，对艾氏癌的抑制率为60%。

【性味功用】抑制肿瘤。

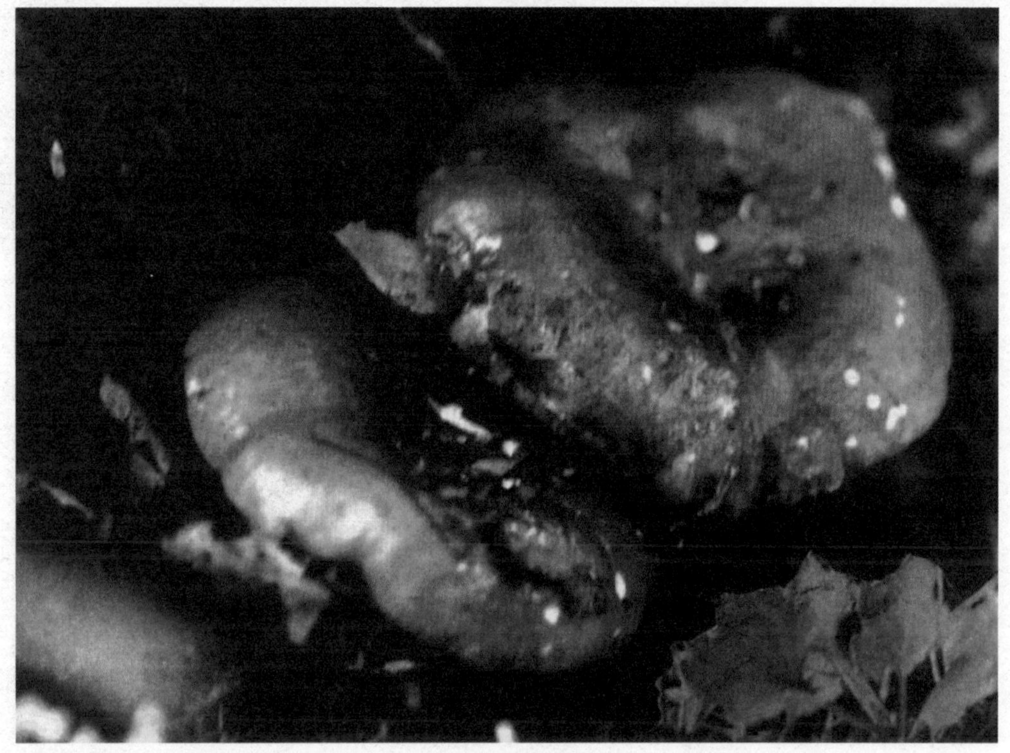

亚稀褶黑菇

【Russula subnigricans Hongo】

【分布地区】主要分布于湖南、江西、四川、福建等地区。

【科属分类】真菌门（Eumycota）担子菌亚门（Basidiomycotina）层菌纲（Hymenomycetes）伞菌目（Agaricales）红菇科（Russulaceae）。

【性状介绍】子实体中等大。菌盖浅灰色至煤灰黑色。菌盖直径 6 ~ 11.8cm，扁半球形，中部下凹呈漏斗状，表面干燥，有微细绒毛，边缘色浅而内卷，无条棱。菌肉白色，受伤处变红色而不变黑色。菌褶直生或近延生，浅黄白色，伤变红色，稍稀疏，不等长，厚而脆，不分叉，往往有横脉。菌柄椭圆形，长 3 ~ 6cm，粗 1 ~ 2.5cm，较盖色浅，内部实心或松软。

【生长环境】夏秋季在阔叶林中及混交林地上分散或成群生长。

【成分药理】此种毒菌误食中毒发病率 70% 以上，半小时后发生呕吐等，死亡率达 70%。属“呼吸循环害损型”。有抗癌物质。据文献报道，可用于治疗老年痴呆及帕金森疾病。

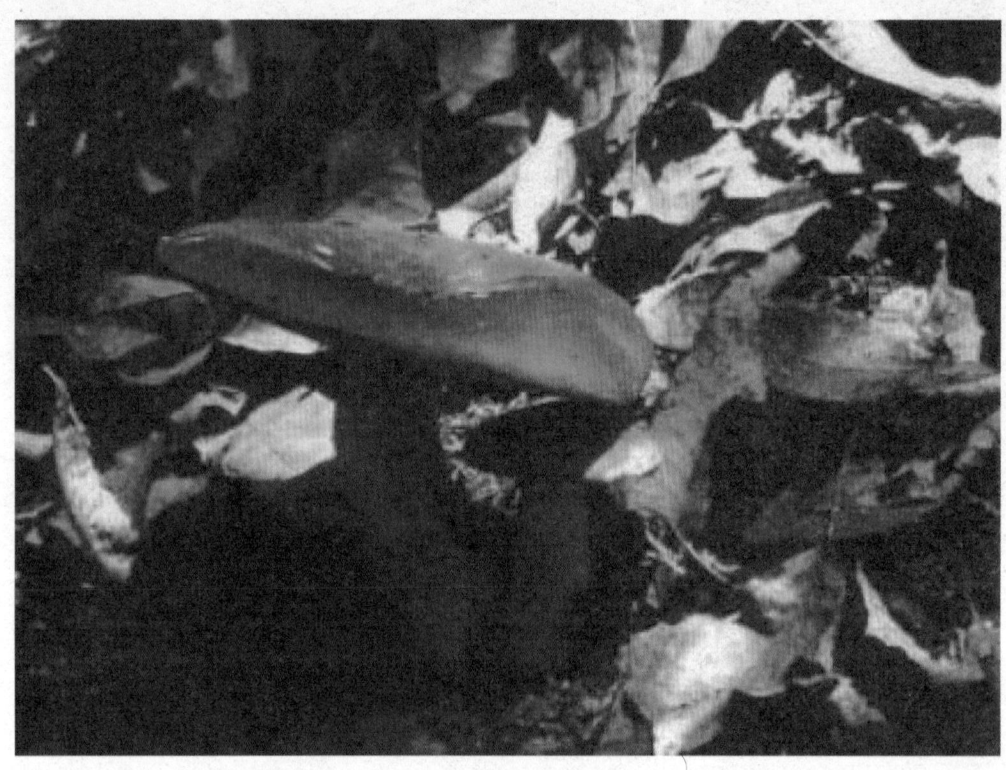

菱红菇

【Russula vesca Fr.】

【分布地区】主要分布于江苏、福建、湖南、广西、云南等。

【科属分类】真菌门（Eumycota）担子菌亚门（Basidiomycotina）层菌纲（Hymenomycetes）伞菌目（Agaricales）红菇科（Russulaceae）。

【性状介绍】子实体中等大。菌盖直径3.5～11cm，初期近圆形，后扁半球形，最后平展中部下凹，颜色变化多，酒褐色、浅红褐色、浅褐色或菱色等，边缘老时具短条纹，菌盖表皮短不及菌盖边缘，有微皱或平滑。菌肉白色，趋于变污淡黄色，气味不显著，味道柔和。菌褶白色，或稍带乳黄色，密，直生，基部常分叉，褶间具横脉，褶缘常有锈褐色斑点。菌柄长2～6.6cm，粗1～2.8cm，圆柱形或基部略细，中实后松软，白色，基部常略带变黄或变褐色。

【生长环境】夏秋季阔叶林中地上单生或散生。与树木形成菌根。

【成分药理】含有异亮氨酸、亮氨酸、赖氨酸、蛋氨酸、苯丙氨酸、色氨酸、缬氨酸等8种人体必需氨基酸。常食用有助于消化，增强体质。据报道对小白鼠肉瘤S－180和艾氏癌的抑制率为90%。

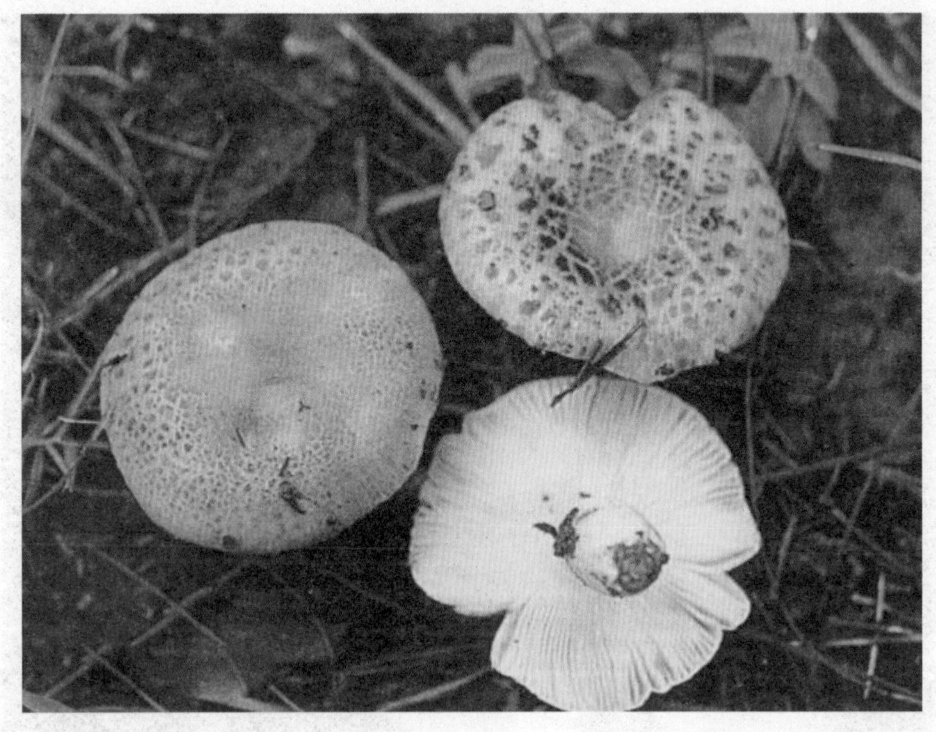

绿 菇

【Russula virescens (Schaeff. ex Zanted.) Fr.】

【中文别名】变绿红菇、青盖子、青菌（东北）、青面梨菇（福建）、青蛙菌、绿豆菌（广西）、青脸菌（四川）、青头菌（昆明）、青汤菌（贵州）等。

【分布地区】主要分布于黑龙江、吉林、辽宁、江苏、福建、河南、广西、四川、贵州、云南等地区。

【科属分类】真菌门（Eumycota）担子菌亚门（Basidiomycotina）层菌纲（Hymenomycetes）伞菌目（Agaricales）红菇科（Russulaceae）。

【性状介绍】菌盖宽3～12cm，初球形，初圆锥而后展开成中凹之漏斗形，表面灰绿色，并具不规则多角形翠绿点纹，菌盖表皮层之伪柔组织末端细胞有如直立之囊状体。很快变扁半球形并渐伸展，中部常稍下凹，不黏，浅绿色至灰色。菌柄长5～10cm，宽1.5～2cm，中实至稍海绵状，表面具白色纵皱纹。

【生长环境】夏秋季在林中地上单生或群生。与栎、桦、栲、栗形成菌根。

【成分药理】①青头菌是群众喜爱的一种食用菌。菌内含有丰富的蛋白质、氨基酸、植物纤维和矿物质磷、钙、铁、硫胺素等营养成份，入口细嫩，香味悠长，有浓郁的大自然清香气息。②每千克干品种含能量15kcal、蛋白质2.7g、脂肪0.1g、碳水化合物3.1g、膳食纤维2.2g、硫胺素0.01mg、核黄素0.46mg、烟酸4mg、钙4mg、磷52mg、钾269mg、钠1.1mg、镁8mg、铁1.4mg、锌0.67mg、硒0.22微克、铜0.34mg、锰0.1mg。③对小白鼠肉瘤S－180和艾氏癌的抑制率均为60%。

【性味功用】甘、淡，寒。入肝经、肾经。清肝明目、舒筋活血，能泻肝经之火，散热舒气。对急躁、忧虑、抑郁、痴呆症等病症有很好的抑制作用。主治目赤肿痛、眼目不明、四肢麻木、腰腿疼痛、精神类疾病，抑制肿瘤等。

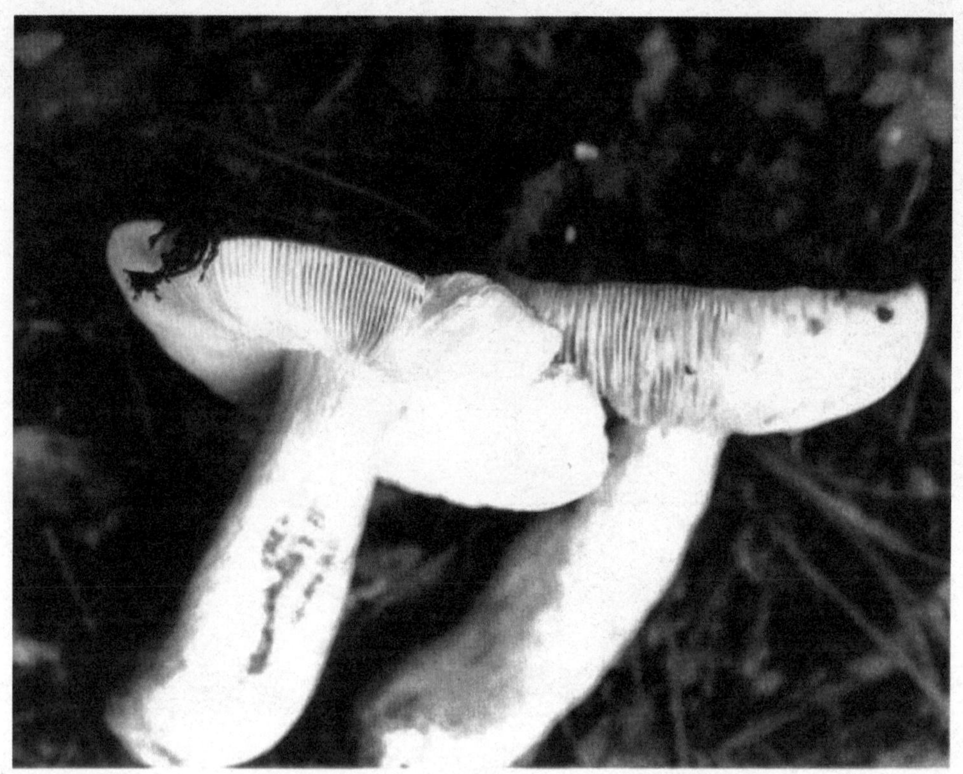

黄孢红菇

【Russula xerampelina (Schaeff. ex Secr.) Fr.】

【中文别名】黄孢花盖菇。

【分布地区】主要分布于江苏、吉林、辽宁、黑龙江、广东、湖北、河南等地区。

【科属分类】真菌门（Eumycota）担子菌亚门（Basidiomycotina）层菌纲（Hymenomycetes）伞菌目（Agaricales）红菇科（Russulaceae）。

【性状介绍】子实体中等至较大。菌盖直径4～13cm，扁半球形，平展后中部下凹，不黏或湿时稍黏，边缘平滑，老后可有不明显条纹，表皮不易剥离，深褐紫色或暗紫红色，中部色更深。菌肉白色，后变淡黄或黄色。味道柔和，有蟹气味。菌褶稍密至稍稀，初淡乳黄色，后变淡黄褐色，直生，等长，少有分叉，褶间具横脉。菌柄长5～8cm，粗1.5～2.6cm，中实，后松软，白色或部分或全部为粉红色，伤变黄褐色，尤其在柄基部。孢子印深乳黄色或浅赭色。

【生长环境】夏秋季针叶林中地上单生或群生。与云杉、松、黄杉、铁杉、栎、杨、榛等树木形成菌根。

【成分药理】含抗癌物，对小白鼠肉瘤S－180的抑制率为70%，对艾氏癌的抑制率为80%。

【性味功用】抑制肿瘤。

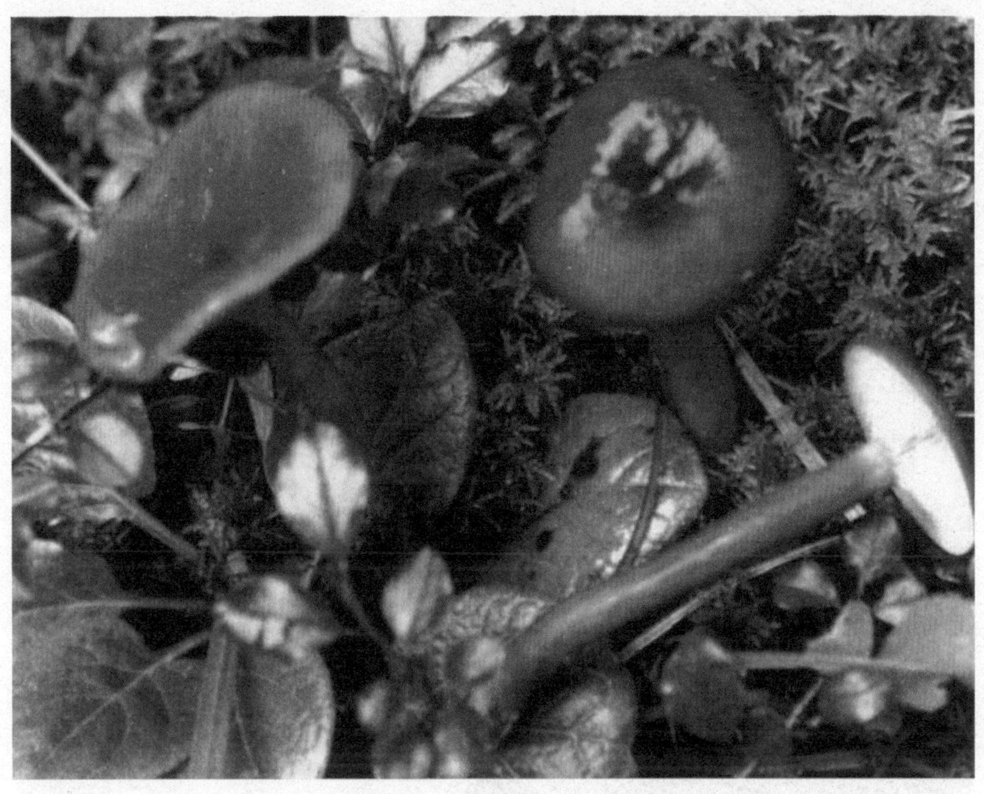

香乳菇

【Lactarius camphoratum（Bull.）Fr.】

【中文别名】浓香乳菇。

【分布地区】主要分布于江苏、吉林、辽宁、黑龙江、广东、湖北、河南、云南、新疆等地区。

【科属分类】真菌门（Eumycota）担子菌亚门（Basidiomycotina）层菌纲（Hymenomycetes）伞菌目（Agaricales）红菇科（Russulaceae）。

【性状介绍】子实体小。菌盖直径2～5cm，初期扁球形，后渐下凹，中部往往有小突起，不黏，深肉桂色至棠梨色。菌肉色浅于菌盖。乳汁白色不变。菌褶白色至淡黄色，老后色与菌盖相似，密，直生至稍下延，近柄长2～5cm，粗0.4～0.8cm，近柱形，色与菌盖相似，内部松软，后中空。孢子印乳白色。孢子无色，近球形，有疣和网纹，（7.3～9）μm×（6.4～8）μm。褶侧囊体梭形，具尖，（60～90）μm×（7.3～10.9）μm。

【生长环境】夏秋季林中地上，散生或群生。与山毛榉、栎等形成外生菌根。

【成分药理】可食用，味道柔和，气味香。此菌实验表明有抗癌作用，对小白鼠肉瘤S－180和艾氏癌的抑制率均为70%。

【性味功用】抑制肿瘤。

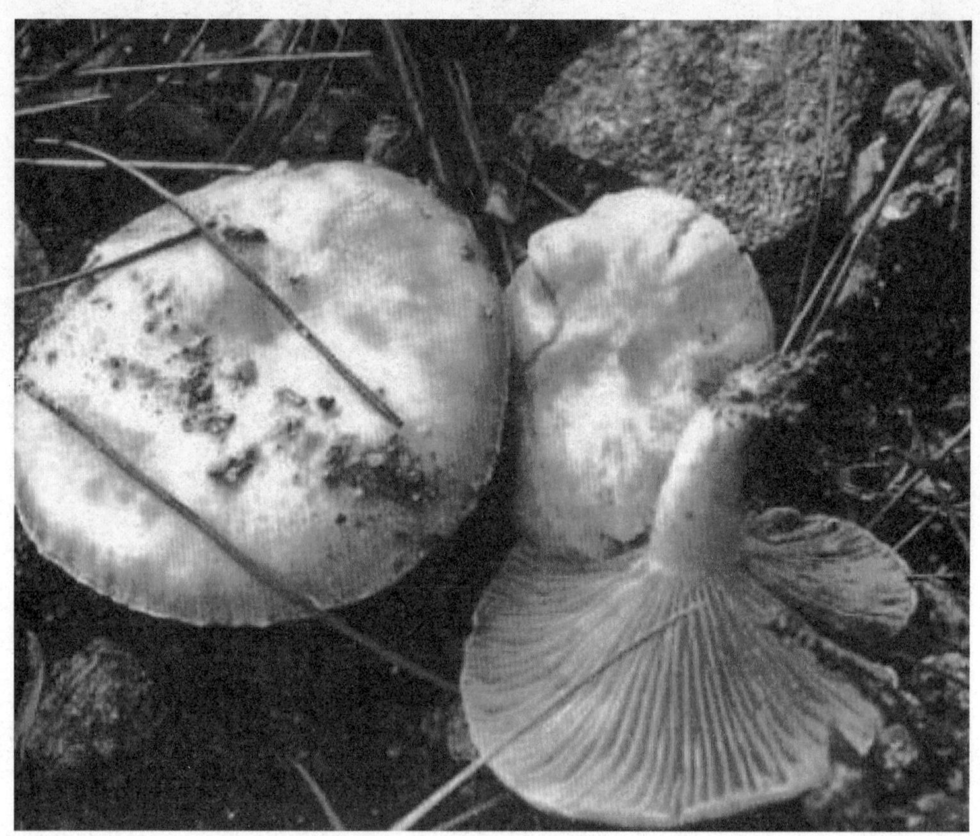

红汁乳菇

【Lactarius hatsudake Tanaka】

【分布地区】主要分布于台湾、香港、海南、河南、福建、河北、吉林等地区。

【科属分类】真菌门（Eumycota）担子菌亚门（Basidiomycotina）层菌纲（Hymenomycetes）伞菌目（Agaricales）红菇科（Russulaceae）。

【性状介绍】子实体中等。菌盖直径 4～10cm，扁半球形至扁平下凹或中央脐状，光滑，湿时粘，肉色，淡土黄色或杏黄色，有色较深之同心环带，伤后渐变蓝绿色。菌肉粉红色。乳汁橘红色渐渐变蓝绿色。菌褶橙色或杏黄色，稍密，延生，分叉，伤变蓝绿色。菌柄长 2.5～6cm，粗 1～3cm，中空，与菌盖同色，往往向下渐细并略弯曲。孢子无色

【生长环境】初夏至秋季生松林地上。与松等树木形成外生菌根。

【成分药理】该菌蛋白多糖中的蛋白质和多糖含量分别为 15.53% 和 66.52%，蛋白多糖具有体外抗氧化的能力；蛋白多糖中单糖组成主要是葡萄糖、果糖和半乳糖；实验表明有抗癌作用，对小白鼠肉瘤 S－180 的抑制率为 100%，对艾氏癌的抑制率为 90%。

【性味功用】抑制肿瘤。

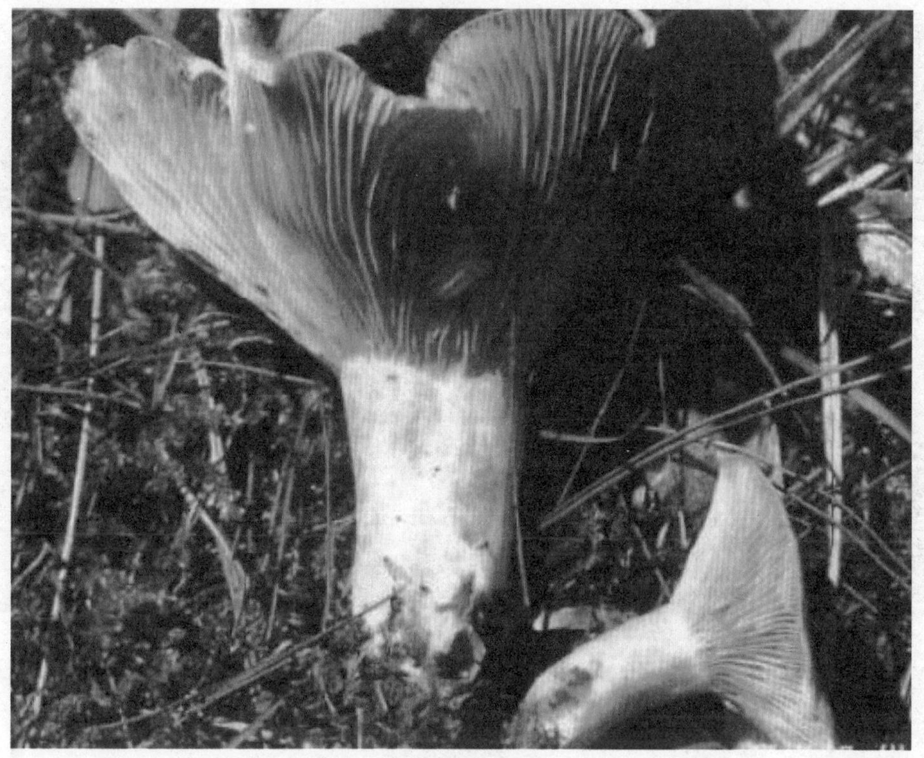

稀褶乳菇

【Lactarius hygroporoides Berk. & Curt.】

【分布地区】主要分布于江苏、福建、海南、贵州、湖南、云南、四川、安徽、江西、广西、西藏等地区。

【科属分类】真菌门（Eumycota）担子菌亚门（Basidiomycotina）层菌纲（Hymenomycetes）伞菌目（Agaricales）红菇科（Russulaceae）。

【性状介绍】子实体一般中等大。菌盖直径2.5～9cm，初扁半球形后平展，中下凹至近漏斗形，光滑或稍有细绒毛，有时中部有皱纹，初内卷后伸展，无环带，虾仁色，蛋壳色至橙红色。菌肉白色，味道柔和，无特殊气味。菌褶直生至稍下延，初白色，后乳黄色至淡黄，稀疏，不等长，褶间有横脉。菌柄长2～5cm，粗0.7～1.5cm，中实或松软，圆锥形或向下渐细，蛋壳色或浅橘黄色或略浅于菌盖。孢子印白色。孢子近球形或广椭圆形，有微细小刺和棱纹，（8.5～9.8）μm×（7.3～7.9）μm。无囊体。

【生长环境】夏秋季杂木林中地上，单生或群生。属外生菌根，与槠栲、松等树木形成菌根。

【成分药理】稀褶乳菇子实体中氨基酸、矿质元素、多糖、粗蛋白、粗脂肪、灰分和粗纤维含量丰富。其中测定的18种氨基酸中，8种必需氨基酸含量占氨基酸总量的40.23%；矿质元素K、Na、Ca、Mg、Cu、Fe、Zn、Mn含量分别是2345.62、164.48、17.79、90.96、18.41、17.14、10.21和3.08mg/100g；多糖、粗蛋白质、粗脂肪、灰分、粗纤维含量分别是7.23%、30.19%、3.26%、5.33%和7.46%。可食用。此菌对小白鼠肉瘤S-180和艾氏癌的抑制率均为70%。含有橡胶物质，橡胶是子实体干重的5.05%。

【性味功用】抑制肿瘤。

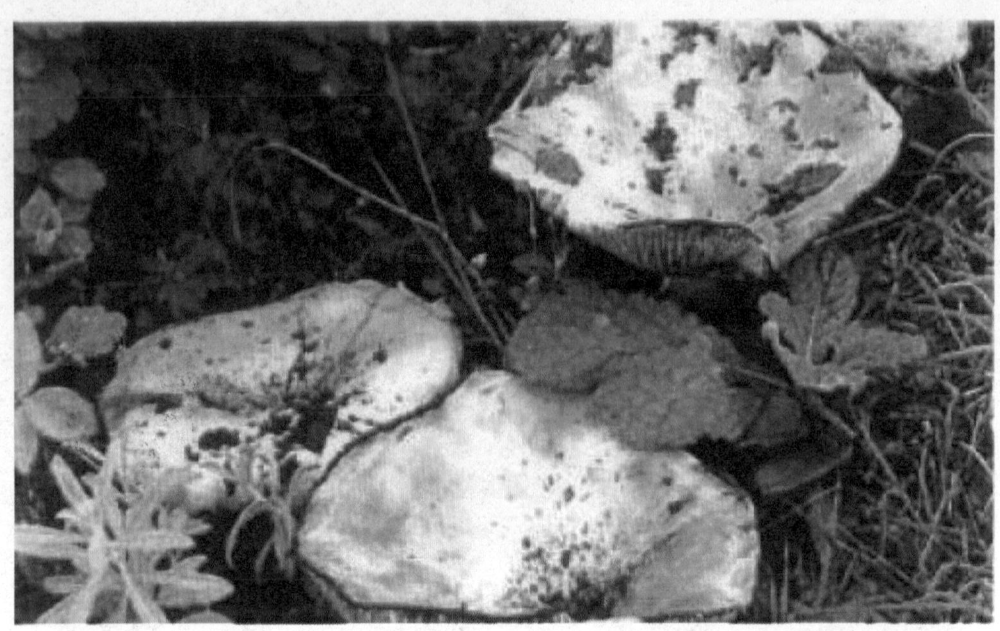

苍白乳菇

【Lactarius pallidus (Pers. : Fr.) Fr.】

【分布地区】主要分布于福建、吉林、河北、陕西、河南、云南、西藏等地区。

【科属分类】真菌门（Eumycota）担子菌亚门（Basidiomycotina）层菌纲（Hymenomycetes）伞菌目（Agaricales）红菇科（Russulaceae）。

【性状介绍】子实体中等至较大。菌盖直径 7～12cm，初扁半球形，开展后脐状下凹，近漏斗形，边缘内卷，黏，无毛，色浅，浅肉桂色，浅土黄色或略带黄褐色。边缘初期内卷，后平展至上翘。菌肉白色，厚，致密。菌褶近延生至离生，稠密，窄，薄，近柄处分叉，幼时白色后变乳黄色至赭黄色，长 5～6.5cm，粗 1.5～3cm，近基渐细，内实。孢子印浅赭黄色。

【生长环境】夏秋季在混交林地上群生。

【成分药理】此种含抗癌物，对小白鼠肉瘤 S－180 和艾氏癌的抑制率均为 80%。

【性味功用】抑制肿瘤。

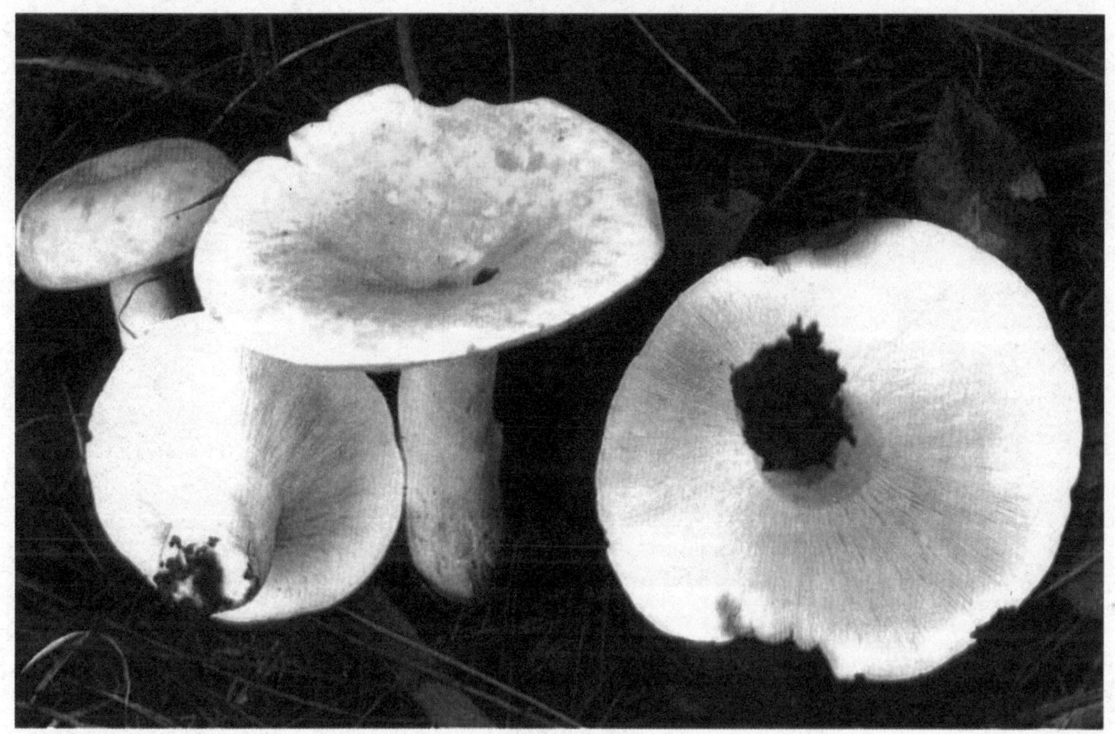

白乳菇

【Lactarius piperatus（L. ex Fr.）Gray】

【中文别名】羊脂菌、辣味乳菇、白奶浆菌、板栗菌、白蘑菇、石灰菌。

【分布地区】主要分布于河北、陕西、江苏、安徽、浙江、福建、四川、云南等地区。

【科属分类】真菌门（Eumycota）担子菌亚门（Basidiomycotina）层菌纲（Hymenomycetes）伞菌目（Agaricales）红菇科（Russulaceae）。

【性状介绍】菌盖宽5~15cm。中部下凹呈浅漏斗状。干，白色，无毛绒，无环纹。盖缘渐薄微上翘。菌肉白色，坚脆，伤后不变色。味辣。乳汁白色，不变色。菌褶白色，下延。柄短而粗，高4~6cm，粗1~3cm。孢子球形、阔椭圆形，（6~7）μm×（5~6）μm，壁具微疣。

【生长环境】散生或群生于针、阔叶混交林下，以温带和亚热带为习见。为多种树种的外生菌根菌。

【成分药理】①本品含辣乳菇二醛（piperdial），辣乳菇醛醇（piperalol），绒白乳菇醛（velleral）和异绒白乳菇醛（isovelleral）等。②子实体中所含的倍半萜内酯的结晶混合物有抗白血病作用。③具有祛风散寒、舒筋活络的功效，是传统中药“舒筋丸”的主要原料之一。④对小白鼠Lewis肺腺癌有抑制作用。对小白鼠肉瘤S-180的抑制率为80%，对艾氏癌的抑制率为70%。

【性味功用】苦、辛，温。主治腰腿疼痛、手足麻木、筋骨不舒、四肢抽搐，抗白血病，抑制肿瘤。

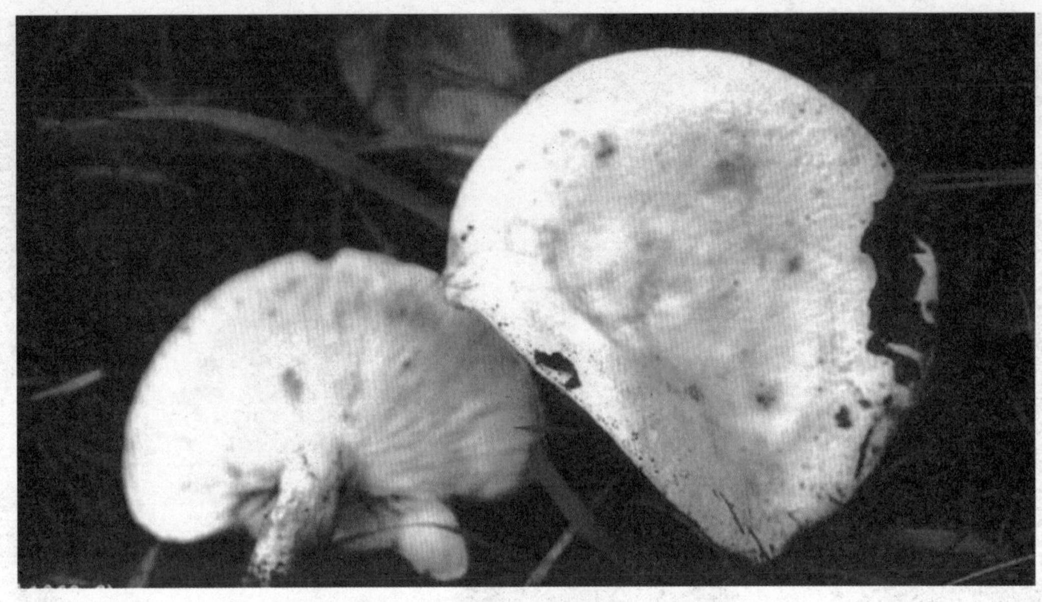

亚绒白乳菇

【Lactarius subvellereus Peck.】

【中文别名】亚绒盖乳菇。

【分布地区】主要分布于黑龙江、吉林等地区。

【科属分类】真菌门（Eumycota）担子菌亚门（Basidiomycotina）层菌纲（Hymenomycetes）伞菌目（Agaricales）红菇科（Russulaceae）。

【性状介绍】菌盖直径 6 ~ 15cm，半球形，中部下凹，渐平展，后呈浅漏斗形；盖面干，白色至污白色，有时带浅土黄色，有微细绒毛，无环纹；盖缘初时内卷，后展开。菌肉白色，致密，极辛辣。乳汁白色，有时带黄色，干后乳黄色，辛辣。菌褶延生，稍密，幅窄，不等长，分叉，白色。菌柄长 2.5 ~ 9cm，粗 2 ~ 4cm，圆柱形或向下渐细，白色，有细微绒毛，中实。孢子印白色。

【生长环境】秋季，散生于云冷杉林内潮湿地上。

【成分药理】对小白鼠肉瘤 S - 180 及艾氏癌的抑制率分别为 70% 和 60%。

【性味功用】抑制肿瘤。

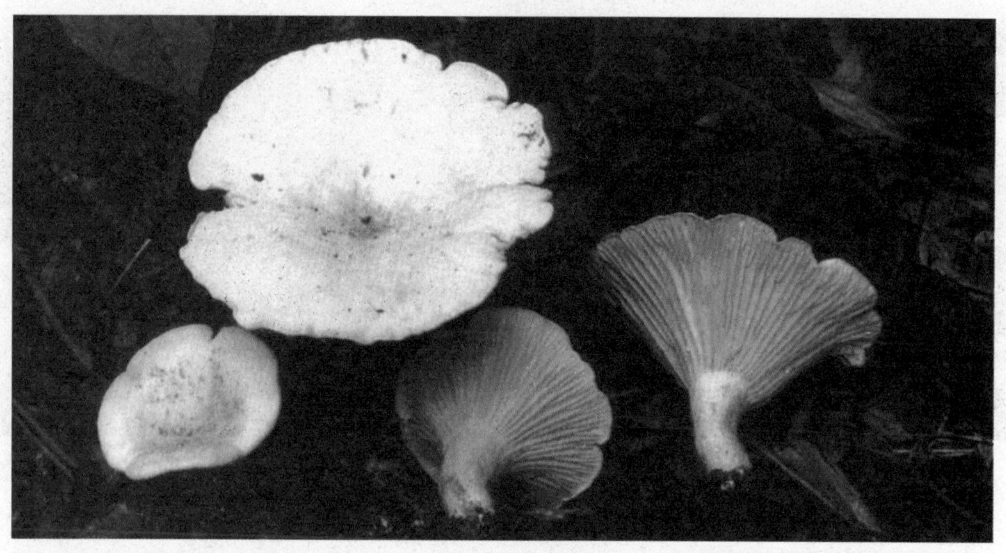

绒白乳菇

【Lactarius vellereus（Fr.）Fr.】

【中文别名】杨树蕈、奶浆蕈。

【分布地区】主要分布于吉林、陕西、安徽、福建、湖南、四川、云南等地区。

【科属分类】真菌门（Eumycota）担子菌亚门（Basidiomycotina）层菌纲（Hymenomycetes）伞菌目（Agaricales）红菇科（Russulaceae）。

【性状介绍】菌盖中央脐状或浅漏斗形，直径6～17cm，白色或米黄色，表面有绒毛，边缘内卷。菌肉厚，坚实，白色或微带黄褐色。菌褶厚，稀疏，不等长，有时分叉，米黄色或白色。菌柄短圆柱形，稍偏生，长3～5cm，直径1.5～2.5cm，白色，有绒毛，内实。

【生长环境】生于混交林下，尤多在栎、石栎等硬木材树种林下。其柄盖白色，具短绒毛的特点，易与其他近似种相区分。夏、秋季盛产。

【成分药理】①含多种倍半萜类化合物。②以热水法提取绒白乳菇多糖，其粗多糖中多糖质量分数为3.92%，还原糖质量分数为1.11%；纯化后，多糖质量分数为84.12%，纯度提高了约21倍，还原糖质量分数为1.59%。初步判断绒白乳菇多糖中含有葡萄糖、甘露糖、果糖。绒白乳菇多糖液对金黄色葡萄球菌、大肠杆菌、枯草杆菌有一定抑制作用；对啤酒酵母、白色念球菌有微弱抑制作用；对绿色木霉、黑根霉、黑曲霉、杨树烂皮病菌、杨树叶枯病菌均无抑制作用；对细菌抑制能力强于真菌。③追风散寒、舒筋活络。药用可制成“舒筋丸”。④对小白鼠肉瘤S－180及艾氏癌的抑制率均为60%。

【性味功用】苦，温，有毒。主治手足麻木、半身不遂，抗菌抑菌，抑制肿瘤。

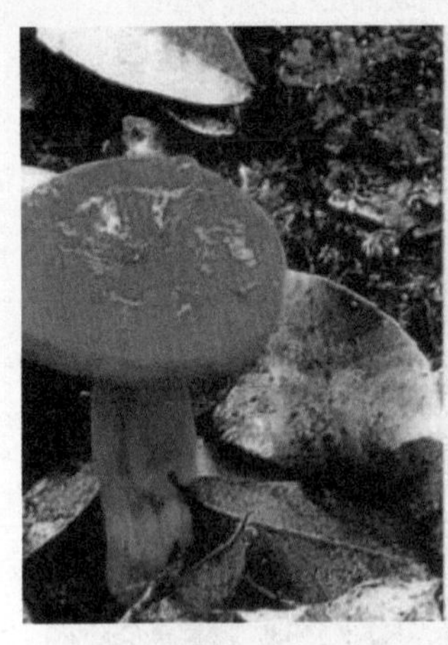
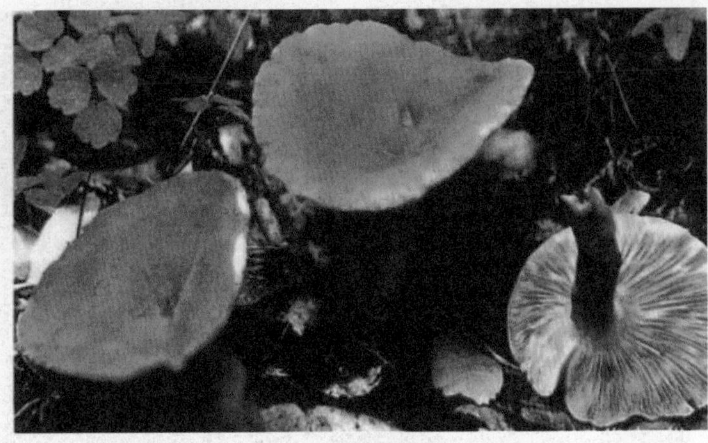

多汁乳菇

【Lactarius volemus Fr.】

【中文别名】红奶浆菌、牛奶菇、奶汁菇。

【分布地区】主要分布于广东、广西、四川、安徽、福建等地区。

【科属分类】真菌门（Eumycota）担子菌亚门（Basidiomycotina）层菌纲（Hymenomycetes）伞菌目（Agaricales）红菇科（Russulaceae）。

【性状介绍】子实体中等至较大。菌盖直径 4～12cm，幼时扁半球形，中部下凹呈脐状，伸展后似漏斗状，表面平滑，无环带，琥珀褐色至深棠梨色或暗土红色，边缘内卷。菌肉白色，在伤处渐变褐色。乳汁白色，不变色。菌褶白色或带黄色，伤处变褐黄色，稍密，直生至延生，不等长，分叉。菌柄长 3～8cm，粗 1.2～3cm，近圆柱形，表面近光滑，同盖色，内部实心。孢子印白色。

【生长环境】夏秋季在针阔叶林中地上散生、群生至稀单生。是树木的外生菌根菌。

【成分药理】富含人体必需氨基酸及常量、微量元素，具有明显抗辐射作用。提取的多糖具有增强机体免疫力、抗辐射、抗肿瘤、抗疲劳等多方面的生物学活性。试验对 CP 所致的免疫损伤小鼠的细胞免疫、体液免疫、非特异性免疫功能有明显的改善作用。实验表明有抗癌作用，对小白鼠肉瘤 S－180 和艾氏癌的抑制率分别为 80% 和 90%。含七元醇［C7H9.(OH)7］，可合成橡胶，幼小子实体含量高。

【性味功用】增强免疫力，抑制肿瘤。

真菌门　Eumycota

担子菌亚门　Basidiomycotina

层菌纲　Hymenomycetes

非褶菌目　（Aphyllophorales）

鸡油菌科　（Cantharellaceae）

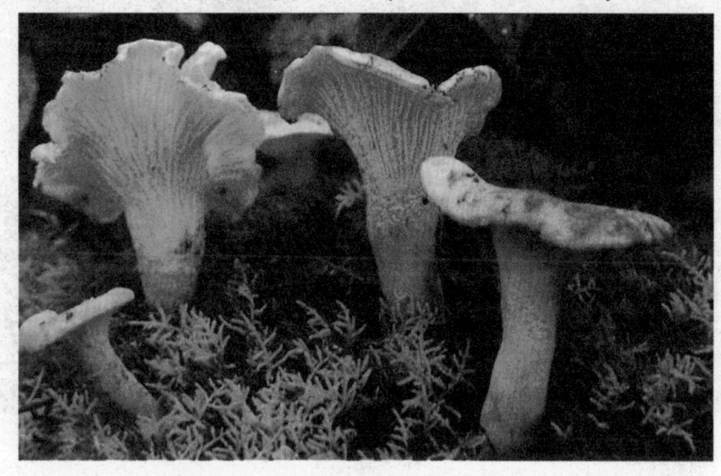

鸡油菌

【Cantharellus cibarius Fr.】

【中文别名】杏菌、杏黄菌、鸡蛋黄菌等。

【分布地区】主要分布于黑龙江、吉林、河北、江苏、浙江等地区。

【科属分类】真菌门（Eumycota）担子菌亚门（Basidiomycotina）层菌纲（Hymenomycetes）非褶菌目（Aphyllophorales）鸡油菌科（Cantharellaceae）。

【性状介绍】子实体一般中等大，喇叭状，肉质，杏黄色至蛋黄色。菌盖直径3～10cm，高7～12cm，最初盖扁平，后渐下凹，边缘伸展呈波状或瓣状向内卷。菌肉蛋黄色，稍厚。棱褶延生至菌柄部，窄而分叉或有横脉相连。菌柄长2～8cm，粗0.5～1.8cm，杏黄色，向下渐细，光滑，内实。孢子无色。

【生长环境】夏秋季在林中地上单生或群生。与云杉、栗、山毛榉、鹅耳枥等形成菌根。

【成分药理】①鸡油菌含有丰富的胡萝卜素、维生素C、蛋白质、钙、磷、铁等营养成分。②含人体必须的8种氨基酸，异亮氨酸230mg、亮氨酸583mg、赖氨酸230mg、蛋氨酸35mg、苯丙氨酸513mg、苏氨酸743mg、色氨酸283mg、缬氨酸354mg。③子实体中含有丰富的维生素A。④含有尿素、甜菜碱、1－辛烯－3－醇、阿糖醇、葡萄糖、甘露糖醇、海藻糖、麦角甾醇、麦角甾醇过氧化物、啤酒甾醇。⑤还含有脂质，其中含油酸、亚油酸、棕榈酸。子实体含脂肪酸。⑥子实体乙醇提取物，对小白鼠肉瘤S－180有抑制作用。

【性味功用】甘，平。入肝经。明目、润燥、利肺、宜肠胃。预防视力失常，眼结膜炎，夜盲，皮肤干燥，黏膜失去分泌能力，可抵抗某些呼吸道及消化道感染的疾病。抑制肿瘤。

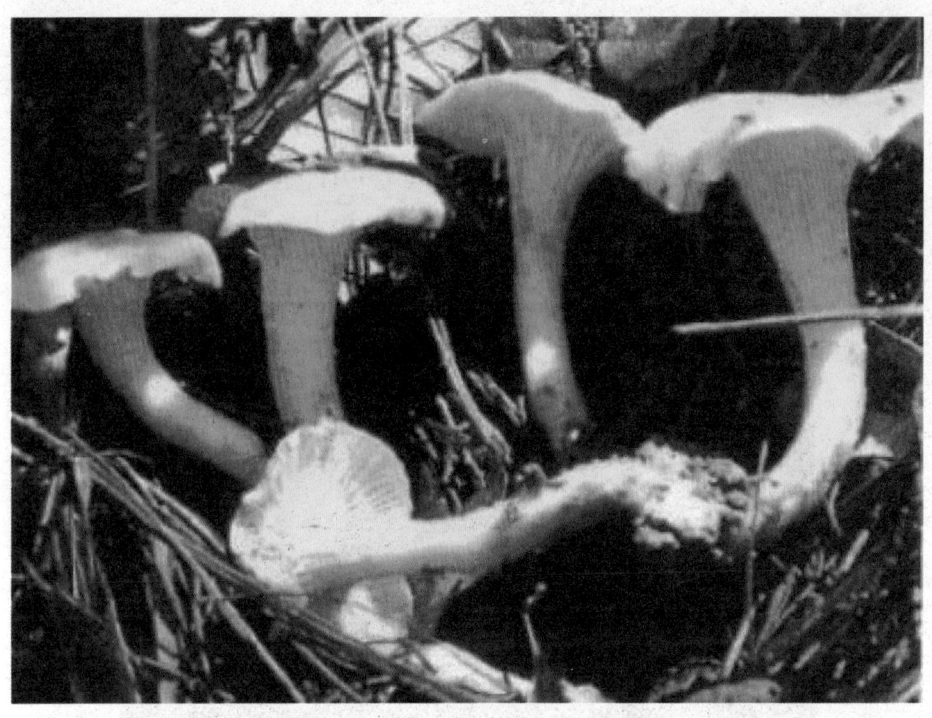

小鸡油菌

【Cantharellus minor Peck】

【分布地区】主要分布于广东、广西、福建、湖南、湖北、甘肃、陕西等地区。

【科属分类】真菌门（Eumycota）担子菌亚门（Basidiomycotina）层菌纲（Hymenomycetes）非褶菌目（Aphyllophorales）鸡油菌科（Cantharellaceae）。

【性状介绍】子实体小，肉质，喇叭形，菌盖宽 1～3cm，橙黄色，中部初扁平，后下凹，边缘不规则波状，内卷。菌肉很薄。菌褶较稀疏，分叉，延生。柄橙黄色，上粗下细，长 1～2cm，粗 0.2～0.6cm。孢子无色。

【生长环境】于混交林中地上群生，有时丛生。属树木的外生菌根菌。

【成分药理】同鸡油菌可药用，清目、利肺、益肠胃。含有维生素 A，对皮肤干燥、夜盲症、眼炎等有医疗作用。

【性味功用】甘，平。入肝经。明目、润燥、利肺、宜肠胃。预防视力失常，眼结膜炎，夜盲，皮肤干燥，黏膜失去分泌能力。

枝瑚菌科 Ramariaceae

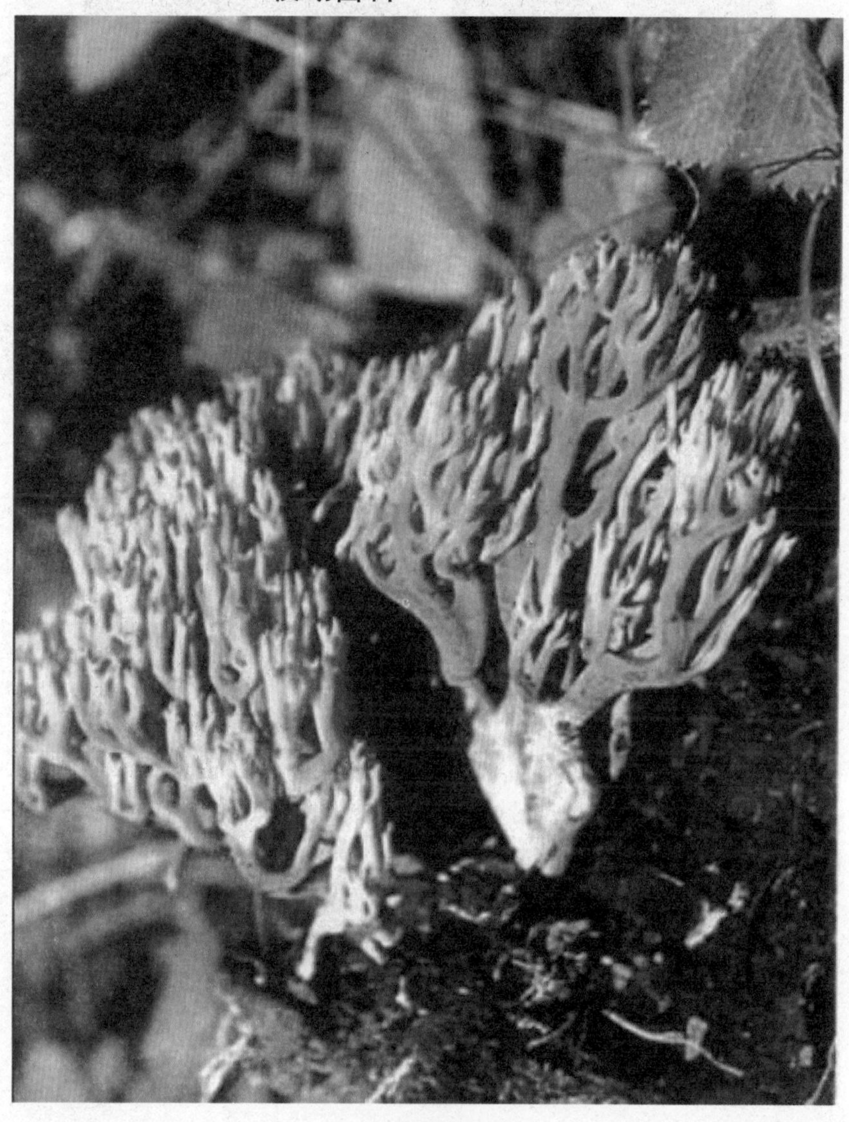

尖顶枝瑚菌

【Ramaria apiculata (Fr.) Donk】

【分布地区】主要分布于安徽、吉林、云南、四川、广东、广西、西藏等地区。

【科属分类】真菌门（Eumycota）担子菌亚门（Basidiomycotina）层菌纲（Hymenomycetes）非褶菌目（Aphyllophorales）枝瑚菌科（Ramariaceae）。

【性状介绍】子实体较小，高 4 ~ 6cm，浅肉色，顶端近同色。菌柄短，粗 0.3 ~ 0.4cm，由基部开始分支，着生于棉绒状菌丝垫上。小枝弯曲生长，下部 3 ~ 4 叉，上部双叉分支，顶端细而尖。菌肉白色，软韧质。担子细长，四小梗，(30 ~ 45) μm × (8 ~ 10) μm。孢子淡锈色，有皱或疣，宽椭圆形，(6 ~ 9) μm × (4 ~ 5) μm。

【生长环境】林中倒腐木、落果及腐殖质上单生或丛生。

【成分药理】可食用，对小白鼠肉瘤 S - 180 及艾氏癌的抑制率分别为 70% 和 60% 。

【性味功用】抑制肿瘤。

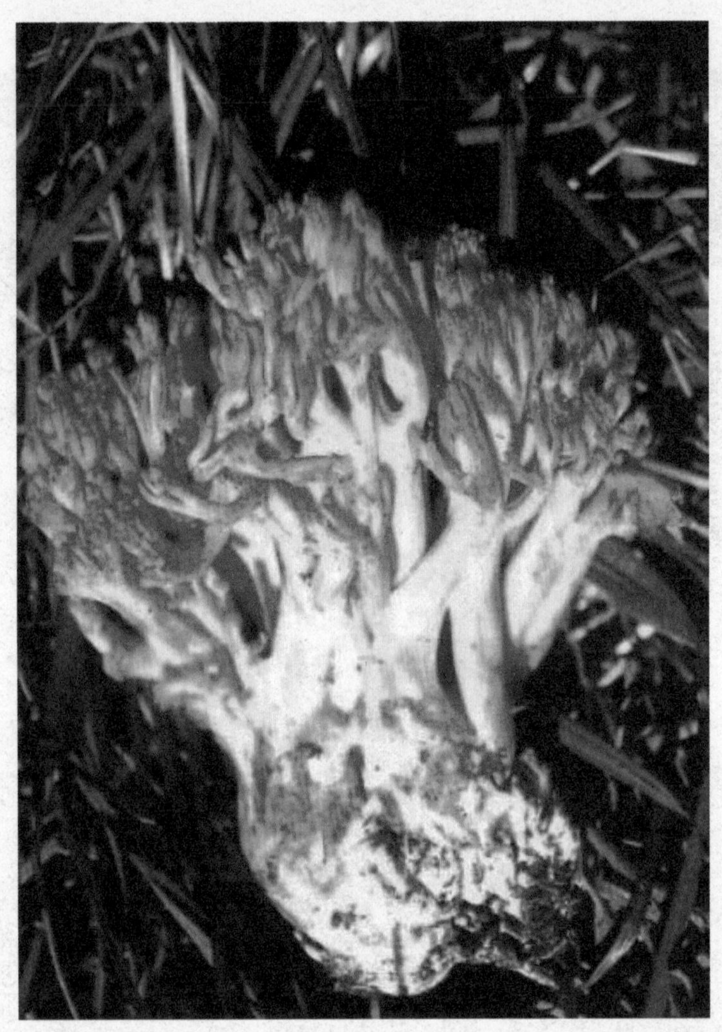

金黄枝瑚菌

【Ramaria aurea（Fr.）Quél】

【中文别名】金黄枝珊瑚菌。

【分布地区】主要分布于四川、云南、台湾、吉林、西藏等地区。

【科属分类】真菌门（Eumycota）担子菌亚门（Basidiomycotina）层菌纲（Hymenomycetes）非褶菌目（Aphyllophorales）枝瑚菌科（Ramariaceae）。

【性状介绍】子实体中等或较大，形成一丛，有许多分枝由较粗的柄部发出，高可达20cm，宽可达5～12cm，分枝多次分成叉状，金黄色、卵黄色至赭黄色，柄基部色浅或呈白色。担子棒状，（3.8～5.5）μm×（7.5～10）μm，4小梗。孢子带黄色，表面粗糙有小疣，椭圆至长椭圆形，（7.5～15）μm×（3～6.5）μm。

【生长环境】秋季在云杉等混交林中地上群生或散生。与云杉、山毛榉等树木形成菌根。

【成分药理】可食用，不过也有记载有毒。试验此菌有抗癌作用，对小白鼠肉瘤S－180和艾氏癌的抑制率为60%。

【性味功用】抑制肿瘤。

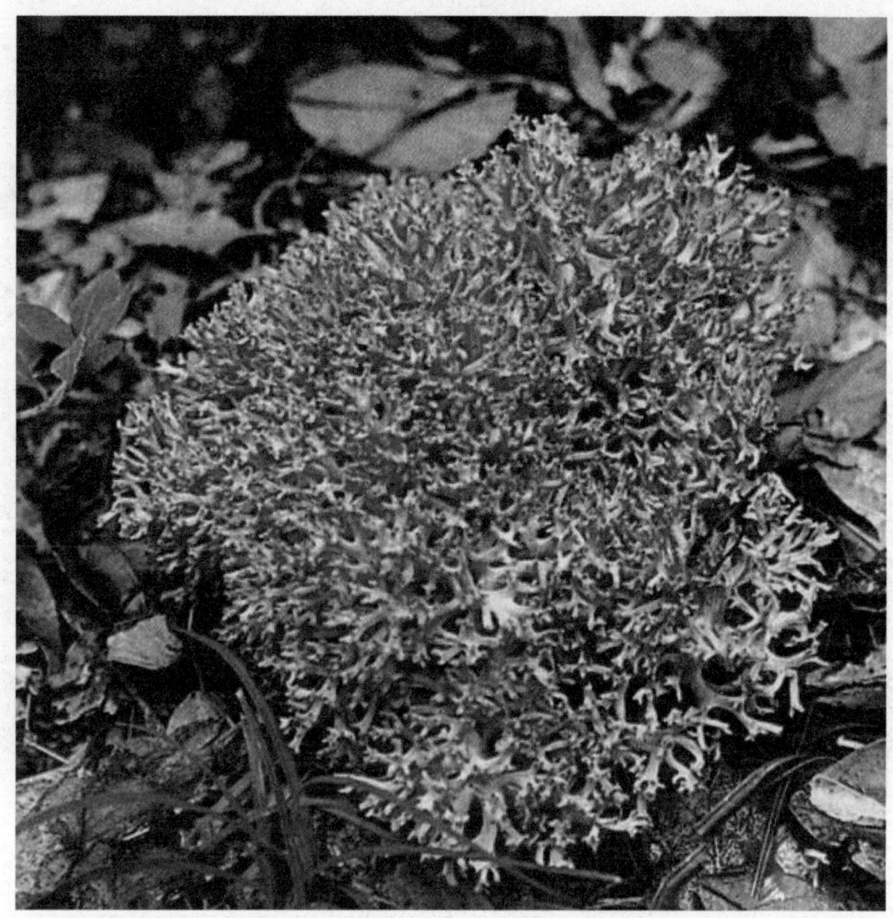

葡萄色顶枝瑚菌

【Ramaria botrytis (Pers.) Ricken】

【中文别名】葡萄色珊瑚菌、扫帚菌。

【分布地区】主要分布于吉林、台湾、云南、西藏等地区。

【科属分类】真菌门（Eumycota）担子菌亚门（Basidiomycotina）层菌纲（Hymenomycetes）非褶菌目（Aphyllophorales）枝瑚菌科（Ramariaceae）。

【性状介绍】子实体珊瑚状，中等至大形，高可达40cm，粗10～30cm，从柄上分出许多主枝，然后再分出较多的叉枝，小枝顶部膨大成叉状，分枝密集，白色带污黄色，枝端桃红色至淡紫色。菌肉白色，质脆，受伤后不变色，子实层生在叉枝表面。

【生长环境】夏秋季生林中地上，散生。

【成分药理】葡萄色顶枝瑚菌中的矿质元素K、Ca、Mg、Cu、Zn、Fe的含量分别是：42.5000mg/g，0.9000mg/g，0.4130mg/g，0.0112mg/g，0.0643mg/g，0.0317mg/g，0.0737mg/g；蛋白质含量为28.17%，氨基酸总量为226.91mg/g，其中七种必需氨基酸含量占氨基酸总量的49.25%。具有和胃气、祛风、破血、缓冲等药用效果。对小白鼠肉瘤S－180和艾氏癌的抑制率达80%。

【性味功用】抑制肿瘤。

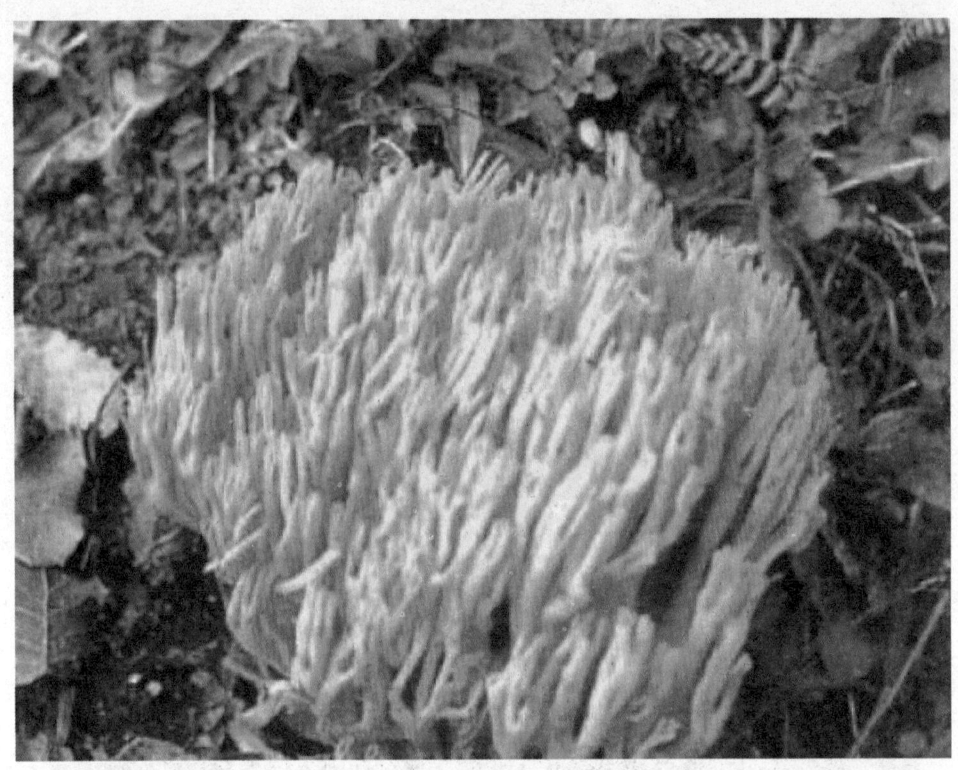

疣孢黄枝瑚菌

【Ramaria flava (Schaeff. : Fr.) Quél.】

【分布地区】主要分布于河南、福建、台湾、四川、山西、辽宁、甘肃。

【科属分类】真菌门（Eumycota）担子菌亚门（Basidiomycotina）层菌纲（Hymenomycetes）非褶菌目（Aphyllophorales）枝瑚菌科（Ramariaceae）。

【性状介绍】子实体中等或较大，成丛多分枝似珊瑚，表面黄色，干燥后青褐色，高10～15（20）cm，宽5～15cm。菌柄较短，长4～6cm，粗1.5～2.5cm，靠近基部近污白色。小枝密集，稍扁，节间的距离较长。担子棒状，具4小梗，（40～55）μm×（7～10）μm。

【生长环境】常在阔叶林中地上成群生长。

【成分药理】记载可食用，味较好，但也有记载具毒，食后引起呕吐、腹痛、腹泻等中毒反应，采食时需注意。抗癌试验，对小白鼠肉瘤180和艾氏癌的抑制率达60%。

【性味功用】抑制肿瘤。

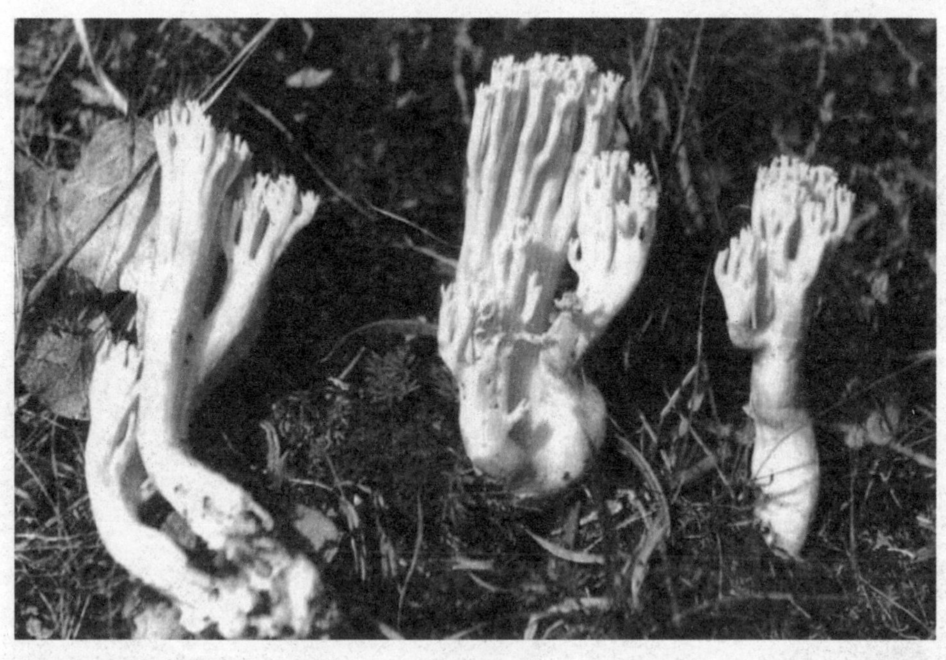

粉红枝瑚菌

【ramaria formosa（pers.：fr.）quél.】

【中文别名】珊瑚菌、扫帚菌、刷把菌（四川）、鸡爪菌、则梭校（西藏）、粉红丛枝菌。

【分布地区】主要分布于黑龙江、吉林、河北、河南、甘肃、四川等地。

【科属分类】真菌门（Eumycota）担子菌亚门（Basidiomycotina）层菌纲（Hymenomycetes）非褶菌目（Aphyllophorales）枝瑚菌科（Ramariaceae）。

【性状介绍】子实体较大，浅粉红色或肉粉色，由基部分出许多分枝，形成似海中的珊瑚。子实体高达10~15cm，宽5~10cm，干燥后呈浅粉灰色。每个分枝又多次分叉，小枝顶端叉状或齿状。菌肉白色。孢子椭圆形，表面粗糙，很少光滑。

【生长环境】常在阔叶林中地上成群生长。

【成分药理】不宜采食，食后往往中毒，但经煮沸浸泡冲洗后可食用。中毒症状为比较严重的腹痛、腹泻等胃肠炎症状。对小白鼠肉瘤S-180的抑制率为80%，而对艾氏癌的抑制率为70%。

【性味功用】抑制肿瘤。

韧革菌科 Stereaceae

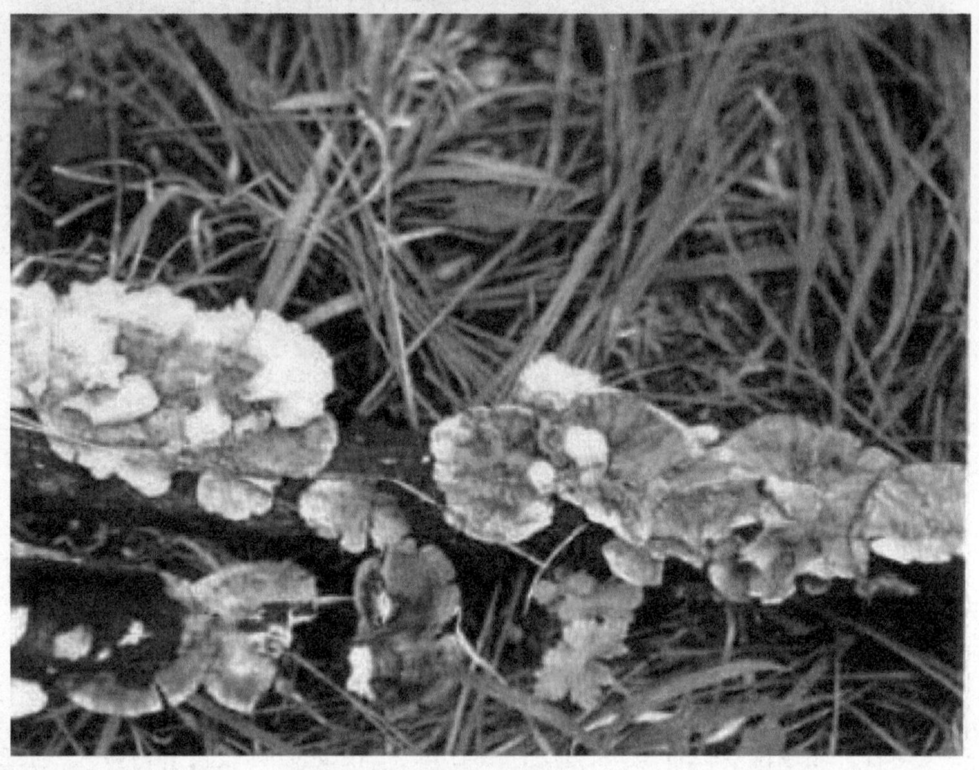

丛片韧革菌

【Stereum frustulosum (Pers.) Fr.】

【中文别名】龟背刷革。

【分布地区】主要分布于黑龙江、云南、广东、广西、福建、海南等地区。

【科属分类】真菌门（Eumycota）担子菌亚门（Basidiomycotina）层菌纲（Hymenomycetes）非褶菌目（Aphyllophorales）韧革菌科（Stereaceae）。

【性状介绍】子实体小，平伏，直径0.2～1cm，厚约1～2mm，木质，初期为半球形小疣，后渐扩大相连且不相互愈合，往往挤压呈不规则角形，形成龟裂状外观，坚硬，表面近白色、灰白色至浅肉色，边缘黑色粉状。菌肉肉桂色，多层。孢子长卵形至卵圆形，平滑，无色，(5～6) μm×(3～3.5) μm。担子近圆柱状，4小梗。子实层上有瓶刷状的侧丝，粗约2～4μm。

【生长环境】生于青红栎等枯树杆上。

【成分药理】此菌是林区树木重要病源菌之一，引起木材的白色孔状腐朽。对小白鼠肉瘤S-180和艾氏癌的抑制率分别为90%和80%。

【性味功用】抑制肿瘤。

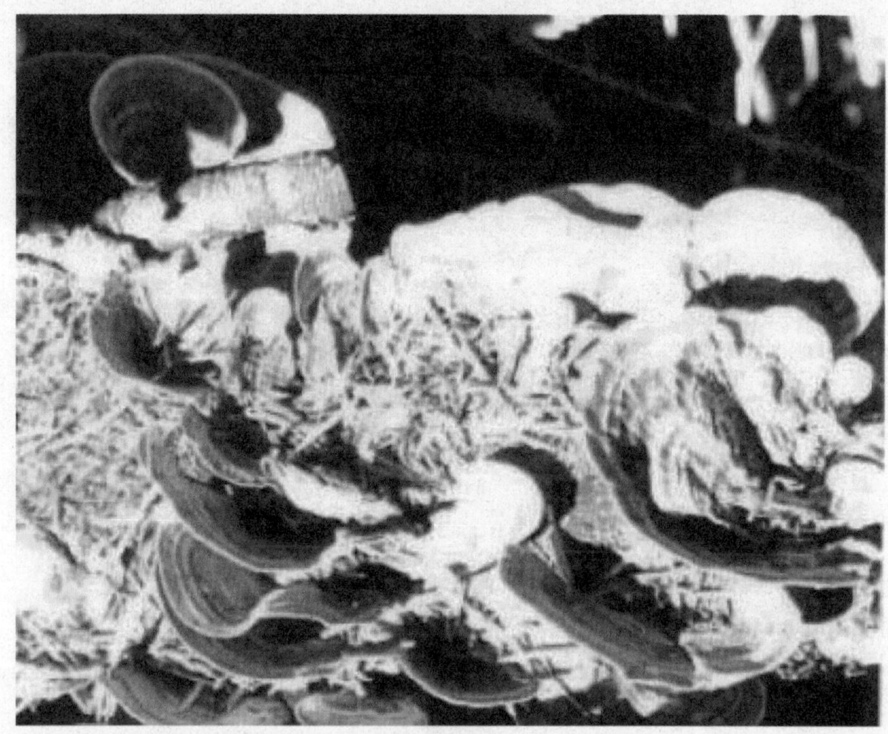

烟色韧革菌

【Stereum gausapatum Fr. 】

【中文别名】烟色血革。

【分布地区】主要分布于河北、山西、甘肃、四川、安徽、江苏等地区。

【科属分类】真菌门（Eumycota）担子菌亚门（Basidiomycotina）层菌纲（Hymenomycetes）非褶菌目（Aphyllophorales）韧革菌科（Stereaceae）。

【性状介绍】子实体小，革质，平伏而反卷，反卷部分长 1 ~ 2cm，丛生呈覆瓦状，常相互连接，有细长毛或粗毛，呈烟色，多少可见辐射状皱褶。子实层淡粉灰色至浅粉灰色，受伤和割破处流汁液，以后色乃变污，剖面无毛层厚 400 ~ 750μm，中间层与绒毛层之间有紧密有色的边缘带。孢子无色。

【生长环境】生于栲、栎等腐木上。

【成分药理】此菌导致树木的木质腐朽，特别可引起橡胶树的管腐病。出现在香菇段木上，属食用菌段木栽培中的“杂菌”之一。危害程度往往严重。对小白鼠肉瘤 S－180 和艾氏癌的抑制率分别为 90% 和 100% 。

【性味功用】抑制肿瘤。

绣球菌科 Sparassidaceae

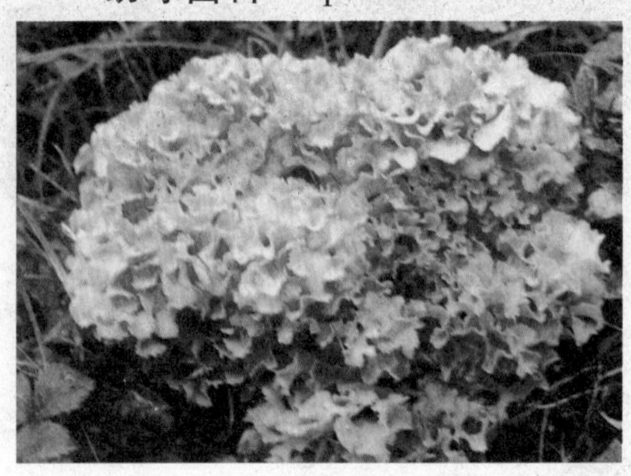

绣球菌

【Sparassia crispa (Wulf.) Fr.】

【中文别名】绣球蕈。

【分布地区】主要分布于河北、黑龙江、吉林、陕西、广东等地区。

【科属分类】真菌门（Eumycota）担子菌亚门（Basidiomycotina）层菌纲（Hymenomycetes）非褶菌目（Aphyllophorales）绣球菌科（Sparassidaceae）。

【性状介绍】子实体中等至大形，肉质，由一个粗壮的柄上发出许多分枝，枝端形成无数曲折的瓣片，形似巨大的绣球，直径 10～40cm，白色至污白或污黄色。瓣片似银杏叶状或扇形，薄而边缘弯曲不平，干后色深，质硬而脆。子实层生瓣片上。

【生长环境】夏秋季在云杉、冷杉或松林及混交林中分散生长。

【成分药理】①绣球菌的最大特点是含有大量 β 葡聚糖。β－葡聚糖能活化巨噬细胞、中性白细胞，对 T 细胞、B 细胞以及 NK 细胞也有调节作用，能激发人体免疫系统，提高免疫力。根据日本食品分析中心的分析，每 100g 绣球菌含有 β－葡聚糖高达 43.6g，比灵芝和姬松茸高出 3～4 倍。β 型葡聚糖是一种生物活性物质，经医学研究证实，具有免疫调节、抗肿瘤、抗炎、抗病毒、抗氧化、抗辐射、降血糖、降血脂、保肝等多种功能。研究还发现，大多数具有抗肿瘤活性的多糖都是带有 β（1－6）糖苷键分支的 β（1－3）D 葡聚糖。有研究证明，来自真菌的 β（1－3）D 葡聚糖通常具有抑制的肿瘤作用。绣球菌中的葡聚糖 70% 以上是 β（1－3）D 葡聚糖，具有良好的抗肿瘤、免疫调节以及提高造血功能等功效。②绣球菌含有大量维生素和矿物质绣球菌含有维生素 C、维生素 E，其维生素 E 含量位居菌藻类食物前列，这些维生素具有抗氧化作用。③绣球菌还含有麦角固醇，在阳光和紫外线照射下可转变为维生素 D，能促进钙磷吸收，有利于骨骼形成，预防儿童佝偻病、成人骨质疏松症和骨质软化症。④绣球菌含有相当高的钾元素，而钠的含量较低，这种高钾低钠食品有利尿作用，对高血压患者是十分有益。⑤绣球菌含有大量抗氧化物质，人体内的自由基会引起生物细胞氧化性损伤而导致机体老化，并破坏机体的抗病、防御能力、导致癌症和心血管疾病等慢性病。绣球菌中超氧化物歧化酶（SOD）能有效清除体内的自由基，防止活性氧对机体的伤害，抗氧化、抗衰老的作用。据测定，绣球菌中超氧化物歧化酶的含量位居各种食用菌之首。⑥产生对某些真菌有抵抗作用的绣球菌素（sparassol）。

【性味功用】免疫调节、抗肿瘤、抗炎、抗病毒、抗氧化、抗辐射、降血糖、降血脂、保肝、杀菌等。

皱孔菌科 Meruliaceae

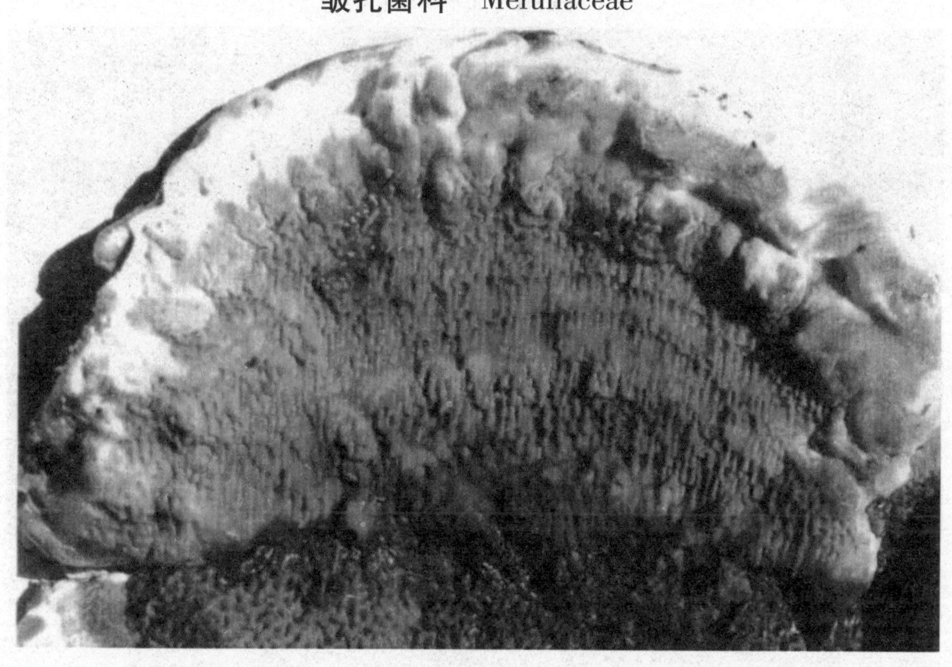

干朽菌

【Gyrophana lacrymans (Wulf. : Fr.) Pat.】

【中文别名】伏果圆炷菌、泪菌。

【分布地区】主要分布于云南、四川、西藏、新疆、内蒙古、黑龙江、吉林等地区。

【科属分类】真菌门（Eumycota）担子菌亚门（Basidiomycotina）层菌纲（Hymenomycetes）非褶菌目（Aphyllophorales）皱孔菌科（Meruliaceae）。

【性状介绍】子实体平伏，近圆形、椭圆形，有时数片连接成大片，一般长宽 10 ~ 20cm，相互接连可以达 100cm，肉质，干后近革质。子实层锈黄色，由棱脉交织成凹坑或皱褶，棱脉边缘后期割裂成齿状，子实层边缘有宽达 1.5 ~ 2cm 的白色或黄色具绒毛状的不孕宽带。凹坑宽 1 ~ 2mm，深约 1mm。担子棒状，细长，（40 ~ 68）μm ×（6 ~ 9.5）μm。囊体长棱形，（50 ~ 80）μm ×（6 ~ 8）μm。孢子浅锈色。

【生长环境】生于各种建筑木材上。如木地板、木棚、原木、桥梁、木门、木柜等。

【成分药理】该菌是世界著名的木腐菌，腐朽力很强，破坏力极大。使木材造成块状褐色腐朽。朽材褐色，形成方块，之间有菌索，后期朽块变成粉末。实验表明有抗癌作用，对小白鼠肉瘤 S－180 的抑制率 70%，对艾氏癌抑制率为 60%。

【性味功用】抑制肿瘤。

牛舌菌科　Fistulinaceae

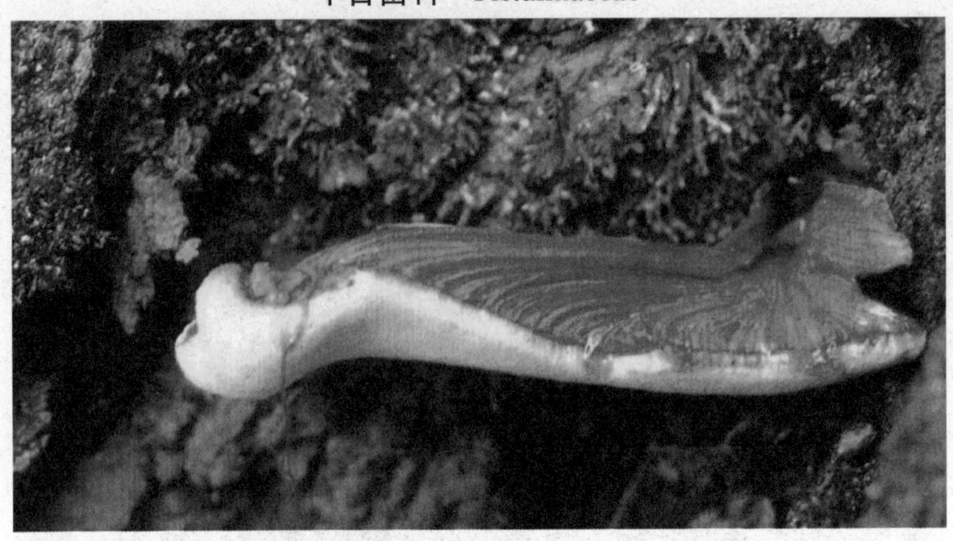

牛舌菌
【Fistulina hepatica (Schaeff.) Fr. 】

【中文别名】肝色牛排菌、肝脏菌、鲜血茸、猪舌菌、猪肝菌等。

【分布地区】主要分布于河南、广西、福建、云南、四川等地区。

【科属分类】真菌门（Eumycota）担子菌亚门（Basidiomycotina）层菌纲（Hymenomycetes）非褶菌目（Aphyllophorales）牛舌菌科（Fistulinaceae）。

【性状介绍】子实体中等大。肉质，有柄，软而多汁，半圆形，匙形或舌形，暗红色至红褐色。菌盖粘，有辐射状条纹及短柔毛，宽 9～10cm。菌内厚，剖面可见条纹。子实层生菌管内。菌管各自可分离，无共同管壁，密集排列在菌肉下面。管口土黄色，后变为褐色。

【生长环境】夏秋季生板栗树桩上及其它阔叶树腐木上。

【成分药理】牛舌菌蛋白质所含的 9 种人体必需氨基酸（包括酪氨酸和胱氨酸）占氨基酸总量的 51.4%，其氨基酸评分（AAS）、化学评分（CS）、必需氨基酸指数（EAAI）、生物价（BV）和氨基酸比值系数分（SRCAA）分别为 71.4、45.4、85.1、81.1 和 70.18，营养指数（NI）为 16.0。这些结果表明，牛舌菌具有较高的营养价值。牛舌菌含明胶、木糖和阿拉伯糖，能够增强机体免疫力，有明显的抗肿瘤效果。氨基酸组成分析表明，FHL 含有 16 种氨基酸，其中天冬氨酸和谷氨酸含量较高。FHL 对热、酸具有一定的稳定性，经 60℃处理 10min，仍有较高的活性，在 pH3.0～6.0 范围内较稳定，但在碱性 pH 环境中（pH7.0～10.8），FHL 的凝集活性下降明显。β－消去反应测得其糖和蛋白质的连接键为 O－型糖肽键。抗肿瘤活性测定表明，FHL 对 HeLa 细胞具有明显抑制作用。对小白鼠肉瘤 S－180 和艾氏癌的抑制率分别为 95% 和 90%。

【性味功用】增强免疫力、抑制肿瘤。

齿菌科 Hydnaceae

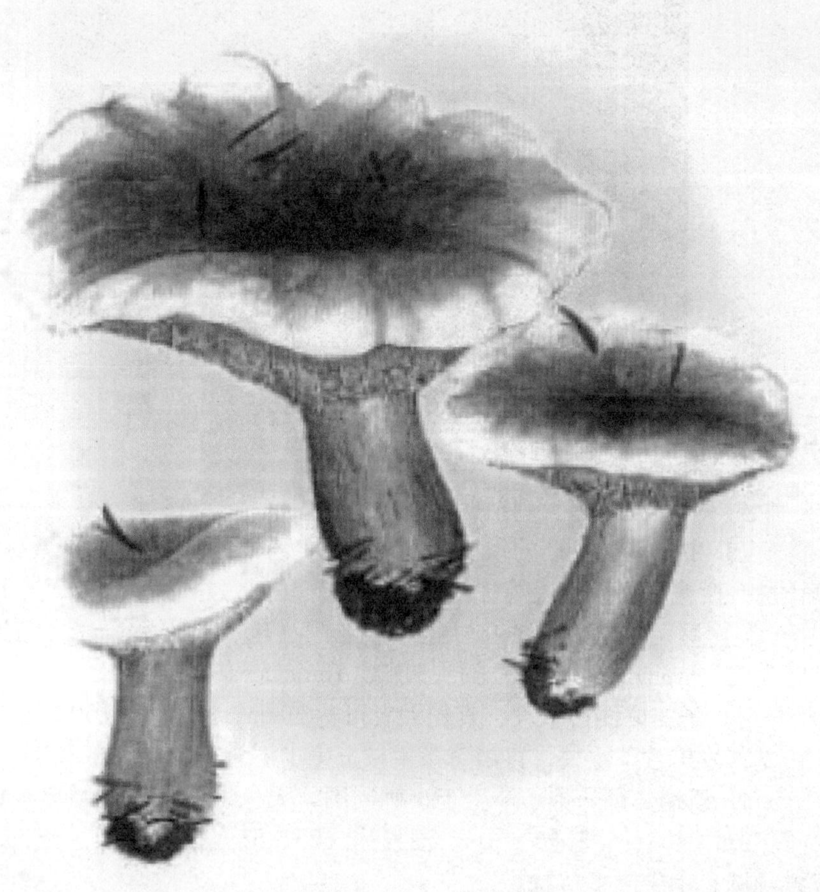

褐白肉齿菌

【Sarcodon fuligineo - albus (Fr.) Quél.】

【中文别名】夏母（西藏）、光盖牛腮巴、白褐肉齿菌、褐盖肉齿菌。

【分布地区】主要分布于安徽、四川、云南、西藏等地区。

【科属分类】真菌门（Eumycota）担子菌亚门（Basidiomycotina）层菌纲（Hymenomycetes）非褶菌目（Aphyllophorales）齿菌科（Hydnaceae）。

【性状介绍】子实体中等大。菌盖半球形到平展，中部稍下凹，直径4～15cm，浅灰黄色、黄褐色，干后色淡近浅烟灰褐色，平滑无毛，湿时稍黏。菌肉白黄色。肉刺锥状，延生，长1～2mm，乳白色至浅土黄色。菌柄偏生或中生，同菌盖色，长3～8cm，粗1.5～3cm，表面平滑实心，基部稍膨大。

【生长环境】夏季或秋末生于针阔混交林地上，群生或散生。与树木形成外生菌根。

【成分药理】此菌气味浓香，鲜嫩时食用。在西藏为藏族常采食。另外药用消炎，清热解毒，并有抗癌作用，对小白鼠肉瘤S－180抑制率为96.8%。

【性味功用】甘，平。主治咽痛、痄腮、疮疖，抑制肿瘤。

猴头菌科 Hericiaceae

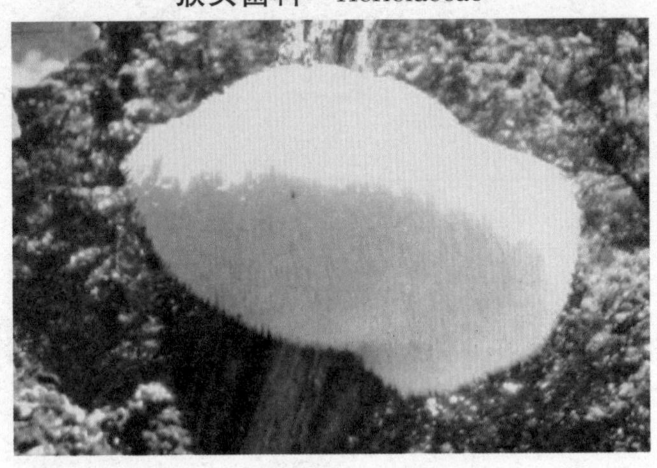

猴头菌

【Hericium erinaceus（Rull ex F.）Pers.】

【中文别名】猴菇、猬菌、刺猬菌、花菜菌、山伏菌、小刺猴头、猴头菇。

【分布地区】中国是猴头菇的重要产地，其中以东北大兴安岭，西北天山和阿尔泰山，西南横断山脉，西藏喜马拉雅山等林区尤多。

【科属分类】真菌门（Eumycota）担子菌亚门（Basidiomycotina）层菌纲（Hymenomycetes）非褶菌目（Aphyllophorales）猴头菌科（Hericiaceae）。

【性状介绍】子实体往往很大，直径大者可达30cm，其高可达50cm，纯白色，干燥后变褐色。由基部发出数条主枝，再由每条主枝上生出下垂而比较密的长刺，刺柔软，肉质，长0.5～1.5cm，顶端尖锐。孢子产生于小刺周围，无色，光滑，椭圆形至近球形，含一油滴，4.5～7.4μm×4.3～5.2（6）μm。油囊体（25～33）μm×（5～7）μm，圆柱形或近棒状，顶端纯圆，稍尖或呈节状。

【生长环境】生于栎、胡桃等阔叶树种的立木及腐木上。

【成分药理】①增强免疫功能，猴头菌多糖在体外对由Con A活化的小鼠胸腺细胞有较强的促进增殖作用，也可促进脾淋巴细胞的增殖，并对脂多糖（LPS）刺激的B细胞也有协同作用。②抑瘤作用在Swiss雄性小鼠左前腋皮下，接种肉瘤S180细胞，然后口服猴头菌多糖50mg/kg，100mg/kg，200mg/kg，每日1次，连续7天，结果表明，3个剂量组对荷瘤生长均有抑制作用；对自然杀伤（NK）细胞活性有明显的激活作用；荷瘤重量与其相应鼠脾NK细胞活性呈负相关猴头菌还能抑制黄曲霉素对大鼠的致肝癌作用，减少肝切面的病灶数。③抗溃疡作用及降血糖作用，通过胃蛋白酶抑制吸附实验，证明猴菇菌片治疗胃溃疡的作用机制，可能是由于抑制胃蛋白酶活性而促进溃疡愈合。猴头菌多糖可降低小鼠正常血糖和四氢嘧啶所致糖尿病小鼠的血糖水平。④延缓衰老作用，子实体多糖能显著增加果蝇飞翔能力，降低刚孵化果蝇和小鼠心肌组织脂褐质含量，并能增加小鼠脑和肝脏中超氧化物歧化酶（SOD）的比活力。⑤猴头菇含不饱和脂肪酸，能降低血胆固醇和甘油三酯含量，调节血脂，利于血液循环，是心血管患者的理想食品；猴头菇含有的多糖体、多肽类及脂肪物质，能抑制癌细胞中遗传物质的合成，从而预防和治疗消化道癌症和其他恶性肿瘤。

【性味功用】甘，平。入脾经、胃经。健脾养胃、安神、消炎、抗癌、降血糖、降血脂。主治体虚乏力、消化不良、失眠、胃与十二指溃疡、慢性胃炎、消化道肿瘤等。

多孔菌科　Polyporaceae

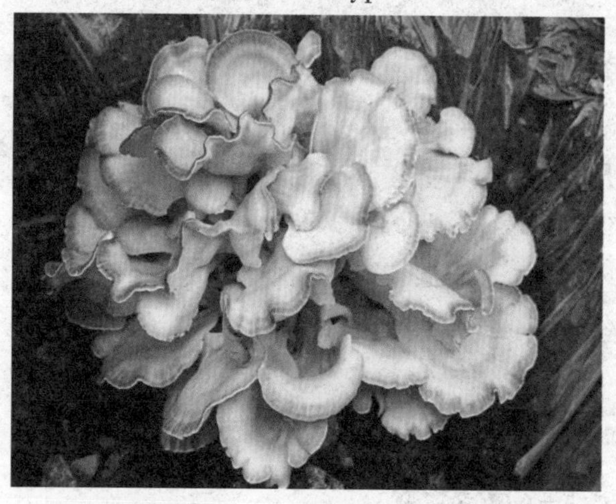

灰树花

【Griflola frondosa（Fr.）S. F. Gray】

【中文别名】栗子蘑（河北）、贝叶多孔菌（中文正名）、云蕈、千佛菌（四川）、莲花菌（福建）、舞茸（日本）等。

【分布地区】主要分布于黑龙江、吉林、河北、四川、云南、广西、福建等地区。

【科属分类】真菌门（Eumycota）担子菌亚门（Basidiomycotina）层菌纲（Hymenomycetes）非褶菌目（Aphyllophorales）多孔菌科（Polyporaceae）。

【性状介绍】子实体肉质，短柄，呈珊瑚状分枝，末端生扇形至匙形菌盖，重叠成丛，大的丛宽40~60cm，重3~4kg；菌盖直径2~7cm，灰色至浅褐色。表面有细毛，老后光滑，有反射性条纹，边缘薄，内卷。菌肉白，厚2~7mm。菌管长1~4mm，管孔延生，孔面白色至淡黄色，管口多角形，平均（1~3）个/mm。

【成分药理】据文献报导，它有抑制高血压和肥胖症的功效；由于富含铁、铜和维生素C，能预防贫血、坏血病、白癜风，防止动脉硬化和脑血栓的发生；它的硒和铬含量较高，有保护肝脏、胰脏，预防肝硬化和糖尿病的作用；硒有防治克山病、大骨节病和某些心脏病的功能；它兼含钙和维生素D，两者配合，能有效地防治佝偻病；锌有利大脑发育、保持视觉敏锐，促进伤口愈合；高含量的维生素E和硒配合，使之能抗衰老、增强记忆力和灵敏度。③灰树花还是引人注目的抗癌药源，一方面，较高的硒含量有抗御癌肿的作用，尤其是所含灰树花多糖，以β-葡聚糖为主，其中抗癌活性最强，据说比已面市的香菇多糖、云芝多糖等有更强的抗癌能力。⑥以日本为主的科学家对灰树花进行了广泛的研究，证明了灰树花是最有价值的药食两用菇类，特别是从灰树花中提取的最有效活性成分灰树花D-fraction具有极强的抗癌功效，被誉为："真菌之王，抗癌奇葩"。抗癌作用：活化吞噬细胞、自然杀伤细胞、伤害性T细胞等免疫细胞，诱导白细胞素，干扰素-γ，肿瘤坏死因子-α等细胞因子的分泌；诱导癌细胞凋亡；与传统的化学治疗药物（丝裂霉素、卡莫斯丁等）合用，既增加药效，又减轻化疗过程中的毒副作用；与免疫治疗药物（干扰素-α2b）有协同作用；减缓晚期癌症患者的疼痛，增加食欲，改善患者的生活质量。

【性味功用】甘，平。益气健脾、补虚扶正，预防贫血、坏血病、白癜风，防止动脉硬化和脑血栓，保护肝脏、胰脏，预防肝硬化和糖尿病，防治克山病、治佝偻病、大骨节病和某些心脏病，主治脾虚气弱、体倦乏力、神疲懒言、饮食减少、食后腹胀，抑制肿瘤。

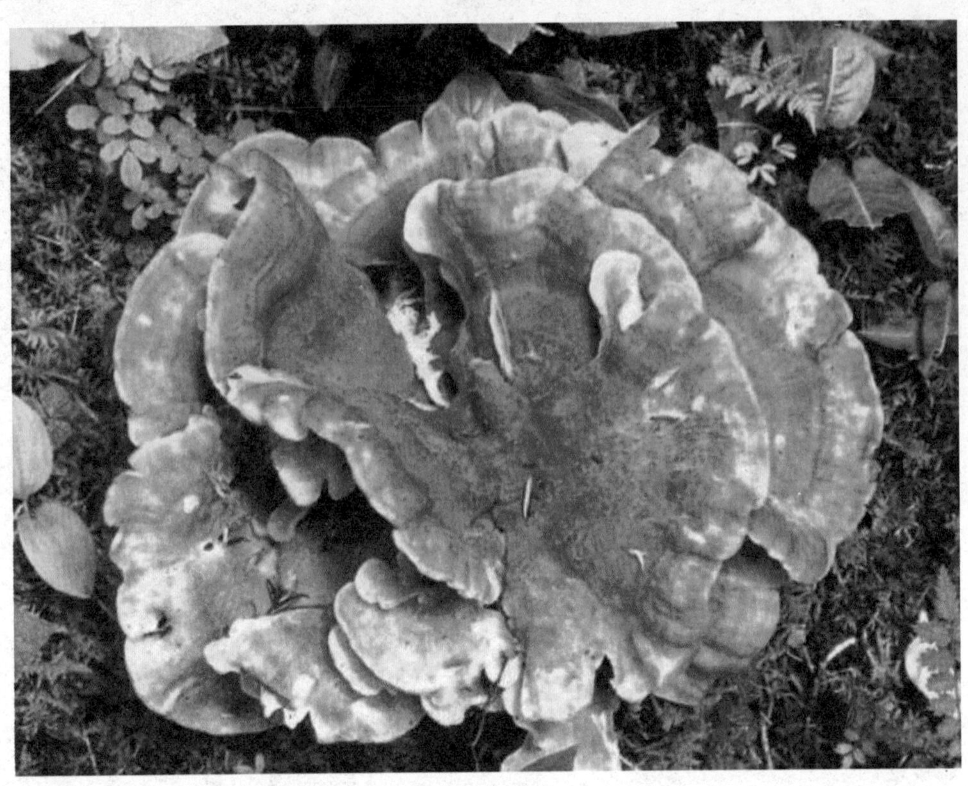

大刺孢树花

【Grifola gigantean（Pers.）Karst.】

【分布地区】主要分布于四川、云南、贵州、浙江等地区。

【科属分类】真菌门（Eumycota）担子菌亚门（Basidiomycotina）层菌纲（Hymenomycetes）非褶菌目（Aphyllophorales）多孔菌科（Polyporaceae）。

【性状介绍】子实体大或特大。菌盖直径 10～12cm，厚达 1cm 以上，许多菌盖有一共同菌柄，一株直径可达 15cm 至 50cm 或更大。菌盖表面黄褐色，茶褐至浓茶褐色，并具有放射性条纹和深色环纹，表皮有细微颗粒或呈绒毛状小鳞片。菌肉白色，纤维状肉质，逐渐变暗色，气味温和。管孔白色，接触部位变暗色，菌管短，管口小，近圆形，诞生。菌柄短粗，内部充实。

【生长环境】夏秋季生阔叶林地上，常发生于树根部位。

【成分药理】可食用，味道好。可用盐渍等方法加工保存。多种氨子实体的水提取物对小白鼠肉瘤 S－180 及艾氏癌的抑制率分别为 80% 和 99%。

【性味功用】抑制肿瘤。

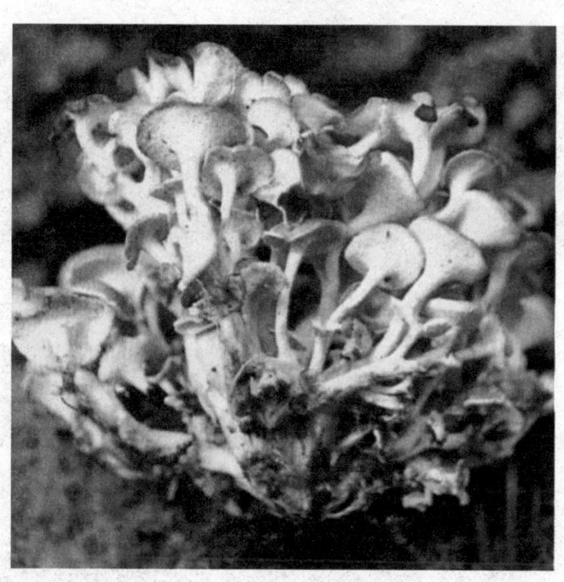

猪　苓

【Grifola umbellate（Pers.：Fr.）Pilat】

【中文别名】豕零、豨苓、地乌桃、猪茯苓、野猪食、猪粪苓等。

【分布地区】猪苓在我国分布较广。

【科属分类】真菌门（Eumycota）担子菌亚门（Basidiomycotina）层菌纲（Hymenomycetes）非褶菌目（Aphyllophorales）多孔菌科（Polyporaceae）。

【性状介绍】子实体大或很大，肉质、有柄、多分枝、末端生圆形白色至浅褐色菌盖，一丛直径可达35cm。菌盖圆形，中部下凹近漏斗形，边缘内卷，被深色细鳞片，宽1～4cm。菌肉白色，孔面白色，干后草黄色。孔口圆形或破裂呈不规则齿状，延生，平均（2～4）个/mm。

【成分药理】①利尿作用：猪苓煎剂，相当于生药0.25～0.5g/kg，静脉注射或肌内注射，对不麻醉犬具有比较明显的利尿作用，并能促进钠、氯、钾等电解质的排出。③免疫增强：多糖能显著增强小鼠T细胞对ConA的增殖反应以及B细胞对LPS的增殖反应。能促进异型脾细胞激活细胞毒T细胞（CTL）对靶细胞的杀伤。CTL是机体免疫监视的重要效应细胞，在肿瘤免疫中具有关键作用。④抗肿瘤作用：猪苓提取物（主要为猪苓多糖）对小鼠移植性肿瘤S－180有较显著的抑制作用。抑瘤率达50～70%，瘤重抑制率达30%以上。经提取物治疗的荷瘤小鼠中，约有6～7%肿瘤完全消退。对肿瘤完全消退的小鼠，在1～6月后再接种肿瘤细胞，均不生长肿瘤。在单用化疗药不表现抗肿瘤效果的剂量下，加用适量的猪苓提取物会有显著抗肿瘤作用。对荷瘤小鼠脾脏抗体产生细胞明显增多，表明有显著的促进抗体形成作用，还能显著提高荷瘤小鼠腹腔巨噬细胞吞噬活力。⑤对中毒性肝炎小鼠肝脏的保护作用：以四氯化碳和D－半乳糖胺腹腔注射给于小鼠，诱发成中毒性肝炎，在诱发前后腹腔注射给于猪苓多糖100～200mg/kg，均为隔4、8、12小时给药1次。均可明显阻止肝病变发生，SGPT活力下降，肝5′－核苷酸酶、酸性磷胺酶6－磷酸葡萄糖磷酸酶活力回升。体外亦有类似作用，表明对肝脏有明显的保护作用。⑥抗辐射作用：猪苓多糖具有防治小鼠急性放射病的明显效果.

【性味功用】甘，淡，平。入脾经、肾经、膀胱经。利水渗湿，主治小便不利、水肿胀满、泄泻、淋浊、带下，增强免疫力，保肝护肝，抑制肿瘤。

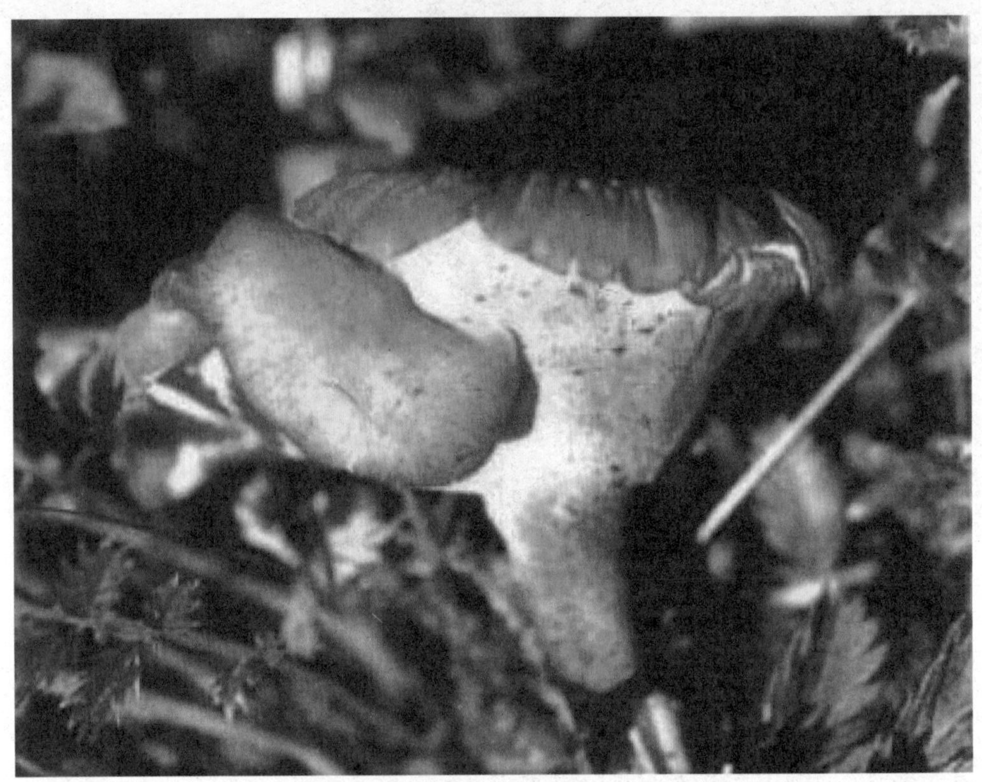

黑柄多孔菌

【Polyporus melanopus (Sw.) Pilat】

【分布地区】分布广泛。

【科属分类】真菌门（Eumycota）担子菌亚门（Basidiomycotina）层菌纲（Hymenomycetes）非褶菌目（Aphyllophorales）多孔菌科（Polyporaceae）。

【性状介绍】子实体一般中等大，菌盖直径3～10cm，扁平至浅漏斗形或中部下凹呈脐状，半肉质，干后硬而脆，初期白色、污白黄色变黄褐色，后期呈茶褐色，表面平滑无环带，边缘呈波状。菌柄长2～6cm，粗0.3～1cm，近圆柱形稍变曲，暗褐色至黑色，内部白色，近中生，内实而变硬，有绒毛，基部稍膨大，菌管白色，孔口多角形，4个/mm，边缘呈锯齿状。

【生长环境】桦、杨登阔叶树腐木桩上或靠近基部腐木上单生或群生。

【成分药理】可药用。实验表明有抗癌作用，对小白鼠肉瘤S－180及艾氏癌的抑制率为60%。

【性味功用】抑制肿瘤。

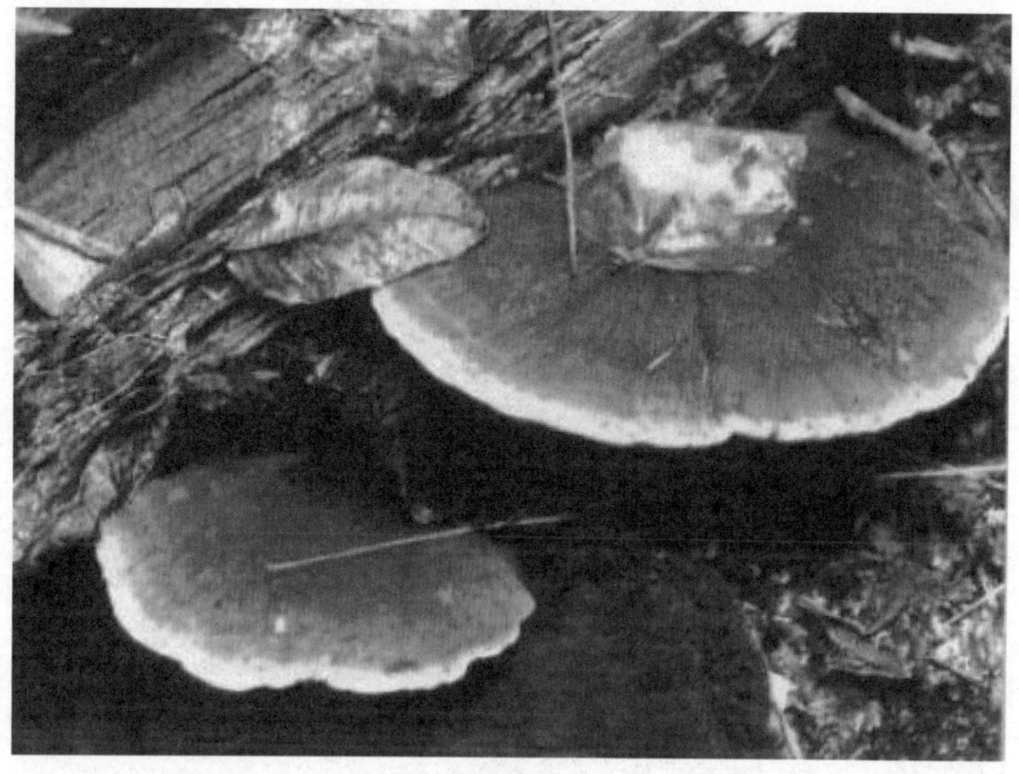

皱皮孔菌

【Ischnoderma resinosum（Schaeff.：Fr.）Karst.】

【中文别名】皱皮菌、树脂薄皮孔菌、树脂菌、树脂多孔菌。

【分布地区】主要分布于黑龙江、吉林、河北、广西等地区。

【科属分类】真菌门（Eumycota）担子菌亚门（Basidiomycotina）层菌纲（Hymenomycetes）非褶菌目（Aphyllophorales）多孔菌科（Polyporaceae）。

【性状介绍】子实体大，无柄，侧生，单个或几个叠生，扁平，半圆形或扁半球形，基部常下延，（7~13）cm×（9~20）cm，厚1~3cm，新鲜时肉质，柔软多汁，干后变硬或木栓质，表面锈褐色至黑褐色，有不明显的同心环带，新鲜时表面平滑而干后有放射状皱纹，表皮层薄，有细绒毛，后渐脱落。边缘厚而钝，干时内卷，波状或有瓣裂，下侧无子实层。菌肉鲜时近白色，柔软，干后木栓质，呈蛋壳色至淡褐色，厚0.5~2.5cm。菌管与菌肉同色，长0.2~0.6cm，管壁薄，管口近白色，干后或伤变灰褐色，圆形至多角形，（4~6）个/mm。孢子无色。

【生长环境】在云杉、红松、榆等活立木干部、倒木和枯立木上生长。此菌引起针叶或阔叶树木材白色腐朽。朽材松软，常出现白色绢丝状斑纹。

【成分药理】实验表明有抗癌作用，对小白鼠肉瘤S-180的抑制率为70%，对艾氏癌的抑制率为80%。

【性味功用】抑制肿瘤。

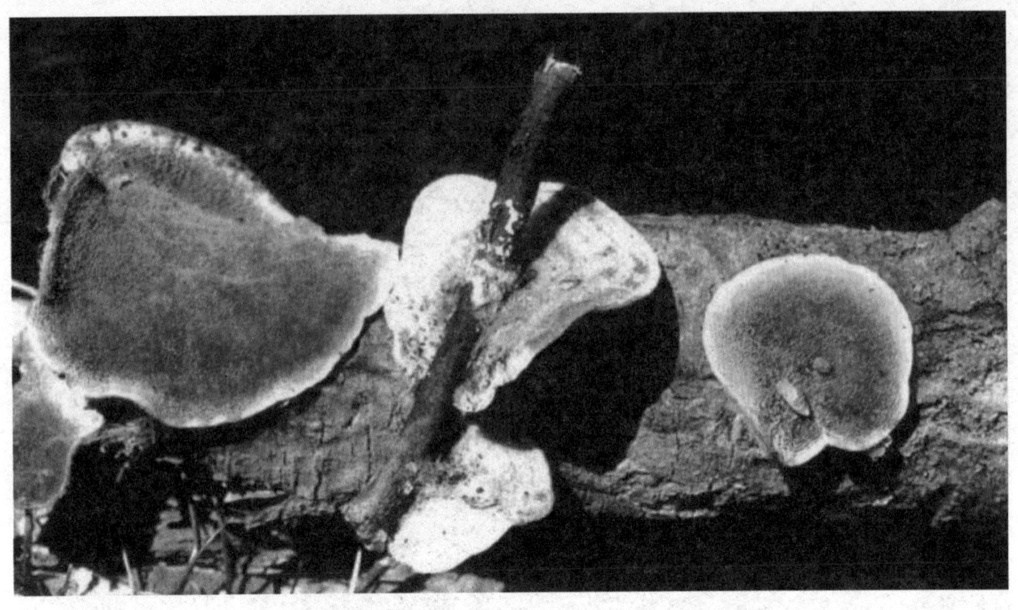

烟管菌

【Bjerkandera adusta (Willd. : Fr.) Karst.】

【中文别名】烟色多孔菌、黑管菌。

【分布地区】主要分布于黑龙江、吉林、河北、山西、陕西、甘肃、青海、宁夏、贵州、江苏、江西、福建、河南、台湾、湖南、广西、新疆、西藏等。

【科属分类】真菌门（Eumycota）担子菌亚门（Basidiomycotina）层菌纲（Hymenomycetes）非褶菌目（Aphyllophorales）多孔菌科（Polyporaceae）。

【性状介绍】子实体较小，一年生，无柄，软革质，以后变硬。菌盖半圆形，宽2～7cm，厚0.1～0.6cm，表面淡黄色、灰色到浅褐色，有绒毛，以后脱浇，表面近光滑或稍有粗糙，环纹不明显。边缘薄，波浪形，变黑，下面无子实层。菌肉软革质，干后脆，纤维状，白色至灰色，很薄、菌管黑色。管孔面烟色，后变鼠灰色，孔口圆形近多角形，（4～6）个/mm。

【生长环境】生于云杉，桦树等伐桩、枯立木、倒木上，覆瓦状排列或连成片。

【成分药理】报道有抗癌作用。

【性味功用】抑制肿瘤。

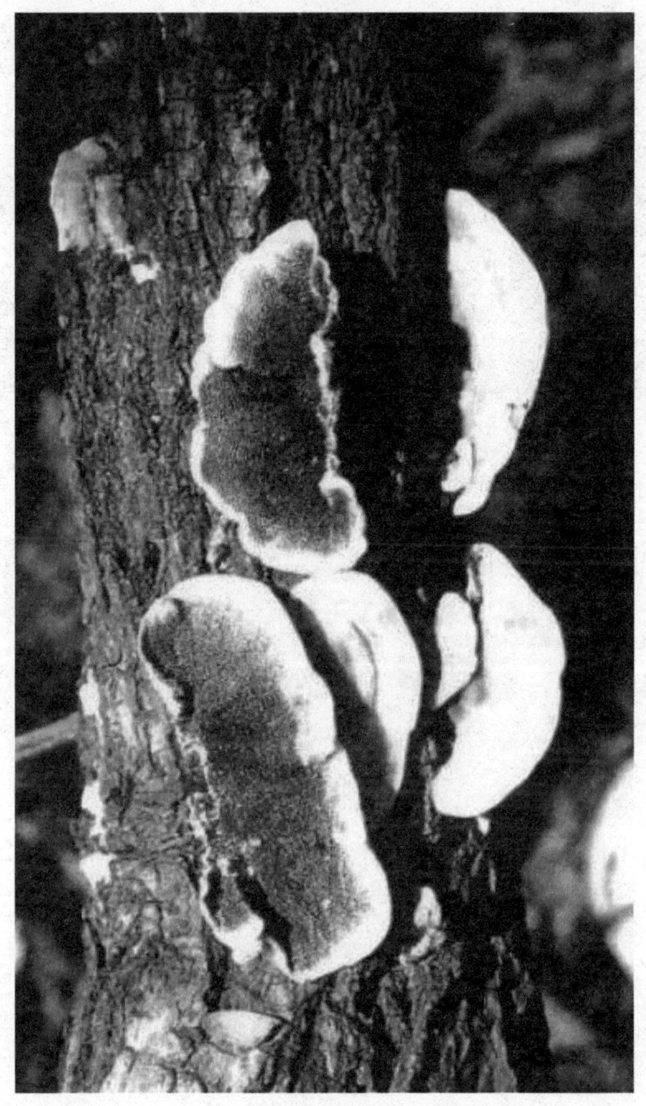

烟色烟管菌

【Bjerkandera fumosa（Pers. ：Fr.）Karst.】

【分布地区】主要分布于吉林、河北、辽宁、青海、广西等。

【科属分类】真菌门（Eumycota）担子菌亚门（Basidiomycotina）层菌纲（Hymenomycetes）非褶菌目（Aphyllophorales）多孔菌科（Polyporaceae）。

【性状介绍】子实体平伏生长，反卷部分呈贝壳状，往往许多生长一起呈覆瓦状，上表面有微细绒毛，白色至淡黄色或浅灰色，（2～7）cm×（3～8.5）cm，厚4～10mm，无环带或有不明显的环带，边缘厚或薄。菌肉白色或近白色，木栓质，厚2～7mm。菌管近似肉色或稍暗，长1.5～2.5mm，菌管层与菌肉之间有一黑色条纹。管口近白色至灰褐色，有时受伤处变暗色，多角形，（3～5）个/mm。

【生长环境】生于阔叶树倒木及枯树干上。

【成分药理】报道有抗癌作用，可治疗子宫癌。

【性味功用】抑制肿瘤。

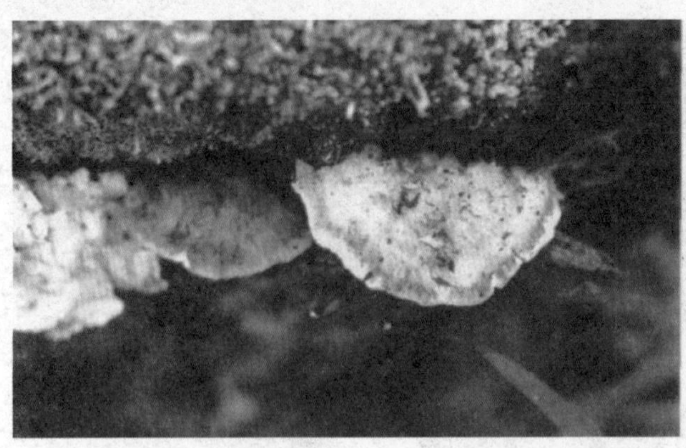
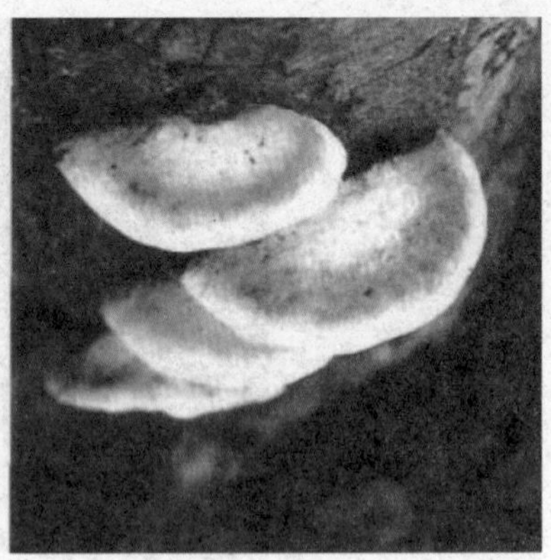

蓝灰干酪菌

【Tyromyces caesius (Schrad. : Fr.) Murr.】

【分布地区】主要分布于河北、山西、黑龙江、陕西、新疆、浙江等。

【科属分类】真菌门（Eumycota）担子菌亚门（Basidiomycotina）层菌纲（Hymenomycetes）非褶菌目（Aphyllophorales）多孔菌科（Polyporaceae）。

【性状介绍】子实体小，无柄或平伏而反卷，剖面往往呈三角形，1～4cm×2～8cm，厚0.3～1.5cm，白色或灰白色，有绒毛，基部毛较粗，后期近光滑，无环带，软而多汁，干后松软，边缘薄而锐、干时内卷；管白色，渐变为灰蓝色，长2～8mm，壁薄肉白色，味香，厚2～10mm。

【生长环境】生于阔叶树及针叶树的腐木上，单生。

【成分药理】报导有抗癌作用。

【性味功用】抑制肿瘤。

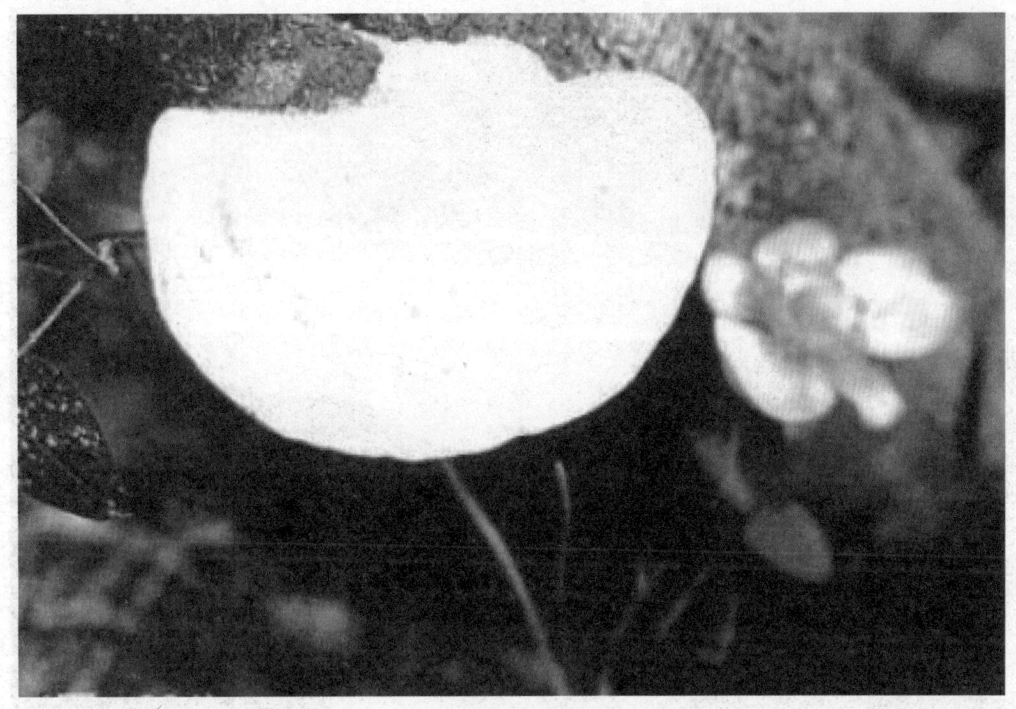

蹄形干酪菌

【Tyromyces lacteus（Fr.）Murr.】

【分布地区】主要分布于河北、山西、四川、浙江、江西、广东、西藏等地区。

【科属分类】真菌门（Eumycota）担子菌亚门（Basidiomycotina）层菌纲（Hymenomycetes）非褶菌目（Aphyllophorales）多孔菌科（Polyporaceae）。

【性状介绍】子实体较小，无柄，菌盖近马蹄形，剖面呈三角形，纯白色，后期或干时变为淡黄色，鲜时半肉质，干时变硬，(2~3.5) cm×(2~4.5) cm，厚1~2.5cm，表面无环而有细绒毛，边缘而锐，内卷。菌肉软，干后易碎，厚7~15mm。菌管白色，干时长3~10mm，管口白色，干后变为淡黄色，多角形，(3~5) 个/mm，管壁薄、渐形裂。孢子腊肠形，无色，(3.5~5) μm×(1~1.5) μm。担子棒状，短，4小梗，(10~15) μm×(2.3~4) μm。菌丝无色，少分枝，有横隔和琐状联合，粗3.5~5.5μm。

【生长环境】生于阔叶树或针叶树腐木上。属木腐菌，引起木材褐色腐朽。

【成分药理】试验有抗癌作用，对小白鼠肉瘤S-180和艾氏癌的抑制率分别为90%和80%。

【性味功用】抑制肿瘤。

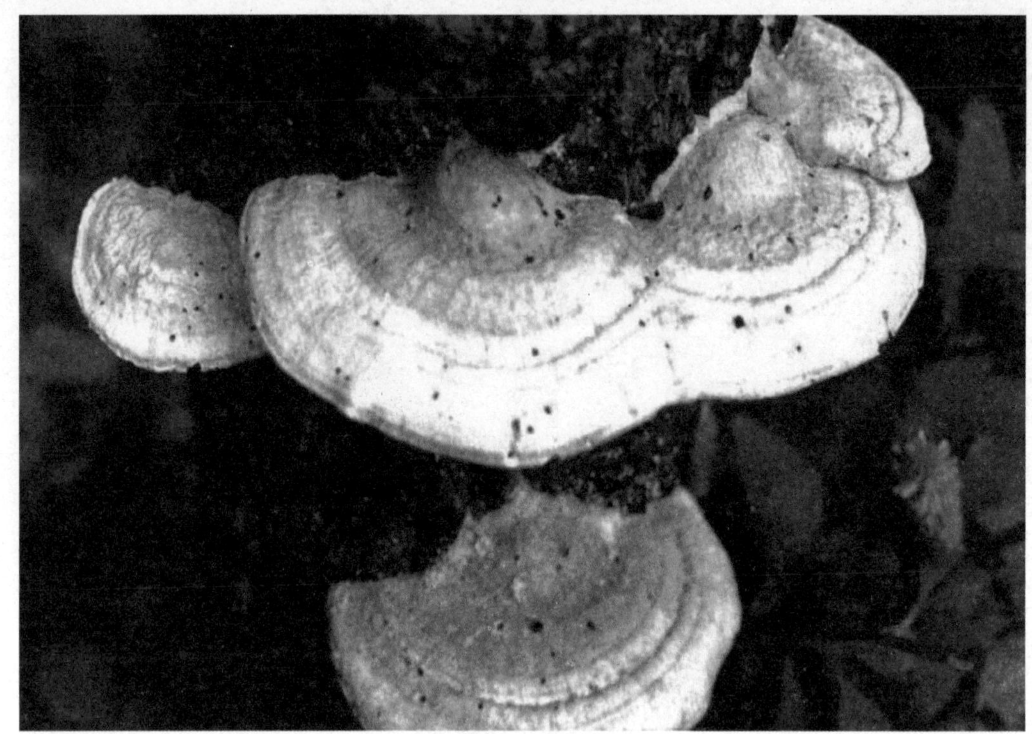

绒盖干酪菌

【Tyromyces pubescens（Schum.：Fr.）Imaz.】

【分布地区】分布广泛。

【科属分类】真菌门（Eumycota）担子菌亚门（Basidiomycotina）层菌纲（Hymenomycetes）非褶菌目（Aphyllophorales）多孔菌科（Polyporaceae）。

【性状介绍】子实体一般中等大。菌盖（2～4）cm×（3～8）cm，厚3～6mm，覆瓦状生长于基物上，半圆形至扇形、贝形，木栓质，盖面白色至灰白色，有密而细的绒毛，环带不明显，边缘薄或厚，锐或钝，波浪状，干后内卷。菌肉白色，厚1～4mm。无菌柄。菌管白色，长2～5mm，管口圆形，白色，后变为灰白色，（3～4）个/mm，薄壁，口缘常呈锯齿状。菌丝厚壁，无横隔和锁状联合，粗3～6.5μm，孢子无色。

【生长环境】生于杨、柳、桦、栎、赤杨等阔叶树倒木或伐木桩上，也生枕木上。

【成分药理】对小白鼠肉瘤S－180的抑制率为59.5%。

【性味功用】抑制肿瘤。

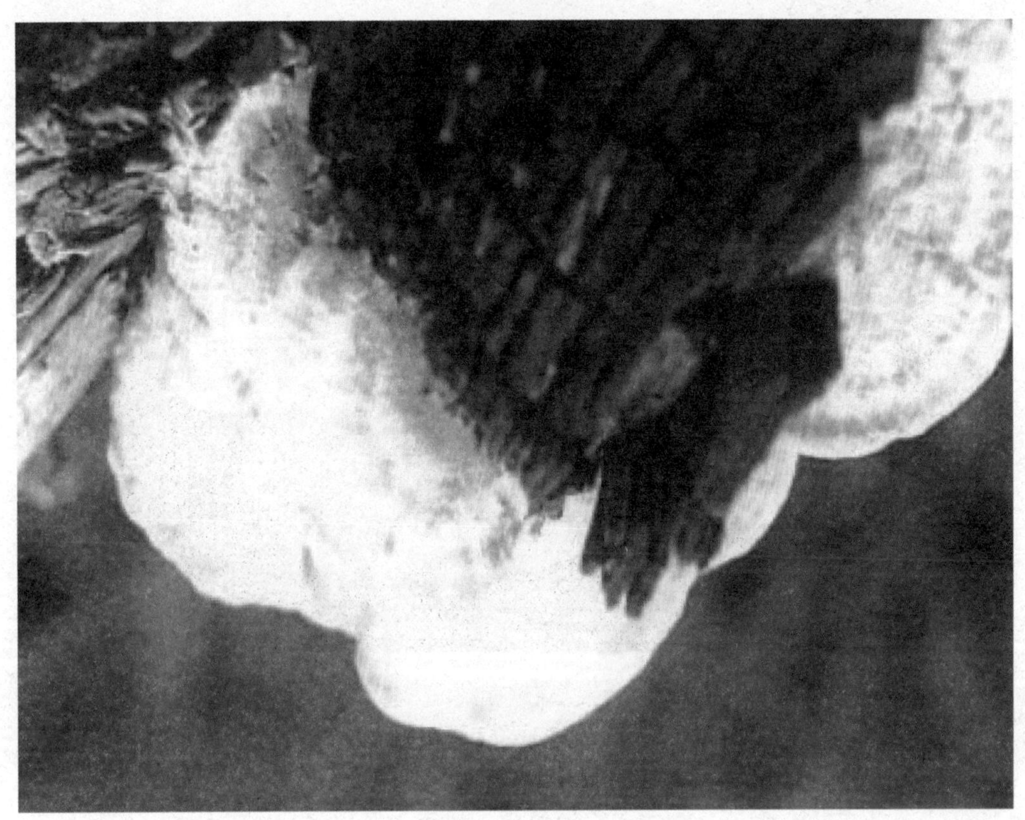

接骨木干酪菌

【Tyromyces sambuceus（Lloyd）Imaz.】

【分布地区】东北吉林、辽宁等。

【科属分类】真菌门（Eumycota）担子菌亚门（Basidiomycotina）层菌纲（Hymenomycetes）非褶菌目（Aphyllophorales）多孔菌科（Polyporaceae）。

【性状介绍】子实体中等至大型，菌盖半圆形，扁平，直径 8～20cm，厚 1～3cm，污白色平滑，幼时近褐色有粉状细绒毛，表面往往凹凸不平，有不明显的环纹及辐射状沟条纹，边缘稍呈波状。菌肉含水多柔软肉质，干燥时变轻，白色，初期新鲜时带粉红色。菌管层同盖面色，菌管长 3～15mm，干时白色。

【生长环境】夏秋节生阔叶树栖木上近复瓦状或叠生。

【成分药理】有抗癌作用。

【性味功用】抑制肿瘤。

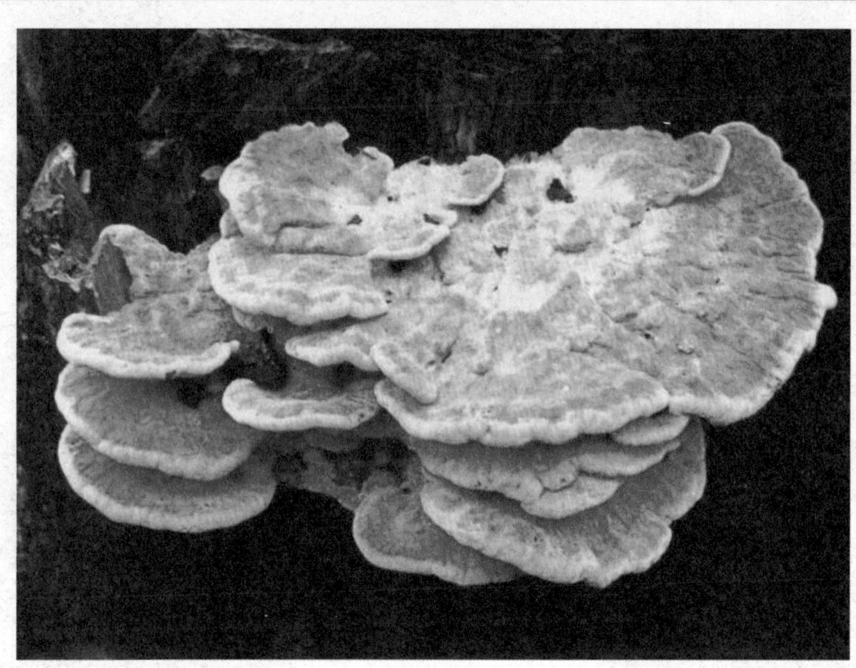

硫磺菌

【Laetiporus sulphureus (Fr.) Murrill】

【中文别名】黄芝、金芝、鲑鱼菌、硫色菌、树鸡、硫磺多孔菌、硫色多孔菌等。

【分布地区】主要分布于河北、黑龙江、吉林、辽宁、山西等地区。

【科属分类】真菌门（Eumycota）担子菌亚门（Basidiomycotina）层菌纲（Hymenomycetes）非褶菌目（Aphyllophorales）多孔菌科（Polyporaceae）

【性状介绍】子实体大型。初期瘤状，似脑髓状，菌盖覆瓦状排列，肉质多汗干后轻而脆。菌盖宽 8～30cm，厚 1～2cm，表面硫磺色至鲜橙色，有细绒或无，有皱纹，无环带，边缘薄而锐，波浪状至瓣裂。菌肉白色或浅黄色，管孔而硫磺色，干后褪色，孔口多角形，平均（3～4）个/mm。此菌的重要特征是子实体瓦状排列，硫磺色。

【生长环境】生于柳、云杉等活立木树干、枯立木上。引起木材褐色块状腐朽。常生长在香菇段木上，被视为“杂菌”。

【成分药理】①子实体含有丙氨酸、亮氨酸等多种氨基酸，麦角甾醇、24 – methylcholesta – 7，22 – dien – 3β – ol、24 – methylcholest – 7 – en – 3β – ol、24 – methylcholestan – 3β – old 等甾醇类化合物。②还含有蛋白多糖（PPF）及 D – 葡聚糖等多糖和齿孔酸（eburicoic acid）。子实体中含多糖、多种胞外游离氨基酸、球蛋白、白蛋白、醇溶谷蛋白、β – 1，4 – 葡聚糖内功酶。③此外，菌丝壁中还含有（1→3） – α – D – 葡聚糖和甲壳质。④子实体多糖（PPF）iv，可增加羊红细胞诱导诱导的小白鼠脾细胞中空斑形成数目。⑤可抑制小白鼠肉瘤 S – 180 的生长，并延长动物的生存时间；可抑制小白鼠肉瘤的生长；子实体热水提取物抑制小白鼠艾氏癌的生长。对小白鼠肉瘤 S – 180 和艾氏癌抑制率分别为 80% 和 90%。⑥此菌产生齿孔菌酸（eburicoic acid）可用于合成甾体药物，是治疗艾迪森氏病等内分泌疾病的重要药物。另外还产生甜菜碱（betaine）、胡芦巴碱（trigionelline）和（γ – hutyro – betarine）、3β – 羟基 – 8，24 – 羊毛甾二烯 – 21 – 酸、龙虾肌碱等生物碱。

【性味功用】甘，温。调节机体、增进健康、抵抗疾病。主治气血不足、体虚、衰弱无力，抑制肿瘤。

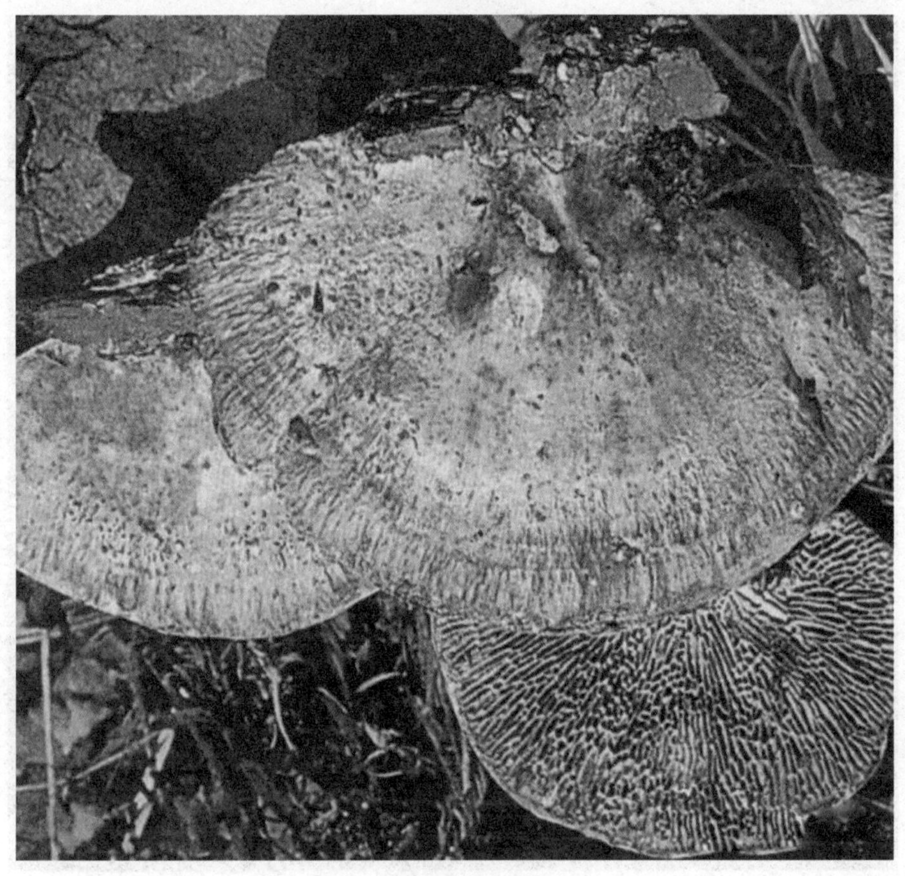

白迷孔菌

【Daedalea albida Fr.】

【中文别名】白栓菌。

【分布地区】主要分布于河北、山西、江苏、安徽、浙江、江西、福建、湖南、广西、陕西、四川、贵州、云南等地区。

【科属分类】真菌门（Eumycota）担子菌亚门（Basidiomycotina）层菌纲（Hymenomycetes）非褶菌目（Aphyllophorales）多孔菌科（Polyporaceae）。

【性状介绍】子实体小，无柄，菌盖半圆形或平伏面反卷，常左右相连呈覆瓦状，(0.4 ~2) cm×（1 ~4）cm。厚 0.2 ~0.7cm，革质，表面白色，有不明显同心环棱或无环纹，或有微细绒毛，边缘薄而锐。菌肉白色，厚 0.1cm。菌管长 1 ~5mm，近白色，管口多角形至稍弯曲或近褶状。担子呈棒状，无色，4 小梗。孢子长椭圆形至圆柱形，有时稍近纺锤形，(6 ~15）μm×（4 ~6）μm。

【生长环境】生于阔叶林腐木上，也生于松木上。

【成分药理】①该菌产生节卵孢素（oosponol），实验表明，自发性高血压的大白鼠经腹腔内给药，显示出强的降压作用。②家兔皮下注射节卵孢素结果表明其促进毛细血管渗透性的作用较组氨酸及运动徐缓素（biadykinin）为强，对小白鼠肉瘤 S－180 的抑制率达 70%～80%，对艾氏癌的抑制率为 98%。

【性味功用】降血压，抑制肿瘤。

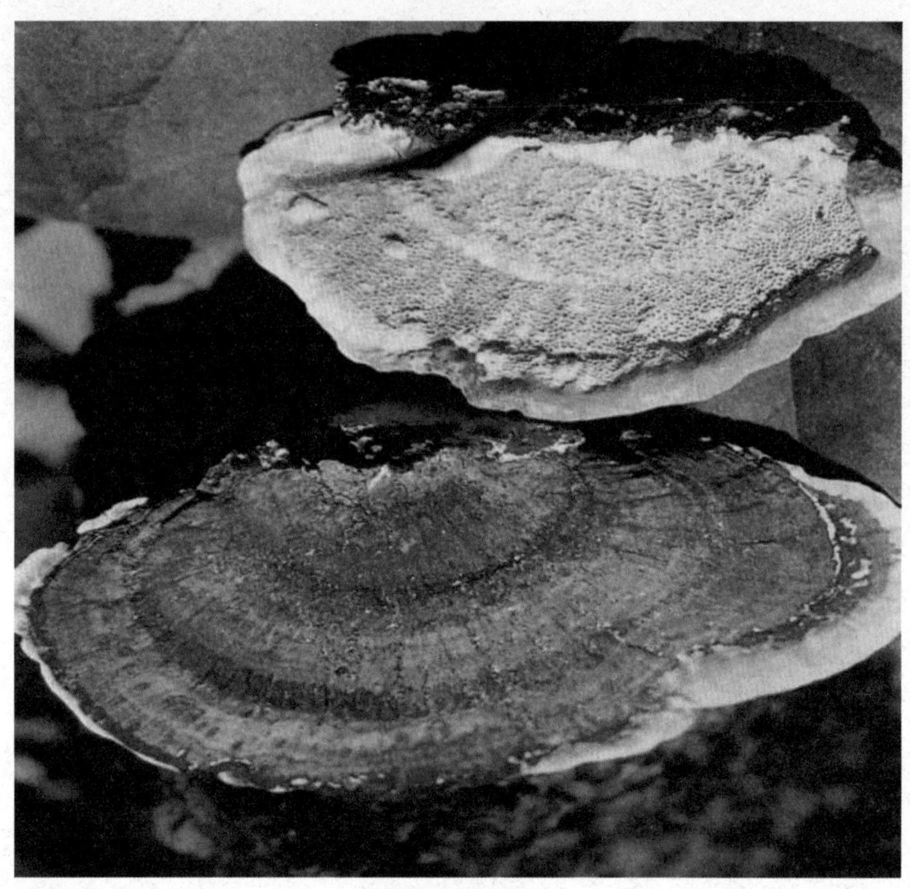

肉色迷孔菌

【Daedalea dickinsii（Berk. ex Cke.）Yasuda】

【中文别名】迪金斯栓菌、扁疣菌、肉色栓菌。

【分布地区】主要分布于黑龙江、吉林、内蒙古、河北、山西、河南、陕西、甘肃、四川、安徽、江苏、浙江、云南、广西、台湾等地区。

【科属分类】真菌门（Eumycota）担子菌亚门（Basidiomycotina）层菌纲（Hymenomycetes）非褶菌目（Aphyllophorales）多孔菌科（Polyporaceae）。

【性状介绍】子实体一年生，木栓质，无柄侧生，菌盖半圆形、扁平或稀马蹄形，表面有不明显的辐射状皱纹和环纹，或有小疣和小瘤，细绒毛，渐变光滑，初浅肉色，后变为棕灰色至深棕灰色，（4～14）cm×（6～27）cm，厚1～2cm，基部厚达3cm，菌管同菌肉色，单层，长3～20mm，管口近似盖色，形状不整齐，边缘多为圆形，其他为多角形至长方形，（1～2）个/mm，向骨渐呈长方形到迷路状，偶尔出现近褶状，管壁厚，全缘。孢子无色、光滑，近球形，3.5～4μm。

【生长环境】生阔叶树倒木、伐木桩上，单生或覆瓦状叠生。

【成分药理】引起多种阔叶树的木材及枕木等形成片状或块状褐色腐朽。此菌子实体的热水提取物对小白鼠肉瘤S－180的抑制率为80%，氨水提取物的抑制率为41%，另报道对肉瘤S－180和艾氏癌的抑制率100%。

【性味功用】抑制肿瘤。

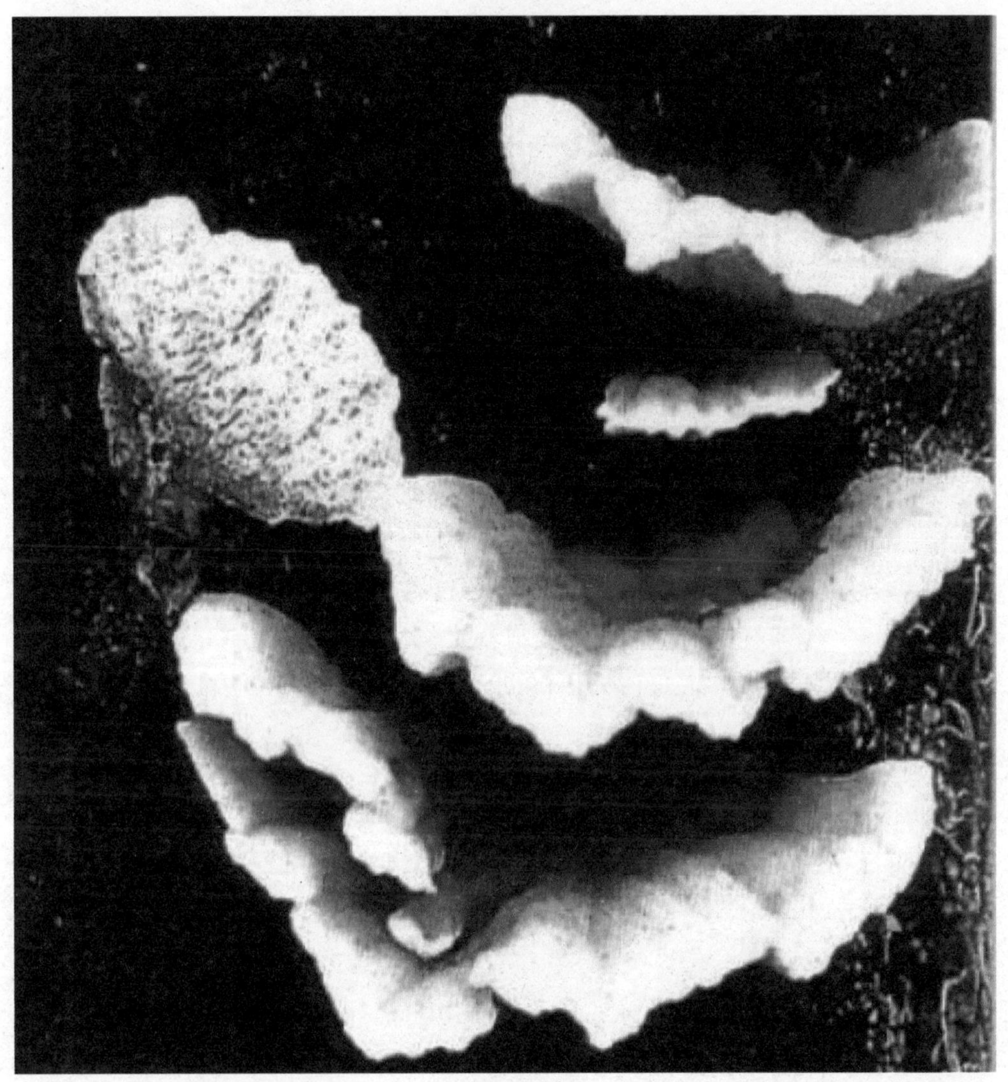

粉迷孔菌

【Daedalea biennis（Bull.）Fr.】

【分布地区】主要分布于吉林、辽宁、河北、甘肃等地区。

【科属分类】真菌门（Eumycota）担子菌亚门（Basidiomycotina）层菌纲（Hymenomycetes）非褶菌目（Aphyllophorales）多孔菌科（Polyporaceae）。

【性状介绍】子实体中等至较大，一年生，近革质至革质。菌盖半圆形，（3～7）cm×（3～12）cm，厚1～2mm，米黄色至浅肉色，无环带，或有不明显环纹，有黄褐色绒毛，边缘薄锐且波浪状至瓣裂，菌肉白色至近白色，厚2～7mm，上层松软而下木栓质，无柄或有侧生或近中生的菌柄，长可达5cm。管孔多角形或迷路状至渐裂为锯齿状，白色，孔深2～4mm，孔径0.3～1mm。有囊体，近棒状。担子棒状，具4小梗。

【生长环境】生于栎、山杨、枫香及苹果等阔叶树干上或木桩上，有时生松树腐木上。

【成分药理】该菌液对小白鼠肉瘤S－180有抑制作用。

【性味功用】抑制肿瘤。

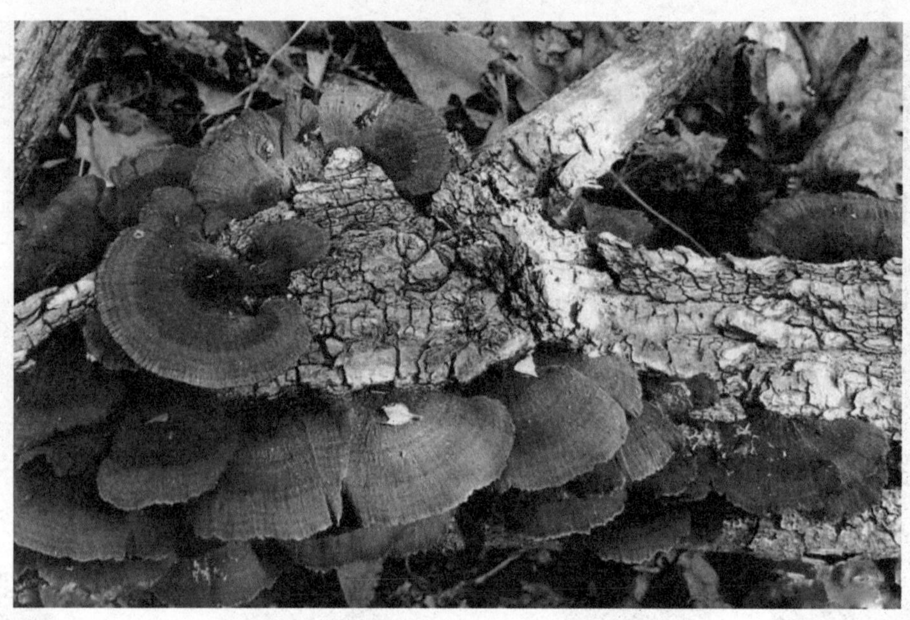

三色拟迷孔菌

【Daedaleopsis tricolor (Bull. : Fr.) Bond. et Sing.】

【中文别名】褶孔菌。

【分布地区】主要分布于黑龙江、吉林、辽宁、河北等地区。

【科属分类】真菌门（Eumycota）担子菌亚门（Basidiomycotina）层菌纲（Hymenomycetes）非褶菌目（Aphyllophorales）多孔菌科（Polyporaceae）。

【性状介绍】子实体一般中等大，一年生，无柄。菌盖革质至木栓质，扁平，半圆形或基部狭小，（1～5）cm×（1.5～8）cm，厚2～10cm，有时左右相连，初期有细绒毛后变光滑，有环带和辐射状皱纹，朽叶色至肝紫色，渐褪至浅茶褐色或肉桂色，甚至变为灰白色，边缘薄锐，波浪状。菌肉淡色，厚1～2mm。菌褶薄，宽1～8mm，褶间距0.5～1mm，部相互交织，褶缘波浪状或近锯齿状。孢子长圆柱形，无色，平滑，（5.5～7.5）μm×（2.2～2.5）μm。

【生长环境】生于阔叶树腐木上。有时见于松等针叶树枯立木或倒木上。

【成分药理】①通过应用萃取、柱层析及HPLC等分离手段对其活性组分进行分离纯化，共获得3个化合物。根据波谱数据，化合物1～3的结构分别被鉴定为4－乙二醇基－8－羟基异香豆素、4－（2－羟乙酰基）－8－羟基异香豆素及4－乙二醇基－5，8－二羟基异香豆素。这3个异香豆素首次从拟迷孔菌属中分离得到，且化合物2为其活性成分。②其代谢产物含有脂肪酸、萜类、多糖等多种化学成分，具有抗菌、抗氧化、抑制肿瘤等多种药理活性。③Kim等（2001）从该菌子实体中分离出20（29）－lupen－3－one，此成分具有很强的抗真菌活性、微弱的抗细菌和抗氧化活性。而且副作用小，是安全的天然抗菌剂。④此外，该菌还具有抑制癌细胞作用，子实体热水提取液对小白鼠肉瘤S－180和艾氏癌的抑制率为36.5%和90%。

【性味功用】抗菌、抑制肿瘤。

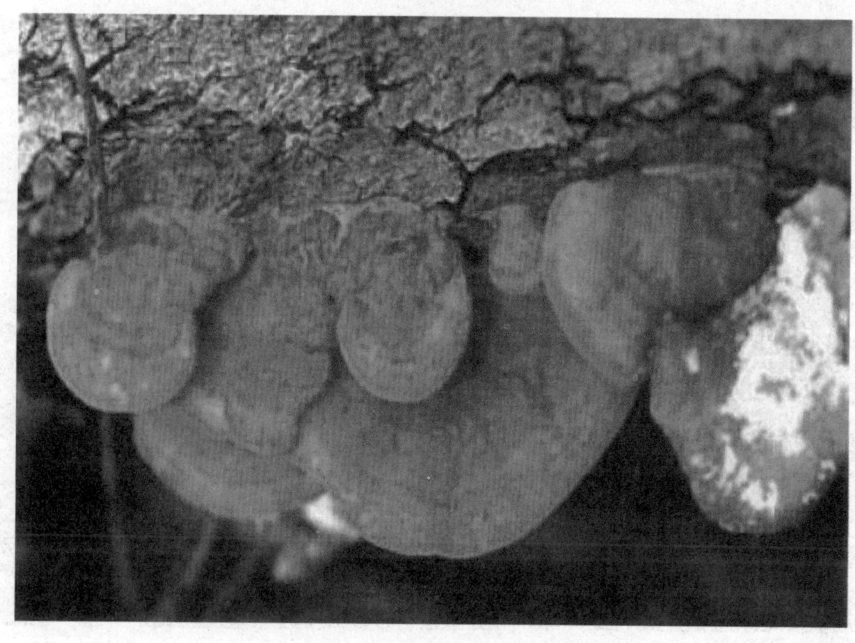

朱红栓菌

【Trametes cinnabarina（Jacq.）Fr.】

【中文别名】红栓菌、朱血菌、朱砂菌、胭脂栓菌、枯皮蕈、胭脂菰。

【分布地区】主要分布于黑龙江、吉林、河北、山西、内蒙古等地区。

【科属分类】真菌门（Eumycota）担子菌亚门（Basidiomycotina）层菌纲（Hymenomycetes）非褶菌目（Aphyllophorales）多孔菌科（Polyporaceae）。

【性状介绍】子实体一般小。扁半球形、扁平、无柄、新鲜时肉质，干后变为木栓质。菌盖直径2~11cm，厚0.5~1cm，表面橙色至红色，后期稍褪色，变暗，无环纹，有细绒毛或无毛，稍有皱纹。菌肉橙色，有明显的环纹，遇氢氧化钾变黑色，管孔面红色，(2~4）个/mm。此菌的主要特征是子实体从外到内都是鲜艳的橙色至红色。

【生长环境】生于针、阔叶树枯枝上，往往成群成片生长。危害多种阔叶树木等，引起木材腐朽。被侵害处开始呈橙色，后期为白色腐朽。

【成分药理】①对小白鼠肉瘤S－180和艾氏癌的抑制率均为90%。②朱红栓菌可以转化蒂巴因碱（theoine 一种罂粟碱），获得新型止痛药。③抗菌活性实验显示，对大肠杆菌、李斯特菌等具有抑制生长能力，对串珠链球菌具有抑制产孢能力。④抗氧化实验方面，子实体于Fenton reacton测定清除自由基能力下，以EA萃取物效果较佳；在还原力测定下，碳源浓度为10%及15%，其还原力会随着发酵时间增加而增加。但浓度为5%及7.5%于培养3天后，还原能力最强，之后随之下降。⑤抑制肿瘤细胞存活率实验结果显示，对乳癌（MCF－7）、纤维肉瘤（HT－1080）、子宫颈癌（Hela）等细胞降低存活率达70%以上；肝癌（Hep G2）对细胞降低存活率则达40%以上。子实体热水萃取物浓度于1000μg/ml浓度下，对乳癌（MDA－MB－231）、纤维肉瘤（HT－1080）、乳癌（MCF－7）的细胞降低存活率分别达40%、60%、70%左右。⑥抗发炎方面研究结果显示，以酒萃效果较佳，浓度越高抑制NO产生能力越强。

【性味功用】涩、微辛，温。入肝经。镇痛、清热除湿、消炎解毒，治疗痈疽疮疖、咽喉肿痛、跌打损伤、风湿诸症，抑制肿瘤。

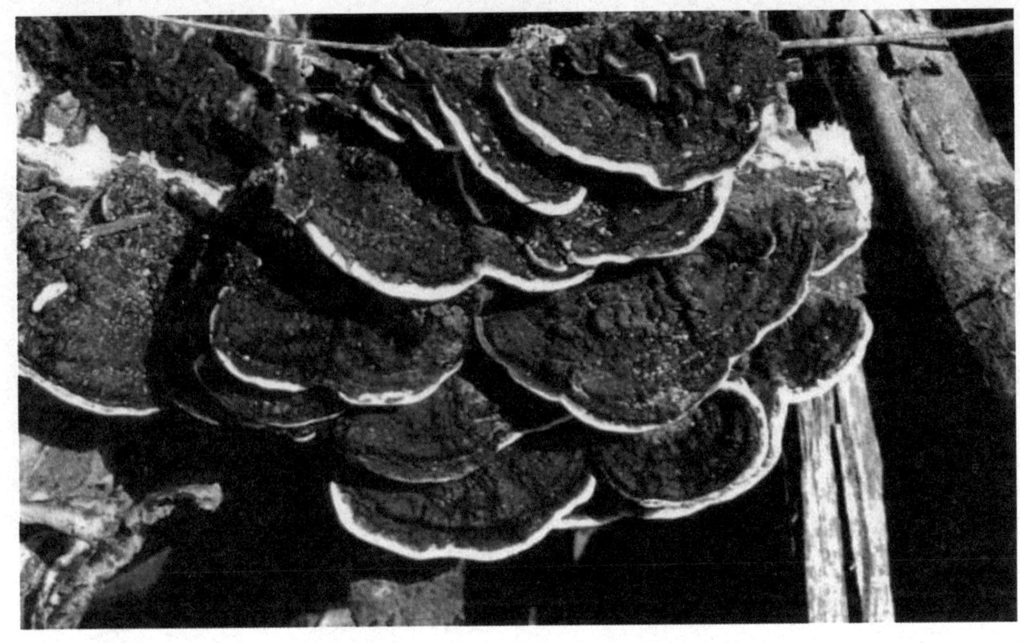

偏肿栓菌

【Trametes gibbosa（Pers.：Fr.）Fr.】

【中文别名】短孔栓菌、褶孔栓菌、迷宫栓孔菌。

【分布地区】主要分布于河南、福建、浙江、四川、贵州等地区。

【科属分类】真菌门（Eumycota）担子菌亚门（Basidiomycotina）层菌纲（Hymenomycetes）非褶菌目（Aphyllophorales）多孔菌科（Polyporaceae）。

【性状介绍】子实体中等至大，一年生，木栓质，无柄，侧生单生或叠生。菌盖多为半圆形、扁平，（5~14）cm×（7~25）cm，往往左右相连，厚0.5~2.5cm，基部厚达4~5cm，表面密被绒毛，浅灰色，灰白色，近基部色深呈肉桂色，后期毛脱落，具较宽的同心环纹及棱纹，基部常有藻类附生而呈现绿色。盖缘完整、较薄，钝或波状，下侧无子实层。菌肉厚3~25mm，白色。菌管同菌肉色，长3~10mm，壁厚、完整，管口木材白色，外观呈长方形，宽约1mm，放射状排列或迷路状或有沟状，有时局部呈短褶状。

【生长环境】生于柞、榆、椴等树木的枯木、倒木、木桩上。属木腐菌，引起木材海绵状白色腐朽。

【成分药理】子实体多糖具有抗炎及血管保护作用，可显著降低胸腔渗出液中总蛋白的含量，有效地拮抗由角叉菜胶诱导的炎症介质复合物，并能降低有关小血管的通透性，同时，可增加周围血象中性粒细胞和嗜酸性粒细胞数量，降低周围血象中淋巴细胞。并含抗癌物，子实体热水提取物和乙醇提取物对小白鼠肉瘤S-180抑制率为49%，而对艾氏癌抑制率为80%。

【性味功用】消炎，抑制肿瘤。

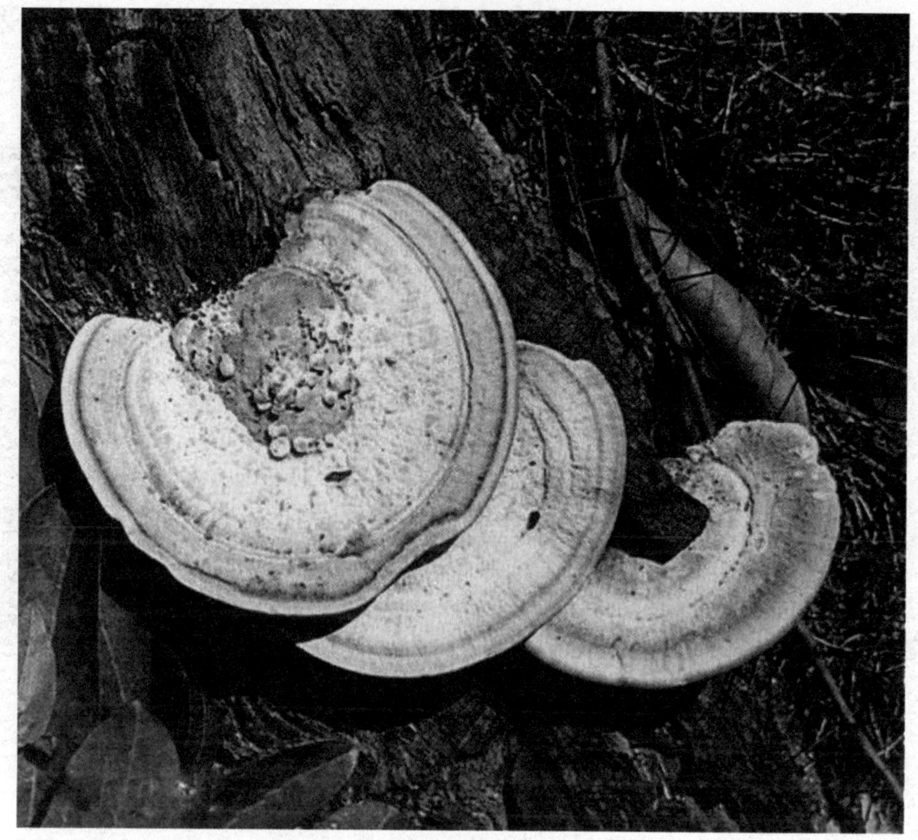

东方栓菌

【Trametes orientalis (Yasuda) Imaz.】

【中文别名】灰带栓菌、东方云芝、白鹤菌。

【分布地区】主要分布于吉林、黑龙江、湖北、江西、湖南、云南、广西、广东、贵州、海南、台湾、西藏等地区。

【科属分类】真菌门（Eumycota）担子菌亚门（Basidiomycotina）层菌纲（Hymenomycetes）非褶菌目（Aphyllophorales）多孔菌科（Polyporaceae）。

【性状介绍】子实体大，木栓质，无柄侧生，多覆瓦状叠生。菌盖半圆形扁平或近贝壳状，(3~12) cm×(4~20) cm，厚3~10mm，表面具微细绒毛，后渐光滑，米黄色，灰褐色至红褐色，常有浅棕灰色至深棕灰色的环纹和较宽的同心环棱，有放射状皱纹，在部常具褐色小疣突，盖边缘锐或钝，全缘或波状。菌肉白色至木材白色，坚韧，厚2~6mm。菌管与菌肉同色或稍深，管壁厚。管口圆形，白色至浅锈色，(2~4) 个/mm，口缘完整，孢子无色，光滑，长椭圆形，稍弯曲，具小尖，(5.5~8) μm×(2.5~3) μm。菌丝少分枝，无横隔或锁状联合，粗2.5~5μm。

【生长环境】生于柞、榆、椴等树木的枯木、倒木、木桩上。属木腐菌，引起木材海绵状白色腐朽。

【成分药理】祛风除湿，清肺止咳。可对小白鼠肉瘤S-180和艾氏癌的抑制率为80%和100%。

【性味功用】微辛，平。主治炎症、风湿痹痛、咳嗽痰喘，治肺结核、支气管炎，抑制肿瘤。

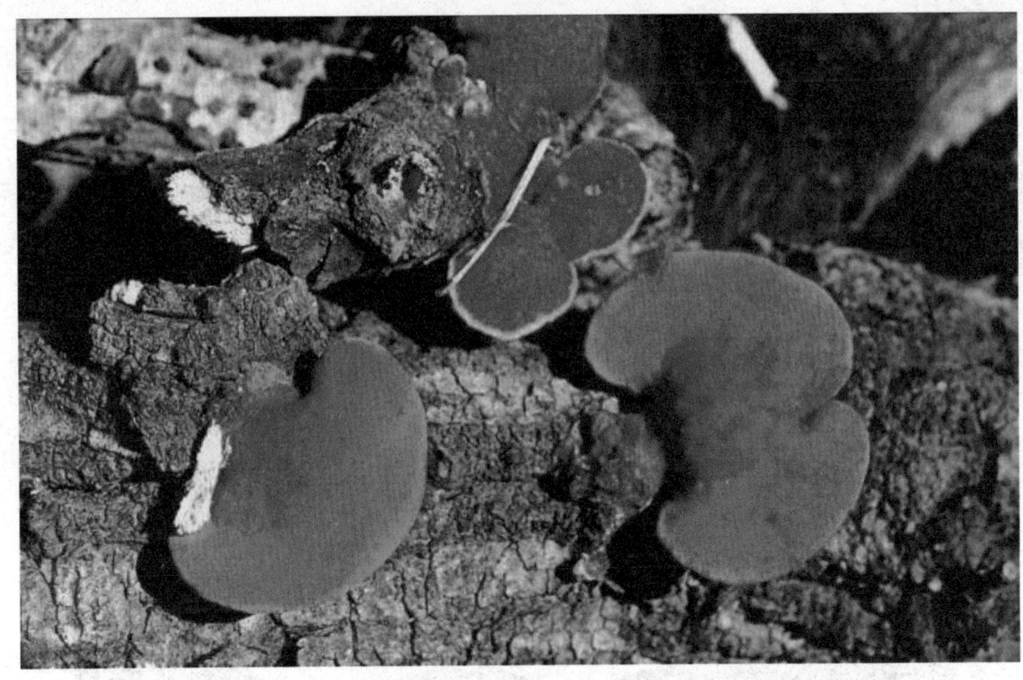

血红栓菌

【Trametes sanquinea（L. ：Fr.）Lloyd】

【中文别名】红栓菌小孔变种、朱血菌、血朱栓菌、枫菌等。

【分布地区】主要分布于吉林、河北、河南、陕西等地区。

【科属分类】真菌门（Eumycota）担子菌亚门（Basidiomycotina）层菌纲（Hymenomycetes）非褶菌目（Aphyllophorales）多孔菌科（Polyporaceae）。

【性状介绍】子实体侧生无柄，木栓质，单生至覆瓦状叠生生，偶有半平伏而反卷。菌盖半圆形至扇形，（4～10）cm×（4～15）cm，厚0.5～0.2cm，干后变硬，盖面朱红色，有细软之短绒毛至无毛，粗糙，无环纹，后期稍平滑，橙红色、污红渐褪至淡红色或淡红褐色；盖缘薄或稍钝，全缘。菌肉淡红色至橙红色，木栓质，厚1～1.5mm. 菌管与菌肉同色，菌管长4～9mm；管口面朱红色、橙红色或暗红色，后期呈黑色，管口圆形至多角形，（2～4）个/mm。

【生长环境】多生于栎、槭、杨、柳、枫香、桂花等阔叶树枯立木、倒木、伐木桩上。

【成分药理】①子实体含红栓菌素（cinnabarin）、朱红菌酸（cnnabarinic acid）、麦角甾醇及多孔菌素、朱红栓菌素（tramesanguin）等和4个吩恶嗪－3－酮类（phenoxazin－3－ones），4－羟甲基喹啉（4－hydroxymethylquinoline），注游离糖，糖醇及有机酸等。②有抑制癌细胞作用，对小白鼠肉瘤S－180的抑制率为90%。③另外子实体含有对革兰氏阴、阳性菌有抑制作用的多孔蕈素（polyporin）。民间用于消炎，用火烧研粉敷于疮伤处即可。

【性味功用】微辛、涩，温。解毒、祛风除湿、清热解毒、行气、止血、止痒，用于消炎、痢疾、咽喉肿痛、跌打损伤、痈疽疮疖、痒疹、咳嗽痰喘、风湿痹症、外伤出血等，抑制肿瘤。

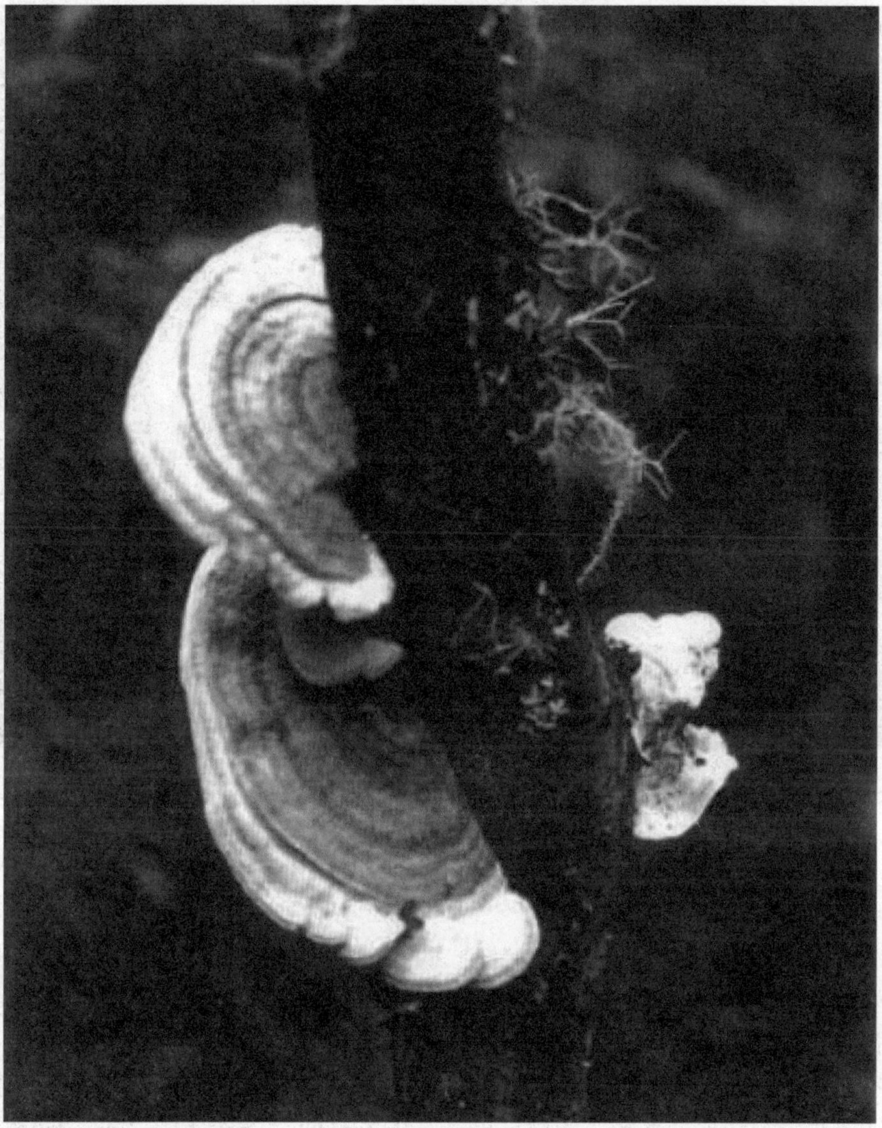

二型云芝

【Coriolus biformis（KI.）Pat.】

【中文别名】二型多孔菌、二型革盖菌。

【分布地区】主要分布于黑龙江、河北、山西、内蒙古、江苏、浙江、云南等。

【科属分类】真菌门（Eumycota）担子菌亚门（Basidiomycotina）层菌纲（Hymenomycetes）非褶菌目（Aphyllophorales）多孔菌科（Polyporaceae）。

【性状介绍】子实体较小，一年生，革质，菌盖多为覆瓦状生长，薄，菌盖半圆形，基部狭窄，呈扇形，或相互连接，直径 2～6cm，厚 1～3mm，表面灰白到浅黄褐色，具短密毛，并有环纹，边缘很薄而锐，干时明显向下卷曲。菌肉白色，柔韧。管孔短齿状，长 0.5～1.5mm，后期浅褐色至灰褐色。囊体近纺锤形，顶端有结晶。

【生长环境】在阔叶树腐木上群生。引起多种树木木质白色腐朽。

【成分药理】对小白鼠肉瘤 S－180 的抑制率为 70%，对艾氏癌的抑制率为 60%。

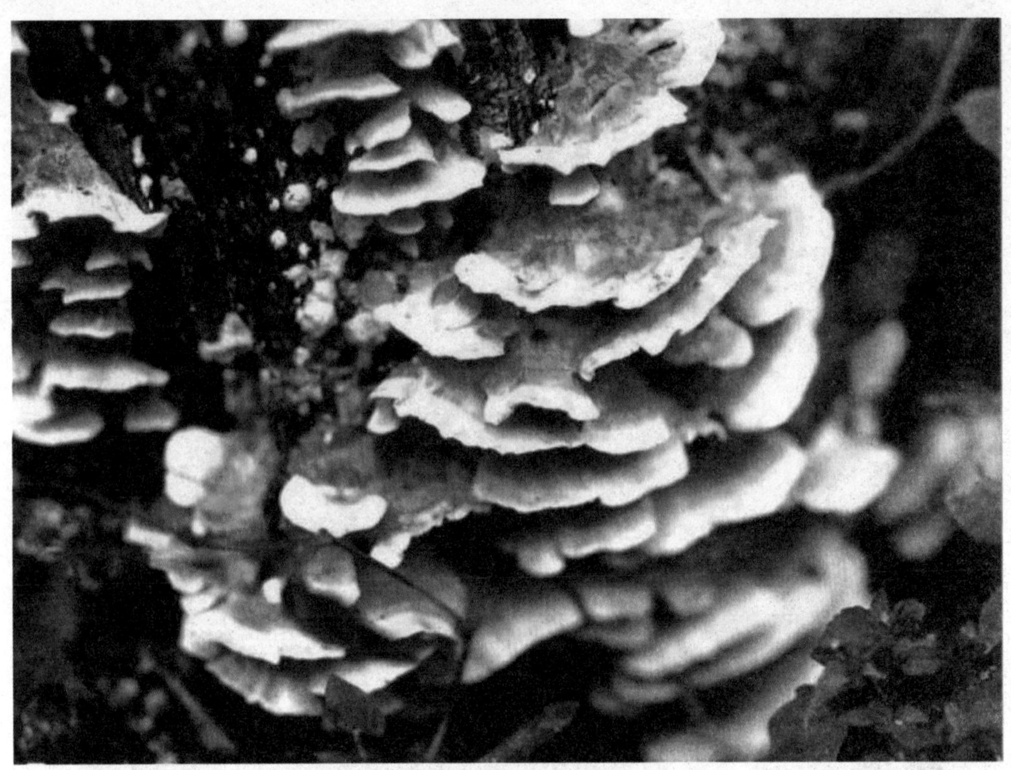

鲑贝云芝

【Coriolus consors (Berk.) Imaz.】

【中文别名】鲑贝芝、鲑贝革盖菌。

【分布地区】主要分布于河南、陕西、江苏、浙江、江西等。

【科属分类】真菌门（Eumycota）担子菌亚门（Basidiomycotina）层菌纲（Hymenomycetes）非褶菌目（Aphyllophorales）多孔菌科（Polyporaceae）。

【性状介绍】子实体较小，无柄，菌盖直径 1～3.5cm，厚 0.6cm，后褪为近白色，无毛且有不明显环带，边缘薄而锐。菌肉白色，厚0.5～1mm。菌管长达5mm，同菌盖色。管口（1～3）个/mm，边缘裂为齿状。

【生长环境】生于栎等阔叶树腐木上。

【成分药理】此菌对艾氏腹水癌及小白鼠白血病 L－1210 显示抗癌作用。含有革盖菌素类，如革盖菌素（coriolin），二酮革盖菌素（diketocoriolin B）等，可抑制革兰氏阳性菌。还报道对小白鼠肉瘤 S－180 的抑制率为 80%。

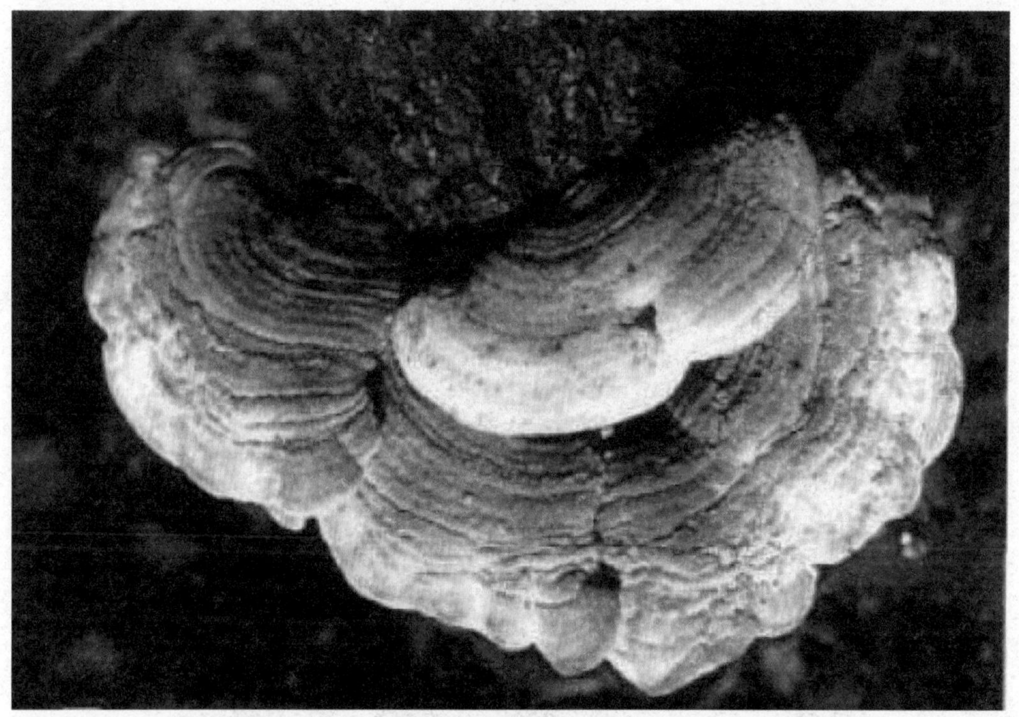

毛云芝

【Coriolus hirsutus（Fr. ex Wulf.）Quél.】

【中文别名】毛栓菌、毛革盖菌、蝶毛菌。

【分布地区】主要分布于黑龙江、吉林、河北、河南、山西、内蒙古等地区。

【科属分类】真菌门（Eumycota）担子菌亚门（Basidiomycotina）层菌纲（Hymenomycetes）非褶菌目（Aphyllophorales）多孔菌科（Polyporaceae）。

【性状介绍】子实体小至中等大。菌盖半圆形，贝壳形或扇形，无柄，单生或覆瓦状排列。菌盖直径10cm，厚0.2～1cm，表面浅黄色至淡褐色，有粗毛或绒毛和同心环棱，边缘薄而锐，完整或波浪状，菌肉白色至淡黄色。管孔面白色，浅黄色、灰白色至变暗灰色，孔口圆形到多角形，（2～3）个/mm，管壁完整，孢子圆柱形，腊肠形，光滑，无色。

【生长环境】生于杨、柳等阔叶树活立木，枯立木，死枝杈或伐桩上。

【成分药理】可供药用。民间用于除风湿、疗肺疾、止咳、化脓、生肌。是生产中成药“云芝肝泰”的主要原料。对小白鼠肉瘤S－180和艾氏癌抑制率分别为90%和80%。

【性味功用】主治风湿、肺炎，护肝保肝，抑制肿瘤。

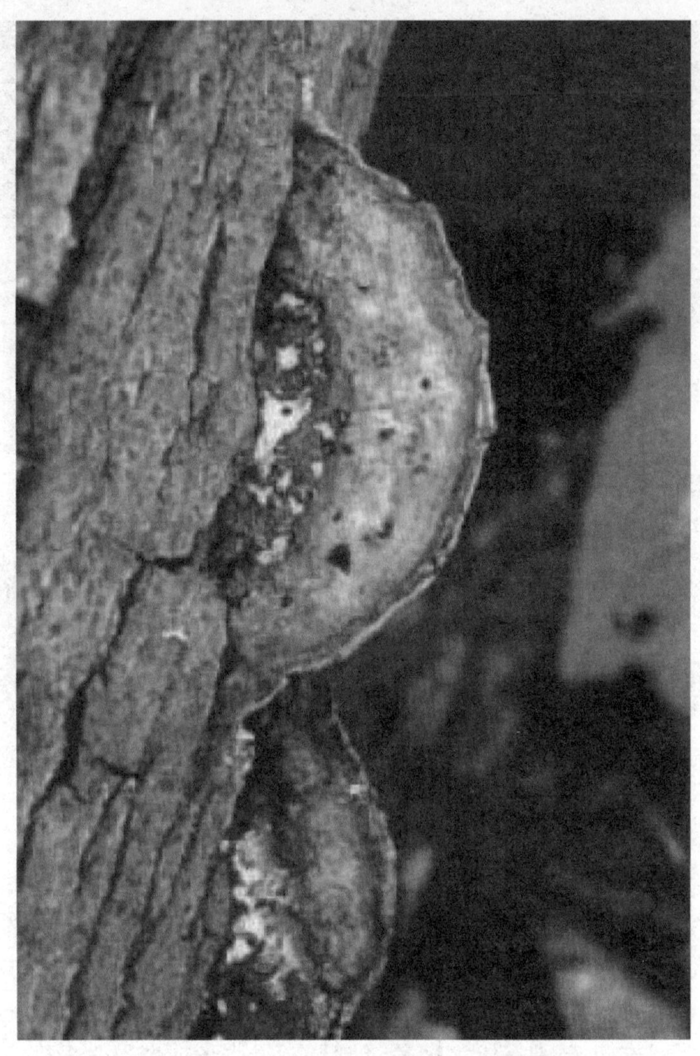

单色云芝

【Coriolus unicolor（L. ：Fr.）Pat.】

【中文别名】齿毛芝、单色云芝、单色革盖菌。

【分布地区】主要分布于黑龙江、吉林、辽宁、河北、河南等地区。

【科属分类】真菌门（Eumycota）担子菌亚门（Basidiomycotina）层菌纲（Hymenomycetes）非褶菌目（Aphyllophorales）多孔菌科（Polyporaceae）。

【性状介绍】子实体一般小，无柄，扇形，贝壳形或平伏而反卷，覆瓦状排列，革质。菌盖宽4~8cm，厚0.5cm，往往侧面相连，表面白色，灰色至浅褐色，有时因有藻类附生而呈绿色，有细长的毛或粗毛和同心环带，边缘薄而锐，波浪状或瓣裂，下侧无子实层，菌肉白色或近白色，厚0.1cm，在菌肉及毛层之间有一条黑线，菌管近白色、灰色，管孔面灰色到紫褐色，孔口迷宫状，平均2个/mm，很快裂成齿状，但靠边缘的孔口很少开裂。

【生长环境】生于桦、杨、柳、花楸、稠李、山楂、野苹果等树的伐桩、枯立木、倒木上。

【成分药理】可供药用，子实体含有抗癌物质。对小白鼠艾氏癌以及腹水癌有抑制作用。

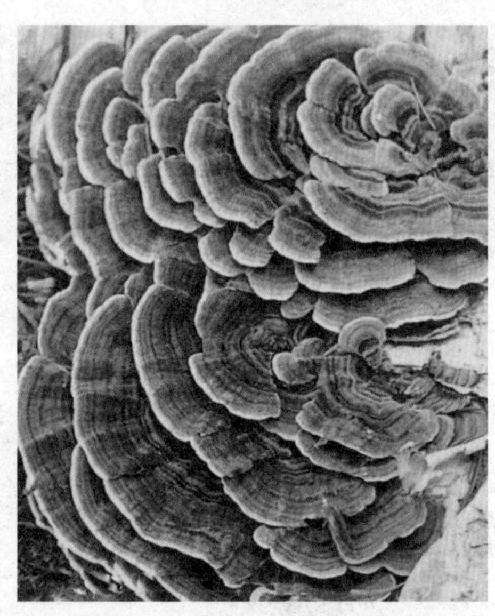

云　芝

【Coriolus versicolor（L.：Fr.）Quel.】

【中文别名】杂色云芝、彩绒革盖菌、杂色云芝、黄云芝、灰芝。

【分布地区】主要分布于黑龙江、吉林、辽宁、河北、河南等地区。

【科属分类】真菌门（Eumycota）担子菌亚门（Basidiomycotina）层菌纲（Hymenomycetes）非褶菌目（Aphyllophorales）多孔菌科（Polyporaceae）。

【性状介绍】革质至半纤维质，侧生无柄，常覆瓦状叠生，生于伐桩断面上或倒木上的子实体常围成莲座状。菌盖半圆形至贝壳形，（1～6）cm×（1～10）cm，厚1～3mm；盖面幼时白色，渐变为深色，有密生的细绒毛，长短不等，呈灰、白、褐、蓝、紫、黑等多种颜色，并构成云纹状的同心环纹；盖缘薄而锐，波状，完整，淡色。管口面初期白色，渐变为黄褐色、赤褐色至淡灰黑色；管口圆形至多角形，每（3～5）个/mm，后期开裂，菌管单层，白色，长1～2mm。菌肉白色，纤维质，干后纤维质至近革质。

【生长环境】生于多种阔叶树木桩、倒木和枝上。

【成分药理】①提高机体免疫功能：云芝多糖对小鼠腹腔巨噬细胞可加强其吞噬作用，对环磷酰胺引起的脾脏萎缩具有对抗作用。多糖能使胸腺缩小、脾重增加。云芝多糖肽能使淋巴细胞明显增殖，小鼠腹腔内注射环磷酰胺25mg/kg抑制活化T细胞产生白介素2（IL-2）和T细胞中介的迟发型超敏反应（DTH），如同时给予PSP 25mg/kg，连续5天，可对抗上述免疫抑制效应。②抗肿瘤作用：云芝多糖（PSK）对肉瘤S180、白血病L1210和腺癌755均有抑制作用。粗制品如云芝菌丝热水提取物，对S180抑制率为77.5%，精制品活性加大，对S180抑制率达99.3%。由于PSK能明显抑制动物多种肿瘤，抗瘤谱较广。③实验证明PSK能提高腹腔巨噬细胞对乙酰低密度脂蛋白（ac LDL）的结合，内移和降解，整体发挥降脂、抗动脉硬化作用。④对中枢神经系统的作用：云芝多糖（PSK）能改善小鼠和大鼠学习记忆功能，对东莨菪碱所致大鼠学习记忆障碍，有明显的改善作用。⑤降血糖作用、抗肝炎。PSK具有防止氧化损伤和抗伤害作用。

【性味功用】甘、淡，微寒。入肝经、脾经、肺经。健脾利湿、止咳平喘、清热解毒。主治慢性、活动性肝炎，肝硬变，慢性支气管炎，小儿痉挛性支气管炎，咽喉肿痛，多种肿瘤，类风湿性关节炎，白血病等。

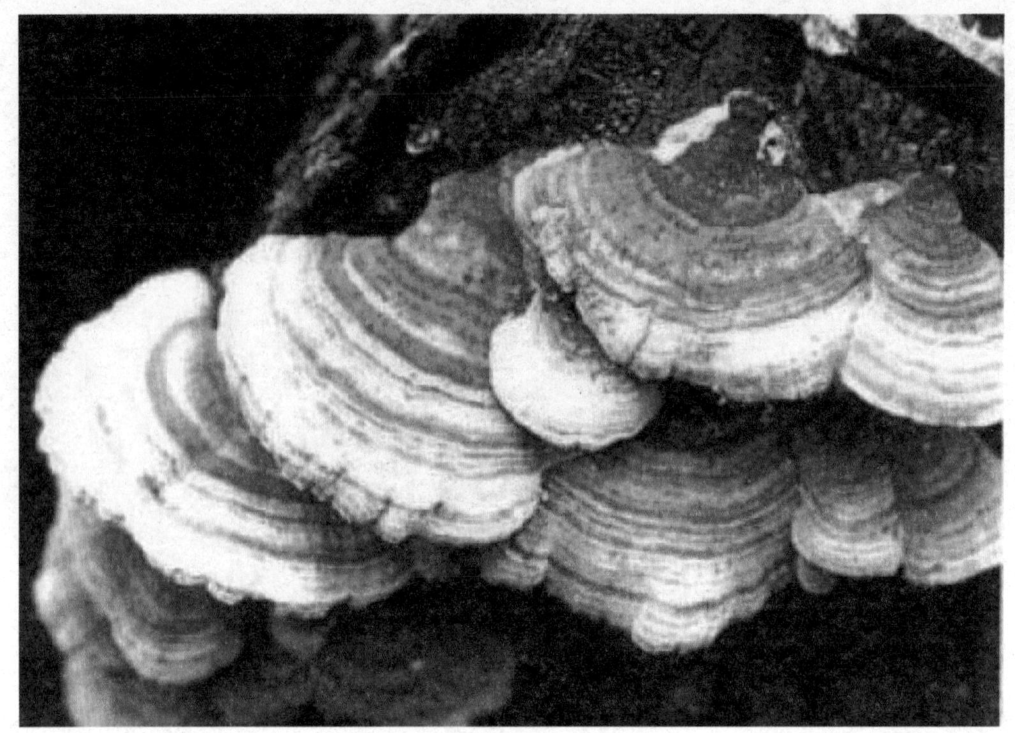

桦褶孔菌

【Lenzites betulina（L.）Fr.】

【中文别名】桦革裥菌。

【分布地区】主要分布黑龙江、吉林、辽宁、内蒙古、山西、河北等地区。

【科属分类】真菌门（Eumycota）担子菌亚门（Basidiomycotina）层菌纲（Hymenomycetes）非褶菌目（Aphyllophorales）多孔菌科（Polyporaceae）。

【性状介绍】子实体小至中等大，一年生，革质或硬革质。无柄菌盖半圆形或近扇形，直径2.5~10cm，厚0.6~1.5cm，有细绒毛，新鲜时初期浅褐色，有密的环纹和环带，后呈黄褐色、深褐色或棕褐色，甚至深肉桂色，老时变灰白色至灰褐色。菌肉白色或近白色，后变浅黄色至土黄色，厚0.5~1.5mm。菌褶初期近白色，后期土黄色，宽3~11mm，少分叉，干后波状弯曲，褶缘完整或近齿状。孢子近球形至椭圆形，平滑、无色，（4~6）μm×（2~3.5）μm。

【生长环境】夏秋季在桦、椴、槭、杨、栎等阔叶树腐木上呈覆瓦状生长。

【成分药理】①子实体中含有丙氨酸、亮氨酸等多种游离和结合氨基酸，且游离氨基酸和结合氨基酸组成基本相同。培养物中含纤维素分解酶，木质素降解酶，吡喃糖-2-氧化酶等多种酶。②子实体含麦角甾醇过氧化物，9（11）-脱氢麦角甾醇过氧化物及矿物质元素K、Na、Ca、Mg、P、Fe、Cu、Zn、Mn等。③子实体甲醇提取液对小白鼠肉瘤S-180抑制率为23.2%~38%，另报道为90%，对艾氏癌的抑制率为80%。所含麦角甾醇过氧化物，9（11）-脱氢麦角甾醇过氧化物具有免疫抑制活性，可对抗ConA和脂多糖引起的小白鼠脾脏淋巴细胞的增殖。④此种能产生甘露糖、鼠李糖可用作生物试剂，产生岩藻糖和草酸（oxalic acid）用于轻工印染、漂洗、制造蓝墨水、涂料等。

【性味功用】淡，温。祛风散寒、舒筋活络，是山西中药“舒筋丸”原料之一，治腰腿疼痛，手足麻木、筋络不舒，四肢抽搐等病症。能追风、散寒、舒筋、活络，抗肿瘤。

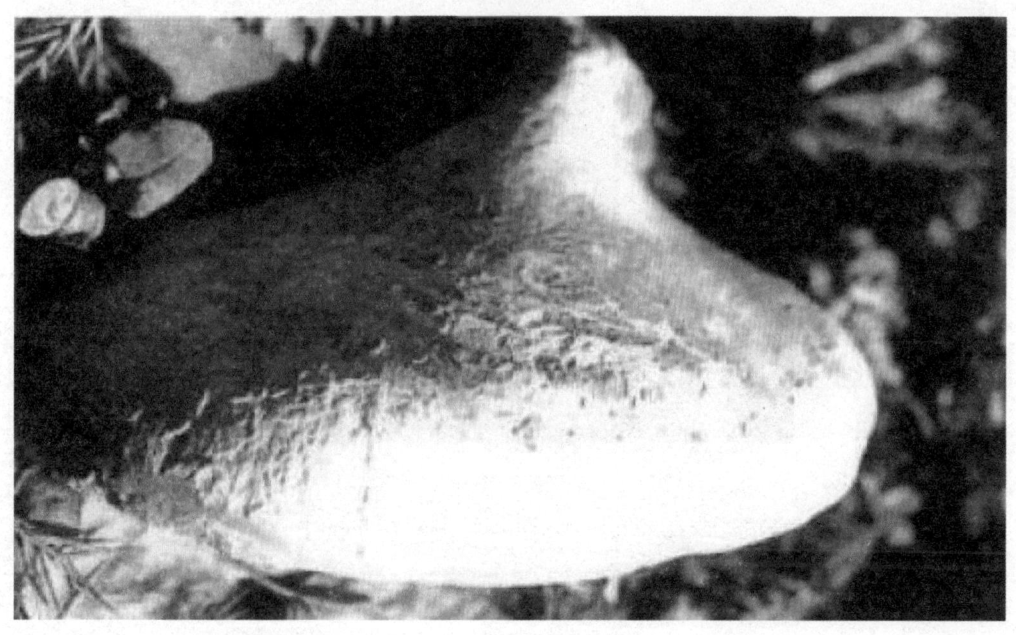

桦剥管菌

【Pipktoporus betulinus (Bull.: Fr.) Karst.】

【中文别名】桦孔菌、桦滴孔菌、桦多孔菌。

【分布地区】主要分布于黑龙江、吉林、辽宁、内蒙古、甘肃、四川等地区。

【科属分类】真菌门(Eumycota)担子菌亚门(Basidiomycotina)层菌纲(Hymenomycetes)非褶菌目(Aphyllophorales)多孔菌科(Polyporaceae)。

【性状介绍】子实体中等至较大,无柄或几乎无柄。菌盖近肉质至木栓质,扁半球形、扁平,靠基部着生部分常凸起,(4~24)cm×(5~35)cm,厚2~10cm,表面光滑,初期污白褐,后呈褐色,有一层薄的表皮,可剥离露出白色菌肉,边缘内卷。菌肉很厚,近肉质而柔韧,干后比较轻,为木栓质。菌管层色稍深,菌管长2.5~8mm,易与菌肉分离,管口小而密,近圆形或近多角形,(3~4)个/mm,靠近盖的边沿有一圈不孕带。

【生长环境】生长在桦木属(Betulina)的树干上,一年生。

【成分药理】①该菌子实体内有蹄酸菌(ungalinic acid)对化脓小球菌有拮抗作用。能抑制绿脓杆菌和粘质沙雷菌的生长,还对金葡菌、枯草杆菌和耻垢分支杆菌有抑制作用。②子实体的热水提取液加乙醇结晶对小白鼠肉瘤S-180的抑制率为49%,子实体的热水提取物加40% NaOH及乙醇后所获得的沉淀物,对小白鼠肉瘤S-180抑制率为72%。③从此菌可分离到多孔菌酸(polyporenic acid)A、B及C,可抑制分枝杆菌的生长。④此菌可抗小白鼠及猴子的脊髓灰质炎。

【性味功用】消炎杀菌,抑制肿瘤,治疗脊髓灰质炎。

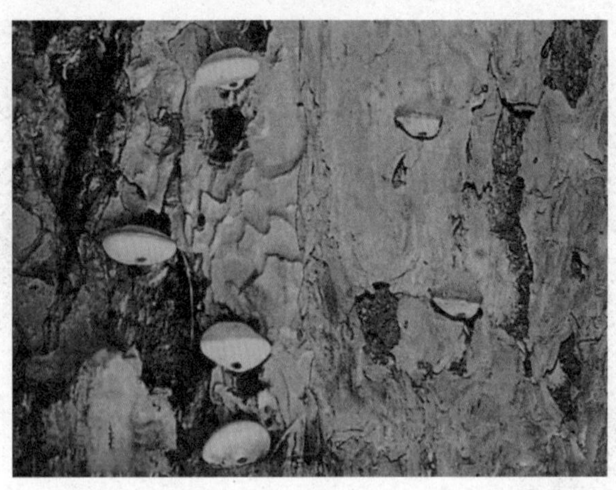

隐孔菌

【Cryptoporus volvatus (Peck) Shear】

【中文别名】遮孔隐孔菌、荷包菌、木鱼菌、松橄菌、松橄榄、树疙瘩、香木菌等。

【分布地区】主要分布于吉林、辽宁、河北、四川、云南、广东、广西等地区。

【科属分类】真菌门（Eumycota）担子菌亚门（Basidiomycotina）层菌纲（Hymenomycetes）非褶菌目（Aphyllophorales）多孔菌科（Polyporaceae）。

【性状介绍】子实体较小，无柄或偶尔有柄，一般侧生于基物上，木栓质，扁球形或近球形，（1.5～3.5）cm×（2～4.5）cm，厚1～3cm，盖表面光滑，浅土黄色或深蛋壳色，老后淡红褐色。边缘纯滑而厚，与菌幕相连。菌幕白色至污白色，且与菌盖色调明显不同，厚约1mm。菌管层由菌幕所包盖，初期完全封闭，后逐渐在靠近基部出现一个圆形或近圆形的孔口，偶有两个，孔径2～4.5mm。菌肉纯白至污白色，软木栓质，厚2～8mm。菌管同菌肉色，长2～5mm，管口圆形至近多角形，管口面浅粉灰色或带褐色，（3～5）个/mm，壁厚，口缘完整。

【生长环境】成群生长于松林树树干上，也生于衰老的冷杉、云杉的树干或枯立木上。属木腐菌，引起木材白色腐朽。

【成分药理】①在检出的29种成分中，萜类化合物共11种，其中倍半萜4种，双环单萜7种；芳香族化合物共6种；脂肪族化合物共12种，萜类化合物总离子流（TOT）以双环单萜为高。②隐孔菌多糖是主要的抗过敏性炎症成分，能明显抑制致敏豚鼠抗原攻击引起的气道收缩反应，抑制血小板活化因子（PAF）诱导的嗜酸性粒细胞（EOS）趋化以及抑制EOS的释放。③隐孔菌多糖成分A、B均能明显抑制致敏大鼠抗原攻击后气道阻力的增加及肺顺应性的下降；减少支气管肺泡灌洗液中白细胞总数，降低嗜酸细胞的数目，以多糖B作用更明显；多糖A和多糖B也明显抑制腹腔肥大细胞脱颗粒及腹腔嗜酸性粒细胞的渗出。隐孔菌多糖A、B成分抑制大鼠的气道高反应性，其作用可能与稳定肥大细胞膜、抑制嗜酸细胞炎症和趋化有关。④此菌含芳香物质。云南丽江民间曾作为小儿断奶时的口含物，或水煎服治疗气管炎和哮喘。云南民间有将此菌藏于屋室内作为香料之用。⑤据试验对小白鼠肉瘤S-180和艾氏瘤的抑制率分别为80%和90%。⑥含有送橄榄酸A、B、C、D、E、F、G、H；还含有麦角甾醇、蛋白质结合多糖。送橄榄酸E有抗肿瘤作用；可抑制大鼠和小鼠两种不同致癌物的结肠肿瘤造型，从而减少结肠肿瘤的发生。

【性味功用】微苦，平。止咳平喘、祛痰，消炎抑菌、解毒，主治支气管炎、哮喘、痔疮、牙痛，抑制肿瘤等。

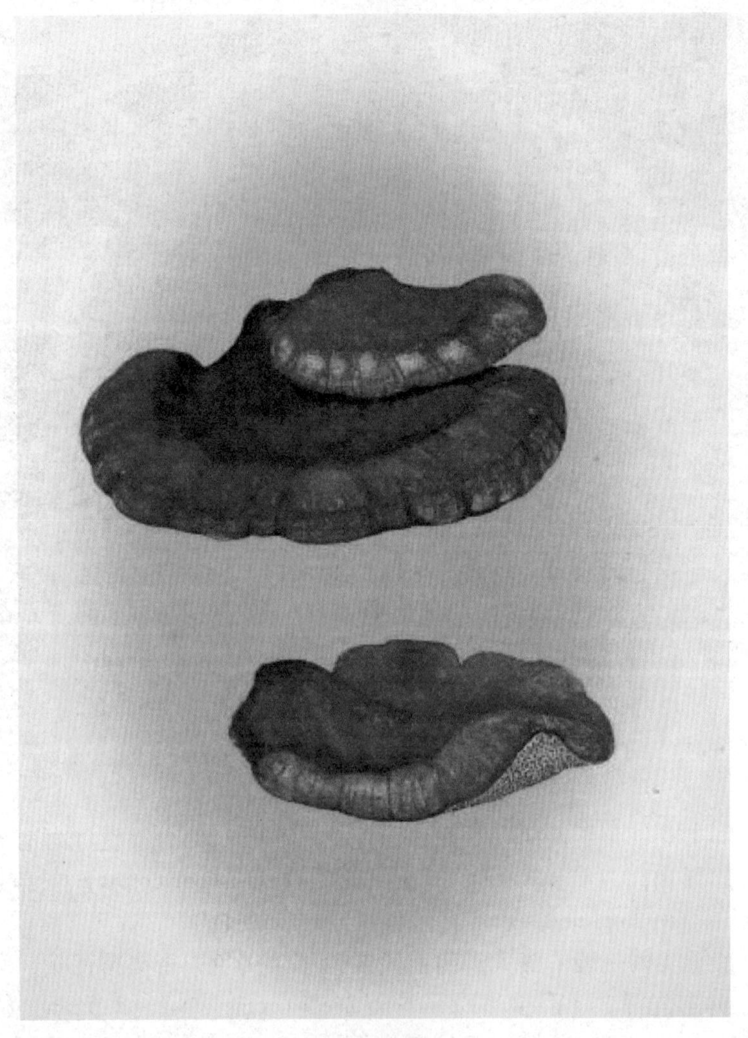

薄皮纤孔菌

【Inonotus cuticularis (Bull.: Fr.) Karst.】

【中文别名】稀针孔菌、薄皮毛背菌、合树菌、桂花菌。

【分布地区】主要分布于吉林、四川、江苏、浙江、湖南、广东等地区。

【科属分类】真菌门（Eumycota）担子菌亚门（Basidiomycotina）层菌纲（Hymenomycetes）非褶菌目（Aphyllophorales）多孔菌科（Polyporaceae）。

【性状介绍】子实体一般较大，一年生，软肉质，干后硬，无柄。菌盖半圆形或扇形，基部狭窄，常呈覆瓦状着生，（2～10）cm×（3～20）cm，厚3～20mm，有时左右相连，琥珀褐至栗色，有粗绒毛，渐变为纤毛状或近光滑，往往有环带。盖缘暗灰色，薄锐，常内卷。菌肉近似盖色，厚1～10mm，纤维质。菌管长2～10mm。管口多角形，初期近白色，后变至菌盖色，（2～5）个/mm，管壁薄而渐裂为齿状。有少数刚毛呈褐色，锥形，（13～30）μm×（5～7）μm。孢子黄褐色。

【生长环境】生于桦等阔叶树腐木上，常呈覆瓦状生长。

【成分药理】香而甘，顺气益神、去邪风。据报道，对小白鼠肉瘤180的抑制率为90%，对艾氏癌的抑制率为100%。

【性味功用】治狐臭、止血、疗胃疾、治麻疯病，抑制肿瘤。

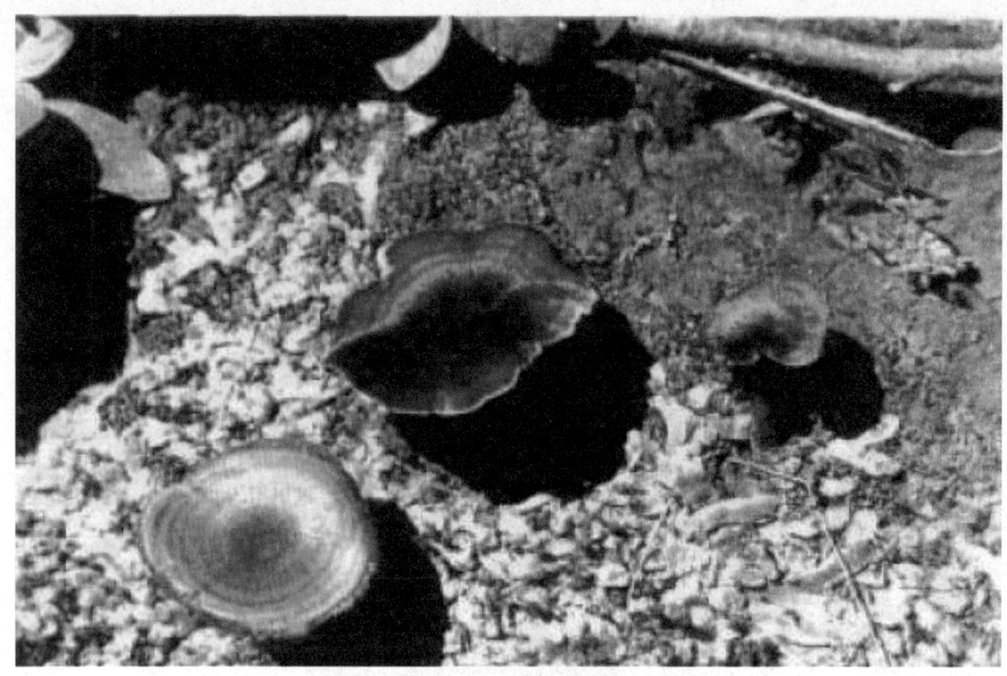

丝光薄纤孔菌

【Inonotus tabacinus（Murr.）Karst.】

【分布地区】主要分布于四川、江西、云南、广东、广西、福建、海南等地区。

【科属分类】真菌门（Eumycota）担子菌亚门（Basidiomycotina）层菌纲（Hymenomycetes）非褶菌目（Aphyllophorales）多孔菌科（Polyporaceae）

【性状介绍】子实体一般中等大，菌盖浅栗色至栗褐色，密集覆瓦状，有狭窄的同心棱带和细微绒毛，并有光泽，（1～4.5）cm×（2～7）cm，厚2～2.5mm，菌肉同色，后约1mm，菌管1～1.5mm，壁厚，管口色较菌肉深，（7～8）个/mm，担子棒状，具四小梗，圆形，（17～23）μm×（3～4.5）μm。刚毛多，长20～25μm。

【生长环境】生栎等腐木上。

【成分药理】试验对小白鼠肉瘤S－180的抑制率为100%，对艾氏癌的抑制率为90%。

【性味功用】抑制肿瘤。

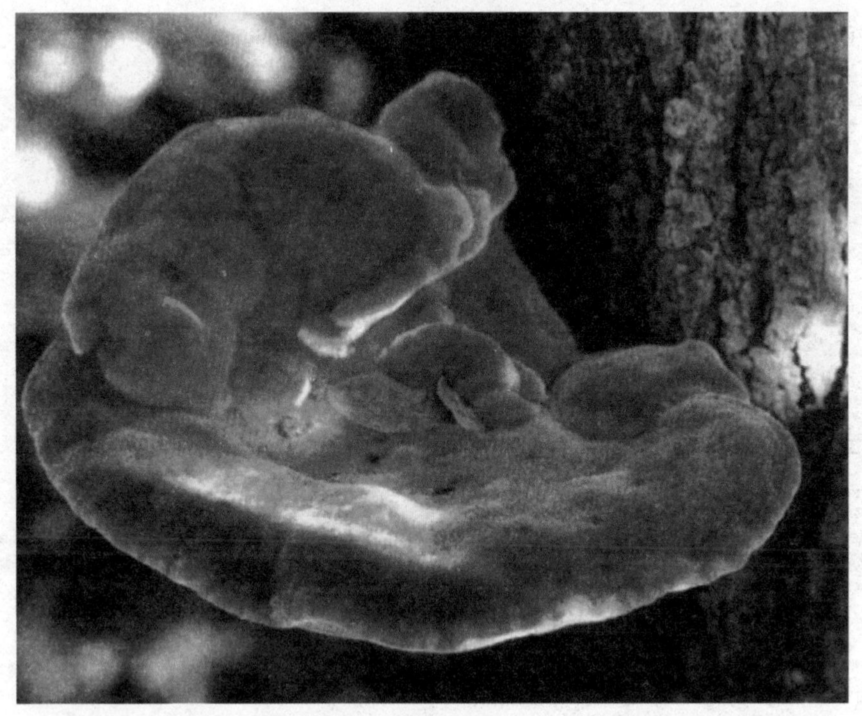

粗毛黄褐孔菌

【Xanthochrous hispidus (Bull.) Pat.】

【中文别名】粗毛黄孔菌、粗毛褐孔菌、槐蘑。

【分布地区】主要分布于黑龙江、河北、吉林、山东、山西、陕西、云南、宁夏、新疆、西藏等地区。

【科属分类】真菌门（Eumycota）担子菌亚门（Basidiomycotina）层菌纲（Hymenomycetes）非褶菌目（Aphyllophorales）多孔菌科（Polyporaceae）。

【性状介绍】子实体一年生，中等至较大，无柄，马蹄形，半圆形或垫状，开始软，多汁，干后脆。菌盖直径9～25cm，开始黄褐色到锈红色，以后变黑褐色到黑色，有粗毛，无环纹，边缘钝圆，有绒毛，菌肉锈红色，菌管长1～2.5cm，管孔面始为浅黄色，渐与菌肉同色，孔口多角形，平均（2～3）个/mm。

【生长环境】生于苹果，杨、核桃、榆、柳等活立木树干、主枝上，引起心材腐朽。

【成分药理】①据记载此种可做染料，还有齿菌酸（eburicoic acid）在医药上用来合成甾体。产生木质素酶、半纤维素酶、淀粉酶及有机酸等多种代谢产物，其用途广泛。②可供药用，有抗癌作用，对小白鼠肉瘤S－180和艾氏癌抑制效率分别为80%和70%。③在东北用于治疗消化不良等胃病。在新疆南部维吾尔族有采集入药的习惯，是一种古老的维药，主要用于治疗各种癌症、糖尿病、痛风、关节炎等疑难杂症。还有止血、祛风等药用功能。④分别用不同剂量野生粗毛黄褐孔菌多糖，灌胃正常小鼠与四氧嘧啶致糖尿病小鼠，结果显示，野生粗毛黄褐孔菌多糖对正常小鼠无明显影响，对糖尿病小鼠在给药21天后，中剂量组和高剂量组与阴性对照组间差异极显著，与阳性对照组之间差异不显著，表明具有一定程度降低糖尿病小鼠血糖。⑤具有祛风、止血、败毒止痛、治五痔脱肛、肠痔下血之功效。

【性味功用】主治糖尿病、胃病、关节炎、心脑血管病、痔疮等，抑制肿瘤。

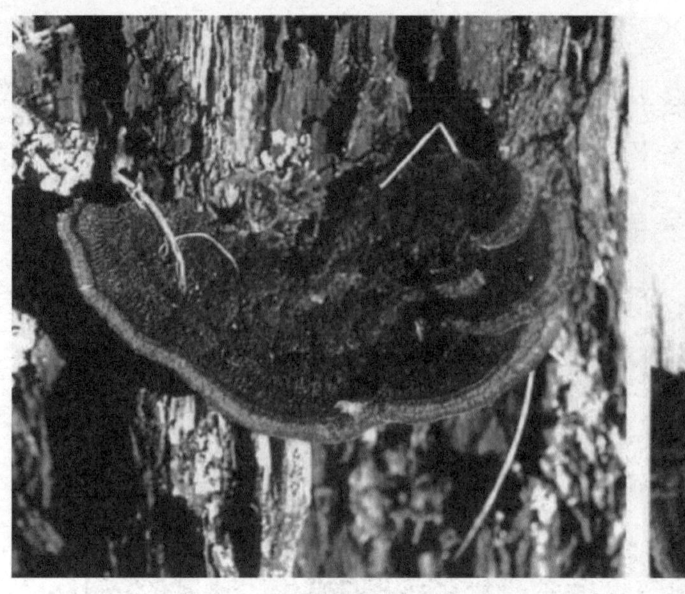
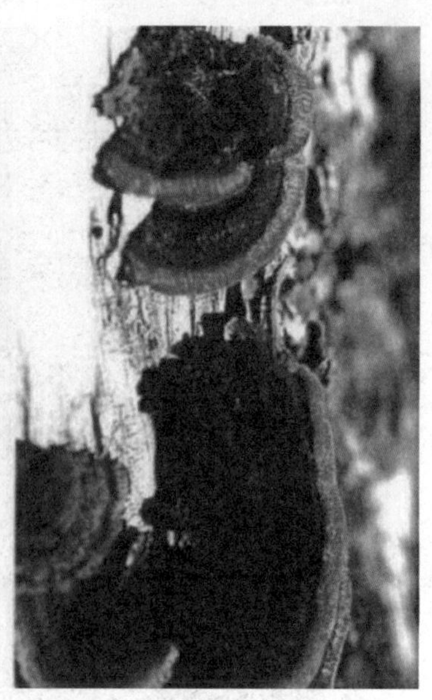

篱边粘褶菌

【Gleophyllum saepiarium（Wulf：Fr.）Karst.】

【中文别名】褐褶孔菌。

【分布地区】主要分布于河北、河南、山西、内蒙古、黑龙江等地区。

【科属分类】真菌门（Eumycota）担子菌亚门（Basidiomycotina）层菌纲（Hymenomycetes）非褶菌目（Aphyllophorales）多孔菌科（Polyporaceae）。

【性状介绍】子实体中等至大型。无柄，长扁半球形，长条形，平伏而反卷，韧，木栓质。菌盖宽2~12cm，厚0.3~1cm，表面深褐色，老组织带黑色，有粗绒毛及宽环带，边缘薄而锐，波浪状。菌褶锈褐色到深咖啡色，宽0.2~0.7cm，极少相互交织，深褐色至灰褐色，初期厚，渐变薄，波浪状。担子棒状，具4小梗。孢子圆柱形，无色，光滑，（7.5~10）μm×（3~4.5）μm。

【生长环境】生云杉、落叶松的倒木上，群生。

【成分药理】可药用。该菌有抑癌作用，对小白鼠肉瘤S-180和艾氏癌抑制率为60%。

【性味功用】抑制肿瘤。

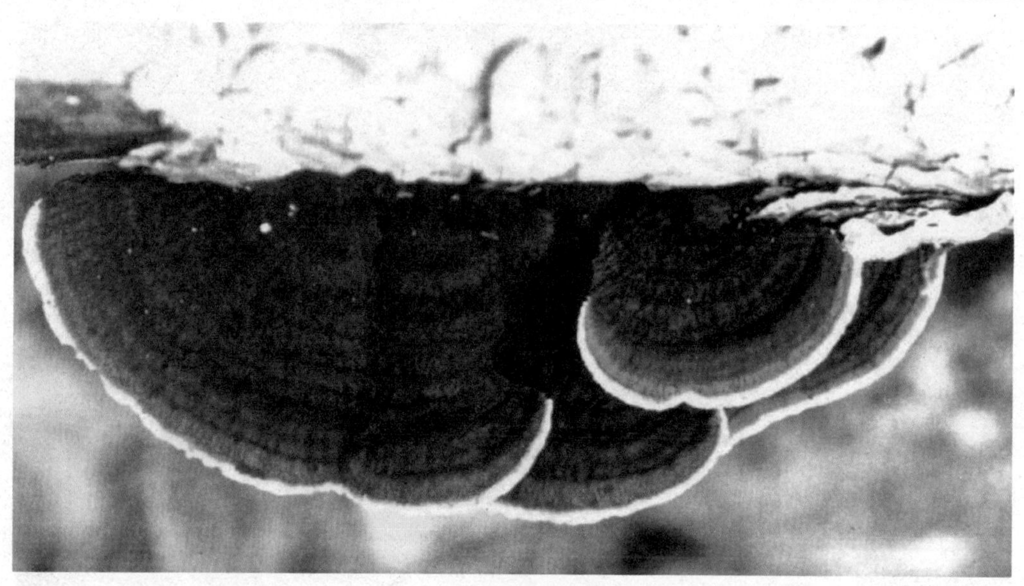

密粘褶菌

【Gloeophyllum trabeum（Pers.：Fr.）Murr.】

【中文别名】褐褶孔菌、密褐褶孔菌。

【分布地区】主要分布于河北、山西、四川、江苏、湖南、广东等地区。

【科属分类】真菌门（Eumycota）担子菌亚门（Basidiomycotina）层菌纲（Hymenomycetes）非褶菌目（Aphyllophorales）多孔菌科（Polyporaceae）。

【性状介绍】子实体较小，一年生。菌盖革质，无柄，半圆形，（1～3.5）cm×（2～5）cm，厚0.2～0.5cm，有时侧面相连或平伏又反卷，至全部平伏，有绒毛或近光滑，稍有环纹，锈褐色，边缘钝，完整至波浪状，有时色稍浅，下侧无子实层。菌肉同菌盖色，厚1～2mm。担子棒状，具4小梗。菌管圆形，迷路状或褶状，长1～3mm，直径0.3～0.5mm。孢子（7～9）μm×（3～4）μm。

【生长环境】生于杨树等阔叶木材上，有时生于冷杉等针叶树木材上。

【成分药理】该菌液对小白鼠肉瘤180有抑制作用。

【性味功用】抑制肿瘤。

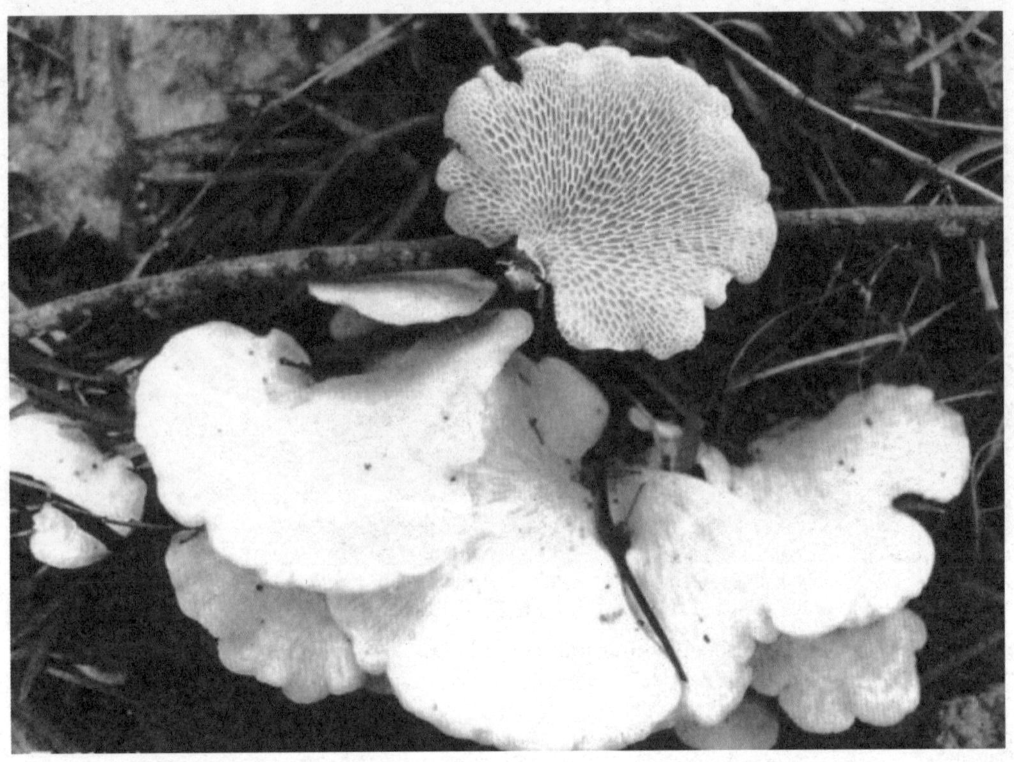

大孔菌

【Favolus alveolaris（DC.：Fr.）Quel.】

【中文别名】棱孔菌、棱孔菌、蜂窝菌。

【分布地区】主要分布于河北、山西、黑龙江、辽宁、西藏、浙江等地区。

【科属分类】真菌门（Eumycota）担子菌亚门（Basidiomycotina）层菌纲（Hymenomycetes）非褶菌目（Aphyllophorales）多孔菌科（Polyporaceae）。

【性状介绍】子实体中等大。有侧生或偏生短柄，菌盖肾形至扇形至圆形，偶呈漏斗状，后期往往下凹，（3～6）cm×（1～10）cm，厚0.2～0.7cm，新鲜时韧肉质，干后变硬，无环纹，初期浅朽叶色，并有由纤毛组成的小鳞片，后期近白色，光滑。边缘薄常内卷。菌肉白色，厚0.1～0.2cm。菌管长1～5 mm，近白色至浅黄色。管口辐射状排列，长1～3mm，宽0.5～2.5mm，管壁薄，常呈锯齿状。孢子圆柱形，（9～12）μm×（3～4.5）μm。有菌丝柱，无色，（30～75）μm×（15～25）μm。

【生长环境】生于阔叶树的枯枝上。导致杨、柳、椴、栎等多种阔叶树倒木的木质部形成白色杂斑腐朽。

【成分药理】子实体的乙醇加热水提取物对小白鼠肉瘤S－180的抵抗作用达71.9%。另记载对小白鼠肉瘤S－180的抑制率为70%，对艾氏癌抑制率为60%。

【性味功用】抑制肿瘤。

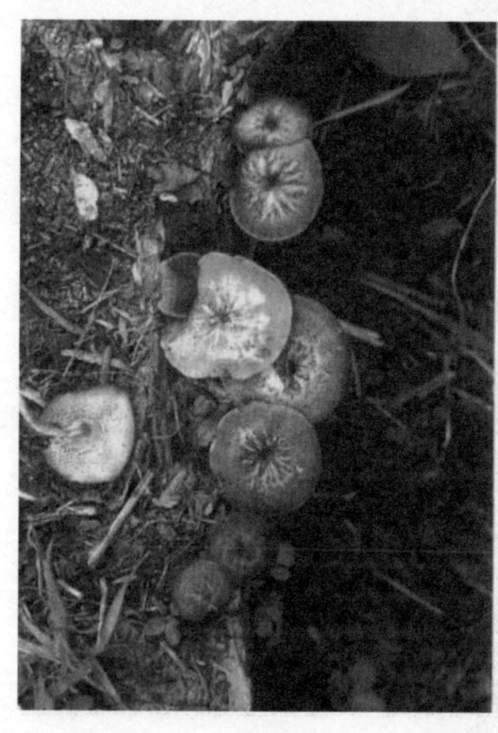
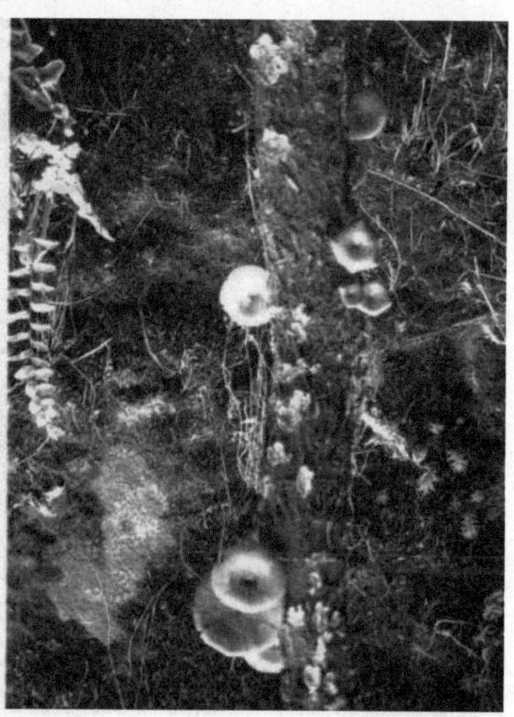

漏斗大孔菌

【Favolus arcularius（Batsch.：Fr.）Ames.】

【中文别名】漏斗棱孔菌。

【分布地区】主要分布于黑龙江、吉林、辽宁、内蒙古、河北等地区。

【科属分类】真菌门（Eumycota）担子菌亚门（Basidiomycotina）层菌纲（Hymenomycetes）非褶菌目（Aphyllophorales）多孔菌科（Polyporaceae）。

【性状介绍】子实体一般较小。菌盖直径1.5~8.5cm，扁平中部脐状，后期边缘平展或翘起，似漏斗状，薄，褐色、黄褐色至深褐色，有深色鳞片，无环带，边缘有长毛，新鲜时韧肉质，柔软，干后变硬且边缘内卷。菌肉薄厚不及1mm，白色或污白色。菌管白色，延生，长1~4mm，干时呈草黄色，管口近长方圆形，辐射状排列，直径1~3mm。柄中生，同盖色，往往有深色鳞片。长2~8cm，粗1~5mm，圆柱形，基部有污白色粗绒毛。

【生长环境】夏秋季生多种倒木及枯树上。

【成分药理】对小白鼠肉瘤S-180抑制率为90%，对艾氏癌的抑制率为100%。

【性味功用】抑制肿瘤。

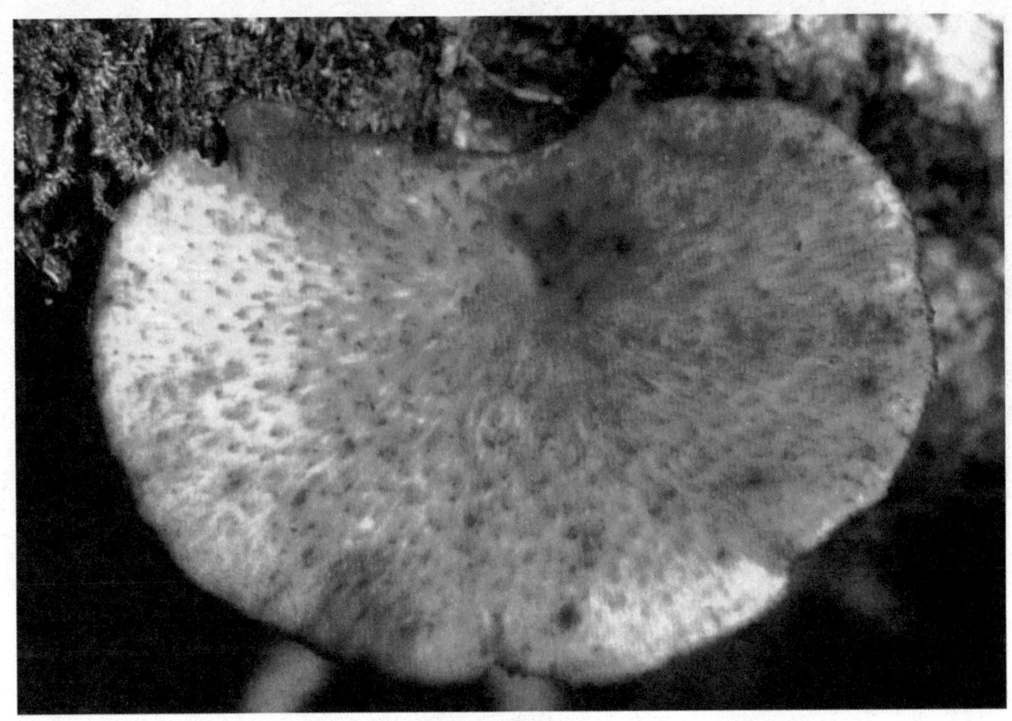

宽鳞大孔菌

【Favolus squamosus (Huds.: Fr.) Ames.】

【分布地区】主要分布于河北、山西、内蒙古、吉林、江苏、西藏等地区。

【科属分类】真菌门（Eumycota）担子菌亚门（Basidiomycotina）层菌纲（Hymenomycetes）非褶菌目（Aphyllophorales）多孔菌科（Polyporaceae）。

【性状介绍】子实体中等至很大。菌盖扇形，（5.5~26）cm×（4~20）cm，厚1~3cm，具短柄或近无柄，黄褐色，有暗褐色鳞片。柄侧生，偶尔近中生，长2~6cm，粗1.5~3（6）cm，基部黑色，软，干后变浅色。菌管延生，白色。管口长形，辐射状排列，长2.5~5mm，宽2mm。孢子光滑，无色，（9.7~16.6）μm×（5.2~7）μm。菌肉的菌丝无色，无横隔，有分枝，无锁状联合。

【生长环境】生于柳、杨、榆、槐、洋槐及其它阔叶树的树干上。

【成分药理】幼时可食，老后木质化不宜食用。此菌往往引起被生长树木的木材白色腐朽。另试验小白鼠肉瘤S-180抑制率为60%。

【性味功用】抑制肿瘤。

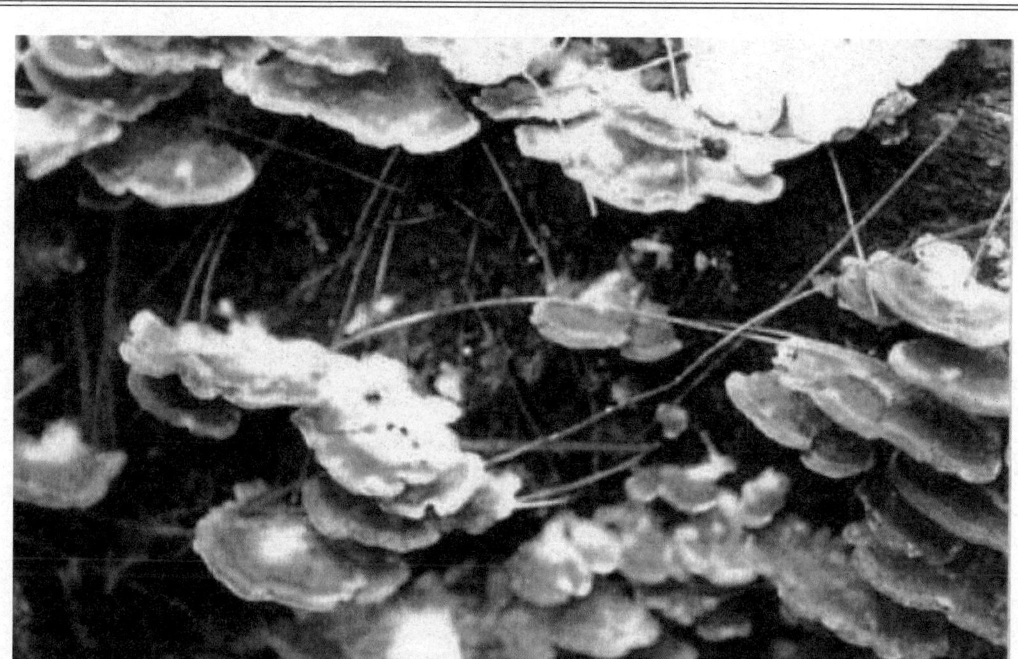

冷杉囊孔菌

【Hirschioporus abietinus (Dicks.: Fr.) Dank】

【中文别名】冷杉粘褶菌

【分布地区】主要分布于河北、甘肃、陕西、广东、福建、四川、云南、西藏、新疆等地区。

【科属分类】真菌门（Eumycota）担子菌亚门（Basidiomycotina）层菌纲（Hymenomycetes）非褶菌目（Aphyllophorales）多孔菌科（Polyporaceae）。

【性状介绍】子实体小或中等，无柄或平伏而反卷，长条形，革质。菌盖长 10 ~ 20cm，宽 1 ~ 3cm，厚 0.15 ~ 0.4cm，往往左右相连，边缘薄而锐，波浪状，褐色。菌肉锈褐色，菌褶不分叉，长短不一，宽 0.2 ~ 0.5cm，间距 1mm，浅褐色，后变灰色，灰褐色，边缘薄而锐，完整。担孢子近圆柱形，无色，(7.5 ~ 10.5) μm × (3 ~ 4.5) μm。囊体有附属物。

【生长环境】生云杉，落叶松枯立木、倒木枯枝条上。该菌生云杉属（Picea）、冷杉属（Abies）、铁杉属（Tsuga）、松属（Pinus）等针叶树枯立木、倒木上，被侵害木质部形成白色腐朽。

【成分药理】可药用，有抗癌作用，对小白鼠肉瘤 S－180 和艾氏癌抑制率为 100%。

【性味功用】抑制肿瘤。

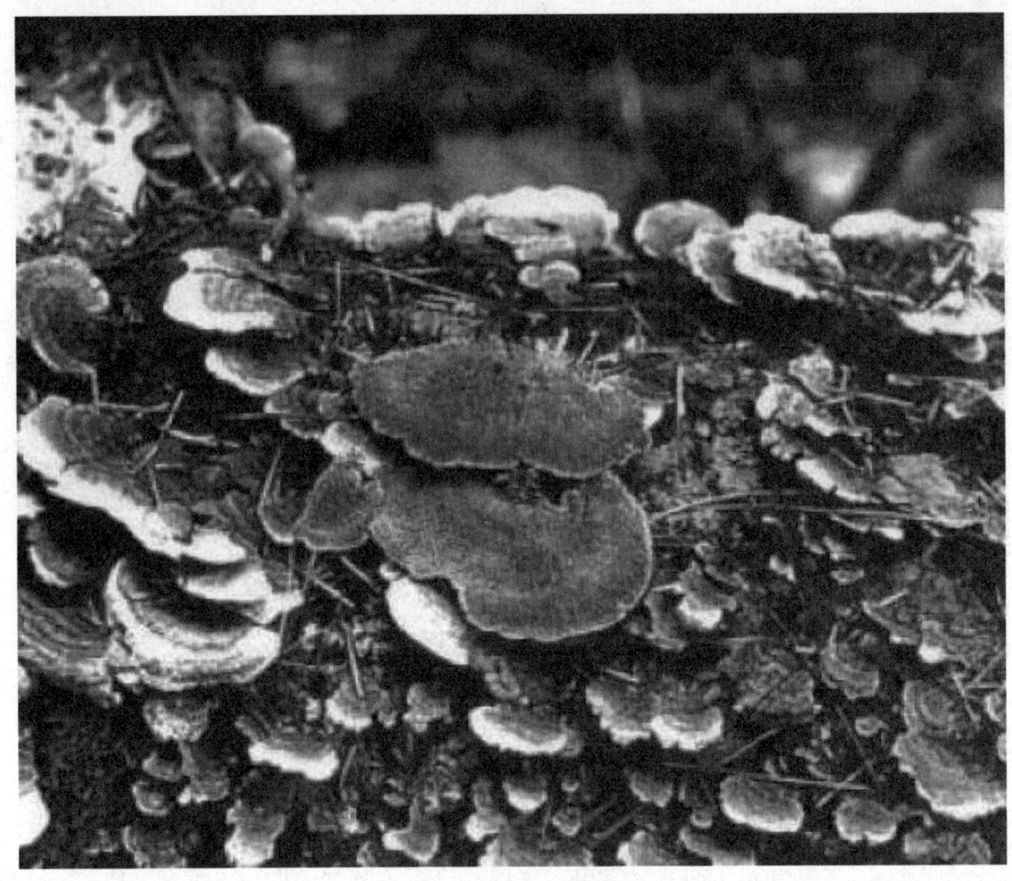

褐紫囊孔菌

【Hirschioporus fusco－violaceus（Schrad.：Fr.）Donk】

【中文别名】褐紫耙齿菌

【分布地区】主要分布于西藏、河北、黑龙江、陕西、浙江、云南、四川、甘肃等地区。

【科属分类】真菌门（Eumycota）担子菌亚门（Basidiomycotina）层菌纲（Hymenomycetes）非褶菌目（Aphyllophorales）多孔菌科（Polyporaceae）。

【性状介绍】子实体小，往往左右相互连接，革质稍胶质。湿时柔软，干时硬，菌盖半圆形，变瓦状叠生和形成盖，宽1～4cm，厚1～3mm，上面白色至灰白色，被粗毛和有环纹，边缘薄，近锯齿状。菌肉薄，厚约1mm，子实层面淡红紫色至淡紫青色，后逐渐褪色。子实层形成薄的齿状突起，近放射状排列，长约1～2mm。囊体长棱形，稍突越子实层表面。

【生长环境】春至秋季在高山松、马尾松以及其他树木、枕木上大量生长。

【成分药理】实验表明有抗癌作用，对小白鼠肉瘤S－180和艾氏癌的抑制率为80%。

【性味功用】抑制肿瘤。

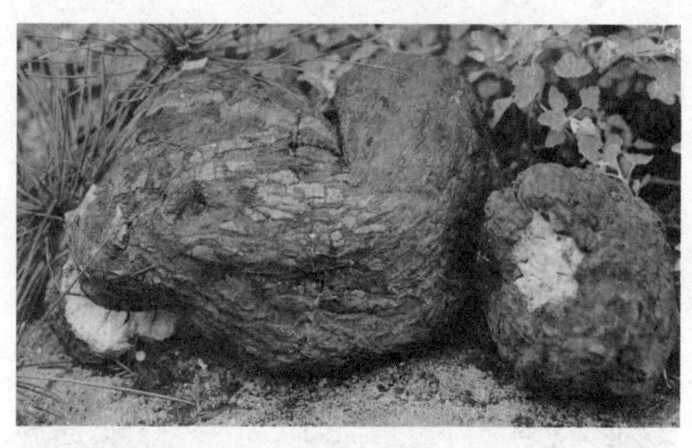

茯　苓

【Poria cocos（Schw.）Wolf.】

【中文别名】茯菟、茯灵、茯蕶、伏苓、伏菟、松腴、不死面等。

【分布地区】主要分布于河北、河南、山东、安徽、浙江、福建、广东等地区。

【科属分类】真菌门（Eumycota）担子菌亚门（Basidiomycotina）层菌纲（Hymenomycetes）非褶菌目（Aphyllophorales）多孔菌科（Polyporaceae）。

【性状介绍】菌核球形、长圆形、卵圆形或不规则团块。表面有深褐色、多皱的皮壳。子实体平伏在菌核表面，厚3～8mm，白色，老熟干燥后变为淡褐色。管口多角形至不规则形，直径0.5～2mm，孔壁薄，边缘渐变成齿状。完整的茯苓呈类球形、扁长圆形或不规则团块。外皮薄而粗糙，黑褐色，有明显皱纹及缢缩。有的中间抱有松根（茯神）。

【成分药理】茯苓菌核含多种成分。三萜类，多糖、麦角甾醇，辛酸，十一烷酸，月桂酸，、β－茯苓聚糖酶、蛋白酶、辛酸、月桂酸、棕榈酸、脂肪、卵磷脂、麦角甾醇等。镇静作用。茯苓煎剂小鼠腹腔注射，能明显降低其自发活动，并能对抗咖啡因所致小鼠过度兴奋；对戊巴比妥钠的麻醉作用有明显的协同作用。茯苓可增强硫喷妥钠对小鼠中枢抑制作用，麻醉时间显著延长。对心血管系统的作用：茯苓的提取物能使实验动物心肌收缩力加强，心率增快。抗肿瘤作用：茯苓多糖、羧甲基茯苓多糖对小鼠肉瘤S180实体型及腹水转实体型、子宫颈癌S14实体型及腹水转实体型等均有不同程度的抑瘤作用。茯苓多糖腹腔给药，能抑制小鼠S180实体瘤生长。羧甲基茯苓多糖对小鼠移植肿瘤U14有较强的抑制作用。试验表明，羧甲基茯苓多糖对艾氏腹水癌细胞的DNA合成有抑制作用。茯苓素对小鼠白细胞L1210细胞的DNA合成有明显和不可逆的抑制作用，且抑制作用随剂量的增加而加强。茯苓素对抗癌药有增效作用，与丝裂霉素合用的抑瘤（小鼠肉瘤S180）率为48%（丝裂霉素单用为35%）；与更生霉素合用的抑瘤率为38.9%（更生霉素单用为19.6%）；与环磷酰胺合用抑瘤率为69.0%（环磷酰胺单用为32.3%）；与5－氟脲嘧啶合用的抑瘤率为59.1%（5－氟脲嘧啶单用为38.6%）。对小鼠白血病L1210，单独使用环磷酰胺的生命延长率为70%，茯苓素与环磷酰胺合用为168.1%。关于茯苓抗肿瘤的作用机制，实验证明，羧甲基茯苓多糖抗肿瘤作用与胸腺有关。亦有报告指出，茯苓多糖激活局部补体，使肿瘤临近区域被激活的补体通过影响巨噬细胞、淋巴细胞或其他细胞及体液因子，从而协同杀伤肿瘤细胞。羧甲基茯苓多糖对艾氏腹水癌细胞的抑制作用是通过抑制DNA合成而实现的。

【性味功用】甘、淡，平。如心经、脾经、肺经、肾经。利水渗湿、健脾和胃、宁心安神，主治小便不利、水肿胀满、痰饮咳逆、呕吐反胃、脾虚食少、泄泻、心悸不安、失眠健忘、遗精白浊，抑菌抗病毒，抑制肿瘤。

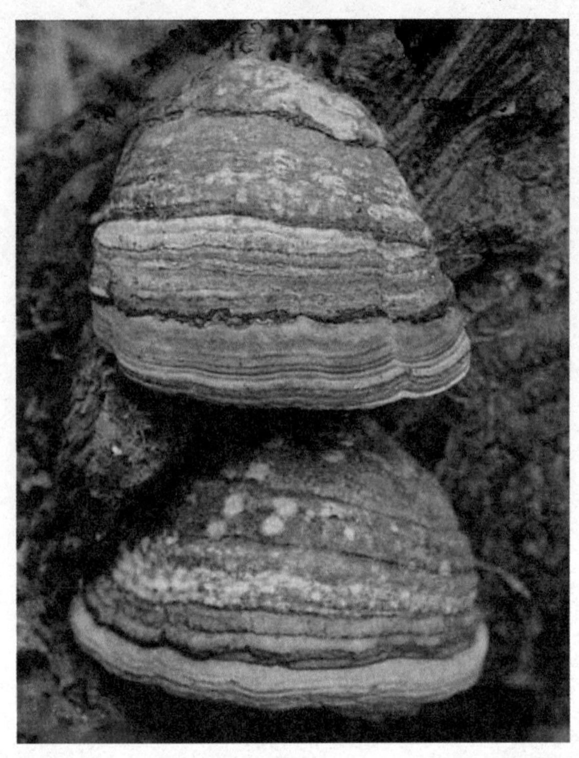

木蹄层孔菌

【Fomes fomentarius（L.：Fr.）Kick.】

【中文别名】木蹄。

【分布地区】主要分布于香港、广东、广西、云南、贵州、河南等地区。

【科属分类】真菌门（Eumycota）担子菌亚门（Basidiomycotina）层菌纲（Hymenomycetes）非褶菌目（Aphyllophorales）多孔菌科（Polyporaceae）。

【性状介绍】子实体大至巨大，马蹄形，无柄。多呈灰色，灰褐、浅褐色至黑色，（8～42）cm×（10～64）cm，厚5～20cm，有一层厚的角质皮壳及明显环带和环棱，边缘钝。菌管多层，色层有时很明显，每层厚约3～5cm，锈褐色。菌管软木栓质，厚0.5～5cm，锈褐色，管口（3～4）个/mm，圆形，灰色至浅褐色。

【生长环境】多年生，生于栎、桦、杨、柳、椴、榆、水曲柳、梨、李、苹果等阔叶树干上或木桩上。往往在生境阴湿或较黑暗的生境出现棒状畸形子实体。

【成分药理】①子实体含有胱氨酸、赖氨酸等多种氨基酸、多糖、草酸（oxalic acid）、对联苯酚过氧化酶（p－diphenol oxidose）。②本品含7，22－麦角甾二烯－3－酮、辅酶Q9、乙酰齐墩果酸、麦角甾醇、5α，8α－环二氧－6，22－麦角甾二烯－3β醇、白桦脂醇、4，6，8（14），22－麦角甾四烯－3－酮等。③木蹄可显著提高实验小鼠减压缺氧的耐受能力，延长其存活时间，具有抗疲劳、抗高温的作用。④木蹄水煎剂（含生药0.5mg/ml）和注射液（含生药1mg/kg）ip，可增强小鼠腹腔巨噬细胞的吞噬功能，提高小鼠抗缺氧和耐负压的能力。⑤多糖（FA－6）具有抑制植物病毒的活性。⑥能影响缺氧集体肠系膜微循环的流速、流态，对微循环具有改善作用。⑦并有解热、治疗心脏病的作用。⑧含抗癌活性多糖和色素。对小白鼠肉瘤S－180的抑制率达80%。

【性味功用】微苦，平。

【性味功用】消食、化瘀、抗癌，主治积食、食管癌、胃癌、子宫癌等肿瘤。

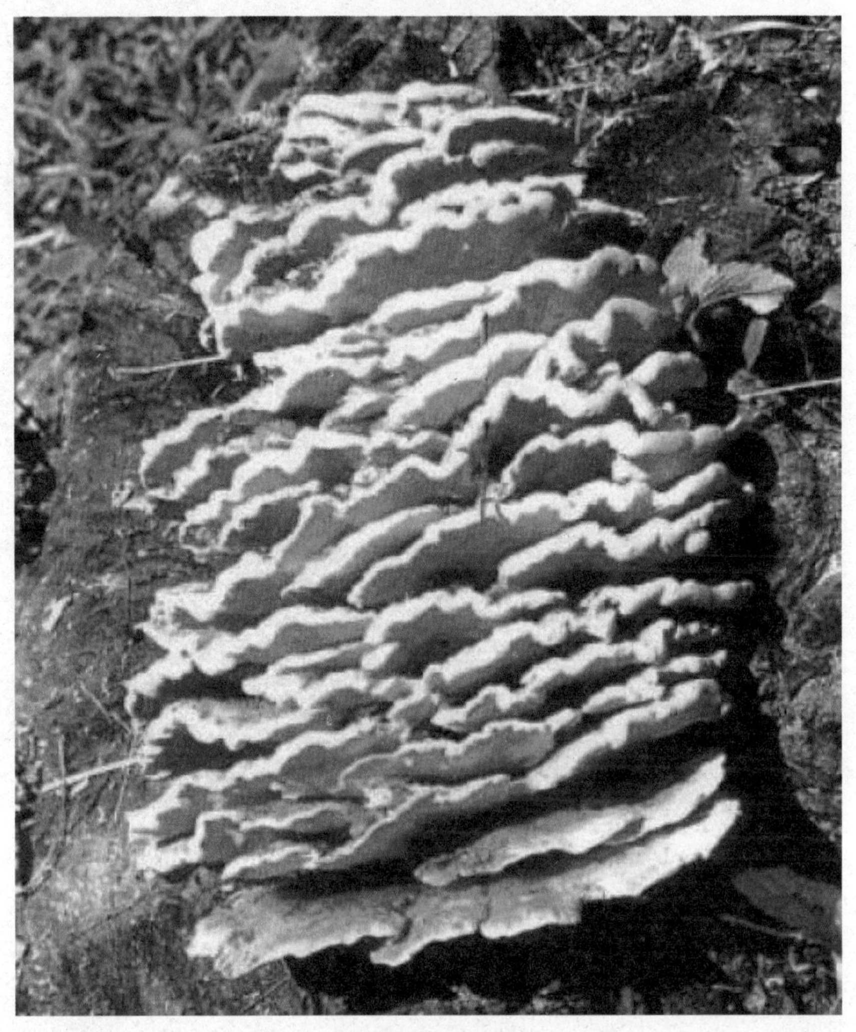

红颊拟层孔菌

【Fomitopsis cytisina（Berk.）Bond et Sing.】

【分布地区】主要分布于河北、北京、山东、山西、安徽、江苏等地区。

【科属分类】真菌门（Eumycota）担子菌亚门（Basidiomycotina）层菌纲（Hymenomycetes）非褶菌目（Aphyllophorales）多孔菌科（Polyporaceae）。

【性状介绍】子实体中等至较大，多年生，木栓质。菌盖扁平往往呈覆瓦状，（2.5～7）cm×（3～12）cm，厚5～3.5mm，初期近白色渐变为红褐色，边缘近白色，表面光滑，有不明显环纹，或粗糙不平。边缘薄或厚，波浪状至瓣裂，受伤处由白色变深色。菌肉厚4～30mm，近白色，新鲜对浅肉色，木质，有环纹。菌管近似菌肉色，长2～10mm，往往单层，壁薄。菌口近圆形至多角形，近白色，淡粉灰色至浅褐色，（4～6）个/mm。菌丝无色，粗5.5～8μm，无横隔。菌肉及菌管遇KOH时变为黑色。

【生长环境】生于栎和洋槐等阔叶树干基部。

【成分药理】属木腐菌，被侵害木质部形成白色腐朽。其子实体热水提取物对小白鼠肉瘤S－180抑制率为44.2%，而热水提取液为70%。

【性味功用】微苦，平。祛风除湿、抗菌、降血糖等，主治风寒湿痹、关节疼痛，抑制肿瘤。

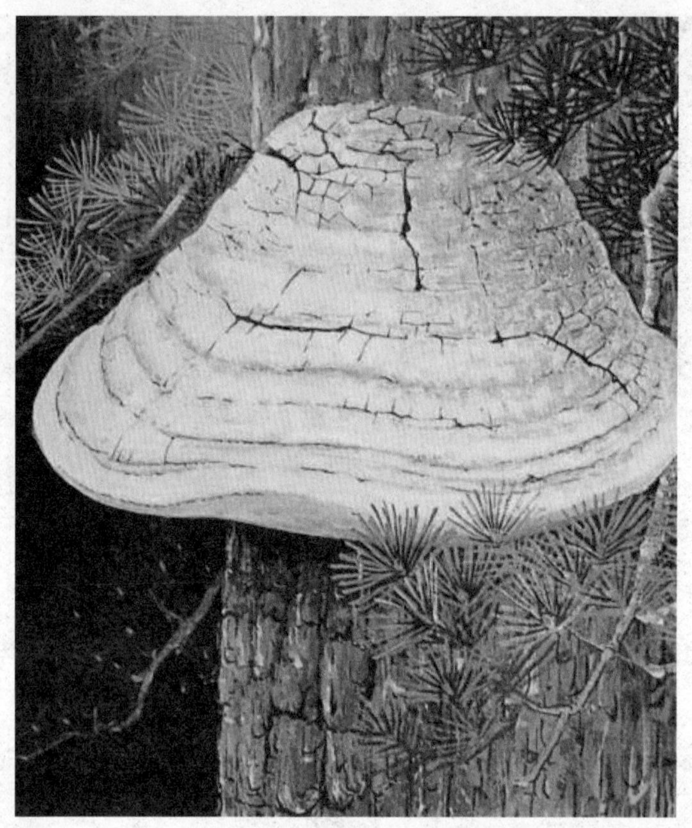

苦白蹄

【Fomitopsis officinalis（vill.：Fr.）Bond. et Sing.】

【中文别名】药用拟层孔菌、药用层孔菌、落叶松茸、阿里红（新疆）。

【分布地区】主要分布于河北、山西、云南、四川、吉林、黑龙江等地区。

【科属分类】真菌门（Eumycota）担子菌亚门（Basidiomycotina）层菌纲（Hymenomycetes）非褶菌目（Aphyllophorales）多孔菌科（Polyporaceae）。

【性状介绍】子实体大型。马蹄形至近圆锥形，甚至沿树呈圆柱形，菌盖宽 2 ~ 25cm，初期表面有光滑的薄皮，以后开裂变粗糙，白色至淡黄色，后期呈灰白色，有同心环带，龟裂。菌肉软，老时易碎，白色，近白色，味甚苦。菌管多层，同色，管孔表面白色，有时边缘带乳黄色，圆形，平均（3 ~ 4）个/mm。提孢子卵形，光滑、无色，（4.5 ~ 6）μm ×（3 ~ 4.5）μm。

【生长环境】生落叶松树干上，引起树干材褐色块状腐朽。也生去南松等针叶树干上。

【成分药理】含两种新的三帖酸化合物（officinalic acid 和 polyporenic acid D），还含有落叶松蕈酸、草酸、柠檬酸、绚孔菌酸（sulfurenic acid）麦角甾醇、角鲨烯、齿孔烷、乙酸齿孔醇脂、异麦角甾酮、纤维素、木质素等化学成分。落叶松蕈酸能减少或停止汗腺分泌，它的作用主要是抑制汗腺分泌，但不同于阿托品。它还具有降压作用，反复给药可长期维持降压作用。齿孔酸使动物汗腺周围血管收缩而止汗，但不影响汗腺分泌，亦不扩瞳，作用约持续 20 分钟。对小白鼠肉瘤 S－180 和艾氏癌的抑制率为 80%。

【性味功用】甘、苦，温。温肺祛痞、降气、止咳平喘、祛风除湿、消肿止痛、利尿、降血压、解蛇毒。主治咳嗽、哮喘、肾炎、慢性风湿性关节炎、吐血、胃痛、腹痛、感冒、咽喉肿痛、牙周炎、尿路结石、水肿、肺结核患者盗汗、蛇毒咬伤，抑制肿瘤等。

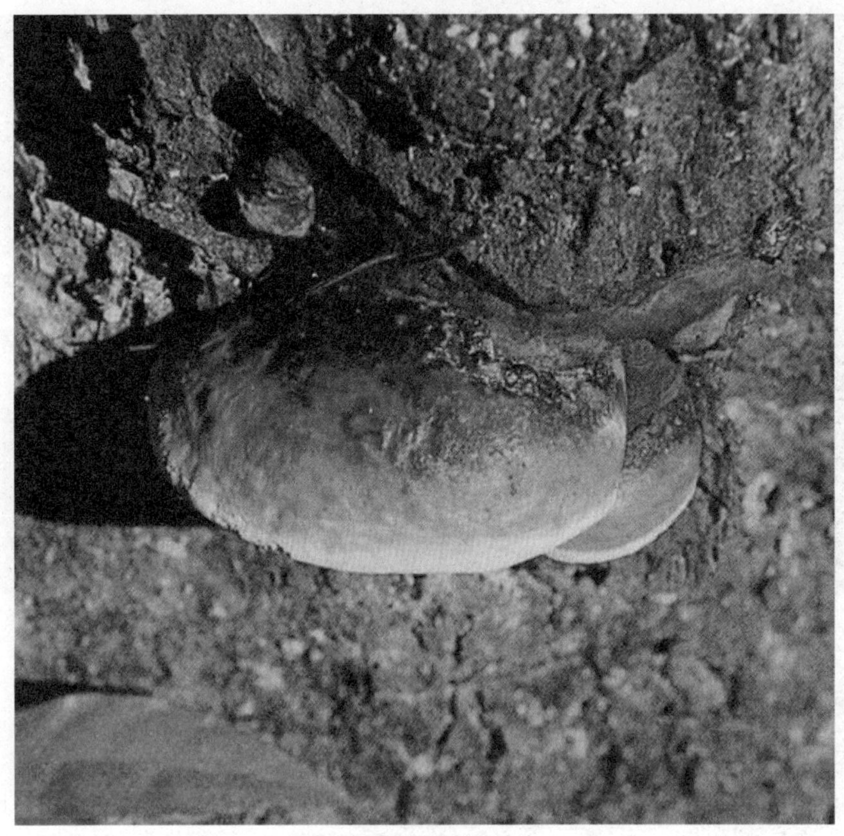

红缘拟层孔菌

【Fomitopsis pinicola（Swartz.：Fr.）Karst.】

【中文别名】红缘多孔菌、松生拟层孔菌、红缘树舌、红缘层孔、松生层孔、红带菌。

【分布地区】主要分布于河北、甘肃、黑龙江、新疆、山西、福建等地区。

【科属分类】真菌门（Eumycota）担子菌亚门（Basidiomycotina）层菌纲（Hymenomycetes）非褶菌目（Aphyllophorales）多孔菌科（Polyporaceae）。

【性状介绍】子实体很大，马蹄形，半球形，甚至有的平伏而反卷，木质。菌盖直径2～46cm，初期有红色、黄红色胶状皮壳，后期变为灰色至黑色，有宽的棱带，边缘钝，常保留橙色到红色，下侧无子实层。菌肉近白色至木材色，木栓质，有环纹。管孔面白色至乳白色，圆形，（3～5）个/mm，孢子卵形，椭圆形，光滑，无色，（5～7.5）μm×（3～4.5）μm。

【生长环境】生云杉、落叶松、红松、桦树的倒木、枯立木，伐木桩以及原木上。

【成分药理】含以亚油酸为主及棕榈酸、油酸、22～26个碳原子的2－羟基酸、2，3－二羟基酸等长链脂肪酸、植物鞘氨酸、β－D－葡聚糖、α－葡聚糖、半纤维素、α－，β－和γ－纤维素和果胶物质，还含有齿孔酸、去氢齿孔酸、草酸、麦角甾醇、羊毛甾醇、桦木醇、α－氨基丁酸、赖氨酸和纤维素酶等。该菌提取物有抗菌、调节中枢神经系统、降血糖作用、调节人体免疫力，以及抗氧化和清除游离基的作用。日本民间用作解热强心药。对小白鼠肉瘤S－180的抑制率70%，对艾氏癌抑制率为80%。

【性味功用】微苦，平。祛风除湿、抗菌、降血糖等，主治风寒湿痹、关节疼痛，抑制肿瘤。

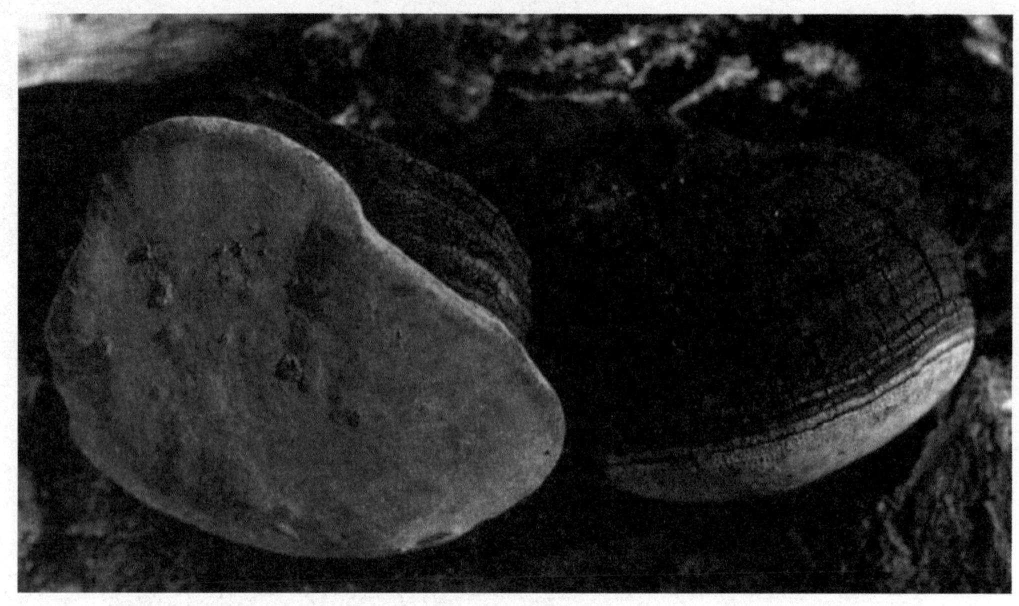

红肉拟层孔菌

【Fomitopsis rosea（A. et S.：Fr.）Karst.】

【中文别名】红拟层孔菌、粉肉黑蹄。

【分布地区】主要分布于黑龙江、四川、云南、甘肃、青海、新疆、西藏等地区。

【科属分类】真菌门（Eumycota）担子菌亚门（Basidiomycotina）层菌纲（Hymenomycetes）非褶菌目（Aphyllophorales）多孔菌科（Polyporaceae）。

【性状介绍】子实体中等大。扁半球形至马蹄形，单生或群生。菌盖（2～6）cm×（4～12）cm，厚0.2～5cm，半圆形，剖面半圆形，初期粉红色，菱色至赤酱色，后期变黑色，有同心环棱，稍开裂，边缘钝。菌肉木栓质，浅肉红色，菌管同色，多层，显著，管孔面色稍深，圆形，（4～5）个/mm，潮湿时管面往往有水珠。孢子长方形，光滑无色（5～8）μm×（2～3）μm。担子棒状或棱形，具4小梗，（10～15）μm×（4～6）μm。

【生长环境】生于云杉、落叶松等针叶树的枯立木、倒木，伐木桩以及大枝叉上。

【成分药理】对小白鼠肉瘤180和艾氏癌抑制率分别为80%和60%。

【性味功用】抑制肿瘤。

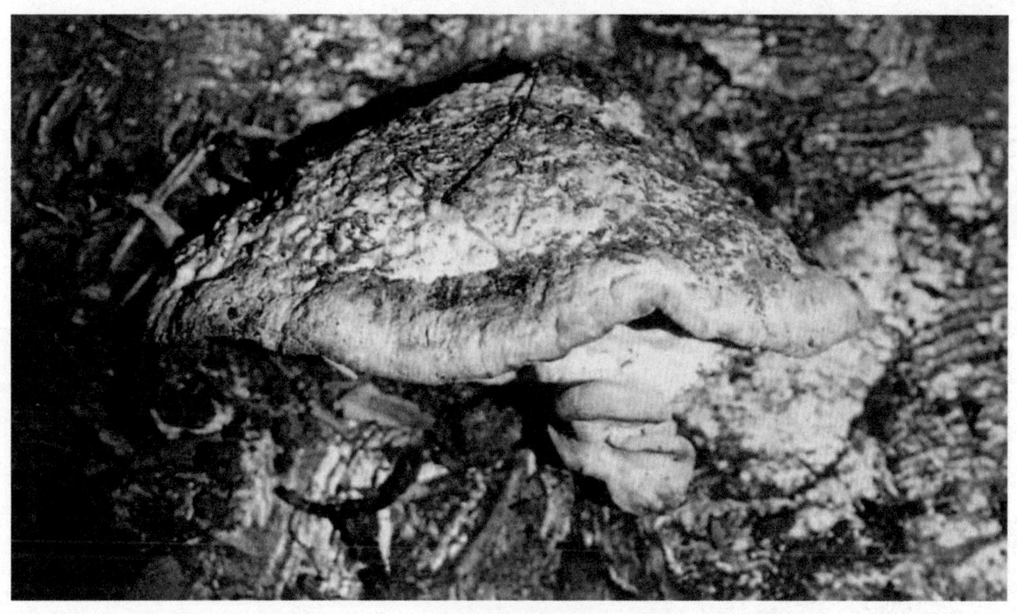

榆生拟层孔菌

【Fomitopsis ulmaria (Sor. : Fr.) Bond. et Sing.】

【中文别名】榆拟层孔菌。

【分布地区】主要分布于吉林、台湾、河南、云南、内蒙古、黑龙江、山西、新疆、四川等地区。

【科属分类】真菌门（Eumycota）担子菌亚门（Basidiomycotina）层菌纲（Hymenomycetes）非褶菌目（Aphyllophorales）多孔菌科（Polyporaceae）。

【性状介绍】子实体大，多年生，木栓质，无柄，菌盖半圆形，较厚，最大直径可达30cm，表面白色至土黄色，光滑，无环纹和环沟，密生不规则的扁瘤，无皮壳，边缘而直，有时向下稍内曲。菌管多层，层间有薄层白色的菌肉。菌管长3～8mm，白色至浅褐色，管口圆形，管壁厚，全缘，（4～5）个/mm。孢子无色，近球形，5～7μm。

【生长环境】生于榆等阔叶树干基部或倒木上。

【成分药理】湖南民间用此菌入药，可补骨髓，固筋脉。水提取液对小白鼠肉瘤S－180的抑制率44.8%。

【性味功用】补骨髓、固筋脉，主治腰膝酸软、筋脉痿弱、跌打损伤，抑制肿瘤。

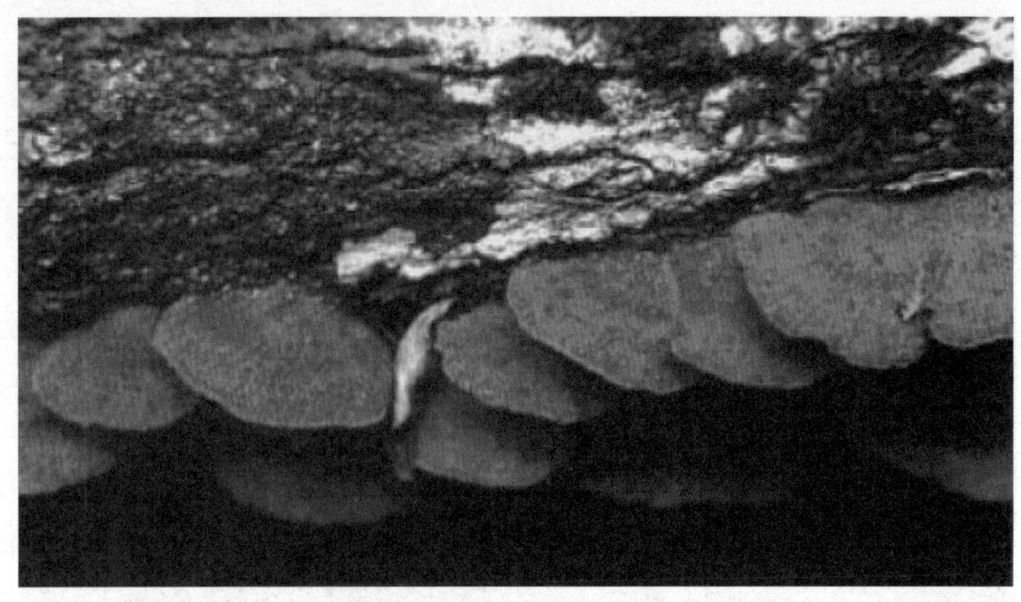

淡黄木层孔菌

【Phellinus gilvus（Schw.：Fr.）Pat.】

【中文别名】粗皮针层孔。

【分布地区】主要分布于黑龙江、吉林、河北、河南、山西等地区。

【科属分类】真菌门（Eumycota）担子菌亚门（Basidiomycotina）层菌纲（Hymenomycetes）非褶菌目（Aphyllophorales）多孔菌科（Polyporaceae）。

【性状介绍】子实体中等大，木栓质，无菌柄。菌盖平状而反卷，半圆形，复瓦状，（1～4）cm×（1.5～10）cm，厚2～15mm，锈褐色，浅朽叶色至浅粟色，无环带，有粗毛或粗糙。菌盖边缘薄锐，常呈黄色。菌肉浅锈黄色至锈褐色，厚3～10mm。菌管长2～6.5mm，罕有2～3层。管口咖啡色至浅烟色，（6～8）个/mm。刚毛多，褐色，锥形，（15～35）μm×（4.5～6）μm。菌丝有色，不分枝或稀分枝，有横隔，无锁状连合，粗25～3μm。

【生长环境】生柳、栎、女真等阔叶树及柳杉等针叶树的腐木上。

【成分药理】药用有补脾、祛湿、健胃作用。对小白鼠肉瘤S－180的抑制率90%，对艾氏癌的抑制率为60%。淡黄木层孔菌子实体提取物还可治疗呼吸系统炎症、糖尿病，促进酸性菌的生长等。

【性味功用】消炎、降血糖，主治消化不良、脾胃不适、风湿痛，抑制肿瘤。

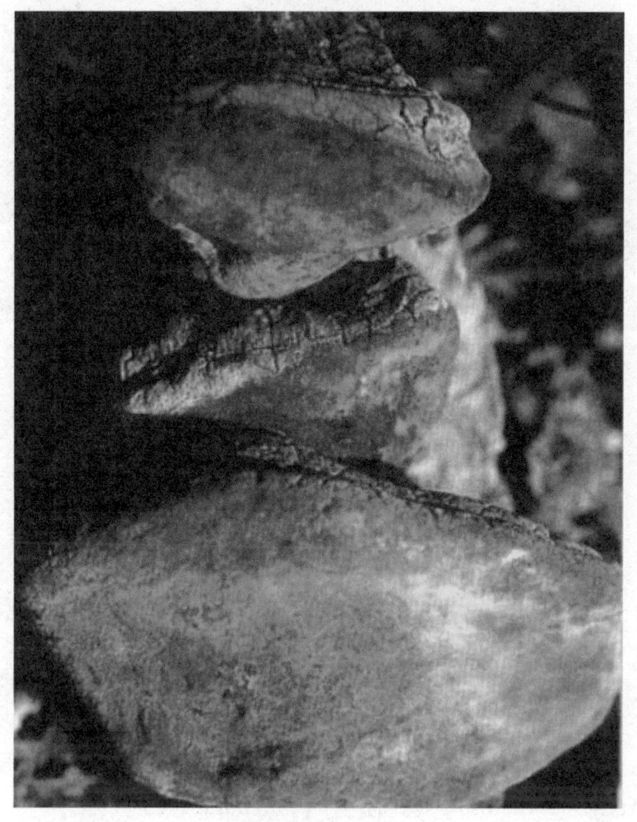

哈尔蒂木层孔菌

【Phellinus hartigii (Allesch. et Schnabl) Imaz.】

【中文别名】哈尔蒂针层孔菌

【分布地区】主要分布于黑龙江、吉林、河北、山西、甘肃、青海、新疆、福建、广西、四川、贵州、云南等地区。

【科属分类】真菌门（Eumycota）担子菌亚门（Basidiomycotina）层菌纲（Hymenomycetes）非褶菌目（Aphyllophorales）多孔菌科（Polyporaceae）。

【性状介绍】子实体较大，木质，坚硬，多年生，无柄，侧生于基物上。菌盖半球形或马蹄形，(4.5~9.5) cm×(5~14.5) cm，厚4~12.5cm，初土黄色，后变黄褐色，灰黑褐色至深灰黑色，有明显的同心环棱和轮沟，老时龟裂。盖边缘厚而钝，黄褐色，有滑润感。菌肉锈褐色，厚1~3.5mm，木质。菌管多层，层次明显，同菌肉色，长1.2cm，表面栗褐色，较平整。管口小而密，圆形，壁较厚，(5~6) 个/mm。菌丝黄褐色至褐色，少分枝，粗2.3~4μm。刚毛无或稀少，褐色。担子棒状，4小梗。孢子近球形或广椭圆形，无色，平滑，[6.5~7.5 (8)] μm×[(6.0~6.5)] μm。

【生长环境】生于冷杉等针叶树活立木及阔叶树倒木上。

【成分药理】含有磷脂及脂肪酸。磷脂主要包括定量的磷脂酰乙醇胺、磷脂酰胆碱和磷脂酰丝氨酸及其他未定量的磷脂酰肌醇、溶血磷脂酰乙醇胺、溶血磷脂酰胆碱、磷脂酰二甲基乙醇胺及磷脂酸。脂肪酸包括十八碳二烯酸、十八碳一烯酸、十六碳饱和脂肪酸及十八碳的其他酸。另外能产生草酸。水和甲醇提取物对小白鼠肉瘤S-180的抑制率为67.9%~100%，对艾氏癌的抑制率为90%。

【性味功用】抑制肿瘤。

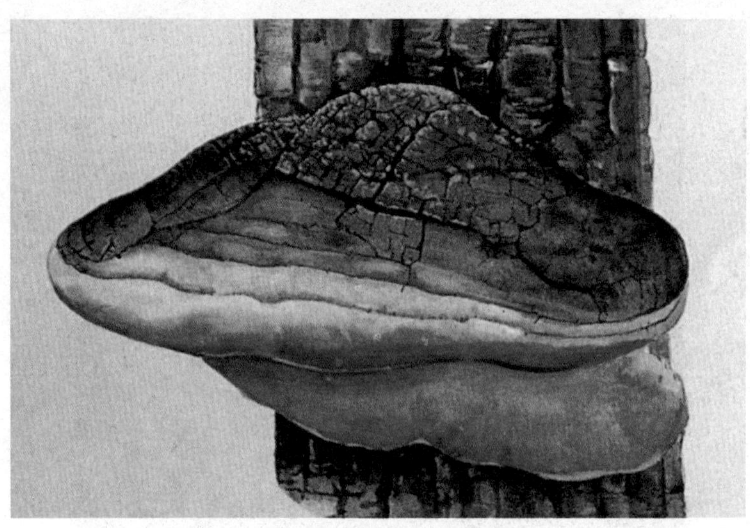

桑　黄

【Phellinus igniarius（L.：Fr.）Quél.】

【中文别名】火木层孔菌、针层孔菌、胡孙眼、桑上寄生、桑臣、树鸡等。

【分布地区】主要分布于东北、华北、西北及四川、云南等地区。

【科属分类】真菌门（Eumycota）担子菌亚门（Basidiomycotina）层菌纲（Hymenomycetes）非褶菌目（Aphyllophorales）多孔菌科（Polyporaceae）。

【性状介绍】子实体无柄，菌盖扁半球形或马蹄形，（2～12）×（3～21）cm，厚1.5～10cm，木质，浅肝褐色至暗灰色或黑色，老时常龟裂，无皮壳，初期有细微绒毛，后变无毛，有同心环棱。边缘钝，深肉桂色至浅咖啡色，下侧无子实层。菌肉深咖啡色，硬，木质。菌管与菌肉近同色，多层，但层次不明显，年老的菌管层充满白色菌丝。管口锈褐色至酱色，圆形，（4～5）个/mm。孢子近球形，光滑，无色，（5～6）μm×（3～4）μm。刚毛顶端尖锐，基部膨大，（10～25）μm×（5～7）μm。菌丝不分枝，无横隔，直径3～5μm。

【生长环境】生于杨、柳、桦、栎、杜鹃、四照花等阔叶树干上，造成心材白腐。

【成分药理】①抗癌作用：主要是通过以下方式实现的：强化免疫力，诱导癌细胞自行死亡；抑制癌细胞的增殖及转移；减轻化疗和放疗的副作用；缓解癌症特有的疼痛；阻止溃疡、息肉、良性肿瘤等恶变为癌症；预防、避免癌症的复发。②预防和治疗类风湿性关节炎。桑黄提取物能够完全抑制尿酸，对痛风有良好效果。③抗过敏，对过敏性鼻炎、久治不愈的湿疹疗效很好。④热水提取物对小白鼠肉瘤的S－180的抑制率为87%，艾氏癌的抑制率为80%。⑤含有落叶松蕈酸，藜芦酸，麦角甾醇，饱和脂肪酸，C23、C25的饱和烃，甘氨酸，天冬氨酸等氨基酸，草酸，甘露岩藻半乳聚糖，木糖氧化酶，以及过氧化氢酶，脲酶，酯酶，多糖等。桑黄中的落叶松蕈酸有抑制汗腺分泌的作用，可用于治疗盗汗，还有洋地黄样作用，低浓度弄兴奋平滑肌，大剂量则发生抑制作用，中毒量可引起延脑血管运动中枢、呼吸中枢先兴奋后麻醉。⑥桑黄对女性月经不调等妇科疾病也有疗效，被称为“妇科圣药”。

【性味功用】微苦，寒。利五脏，软坚，排毒，止血，活血，和胃止泻。主治淋病，崩漏带下，症瘕积聚，癖饮，脾虚泄泻和防治慢性肝炎、肝硬化、肝腹水，降血糖、降血脂，治疗痛风、类风湿关节炎，抗过敏，抑制肿瘤。

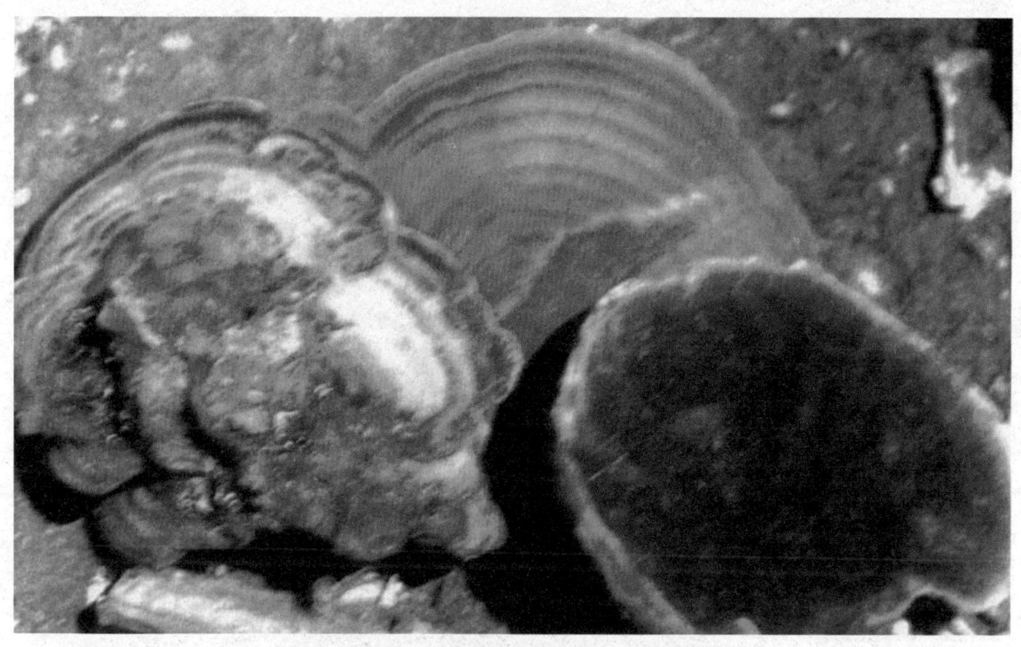

橡胶木层孔菌

【Phellinus lamensis（Murr.）Teng】

【分布地区】主要分布于云南、广西、海南等地。

【科属分类】真菌门（Eumycota）担子菌亚门（Basidiomycotina）层菌纲（Hymenomycetes）非褶菌目（Aphyllophorales）多孔菌科（Polyporaceae）。

【性状介绍】子实体中等至较大。菌盖无柄或平伏而反卷，半圆形，近覆瓦状，扁平，复有角质而脆的皮壳，其上有同心棱纹，具细绒毛或无毛，锈竭色至暗灰色，［2～6.5（16）］cm×［4～8.5（20）］cm，厚6～12（30）mm。边缘厚、钝，完整或稍呈波浪状，下侧无子实层，菌肉锈褐色至浅咖啡色，厚3～4mm。菌管色较菌肉为深，管口咖啡色，酱色至深棕灰色，圆形，平均6个/mm。

【生长环境】生于橡胶及其他阔叶树的腐木知树木的基部。

【成分药理】据试验对小白鼠肉瘤S－180和艾氏癌的抑制率均为60%。

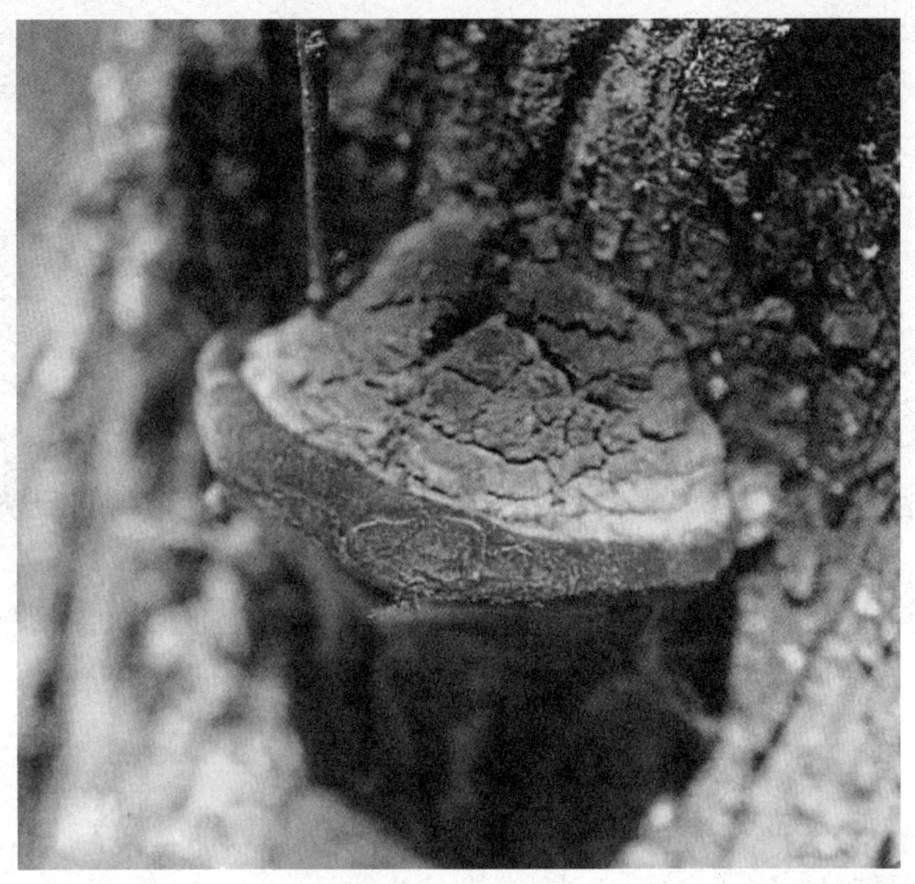

裂蹄木层孔菌

【Phellinus linteus（Berk. et Cart.）Teng】

【中文别名】裂蹄针层孔菌、针裂蹄、裂蹄木层孔。

【分布地区】主要分布于河北、山西、吉林、黑龙江、安徽、浙江等地区。

【科属分类】真菌门（Eumycota）担子菌亚门（Basidiomycotina）层菌纲（Hymenomycetes）非褶菌目（Aphyllophorales）多孔菌科（Polyporaceae）。

【性状介绍】子实体中等至较大。菌盖半圆形或马蹄形，深烟色至黑色，有同心纹和环棱，初期有细绒毛，后变光滑和龟裂，硬而木质化，（2～10）cm×（4～17）cm，厚1.5～7cm，边缘锐或钝其下侧无子实层。菌肉锈褐色或浅咖啡色，厚2～7mm。菌管同菌肉色相似，多层，每层厚2～5mm。管口同色，圆形，（6～8）个/mm。孢子黄褐色，光滑，近球形，（3.5～4.5）μm×3μm。刚毛圆锥形，（13～35）μm×（5～10）μm。

【生长环境】生于杨、栎、漆、丁香等树木的枯立木及立木上及树干上。

【成分药理】天然裂蹄木层孔菌提取物对HSV-1、HSV-2、巨细胞病毒、流行性腮腺炎病毒、麻疹病毒、流感病毒A型及B型有效。天然裂蹄木层孔菌提取物组与空白对照组相比，小鼠死亡率、体重减少及症状均得到抑制。粗多糖对动物进行的抗癌实验研究表明，该粗多糖对小白鼠S-180及L1210的抑制率各达96.7%，50.5%。可能通过抑制“AKT”酶抗击乳腺癌细胞，“AKT”酶可控制促使细胞生长的“信号”。裂蹄木层孔菌有抗皮肤癌、肺癌和前列腺癌的功效，针裂蹄木层孔菌提取物减慢了新生癌细胞的生长速度，阻止了向肿瘤提供养分的新生血管的产生。用裂蹄木层孔菌子实体水提物处理HepG2细胞后，噻唑蓝法（MTT法）可见浓度和时间依赖性抑制细胞增殖；电镜下观察凋亡小体的出现，流式细胞仪技术显示 Annexin - V 染色呈阳性，都证明了 HepG2 细胞发生了凋亡。RT - PCR 和 Western Blot 分析证实 WEPL 刺激 Bax 表达量上调、Bcl - 2 表达量下调进而诱导了细胞凋亡。结果表明 WEPL 诱发的克隆人类肝癌细胞系 HepG2 的细胞凋亡可能是通过上调 Bax、下调 Bcl - 2 活性来实现的。裂蹄木层孔菌水溶性酸性多糖（PL）对内毒素 LPS 诱导的脓毒性休克的作用明显。血清中前炎症因子 IL - 1、IL - 12、TNF - α 和 IFN - γ 的浓度，以及主要组织相容性复合体（MHC）Ⅱ在炎症区域 B 细胞和巨噬细胞中的表达明显。⑦裂蹄木层孔菌在东方是著名的有多种生物活性的药用真菌，广泛用于治疗各种疾病，如口腔溃疡、胃肠紊乱、炎症、淋巴疾病和各种癌症。

【性味功用】微苦，平。化癥散结、止血止带、健脾止泻，消炎、抗病毒，主治癥瘕积聚、崩漏带下、脾虚泄泻，抑制肿瘤。

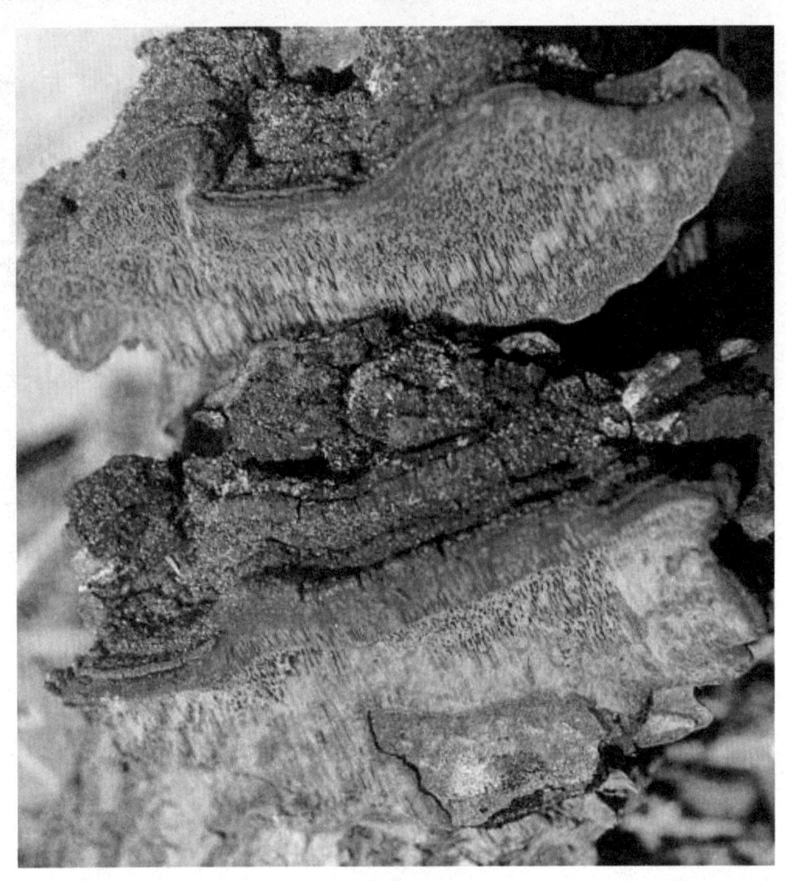

松针层孔菌

【Phellinus pini （Fi.） Quel.】

【中文别名】松木层孔菌、松白腐菌。

【分布地区】分布广泛，主要分布于内蒙古、山西、四川等地区。

【科属分类】真菌门（Eumycota）担子菌亚门（Basidiomycotina）层菌纲（Hymenomycetes）非褶菌目（Aphyllophorales）多孔菌科（Polyporaceae）。

【性状介绍】子实体多年生，木栓质，无辆，菌盖扁米球形至马蹄形，（4～14）cm×（7～24）cm，罕达23cm×40cm，厚2.5～18.5cm或更大。盖面初期有红褐色胶状皮壳，渐角质化而成灰色至黑色，并有宽的棱带，边缘往钝，初期近白色，后渐变淡黄色至赤粟色，下侧无子实层。菌肉近白色至淡黄褐色，有环纹，木栓质至木质。厚0.5～2cm，味苦。菌管多层，每层厚3～5mm，淡黄色，管口白色至乳白色。孢子卵圆形或椭圆形，无色。

【生长环境】生于松、云杉、冷杉、铁杉及落叶松等针叶树的树干或朽木上。

【成分药理】①该菌三种多糖均不同程度地提高了小鼠血清、心、肝、脑、脾中SOD、GSH－Px活力，降低了MDA生成量，而对TOAC值影响较小；同时，三种多糖均显著提高了小鼠体内血清NO生成量。三种多糖的抗氧化机制可能与其它抗氧化剂不同，其对小鼠体内氧化压力和抗氧水平呈双重增加效果，可能是由于多糖作为免疫物质引起机体的免疫反应造成的。②从子实体中提取分离到一种水溶性多糖组分PS1，能提高正常和免疫低下小鼠的巨噬细胞吞噬能力。此外，PS1能显著促进脾细胞体外增殖能力，多糖PS1能显著提高机体的免疫能力。③子实体含齿孔酸等活性物质，对小白鼠肉瘤S－180及艾氏腹水癌的抑制率均达100%，这意味着松针层孔菌具有优良的抗癌功效。用于各种癌症，食道癌、胃癌、结肠癌、肺癌、乳腺癌、子宫癌等，可改善患者的症状，如增加食欲和体重、减轻疼痛，有时可见肿瘤缩小、胸腹水减少。可明显提高患者的细胞免疫功能，延长肿瘤患者的生存期，明显改善生存质量。

【性味功用】调节免疫力，抑制肿瘤。

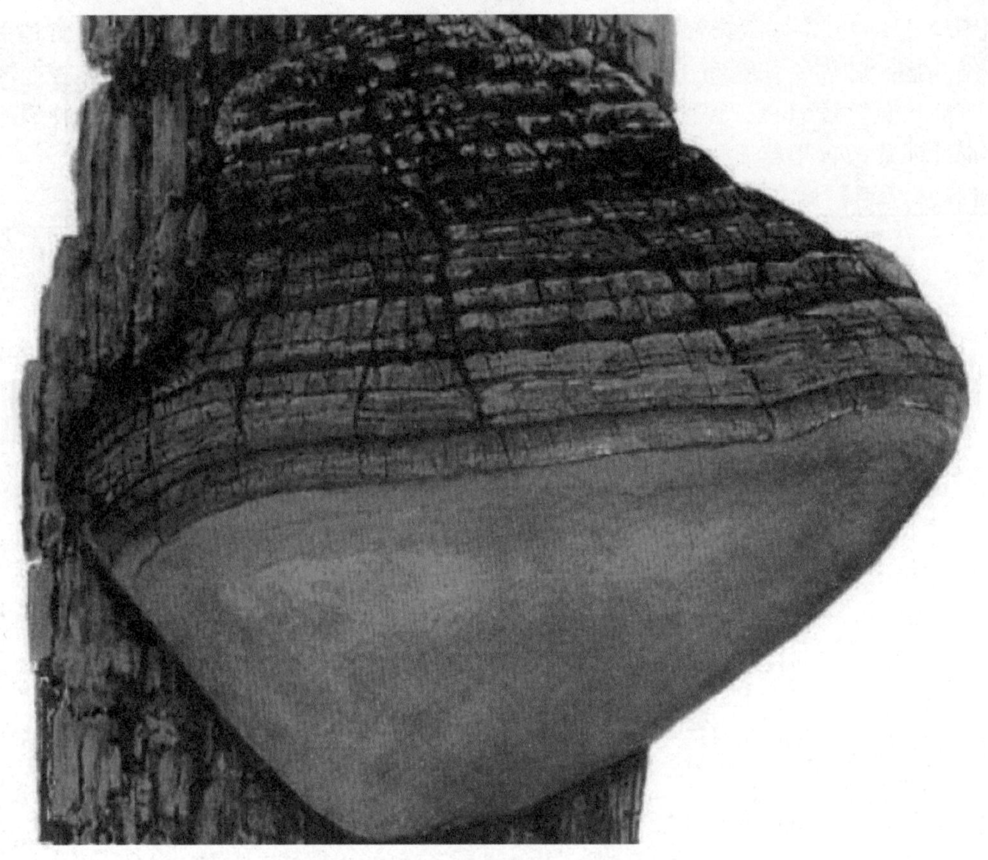

缝裂木层孔菌

【Phellinus rimosus（Berk.）Pilat.】

【中文别名】裂褐层孔菌。

【分布地区】主要分布于山西、江西、湖南、福建、贵州、广东、广西等地区。

【科属分类】真菌门（Eumycota）担子菌亚门（Basidiomycotina）层菌纲（Hymenomycetes）非褶菌目（Aphyllophorales）多孔菌科（Polyporaceae）。

【性状介绍】子实体中等至较大，半球形，宽马蹄形，硬，木质。菌盖直径 6～15cm，黑色，初有细绒毛，后变光滑，龟裂，边缘锐至钝，其下侧无子实层。菌肉锈褐色或浅咖啡色。菌管多层，与菌同色，管孔面与菌肉同色，孔小而圆，（6～8）个/mm。担孢子黄褐色，近球形，光滑，直径 3～4.5μm。刚毛基部膨大，上部渐尖。

【生长环境】生于杨、柳树干上多年生。

【成分药理】是树木重要的木腐菌。引起活立木树干心材白色腐朽。可药用。据报道对小白鼠肉瘤 S－180 有抑制作用。

【性味功用】抑制肿瘤。

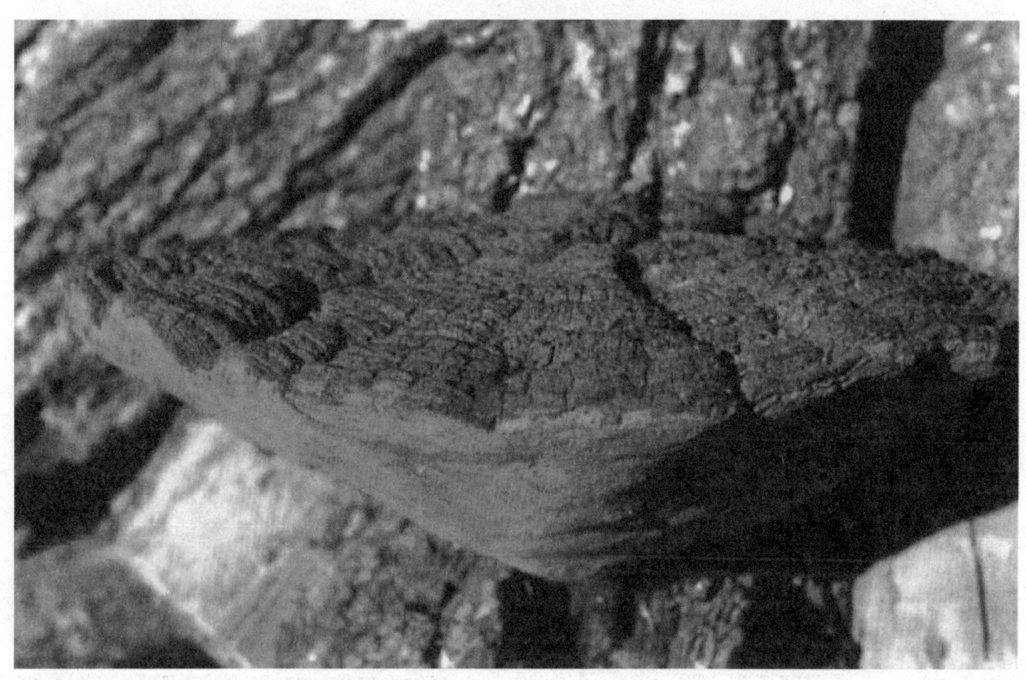

稀硬木层孔菌

【Phellinus robustas (Karst.) Bond. et Sing.】

【中文别名】稀针层孔菌、稀针层孔。

【分布地区】主要分布于吉林、安徽、云南等地区。

【科属分类】真菌门（Eumycota）担子菌亚门（Basidiomycotina）层菌纲（Hymenomycetes）非褶菌目（Aphyllophorales）多孔菌科（Polyporaceae）。

【性状介绍】子实体中等至较大，宽马蹄形，木质硬。菌盖半圆形，宽 5～12（14）cm，表面有稀而宽的同心环棱，灰褐色，后期变黑色龟裂，边缘钝而宽，生长期有细绒毛，褐色，菌肉褐色，密黄色，有光泽及同心环带。菌管与菌肉同色，多层，管孔面土黄色至深褐色，孔圆形，约（5～6）个/mm，孢子球形，光滑，无色，直径 6～8μm。刚毛稀或无，（35～40）μm×（4～5.5）μm。

【生长环境】生柳、杨树干上，多年生。

【成分药理】可药用。据报道对小白鼠肉瘤 S－180 和艾氏癌抑制率分别为 60% 到 70%。顺气、益神，祛邪风，止血。

【性味功用】主治狐臭、胃病、麻风病，抑制肿瘤。

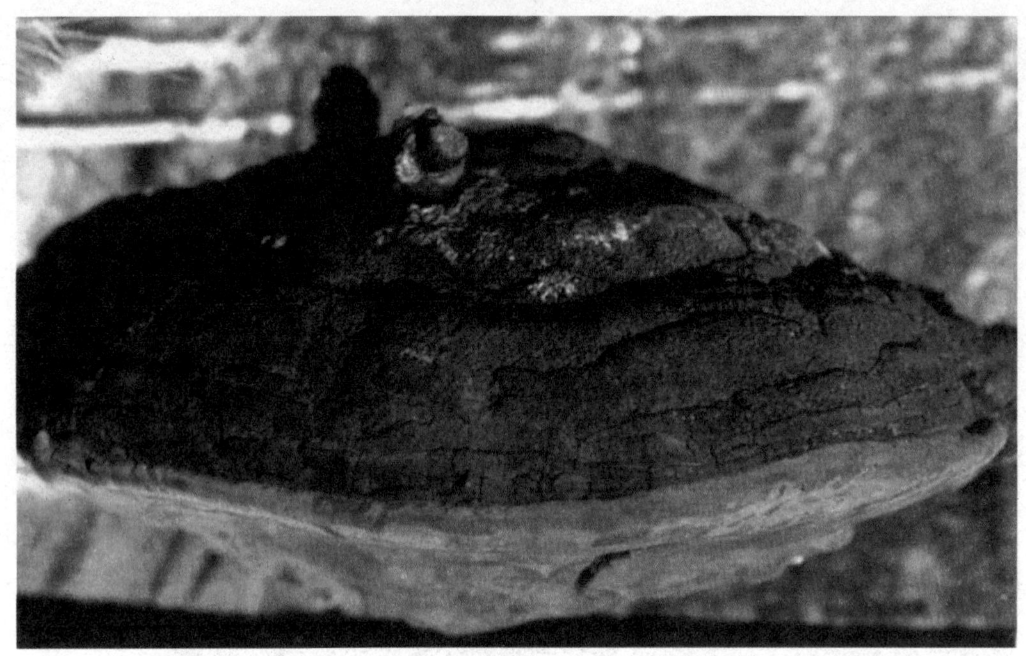

毛木层孔菌

【Phellinus setulosus（Lloyd）Imaz.】

【中文别名】亚针层孔菌。

【分布地区】主要分布于吉林、安徽、云南等地区。

【科属分类】真菌门（Eumycota）担子菌亚门（Basidiomycotina）层菌纲（Hymenomycetes）非褶菌目（Aphyllophorales）多孔菌科（Polyporaceae）。

【性状介绍】子实体较小，木质硬，无柄。菌盖半圆形，剖面扁半球形至马蹄形，罕扁平，暗灰色至黑色，有同心环棱，老后龟裂，（2～4）cm×（3.6～6.5）cm，厚1.2～3cm。菌肉很薄，深肉桂色至锈褐色。菌管色较浅于菌肉色，或茶色至深肉桂色，多层，每层厚1.5～3mm。管口同色，小，圆形，（7～8）个/mm。刚毛多，基部膨大，顶端骤缩成细尖，（15～40）μm×（7～16）μm。孢子无色，光滑，近球形，（4～6.5）μm×（3.5～5.5）μm。

【生长环境】生于柞、槭等树木的立木、枯立木和倒木上，多年生。

【成分药理】据报道，对小白鼠肉瘤S－180的抑制率为70%，对艾氏癌的抑制率为60%。

【性味功用】抑制肿瘤。

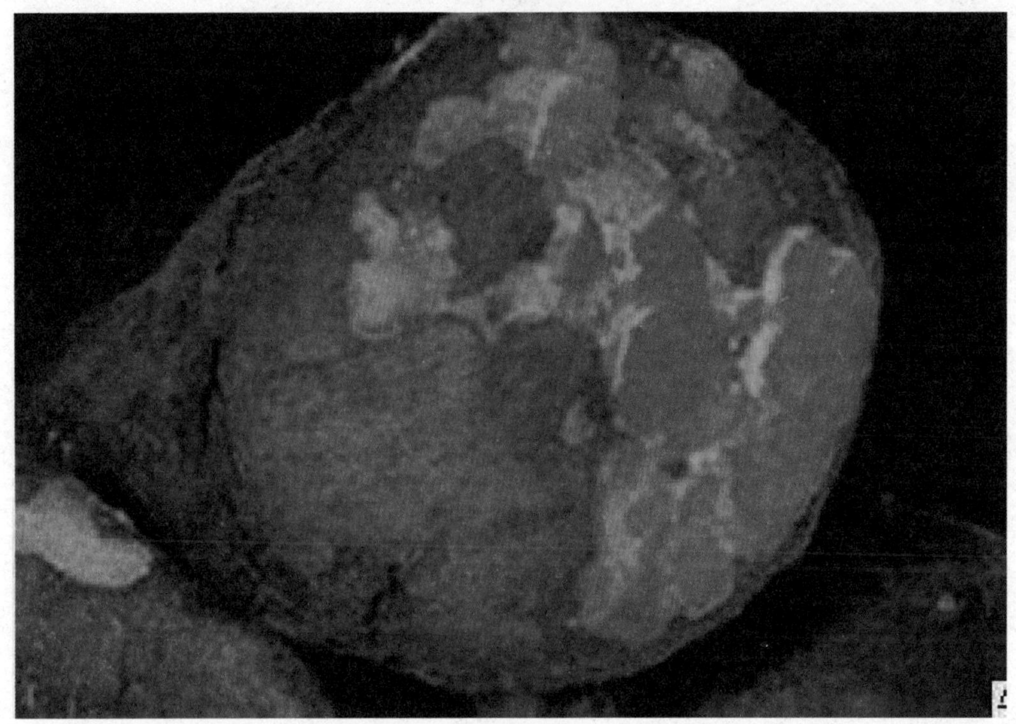

牛樟芝

【Antrodia camphorata】

【中文别名】牛樟菇、樟菇或樟芝。

【分布地区】台湾特有的真菌，仅生长于台湾特有的牛樟树上。牛樟树生长在海拔四百五十至二千公尺之间，主要分布在台湾桃园复兴乡、角板山、苗栗南庄、三湾、南投竹山、水里、高雄六龟、甲仙等地区。

【科属分类】真菌门（Eumycota）担子菌亚门（Basidiomycotina）层菌纲（Hymenomycetes）非褶菌目（Aphyllophorales）多孔菌科（Polyporaceae）。

【性状介绍】子实体形态多变，有板状，钟状，马蹄状或塔状，无柄，紧贴着生于木材表面，菇体表面孔状，初生时鲜红色，渐变为乳白色、淡褐红色、老熟的子实体边缘呈放射反卷，呈半圆形或不规则形。

【生长环境】牛樟灵芝仅生长于牛樟树腐朽之内壁的中空处，或枯死伏倒之牛樟树阴暗潮湿的表面。

【成分药理】牛樟芝有许多的生理活性成分，如多糖体、三萜类化合物、超氧歧化酶、腺苷、蛋白质（含免疫蛋白）、维生素、微量元素、核酸、凝集素、氨基酸、固醉累、纤维素、血压稳定物质等。其中牛樟芝的有效成分中以三萜类化合物为最特别，高达200种以上，是其他菇菌无法相比的，200多种三萜类化合物使牛樟芝具有抗癌、保肝等功效。某些三萜类化合物，可以抑制（ACE）而达到降血压的目的。多醣体中葡聚糖之结构化合物，除具有降血糖之功能外，亦具有抗发炎的作用。三萜类化合物具细胞毒性作用及抑制组织胺释放的作用，即抗过敏作用。多醣体中葡聚糖之结构有降低胆固醇及血脂的作用。

【性味功用】气芳香味辛苦、平。有祛风行气、化淤活血、温中消结、解毒消肿、镇静止痛、抗菌、抗病毒、抗肿瘤、抗过敏、降血脂及提升机体免疫力之效。

灵芝科 Ganodermataceae

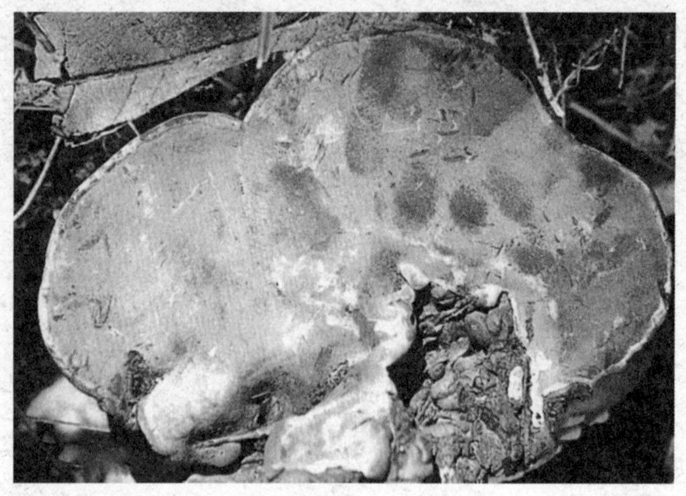

树舌灵芝

【Ganoderma applanatum (Pers.) Pat.】

【中文别名】扁芝、舌扁灵芝、梨芝、扁蕈、老母菌、枫树菌、老牛肝、皂角菌、赤色老木菌、白斑腐菌、木灵芝、树耳朵等。

【分布地区】主要分布于河北、山西、山东、黑龙江、吉林、江苏等地区。

【科属分类】真菌门（Eumycota）担子菌亚门（Basidiomycotina）层菌纲（Hymenomycetes）非褶菌目（Aphyllophorales）灵芝科（Ganodermataceae）。

【性状介绍】子实体大型或特大型。无柄或几乎无柄。菌盖半圆形，扁半球形或扁平，基部常下延，宽（5～35）cm×（10～50）cm，厚1～12cm，表面灰色，渐变褐色，有同心环纹棱，有时有瘤，皮壳胶角质，边缘较薄。菌肉浅栗色，有时近皮壳处后变暗褐色，菌孔圆形，（4～5）个/mm。

【生长环境】生于杨、桦、柳、栎等阔叶树的枯立木、倒木和伐桩上。

【成分药理】①该菌含麦角甾醇，灵芝－22－烯酸A、F、G，灵芝酸A、P甲酯，树舌环氧酸A、B、C、D，赤杨烯酮，无羁帖，无羁帖醇，表无羁帖醇，色素葡聚糖CF1、CF2，多糖和棕榈酸，亚油酸等脂肪酸。②树舌多糖以500μg/ml剂量最佳，并可协同刀豆球蛋白A（Con A）激活小鼠T淋巴细胞增殖。小鼠每日腹部皮下注射树舌多糖20mg/kg，连续10天，可明显增强T细胞对丝裂原Con A的反应性，小鼠脾细胞产生γ－IFN能力明显增强。③口服或腹腔注射树舌多糖制剂可增强对蛋白质抗原的迟发性过敏反应，增强T淋巴细胞对IgG抗体应答的记忆功能，树舌多糖增强迟发性过敏反应可能是通过激活非特异性增强T细胞所致。④静脉注射树舌提取物可保护小鼠对蜱媒脑炎病毒K5的致命感染。⑤在四氯化碳所致肝纤维化病理进程中，使用树舌灵芝多糖进行干预，可显著降低血清丙氨酸转移酶，提示树舌灵芝多糖能改善四氯化碳中毒的大鼠的肝脏功能，改善机体的整体状态。⑥树舌灵芝具有广泛的药理活性，主要包括调节机体免疫系统、抗肿瘤、抗病毒、消炎抗菌、降血糖、调节血压、阻碍血小板凝集和强心作用。腹水癌、神经系统疾病、肝炎、心脏病、糖尿病和糖尿病并发症，胃溃疡、急慢性胃炎、十二脂肠溃疡、胃酸过多等胃病均可食用。

【性味功用】微苦，平。保肝护肝，消炎、抗病毒，降血糖、调节血压，主治咽喉炎、肝炎、胃炎、食管癌、鼻咽癌等。

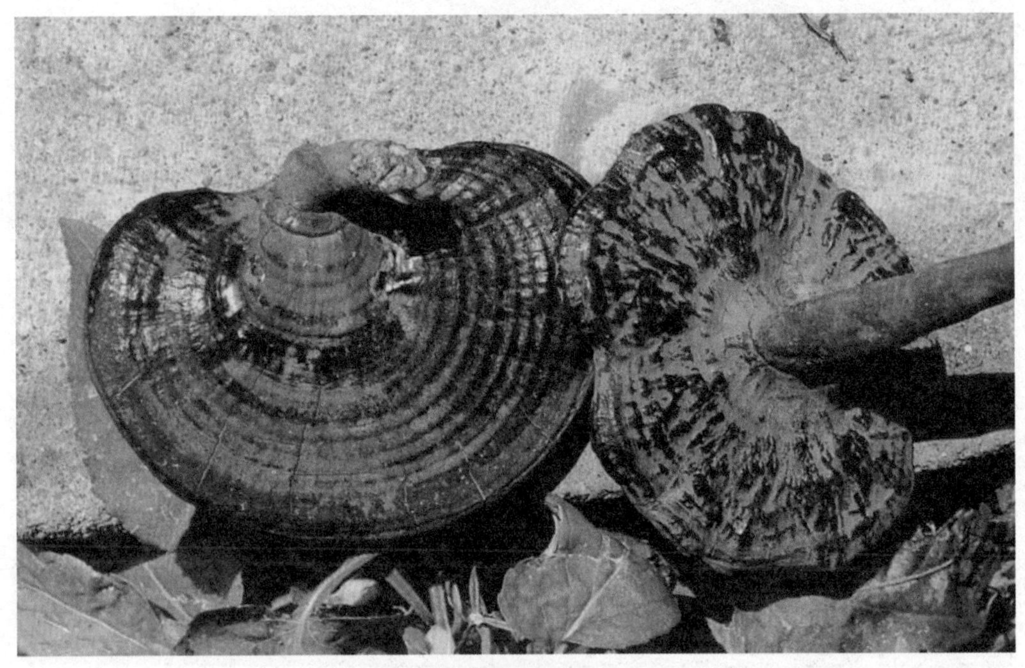

狭长孢灵芝

【Ganoderma boninense Pat.】

【中文别名】乌灵芝。

【分布地区】主要分布于广东、海南等地区。

【科属分类】真菌门（Eumycota）担子菌亚门（Basidiomycotina）层菌纲（Hymenomycetes）非褶菌目（Aphyllophorales）灵芝科（Ganodermataceae）。

【性状介绍】无柄或有短粗的柄，木栓质到木质。菌盖略圆形，9.5 × 9cm，厚约1.2cm，表面暗紫色，有细密清楚的同心环纹和放射状皱，具似漆样光泽；边缘钝；菌肉上层呈褐色，接近菌管处呈深褐色，厚约0.3cm。菌管褐色，长0.8cm；孔面褐色；管口略圆形，管壁较厚，每mm5个。菌柄背生，长0.8cm，粗约3cm。皮壳构造呈不规则的拟子实层型，淡褐色到褐色，组成菌丝棍棒状，顶端膨大、浅裂或呈纺锤状，通常宽3～4.5～6.7μm，长25～30μm。

【生长环境】腐木上一年生。

【成分药理】试验对小白鼠肉瘤S－180及艾氏癌的抑制率均为100%

【性味功用】抑制肿瘤。

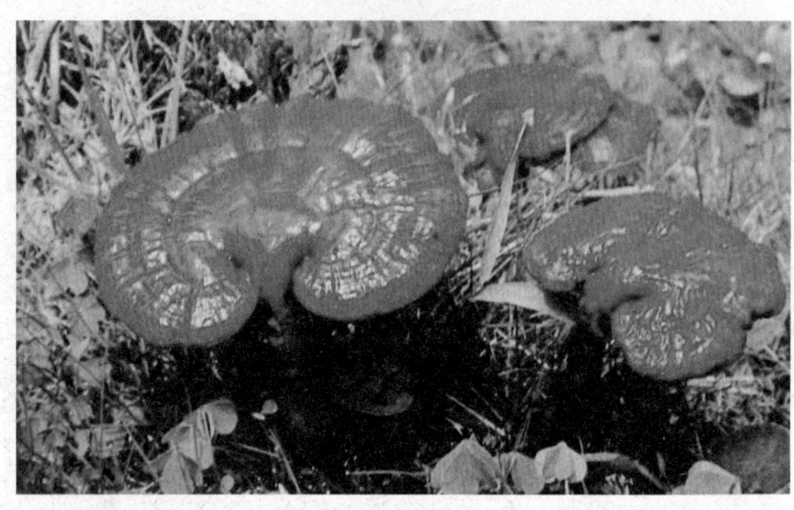

灵 芝

【Ganoderma lucidum (Curtis: Fr.) P. Karst.】

【中文别名】灵芝、灵芝草、菌灵芝、木灵芝、三秀、茵、芝、瑞草、铁菌、三秀、

【分布地区】主要分布于江西、湖北、湖南、海南、广西、四川、陕西、贵州等地区。

【科属分类】真菌门（Eumycota）担子菌亚门（Basidiomycotina）层菌纲（Hymenomycetes）非褶菌目（Aphyllophorales）灵芝科（Ganodermataceae）。

【性状介绍】菌盖半圆形，肾形或近圆形，木栓质，宽5～15cm，厚0.8～1cm，红褐色并有油漆光泽，菌盖上具有环状棱纹和辐射状皱纹，边缘薄，往往内卷。菌肉白色至淡褐色，管孔面初期白色，后期变浅褐色，褐色，平均（3～5）个/mm，柄侧生，或偶偏生，长3～15cm，粗1～3cm，紫褐色，有光泽，孢子褐色，卵形，（9～12）μm×（4.5～7.5）μm。子实体中等至较大或更大。

【生长环境】生阔叶树伐木桩旁。

【成分药理】①赤芝主要含麦角甾醇、有机酸、氨基葡萄糖、多糖类、树脂、甘露醇和多糖醇等麦角甾醇、树脂、脂肪酸、甘露醇和多糖类，又含生物碱、内酯、香豆精、水溶性蛋白质和多种酶类。提取赤芝中多糖、灵芝多肽、三萜类、16种氨基酸（其中含有七种人体必需氨基酸）、蛋白质、甾类、甘露醇、香豆精苷、生物碱、有机酸（主含延胡索酸），以及微量元素Ge、P、Fe、Ca、Mn、Zn、等有效成份能对症治疗心脑血管、消化、神经、内分泌、呼吸、运动等各个系统疾病，尤其对肿瘤、肝脏病变、失眠以及衰老的防治作用十分显著。②抗肿瘤作用。自身免疫功能的低下或失调，是肿瘤之所以会发生并扩展的重要原因。赤芝是最佳的免疫功能调节和激活剂，它可显著提高机体的免疫功能，增强患者自身的抗癌能力。赤芝可以通过促进白细胞介素-2的生成，通过促进单核巨噬细胞的吞噬功能、通过提升人体的造血能力尤其是白细胞的指标水平，以及通过其中某些有效成分对癌细胞的抑制作用，成为抗肿瘤、防癌以及癌症辅助治疗的优选药物。赤芝对人体几乎没有任何毒副作用。这种无毒性的免疫活化剂的优点，恰恰是许多肿瘤化疗药物和其它免疫促进剂都不具有的。③保肝解毒作用。赤芝对多种理化及生物因素引起的肝损伤有保护作用。无论在肝脏损害发生前还是发生后，服用赤芝都可保护肝脏，减轻肝损伤。赤芝能促进肝脏对药物、毒物的代谢，对于中毒性肝炎有确切的疗效。尤其是慢性肝炎，赤芝可明显消除头晕、乏力、恶心、肝区不适等症状，并可有效地改善肝功能，使各项指标趋于正常。所以，赤芝可用于治疗慢性中毒、各类慢性肝炎、肝硬化、肝功能障碍。④对心血管系统的作用。动物实验和临床试验均表明，赤芝可有效地扩张冠状动脉，增加冠脉血流量，改善心肌微循环，增强心肌氧和能量的供给，因此，对心肌缺血具有保护作用，可广泛用于冠心病、心绞痛等的治疗和预防。对高血脂病患者，赤芝可明显降低血胆固醇、脂蛋白和甘油三脂，并能预防动脉粥样硬化斑块的形成。对于粥样硬化斑块已经形成者，则有降低动脉壁胆固醇含量、软化血管、防止进一步损伤的作用。并可改善局部微循环，阻止血小板聚集。这些功效对于多种类型的中风有良好的防治作用。⑤抗衰老作用。赤芝所含的多糖、多肽等有着明显的延缓衰老功效。此功效主要基于以下机理：a. 促进和调整免疫功能。对于成年人和老年人而言，这种促进和调整可明显延缓衰老。对于处于生长发育阶段的少年儿童而言，则可促进其免疫功能的完善，增强抗病能力，确保其健康成长。b. 调节代谢平衡，促进核酸和蛋白质的合成。研究表明，赤芝能促进血清、肝脏和骨髓的核酸及蛋白质的生物合成，因此可以有效地抗病防衰老。观察表明，服用赤芝以抗衰老，不仅对老年人有益，对各年龄阶段的人士都适用，因为生长发育的过程，也就是走向衰老的过程。c. 抗自由基作用。生物体所产生的内原性防卫自由基损伤的抗氧化剂或抗氧化剂化酶类物质（如超氧化物歧化酶，SOD）的降低，是人体衰老的一个原因。赤芝多糖有显著的抗SOD活性，可显著清除机体产生的自由基，从而阻止自由基对机体的损伤，防止了脂体的过氧化，保护了细胞，延缓了细胞衰老。d. 赤芝多糖能显箸促进细胞核内DNA合成能力，并可增加细胞的分裂代数，从而对祛纹除皱、延缓机体衰老有明显的疗效。⑥抗神经衰弱作用。赤芝就已用于神经衰弱症与失眠，故它对中枢起到良好的作用。特殊提取物能激发运动性抑制，使运动性降低，使协调运动失调、呈现用量依赖性镇病效果，对环已巴比妥睡眠作用能缩短睡眠时间，能延长中枢兴奋药咖啡因致痉挛及死亡的时间，这些结果表明，赤芝对中枢呈抑制性作用。

【性味功用】甘，平。入肺经、心经、脾经。

【性味功用】益气血、安心神、健脾胃，主治虚劳、心悸、失眠、头晕、神疲乏力、久咳气喘、冠心病、矽肺病，治慢性支气管炎、支气管哮喘、白细胞减少症、心律失常、急性病毒性肝炎、神经衰弱、风湿类风湿、糖尿病，抗过敏，抑制肿瘤。

类别	野生灵芝	人工栽培灵芝	人工灵芝孢子粉
有机锗	800～2000ppm	无	无
多糖	2.38%	0.40%	0.75%
灵芝酸	15	5	极少
三萜	多	较少	极少
微量元素	配合完全	差异较大	差异极大
腺苷	多	少	少
其他成份	150多种	10多种	10多种
农药	无	含量极高	含量较大

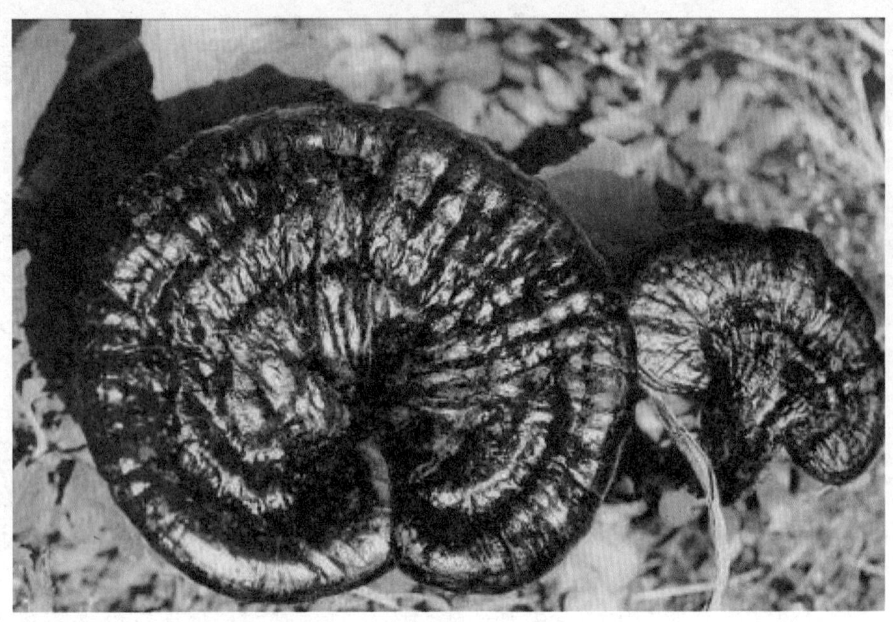

紫灵芝

【Ganoderma sinense Zhao，Xu et Zhang】

【中文别名】紫芝、木芝、黑芝、芝、中国灵芝。

【分布地区】主要分布于河北、山东、浙江、江西、福建、台湾、湖南等地区。

【科属分类】真菌门（Eumycota）担子菌亚门（Basidiomycotina）层菌纲（Hymenomycetes）非褶菌目（Aphyllophorales）灵芝科（Ganodermataceae）。

【性状介绍】菌盖木栓质，多呈半圆形至肾形，少数近圆形，大型个体长宽可达20cm，一般个体4.7×4cm，小型个体2×1.4cm，表面黑色，具漆样光泽，有环形同心棱纹及辐射状棱纹。菌肉锈褐色。菌管管口与菌肉同色，管口圆形，5个/mm。菌柄侧生，长可达15cm，直径约2cm，黑色，有光泽。

【成分药理】①增强人体免疫：服用紫芝能增加胸腺、脾脏重量，增强白细胞活性和吞噬功能，促进淋巴细胞增殖和转化，增强细胞的分裂与再生。②保肝、解毒：紫芝的醇类化合物以及紫芝酸具有很强的保肝活性，降低肝脏三酰甘油的蓄积，提高肝细胞的代谢能力和再生修复能力。③延缓细胞衰老：紫芝所特含的多糖肽能有效的清除人体自由基的能力，亦减少心、脑中脂褐质的生产，提高细胞的活性与代谢能力，预防老年痴呆症的产生，并使皮肤细胞保持肌肤紧致，亮泽。④高血压和高血脂症：紫芝醇类化合物、多糖类能增强心肌收缩力，软化血管、减慢心率，达到降压的作用。⑤治白细胞减少症：治疗因化学、物理、药物及慢性病等各种因素引起的白细胞减少症52例，近期有效率为84.6%．⑥冠心病：对心绞痛、心前区胀闷，或紧压感的缓解率约为72%，对心悸、气促等症状的好转率约为65%，半数以上患者服药期间反映：食欲、睡眠、精神好转，降低血甘油三酯有较好疗效。临床试验均表明，紫芝可有效地扩张冠状动脉，增加冠脉血流量，改善心肌微循环，增强心肌氧和能量的供给，因此，对心肌缺血具有保护作用，可广泛用于冠心病、心绞痛等的治疗和预防。⑦心律失常：在用紫芝治疗冠心病的过程中，发现在冠心病改善的同时，伴随的心律失常也随着好转和消失。⑧抗神经衰弱：据报道，紫芝制剂对神经衰弱失眠有显着疗效，总有效率高达87.14%～100%。对于神经衰弱和失眠患者是必备佳品。国家药典中，紫芝就是有效的安眠宁神之药。⑨糖尿病：紫芝降血糖之原理是由于促进组织对糖的利用。服用紫芝后可取代胰岛素抑制脂肪酸的释出，可改善血糖、尿糖等症状。可减轻非胰岛素依赖型糖尿病的发病程度。日本 NumataKenji 生产的紫芝保健食品，已广泛使用治疗糖尿病患者。⑩抗过敏作用：实验证明：紫芝可阻断过敏反应介质的释放，防止过敏反应的发生，因此，对于目前治疗较困难的变态反应性或自身免疫性疾病。如：过敏性哮喘、红斑狼疮、甲亢、过敏性鼻炎、多种顽固性皮肤病等都可起到较好的效果，并可部分对抗某些疾病患者因长期使用激素而出现的毒副作用。

【性味功用】性淡、温，味稍苦。能补中强智、宁心益胃，增强人体免疫力，保肝解毒，用于神经衰弱、失眠、胃痛、消化不良、解菌毒，抑制肿瘤。主治高血压、高血脂、糖尿病、白细胞减少症、冠心病、心律失常、病毒性肝炎等。

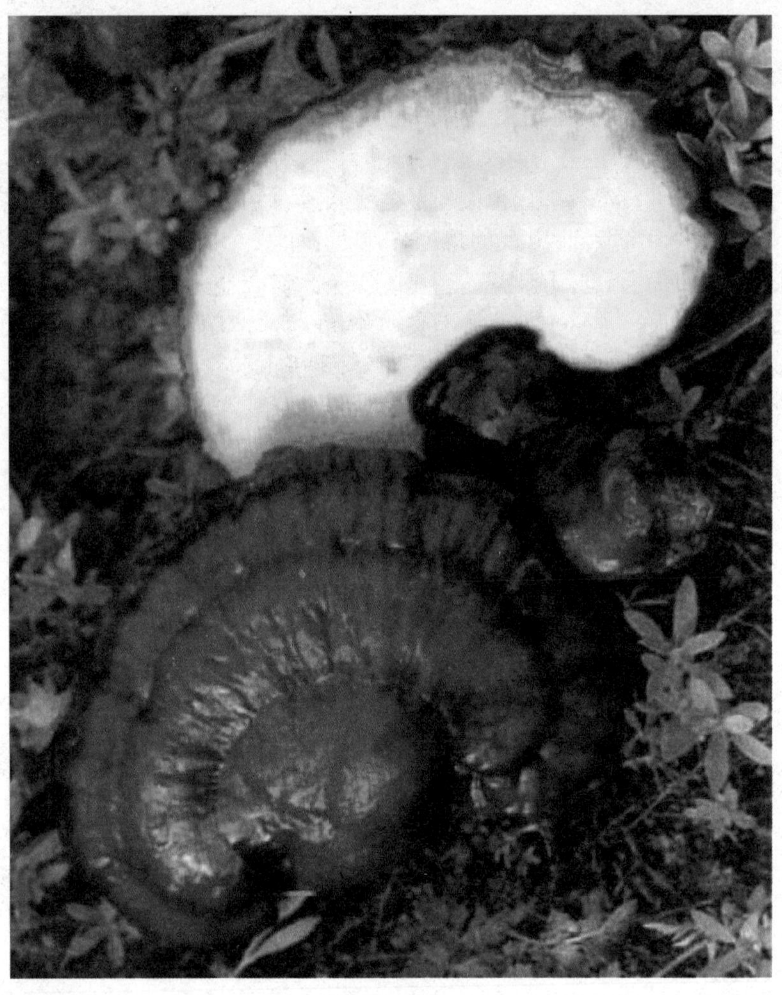

松衫灵芝

【Ganoderma tsugae Murr. 】

【分布地区】主要分布于黑龙江、吉林、山西、西藏、云南、甘肃、四川等地区。

【科属分类】真菌门（Eumycota）担子菌亚门（Basidiomycotina）层菌纲（Hymenomycetes）非褶菌目（Aphyllophorales）灵芝科（Ganodermataceae）。

【性状介绍】子实体中等至大。菌盖半圆形，扁形，肾形，木栓质，直径 6.5 ~ 21cm，厚 0.8 ~ 2cm，表面红色，皮壳亮，漆样光泽，无环纹带，有的有不十分明显的环带和不规则的皱褶，边缘有棱纹。菌肉白色，厚 0.5 ~ 1.5cm，管孔面白色，后变肉桂色，浅褐色，(4 ~ 5）个/mm。柄短而粗，侧生或偏生，有与菌盖相同的漆壳，长 3 ~ 6cm，粗 3 ~ 4cm。孢子卵形，有的一端截平，内壁刺显著［（5.4）9 ~ 11］μm ×［5.5 ~ 6.6］μm。

【生长环境】生于松树干基部以及树根上。

【成分药理】可药用。子实体含多糖，对小白鼠肉瘤 S－180 和艾氏癌的抑制率分别为 60% 和 70%。另外，子实体水提取液对小白鼠腺癌 755 有抑制作用。子实体 NaOH 提取部分对小白鼠肉瘤 S－180 的抑制率为 77.8%。

【性味功用】抑制肿瘤。

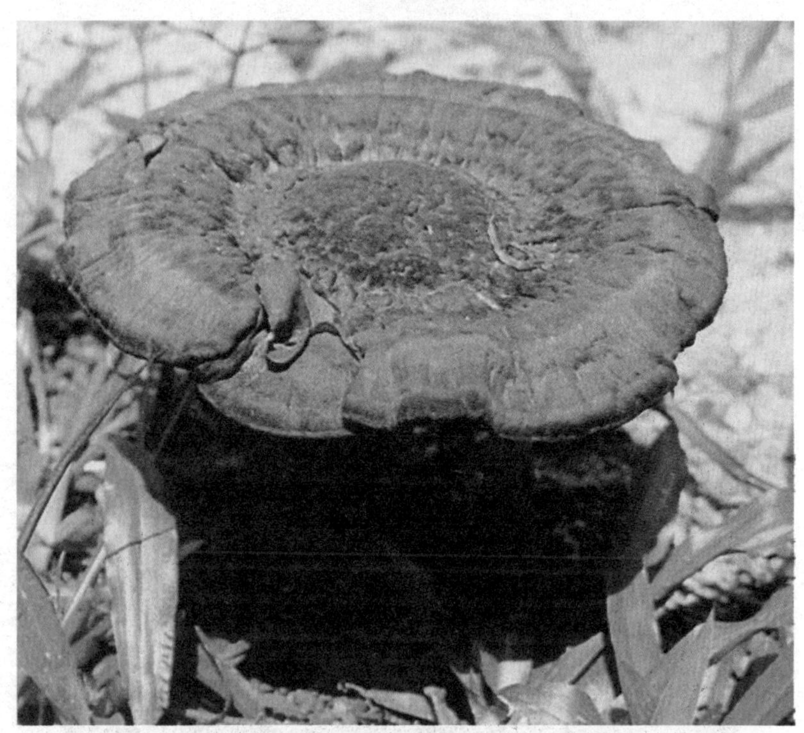

皱盖假芝

【Amauroderma rudis (Berk.) Cunn.】

【中文别名】皱盖乌芝、假灵芝、乌芝。

【分布地区】主要分布于云南、贵州、福建、台湾、广西、广东、海南等地区。

【科属分类】真菌门（Eumycota）担子菌亚门（Basidiomycotina）层菌纲（Hymenomycetes）非褶菌目（Aphyllophorales）灵芝科（Ganodermataceae）。

【性状介绍】子实体一般中等大，一年生，木栓质。菌盖肾形，半圆形，直径3～10cm，厚0.5～0.7cm，表面浅烟色，近灰褐色，具辐射的深皱纹和细微绒毛，往往有同心环带，初期边缘薄，后期增厚至平截，波浪状。菌肉蛋壳色至浅土黄色，厚0.4～0.5cm。菌柄侧生，长4～12cm，粗0.3～1cm，同盖色，近柱形，常弯曲并有细微绒毛。菌管长0.2～0.3cm，色较菌肉深。管口圆形，(5～6）个/mm，污白色，受伤处变红色至黑色。

【生长环境】夏秋季生于林中地上，其基部附着于土中的腐木上，南方多见于相思树下。

【成分药理】多糖含量为18.29mg/g，多糖主要由甘露糖、葡萄糖和半乳糖构成，氨基酸含量≥200mg/g。果蝇生存实验证明，0.2%、1%和5%剂量的提取物可分别使雄性果蝇平均寿命延长11.8%、12.6%和31.8%，表明其具有显著的抗衰老作用。子实体性平、味淡，能消积化瘀、消炎，利尿通淋、补肾。对小白鼠肉瘤抑制率为80%。

【性味功用】淡，平。入胃经、肾经。

【性味功用】抗衰老，治疗急慢性肾炎、消化不良、食积腹胀、嗳腐吞酸、小便不利等，抑制肿瘤。

异担子菌纲（Heterobasidiomycetes）

木耳目（Auriculariales）

木耳科（Auriculariaceae）

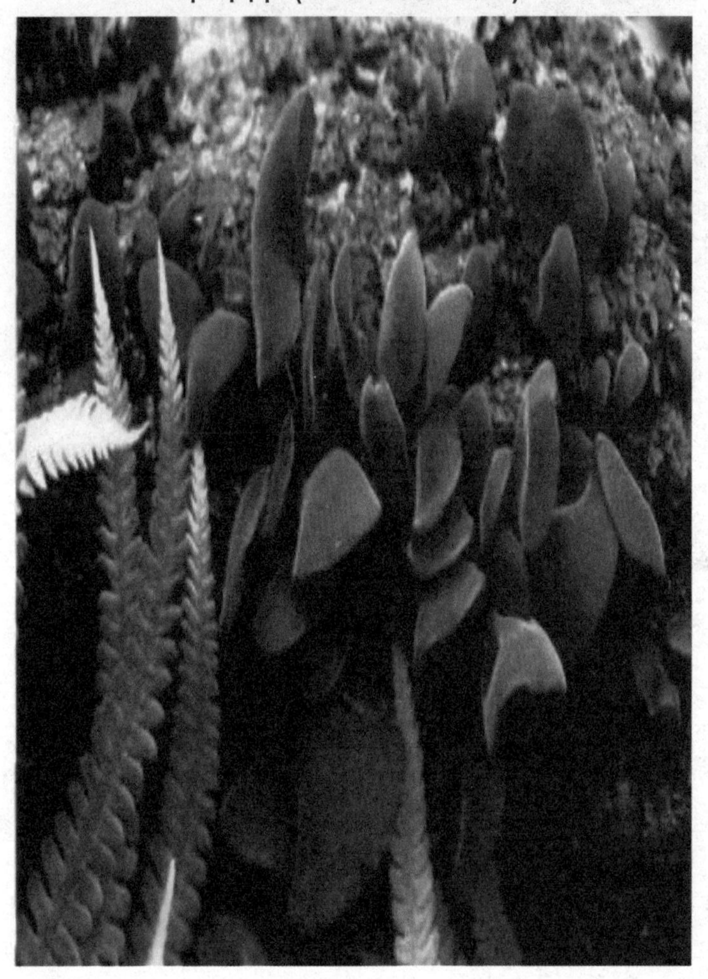

木　耳

【Auricularia auricular（L.　ex Hook.）】

【中文别名】檽、木檽、桑上寄生、蕈耳、树鸡、木菌、木枞、黑木耳。

【分布地区】主要分布于黑龙江、吉林、辽宁、河北、福建、台湾、湖北等地区。

【科属分类】真菌门（Eumycota）担子菌亚门（Basidiomycotina）异担子菌纲（Heterobasidiomycetes）木耳目（Auriculariales）木耳科（Auriculariaceae）。

【性状介绍】子实体丛生，常覆瓦状叠生。耳状。叶状或近林状，边缘波状，薄，宽2～6cm，最大者可达12cm，厚2mm左右，以侧生的短柄或狭细的基部固着于基质上。初期为柔软的胶质，黏而富弹性，以后稍带软骨质，干后强烈收缩，变为黑色硬而脆的角质至近革质。背面外面呈弧形，紫褐色至暗青灰色，疏生短绒毛。绒毛基部褐色，向上渐尖，尖端几无色，（115～135）μm×（5～6）μm。里面凹入，平滑或稍有脉状皱纹，黑褐色至褐色。菌肉由有锁状联合的菌丝组成，粗约2～3.5μm。

【生长环境】生长于栎、杨、榕、槐等120多种阔叶树的腐木上，单生或群生。

【成分药理】①木耳是一种营养丰富的著名食用菌。含糖类、蛋白质10.6g、脂肪

0. 2g、热量306J、氨基酸、维生素和矿物质。有益气、充饥、轻身强智、止血止痛、补血活血等功效。富含多糖胶体，有良好的清滑作用，是矿山工人、纺织工人的重要保健食品。②对血液系统的影响。a. 抗凝血作用。木耳煎剂1ml/100g灌胃，连续20天，实验结果表明，木耳能延长部分凝血活酶时间12. 06s，提高血浆抗凝血酶Ⅲ活性，具有明显的抗凝血作用。黑木耳多糖50mg/kg给小鼠静注、腹腔注射、灌胃，均有明显的抗凝血作用。b. 抗血小板聚集作用。黑木耳的磷酸缓冲盐水提取物在试管内明显抑制ADP引起的血小板聚集，并阻断低于16μmol/L的ADP激活血小板释放5－羟色胺。c. 抗血栓形成。兔口服木耳多糖18. 5mg/kg，可明显延长特异性血栓及纤维蛋白血栓的形成时间，缩短血栓长度，减轻血栓湿重和干重，减少血小板数，降低血小板黏膜率和血液黏度，并可明显缩短豚鼠优球蛋白溶解时间，降低血浆纤维蛋白原含量，升高纤溶酶活性，结果表明，木耳多糖有明显的抗血栓作用。d. 升白细胞作用。小鼠腹腔注射黑木耳多糖2mg/只，连续7d，有较好地对抗环磷酰胺引起的白细胞下降的作用。③延缓衰老作用。每日给家兔黑木耳2. 5g/只，共90d，可降低动脉粥样硬化家兔氧自由基，肝、心、脑组织脂褐质，血浆过氧化脂质，血浆胆固醇含量及减轻动脉粥样硬化病变的作用。提示黑木耳可能通过降血浆胆固醇，减少脂质过氧化产物脂褐质的形成，以维护细胞的正常代谢，显示有延缓衰老作用。④抗辐射及抗炎作用。小鼠腹腔注射木耳多糖100mg/kg，连续7d对60Coγ射线照射有拮抗作用，使小鼠存活率提高1. 56倍，腹腔注射60mg/只，对大鼠由鸡蛋清引起的足跖肿胀有一定的抗炎症作用。

【性味功用】甘，平。入肺经、脾经、大肠经、肝经。补气养血、润肺止咳、抗菌止血、降压降糖、抗癌，主治气虚血亏、肺虚久咳、咯血、衄血、血痢、痔疮出血、妇女崩漏、高血压、眼底出血、肺矽病、子宫颈癌、阴道癌、跌打伤痛。

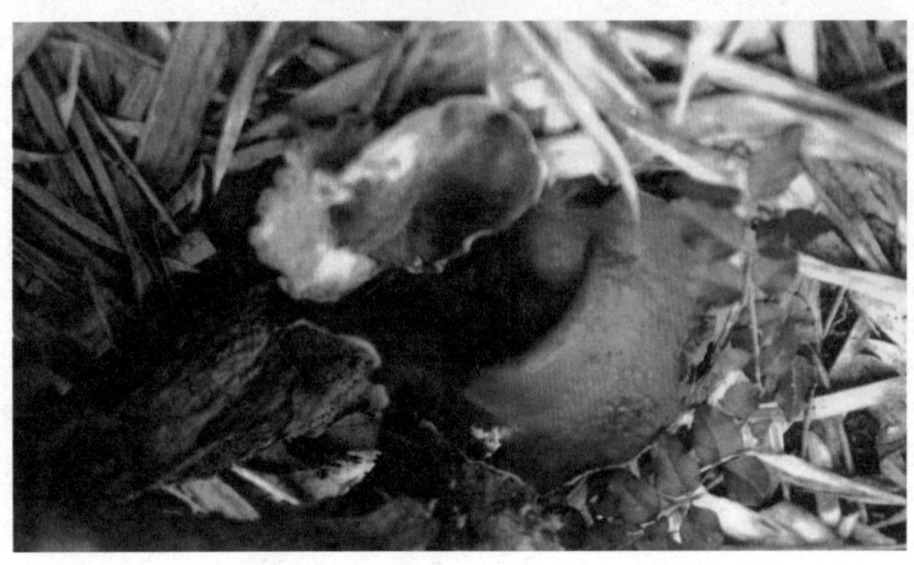

毛木耳

【Auricularia polytricha (Mont.) Sacc.】

【中文别名】构耳、粗木耳、黄背木耳、白背木耳。

【分布地区】主要分布于河北、山西、内蒙古、黑龙江、江苏、安徽、浙江等地区。

【科属分类】真菌门（Eumycota）担子菌亚门（Basidiomycotina）异担子菌纲（Heterobasidiomycetes）木耳目（Auriculariales）木耳科（Auriculariaceae）。

【性状介绍】子实体胶质，浅圆盘形、耳形成不规则形，宽 2 ~ 15μm。有明显基部，无柄，基部稍皱，新鲜时软，干后收缩。子实层生里面，平滑或稍有皱纹，紫灰色，后变黑色。外面有较长绒毛，无色，仅基部褐色，（400 ~ 1100）μm ×（4.5 ~ 6.5）μm。常成束生长。

【生长环境】生长在柳树、洋槐、桑树等多种树干上或腐木上，丛生。

【成分药理】①子实体含两种多糖：APP - A、APP - B，还含有毒素 auratoxin 为一种含蛋白的多糖。另外，还含葡萄糖、海藻糖、果糖、半乳糖、阿糖醇、甘油、甘露醇等游离糖和糖醇，羟基丁二酸、柠檬酸、延胡索酸、ACOH 和 HCOOH 等脂类，丁二胺（putrescine）、亚精胺（spermidine）、维生素 D2 及硫胺素酶（thiaminase），矿物质元素 K、Na、Ca、Mg、P、Fe、Cu、Zn、Mn 等。②毛木耳具有较高的药物价值，它具有滋阴强壮，清肺益气，补血活血，止血止痛等功用，是纺织和矿山工人很好的保健食品。③又据日本的资料报道，毛木耳背面的绒毛中含有丰富的多糖，是抗肿瘤活性最强的六种药用菌之一。对小白鼠肉瘤 180 的抑制率为 90%，对艾氏癌的抑制率为 80%。④近年来不少学者认为纤维素是保持人体健康所必需的营养素，毛木耳的质地比黑木耳稍粗，粗纤维的含量也较高，但与其它食用菌相比，其含量也并不高，而且这种纤维素对人体内许多营养物质的消化、吸收和代谢还起了很好的作用。其功效与木耳近似。

【性味功用】甘，平。入肺经、肾经、肝经。补益气血，润肺止咳，止血，抗肿瘤。用于气血两亏，肺虚咳嗽，咳嗽，咯血、吐血、衄血、崩漏，治疗寒湿性腰腿疼痛，治产后虚弱，抽筋麻木，外伤引起的疼痛，血脉不通，麻木不仁，手足抽搐，白带过多，痔疮出血，子宫出血，反胃多痰，误食毒蕈中毒，治老年疮久不封口等。

胶耳科　Exidiaceae

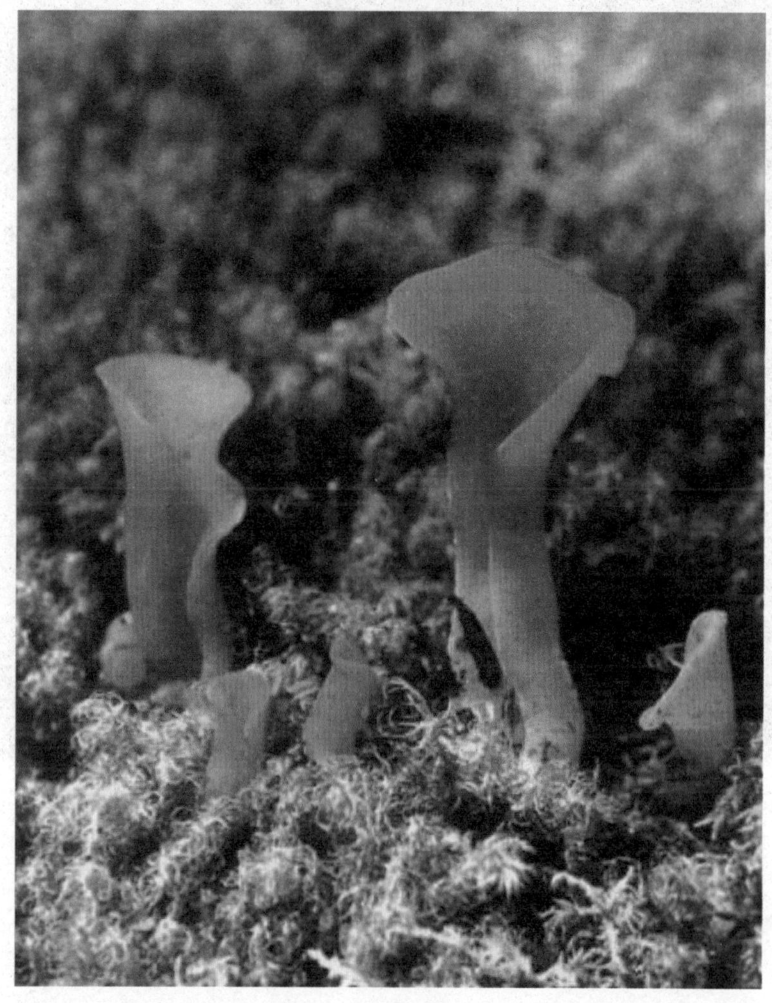

焰　耳

【Phlogiotis helvelloides（DC.：Fr）Martin】

【中文别名】胶勺。

【分布地区】主要分布于广东、广西、云南、福建、四川、浙江等地区。

【科属分类】真菌门（Eumycota）担子菌亚门（Basidiomycotina）异担子菌纲（Heterobasidiomycetes）木耳目（Auriculariales）胶耳科（Exidiaceae）。

【性状介绍】子实体一般较小，胶质，匙形或近漏斗状，柄部半开裂呈管状，高3～8cm，宽2～6cm，浅土红色或橙褐红色，内侧表面被白色粉末，子实层面近平滑，或有皱或近似网纹状，盖缘卷曲或后焰耳期呈波状，担子倒卵形，纵分裂成四部分，担子部分细长，（14～20）μm×（10～11）μm。菌丝长，有锁状联合，粗约1～3μm。

【生长环境】在针叶林或针阔叶混交林中地上单生或群生，有时近丛生，常生长在林地苔藓层或腐木上。

【成分药理】据试验对小白鼠肉瘤S－180和艾氏癌的抑制率分别为70%和80%。

【性味功用】抑制肿瘤。

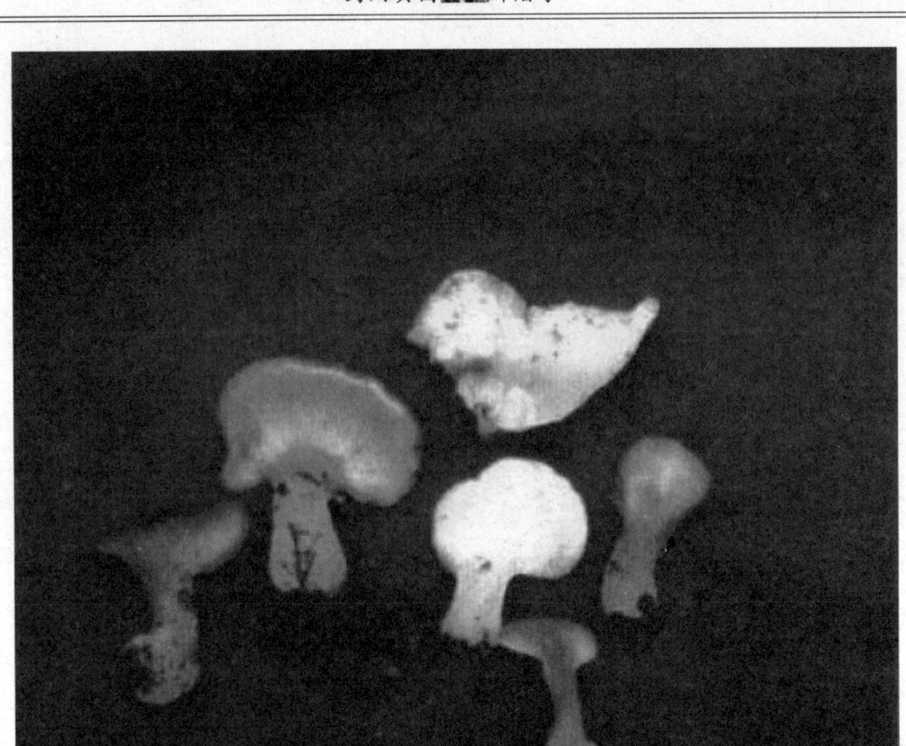

虎掌刺银耳

【Pseudohydnum gelatinosum（Scop.：Fr.）Karst.】

【中文别名】虎掌菌。

【分布地区】主要分布于吉林、广东、广西、四川、云南、湖南、贵州、青海、甘肃、西藏等地区。

【科属分类】真菌门（Eumycota）担子菌亚门（Basidiomycotina）异担子菌纲（Heterobasidiomycetes）木耳目（Auriculariales）胶耳科（Exidiaceae）。

【性状介绍】子实体较小，半透明似胶质，软、污白色扇形，匙形或掌状至圆形，具短柄。菌盖直径2~6cm，阴湿处多呈污白至乳白色，光多处带淡褐色，开始有细毛，后变光滑。菌盖下密生长约0.2~0.5cm的小肉刺。菌柄长约1cm，粗0.5~0.8cm。孢子近球形，无色，遇KOH带黄色，（7.4~8.4）μm×（4.6~6.4）μm。担子具4小梗。

【生长环境】夏秋季多在比较阴湿针叶树倒腐木或枯木桩基部生长，往往成群生长。

【成分药理】可食用。小白鼠试验肉瘤S-180和艾氏癌抑制率均为90%。

【性味功用】抑制肿瘤。

银耳目　Tremellales

银耳科　Tremellaceae

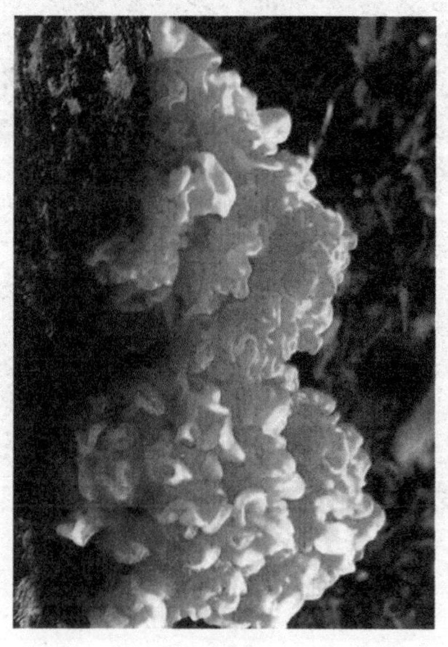

金　耳

【Tremella aurantialba Bandoni et Zang】

【中文别名】金银耳、黄木耳、茂若色尔布（藏语）、金黄银耳、黄耳、脑耳。

【分布地区】主要分布于西藏、云南、四川、甘肃等地区。

【科属分类】真菌门（Eumycota）担子菌亚门（Basidiomycotina）异担子菌纲（Heterobasidiomycetes）银耳目（Tremellales）银耳科（Tremellaceae）。

【性状介绍】子实体散生或聚生，表面较平滑；渐渐长大至成熟初期，耳基部楔形，上部凹凸不平、扭曲、肥厚，形如脑状或不规则的裂瓣状、内部组织充实。成熟中期后期，裂瓣有深有浅。中期，部分裂瓣充实，部分组织松软；后期，组织呈纤维状，甚至变成空壳。子实体的颜色成鲜艳的橙色、金黄色、甚至橘红色。

【生长环境】多见于高山栎林带、生于高山栎或高山刺栎等树干上。

【成分药理】①金耳含有丰富脂肪，蛋白质和磷、硫、锰、铁、镁、钙、钾等微量元素和16种氨基酸（包括人体必需的7种氨基酸），是一种营养滋补品，并可作为药用。金耳的滋补营养价值优于银耳、黑木耳等胶质菌类，是一种理想的高级筵宴佳肴、保健佳品和药物。②子实体提取液，对小白鼠ANAE阳性细胞百分数（尤其是点状颗粒型淋巴细胞）、Ea玫瑰花环形成百分率、巨噬细胞吞噬百分率的吞噬指数有不同程度的增进作用。③能使谷胱甘肽过氧化酶活性增强，可使肝脏总脂及肝胆固醇降低。④子实体多糖由葡萄糖、葡萄糖醛酸、甘露糖、木糖、鼠李糖组成。⑤金耳可以提高机体代谢机能，抑制肿瘤细胞的生长。⑥可以调节机体代谢机能，改善机体营养状况，提高机体血红蛋白和血浆的含量。⑦可以提高机体抗衰老、抗缺氧能力，降血脂、降胆固醇。⑧促进肝脏脂代谢，防止脂肪在肝脏积累，提高肝脏解毒功能。经常食用可有效地防病健身，延缓衰老。⑨具有滑润皮肤、美化皮肤、改善皮肤的功效。

【性味功用】温中带寒、味甘。化痰止咳，定喘调气，平肝阳，降血脂、降胆固醇。可治病后虚烦、惊悸、肺结核、肺热痰多、感冒咳嗽、气喘、高血压，抑制肿瘤。

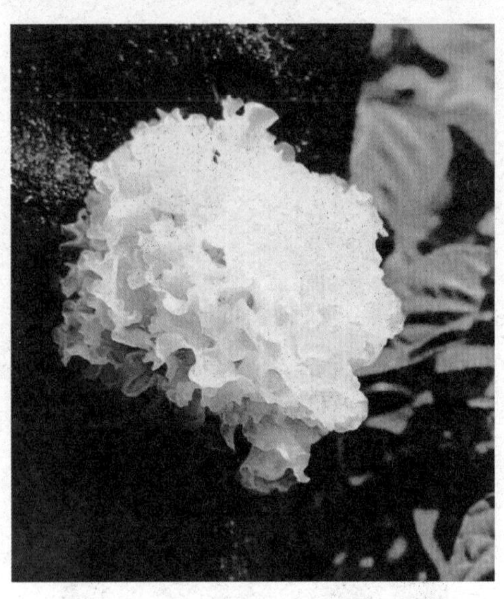

银　耳

【Tremella fuciformis Berk.】

【中文别名】白木耳、雪耳、白耳、白耳子、桑鹅、五鼎芝。

【分布地区】主要分布于浙江、福建、江苏、江西、安徽、台湾等地区。

【科属分类】真菌门（Eumycota）担子菌亚门（Basidiomycotina）异担子菌纲（Heterobasidiomycetes）木耳目（Auriculariales）银耳科（Tremellaceae）。

【性状介绍】银耳实体纸白至乳白色，胶质，半透明，柔软有弹性，由数片至10余片瓣片组成，形似菊花形、牡丹形或绣球形，直径3～15cm干后收缩，角质，硬而脆，白色或米黄色。子实层生瓣片表面。担子近球形或近卵圆形，纵分隔，（10～12）μm×（9～10）μm。

【生长环境】夏秋季生于阔叶树腐木上。

【成分药理】①银耳子实体多糖：银耳孢子多糖、糖蛋白TP、葡萄糖醛酸木糖甘露聚糖、酸性杂多聚糖AC、酸性杂多聚糖BC；脂类；甾醇部分含麦角甾醇、磷脂酰胆碱等。②银耳的营养成分相当丰富，在银耳中含有蛋白质、脂肪和多种氨基酸、矿物质及肝糖。银耳蛋白质中含有17种氨基酸。银耳还含有多种矿物质，如钙、磷、铁、钾、钠、镁、硫等，其中钙、铁的含量很高，在每百克银耳中，含钙643mg，铁30.4mg。营养价值很高，具有扶正强壮的作用，历代皇家贵族将银耳看作是“延年益寿之品”、“长生不老良药。”银耳中含有丰富的蛋白质维生素等，所以银耳粉有抗老去皱及紧肤的作用，常敷还可以去雀斑黄褐斑等。银耳富含维生素D，能防止钙的流失，对生长发育十分有益；因富含硒等微量元素，它可以增强机体抗肿瘤的免疫力。银耳中的膳食纤维可助胃肠蠕动，减少脂肪吸收，从而达到减肥的效果。③银耳中的有效成分酸性多糖类物质，能增强人体的免疫力，调动淋巴细胞，加强白细胞的吞噬能力，兴奋骨髓造血功能；银耳多糖具有抗肿瘤作用。还能增强肿瘤患者对放疗、化疗的耐受力。

【性味功用】甘、淡，平。入肺经、胃经、肾经。强精补肾、滋阴清热、滋补生津、润肺养胃、强心补脑、益气和血，用于虚劳咳嗽、痰中带血、津少口渴、病后体虚、气短乏力，主治心脏病、肺热咳嗽、肺燥干咳、久咳喉痒、咯痰带血、久咳络伤、胁部痛楚、肺疽肺瘘、月经不调、胃炎胃痛、大便秘结、大便下血、新久痢疾，抑制肿瘤等。

真菌门 Eumycota

冬孢菌纲（Teliomrcetes）

黑粉菌目（Ustilaginales）

黑粉菌科（Ustilaginaceae）

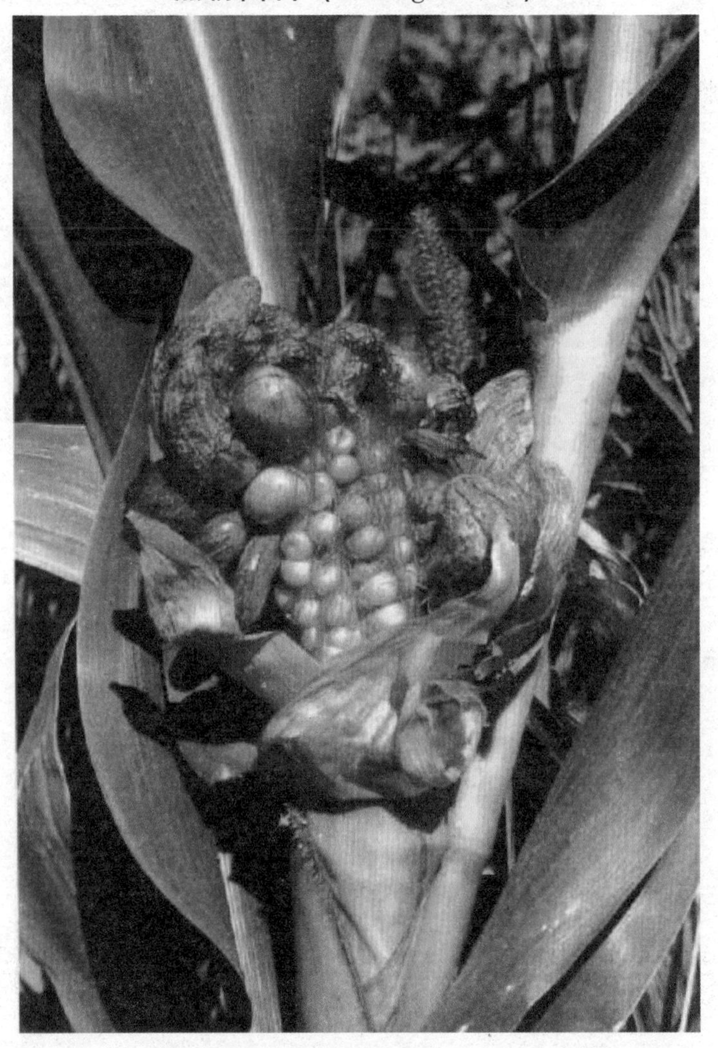

玉米黑粉菌

【Ustilago maydis（DC.）Corda】

【中文别名】玉蜀黍黑粉菌、玉米黑霉、棒子包（辽宁）、稔头。

【分布地区】主要分布于河北、山西、黑龙江、辽宁、吉林等地区。

【科属分类】真菌门（Eumycota）担子菌亚门（Basidiomycotina）冬孢菌纲（Telionmrcetes）黑粉菌目（Ustilaginales）黑粉菌科（Ustilaginaceae）。

【性状介绍】是由玉米黑粉菌（ustilagomaydis）所引起的一种局部侵染性病害。孢子堆的大小、形状不定，多呈瘤状，长或直径3～15cm，初期外面有一层白色膜，往往由寄生组织形成，有时还带黄绿色或紫红色彩，后渐变灰白至灰色，破裂后散出大量黑色粉末，即冬孢子。

【生长环境】玉米黑粉菌病菌寄主范围主要是田间土壤、病残株上以及土杂粪肥中。

【成分药理】含有谷氨酸、赖氨酸、丙氨酸、精氨酸、蛋氨酸、苏氨酸、组氨酸等16种氨基酸。此菌药用，利肝脏益肝胃和解毒作用。又治神精衰弱，小儿疳积。对小白鼠肉瘤有抑制作用。另生产一种异生长素，吲哚乙酸，能刺激高等植物生长。黑粉菌胞内外多糖产物的提取进行初步的研究与探讨。结果表明黑粉菌胞外多糖积累丰富，并以80%浓度的乙醇提取得率最高，最高可达3.0g/L。

【性味功用】寒，甘。入心经、肝经、胃经、大肠经。益气养阴，补气安神，补中解毒，利肝脏，健脑，益肠胃，解毒。用于血虚、或津液不足，口干舌燥，或热病气阴两伤，烦倦口渴者。用于心神不安、失眠多梦者，脾胃虚弱、倦怠食少、脘腹作痛或食物、药物中毒者。预防和治疗肝脏系统疾病、胃肠道溃疡，助消化、通便。治神经衰弱、小儿疳积，抑制肿瘤。

腹菌纲 Gasteromycetes

鬼笔目 Phallaes

鬼笔科 Phallaceae

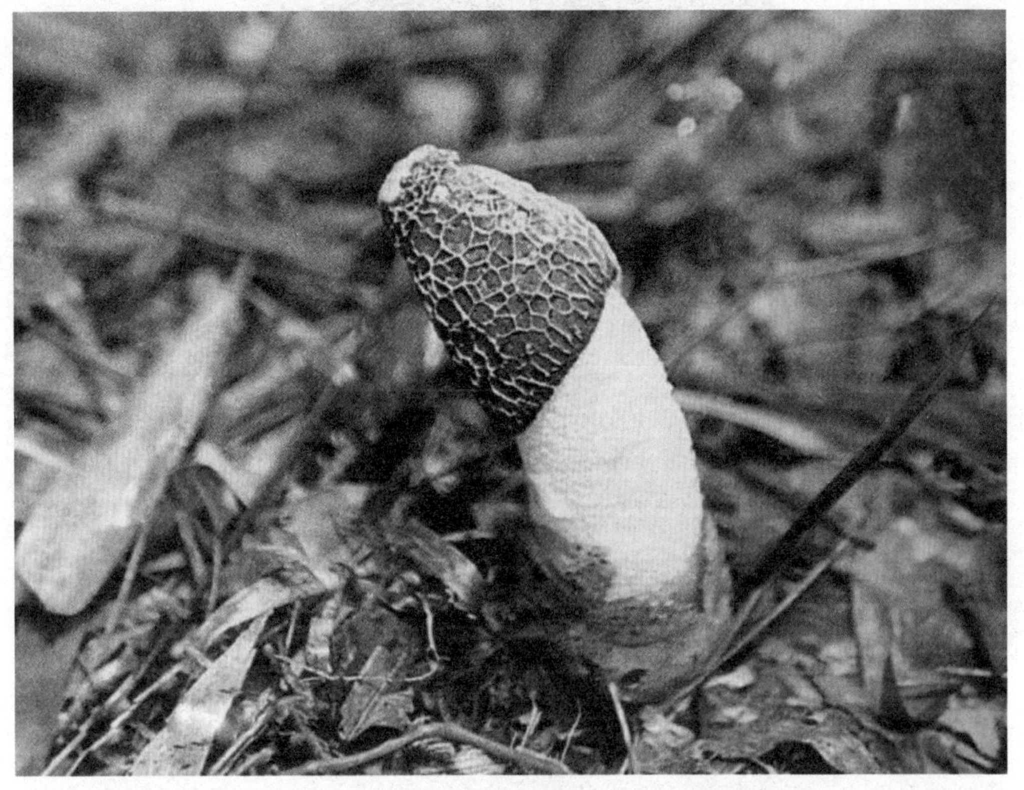

白鬼笔

【Phallus impudicus L. ex. Pers.】

【中文别名】鬼笔、鬼笔菌、竹下菌、竹菌、无裙荪。

【分布地区】主要分布于山西、山东、安徽、云南、广东等地区。

【科属分类】真菌门（Eumycota）担子菌亚门（Basidiomycotina）腹菌纲（Gasteromycetes）鬼笔目（Phallaes）鬼笔科（Phallaceae）。

【性状介绍】子实体中等或较大，高16～17cm，基部有苞状、厚而有弹性的白色菌托。菌盖钟形，有深网格，高4～5cm，宽3.5～4cm，成熟后顶平，有穿孔，生有暗绿色的粘而臭的孢子液。根茎呈结节状不规则圆柱形，直径1.4～4.2cm，有分枝；表面灰棕色，有纵皱，弯曲处常有密集的横皱纹，皮孔横长，微突起而色淡。根圆柱形，多扭曲，直径0.3～1.5cm；表面灰褐色或黑褐色，皱纹明显，皮较薄，剥落处呈灰黄色。质硬，断面黄白色，纤维性。

【生长环境】夏秋两季雨后，产生在林内地上。

【成分药理】子实体含麦甾醇，糖醛酸聚糖，甲醛，乙醛，苯乙醛，苯基巴豆油醛，甲基硫醇，硫化氢，二氢查耳酮，苯乙酸，乙酸，丙酸。可食用，但需把菌盖和菌托去掉后方可，可煎汁作为食品短期的防腐剂。

【性味功用】甘、淡，温。祛风除湿、活血止痛，主治风湿痛，抑制肿瘤。

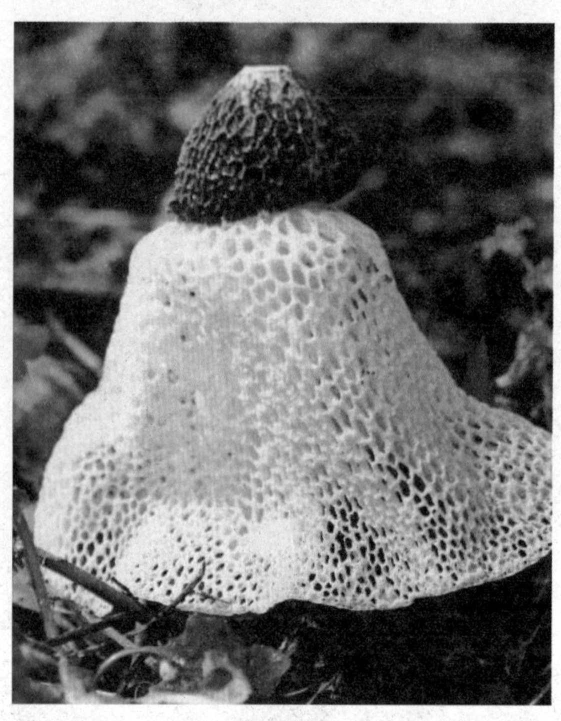

长裙竹荪

【Dictyophora indusiata（Vent. Pers.）Fisch.】

【中文别名】竹荪、竹笙、竹参、网纱菌、竹姑娘、臭角菌、竹蓐、竹肉、竹菰。

【分布地区】主要分布于福建，广东，海南，广西和云南西双版纳等地区。

【科属分类】真菌门（Eumycota）担子菌亚门（Basidiomycotina）腹菌纲（Gasteromycetes）鬼笔目（Phallaes）鬼笔科（Phallaceae）。

【性状介绍】子实体中等至较大，幼时卵球形，后伸长，高 12 ~ 20cm，菌托白色或淡紫色，直径 3 ~ 5.5cm，菌盖钟形，高宽 3 ~ 5cm，有显著网络，具微臭而暗绿色的孢子液，顶端平，有穿孔，菌幕白色，从菌盖下垂达 10cm 以上，网眼多角形，宽 5 ~ 10mm。柄白色，中空，壁海绵状，基部粗 2 ~ 3cm，向上渐细。

【生长环境】夏秋季于竹林或其他林内或园林中地上群生或单生。

【成分药理】①竹荪子实体含（1→3）-β-D-葡聚糖，以及苏氨酸、缬氨酸、蛋氨酸、异亮氨酸、苯丙氨酸、赖氨酸、色氨酸等人体必需氨基酸与其他氨基酸，蛋白质，钾、钙、磷、锌、锰、硒等。②为名贵食用菌。可药用，治痢疾。③有抗癌作用，对小白鼠肉瘤 S-180 的抑制率为 60%，对艾氏癌的抑制率为 70%。④子实体的提取液对高血压、高胆固醇及腹壁脂肪过厚等有较好的疗效。⑤竹荪属于生理碱性食品，长期服用能调整中老年人体内血酸和脂肪酸的含量，有降低高血压的作用。⑥云南省的苗族人民还有将竹荪和糯米一同泡水喝，用以治疗伤症、病弱和咳嗽，并有止痛、补气的作用。贵州民间还将竹荪用于治痢疾、细菌性肠炎以及白血症等。⑦竹荪所含的多糖是具有高活性的大分子物质，在抗肿瘤、抗凝血、抗炎症、刺激免疫以及降血糖方面都有一定的疗效，对艾滋病也有抑制作用。⑧另外，在中性至碱性条件下，竹荪可发挥抑菌作用，且抑菌成分对高温、高压稳定，竹荪对食品防腐有奇效，具有广泛的使用范围。因此在煮熟的菜肴中，加入竹荪，便可保存较长时间而不致于腐败变质。

【性味功用】甘、微苦，凉。补气养阴、润肺止咳、清热利湿，抑菌，主治肺虚热咳、喉炎、痢疾、白带、高血压、高血脂，抑制肿瘤。

笼头菌科　Clathraceae

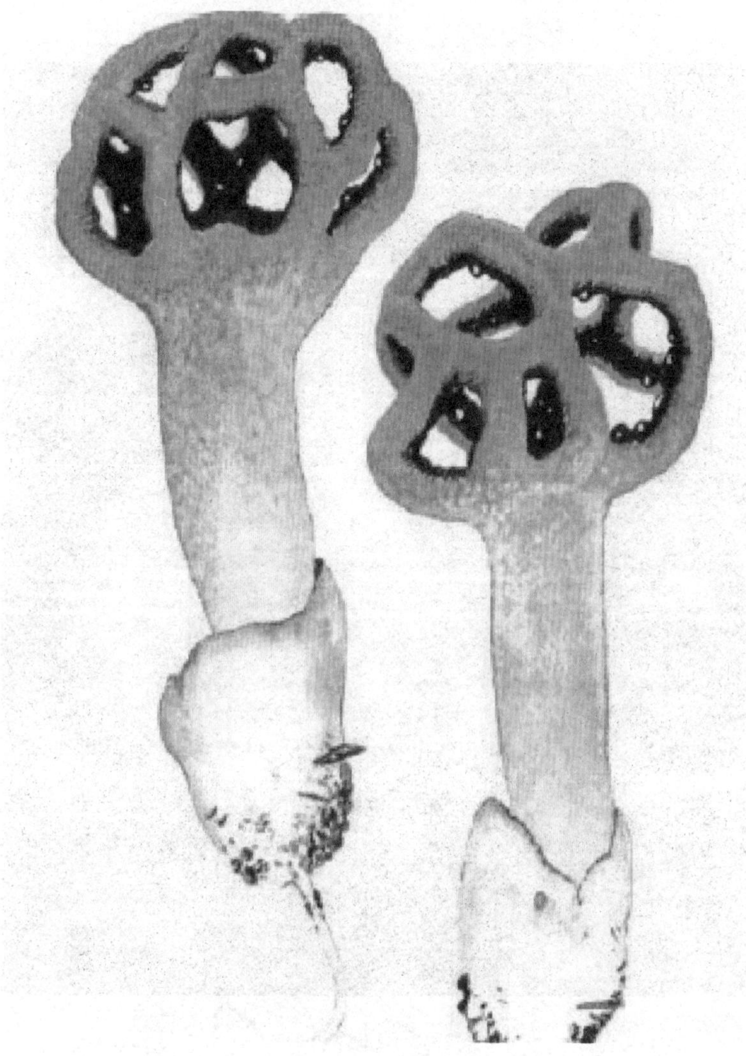

黄柄笼头菌

【Simblum gracile Berk.】

【中文别名】围篱状柄笼头菌、田头格柄笼头菌。

【分布地区】主要分布于四川、江苏、河北、台湾、河南、北京等地区。

【科属分类】真菌门（Eumycota）担子菌亚门（Basidiomycotina）腹菌纲（Gasteromycetes）鬼笔目（Phallaes）笼头菌科（Clathraceae）。

【性状介绍】子实体小或中等大。菌盖近球形，窗格状，橘黄色，直径 2 ~ 4cm，具有 12 ~ 18 格孔。格径 3 ~ 10mm。柄黄色，海绵质，长 6 ~ 10cm，中空，顶端开口，向下渐细，基部尖削，其下有高、宽约 3cm 的白色菌托。孢体暗色，有臭味，产生在格的内侧。孢子椭圆形，无色、光滑，(4.5 ~ 5.1) μm ×（1.9 ~ 2）μm。

【生长环境】生于林中、田地上。

【成分药理】此种在河南民间服用子实体治疗食管癌和胃癌。

【性味功用】抑制肿瘤。

腹菌目 Hymenogastrales

须腹菌科 Rhizopogonaceae

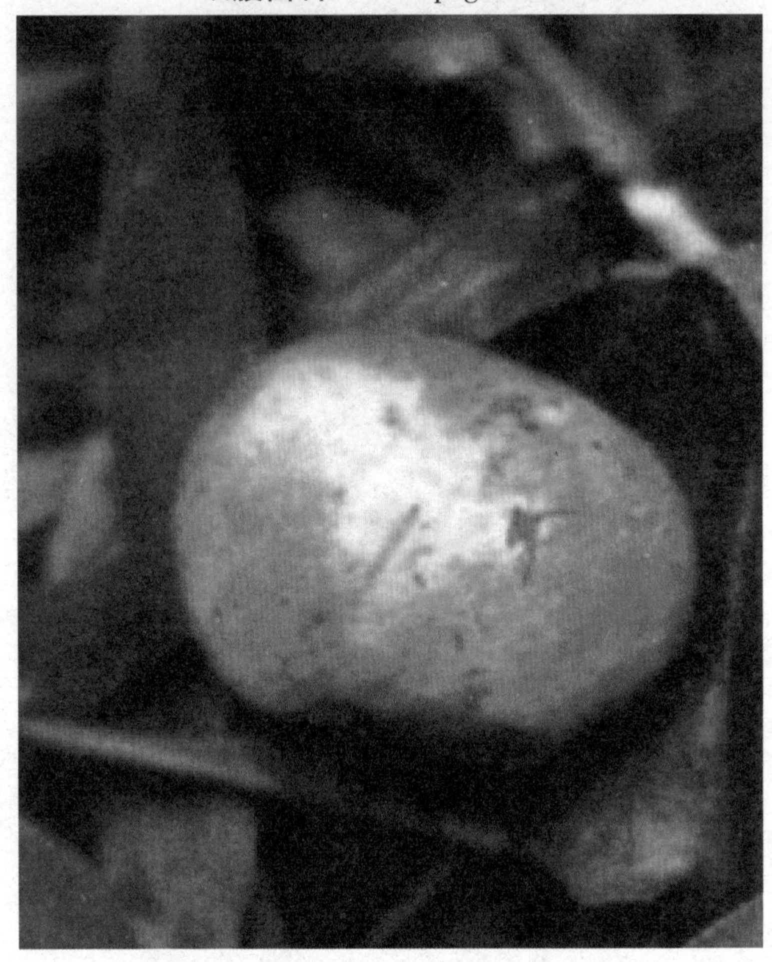

红须腹菌

【Rhizopogon rubescens (Tul.) Tul.】

【中文别名】红根须腹菌、红根包菌。

【分布地区】主要分布于云南、福建、香港等地区。

【科属分类】真菌门（Eumycota）担子菌亚门（Basidiomycotina）腹菌纲（Gasteromycetes）腹菌目（Hymenogastrales）须腹菌科（Rhizopogonaceae）。

【性状介绍】子实体一般较小，呈扁球形至近圆球形或形状不规则，直径1～6cm，表面近平滑，白色或有红色色调，成熟带淡黄褐色，伤处变红色，表皮基部开始充实，白色，后成迷路状，变黄色或暗褐色，味温和。孢子长椭圆形，无色，光滑，（9～14）μm×（3.5～4.5）μm。

【生长环境】春至秋至生林中沙质土壤里，逐渐露出地面。此菌为树木外生菌根菌。

【成分药理】可食用，味鲜美。每百克干品中含粗蛋白质23.6 g、纯蛋白质15.7g、粗脂肪5.4g、碳水化合物56.8g、粗纤维6.8g、灰分7.4g，其蛋白质含量超过香菇、金针菇等重要食菌。此菌实验表明有抗癌作用，对小白鼠肉瘤S－180和艾氏癌的抑制率为60%。

【性味功用】抑制肿瘤。

马勃目 Lycoperdales

马勃科 Lycoperdaceae

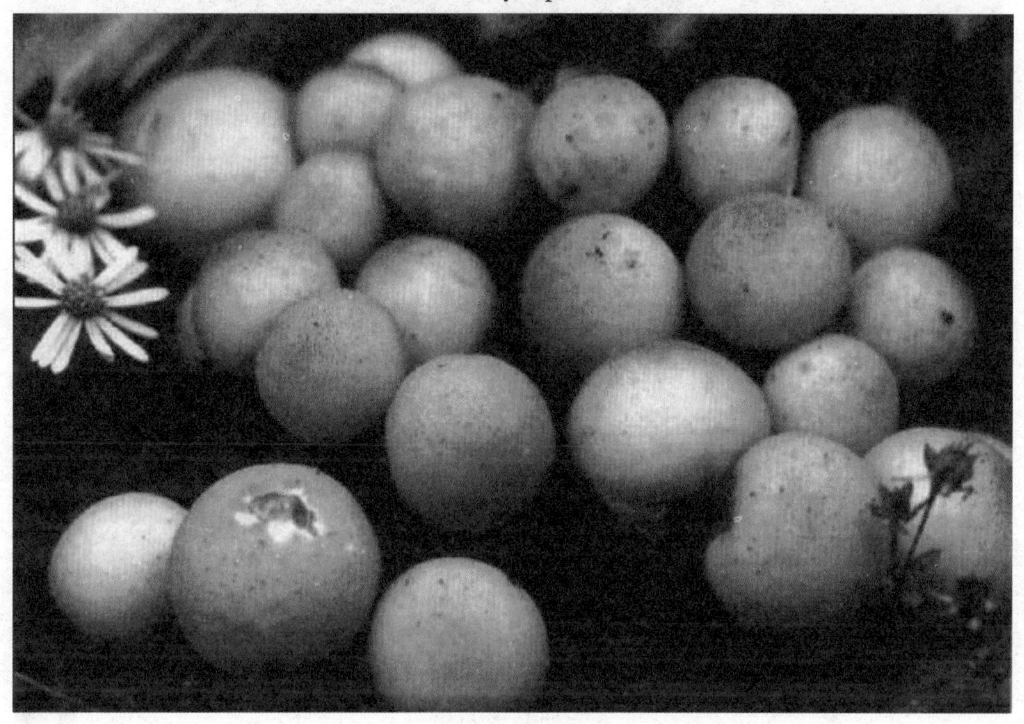

梨形马勃

【Lycoperdon pyriforme Schaeff.：Pers.】

【中文别名】梨形灰包。

【分布地区】主要分布于河北、山西、内蒙古、黑龙江、吉林、安徽、香港、台湾、广西，陕西，甘肃、青海、新疆、四川、西藏、云南等地区。

【科属分类】真菌门（Eumycota）担子菌亚门（Basidiomycotina）腹菌纲（Gasteromycetes）马勃目（Lycoperdales）马勃科（Lycoperdaceae）。

【性状介绍】子实体小，高2～35cm，梨形至近球形，不孕基部发达，由白色菌丝束固定于基物上。初期包被色淡，后呈茶褐色至浅烟色，外包被形成微细颗粒状小疣，内部橄榄色，后变为褐色。

【生长环境】夏秋季生长在林中地上或枝物或腐熟木桩基部，丛生、散生或密集群生。

【成分药理】幼时可食，老后内部充满孢丝和孢粉，可药用，用于止血。含有抗肿瘤物质，对小白鼠肉瘤S－180和艾氏癌抑制率均达100%。

【性味功用】可治疗外伤出血，抑制肿瘤。

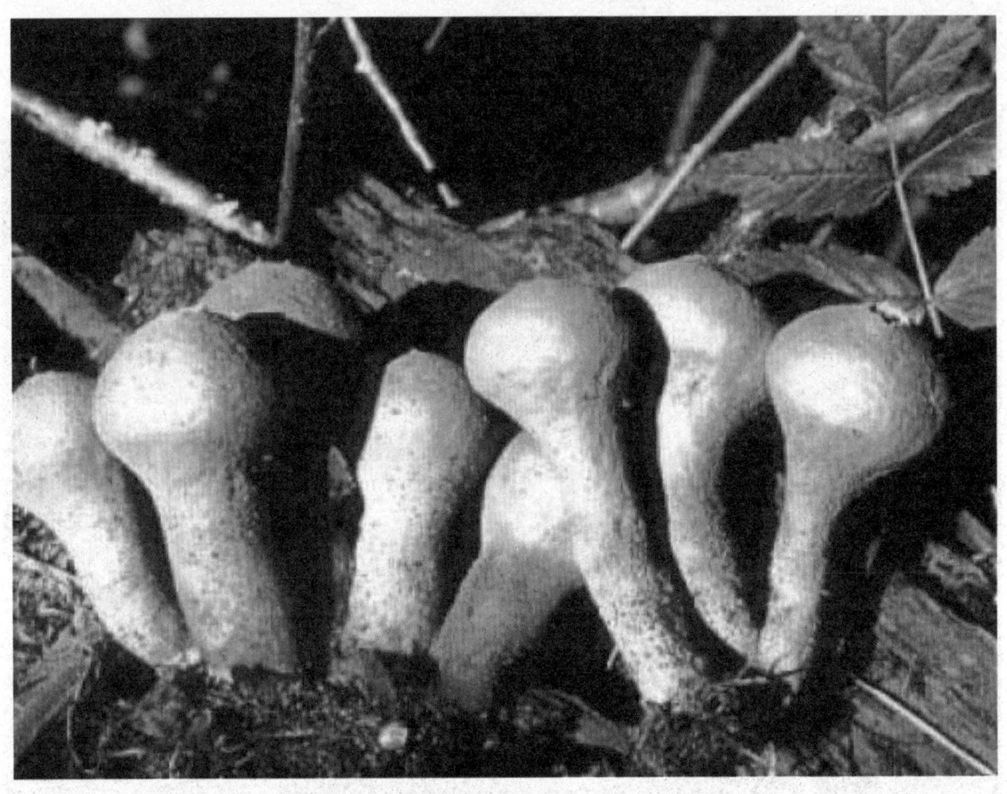

长柄梨形马勃

【Lycoperdon pyriforme Schaeff. var. excipuliforme Desm.】

【分布地区】主要分布于湖南、海南、广西、甘肃、陕西等。

【科属分类】真菌门（Eumycota）担子菌亚门（Basidiomycotina）腹菌纲（Gasteromycetes）马勃目（Lycoperdales）马勃科（Lycoperdaceae）。

【性状介绍】子实体小，高可达 4 ~ 5cm，近似圆筒形，不孕基部比梨形马勃更发达，长 3 ~ 4cm，其他特征同梨形马勃。

【生长环境】夏秋季，成群生长于林中腐木上。

【成分药理】幼嫩时可以食用，有记载味很好。据报道有抗癌作用，对小白肉瘤 S-180 和艾氏癌的抑制率为 100%。

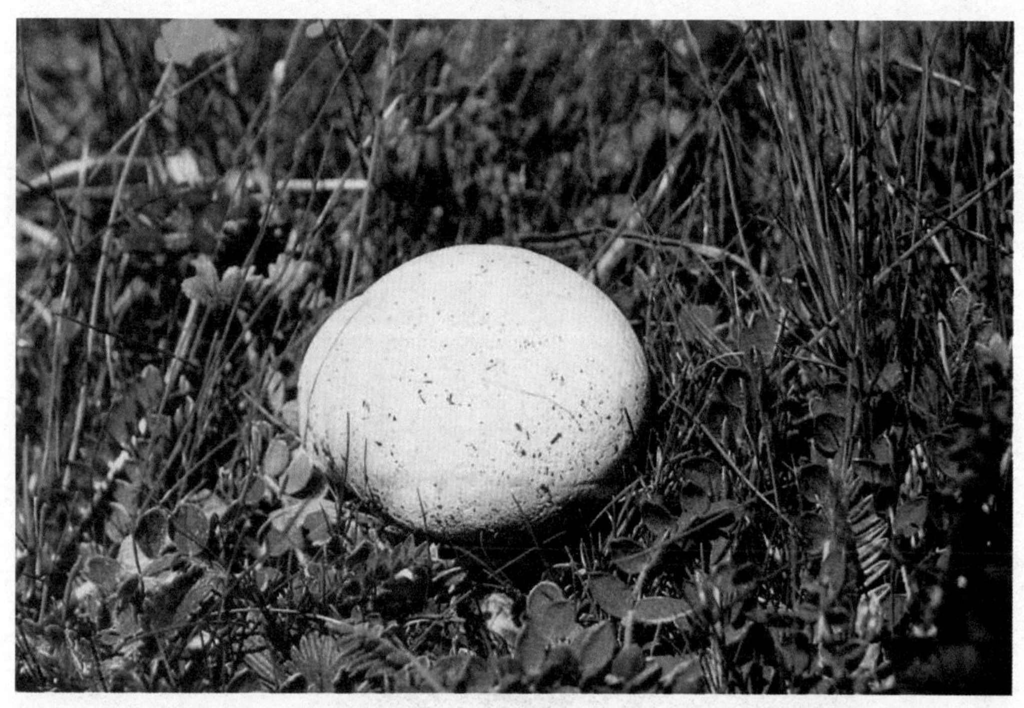

大秃马勃

【Calvatia gigantea（Batsch：Fr）Lloyd】

【中文别名】大马勃、巨马勃、马粪包、热砂芒。

【分布地区】主要分布于东北、华北、西北、西南、中南等地区。

【科属分类】真菌门（Eumycota）担子菌亚门（Basidiomycotina）腹菌纲（Gasteromycetes）马勃目（Lycoperdales）马勃科（Lycoperdaceae）。

【性状介绍】子实体球形至近球形，直径 15～25cm 或更大，不孕基部无或很小，包被初为白色，后变浅黄色或淡绿黄色，初微具绒毛，后变光滑，薄，脆，成熟后不规则地块状剥离，由膜状外包被和较厚内包被组成。孢体浅黄色，后变橄榄色。孢丝长，稍分枝，具横隔但稀少，浅橄榄色，粗 2.5～6μm。孢子球形，光滑，或有时具细微小疣，浅橄榄色，直径 4～6μm。

【生长环境】单生或群生于草地。

【成分药理】①含有酯类化合物、氨基酸、地衣酸、尿素、麦角固醇、淀粉酶和溴 < 100μg/kg。孢子水提取物含有效成分马勃素（calvacin），是一种对热中度稳定的黏蛋白，对小白鼠肉瘤 S－180 和肉瘤 MA387 及 Carbb、金鼠肉瘤效果较好，对多种动物瘤株均有抑制作用。清肺利咽，止血消肿，解毒治伤。大秃马勃的担子果经水提、乙醇沉淀、酶解、Sepharose 2B 柱层析，得均一性组分 CGⅢ。CGⅢ对由二甲苯所致小鼠耳壳炎，甲醛致小鼠水肿，醋酸引起的小鼠扭体反应均有显著的抑制作用，能显著延长小鼠热板反应时间。CGⅡ对供试微生物菌株无毒性。

【性味功用】辛，平。入肺经。治肺热咳嗽，慢性扁桃体炎，咽喉肿痛，音哑，吐血，衄血，痔疮出血，外伤出血，抑制肿瘤。蒙药治创伤出血，鼻出血，便血，尿血，吐血，咳血，月经过多，毒蛇咬伤，烧伤。

美口菌目　Calostomatales

美口菌科　Calostomataceae

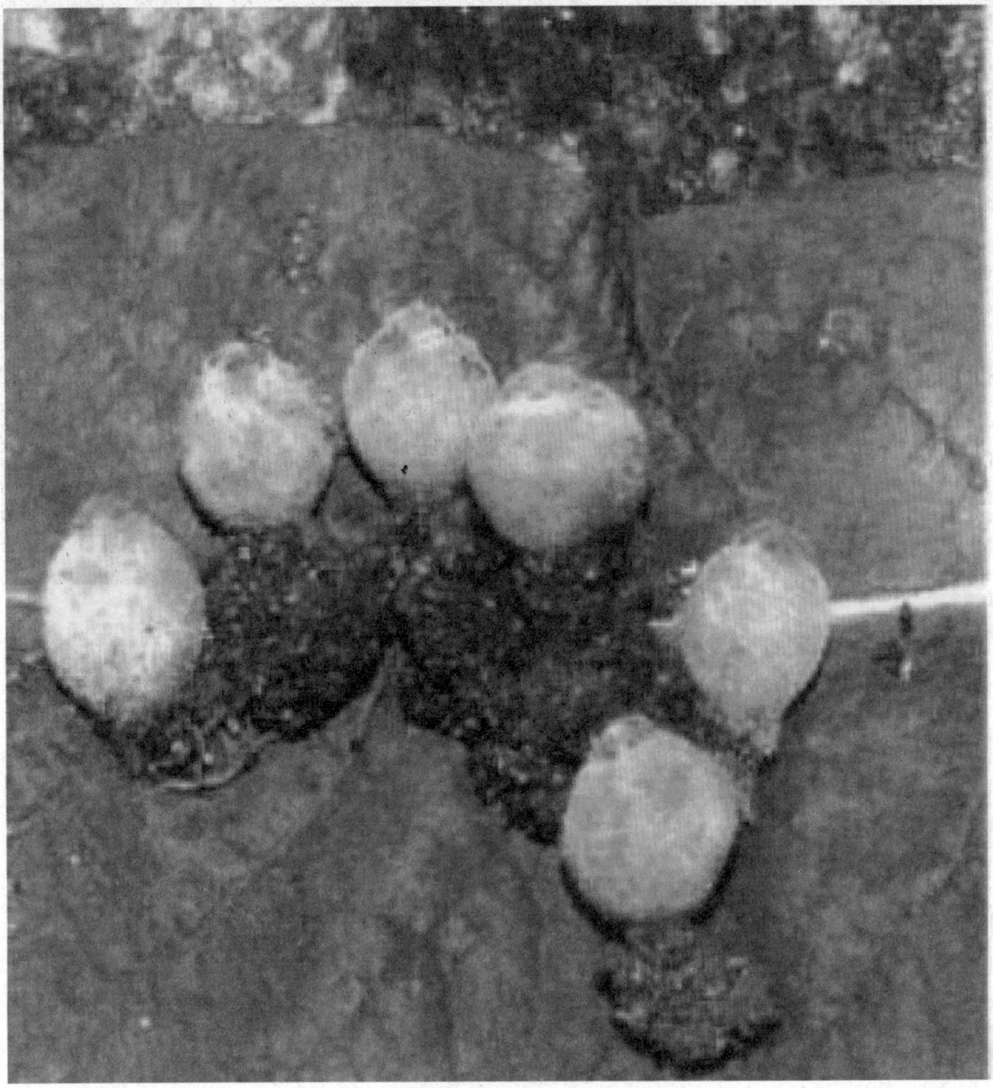

日本美口菌

【Calostoma japonicum P. Henn.】

【分布地区】主要分布于湖南等地区。

【科属分类】真菌门（Eumycota）担子菌亚门（Basidiomycotina）腹菌纲（Gasteromycetes）美口菌目（Calostomatales）美口菌科（Calostomataceae）。

【性状介绍】子实很小。卵圆形，浅土黄色，表面粗糙有稍大的鳞片，基部有一束发达而往往交织的根状菌索。顶部裂为 5～6 片，鲜红色，孢子长椭圆形，无色，粗糙，（10～23）μm×（6～10）μm。

【生长环境】夏秋季生于阔叶林中地上，往往成群或成片生长。

【成分药理】据试验有抗癌作用，对小白鼠 180 肉瘤和艾氏癌的抑制率均达 100%。

【性味功用】抑制肿瘤。

子囊菌亚门　Ascomycotina

核菌纲　Pyrenomycetes

麦角菌目　Clavicipitales

麦角菌科　Clavicipitaceae

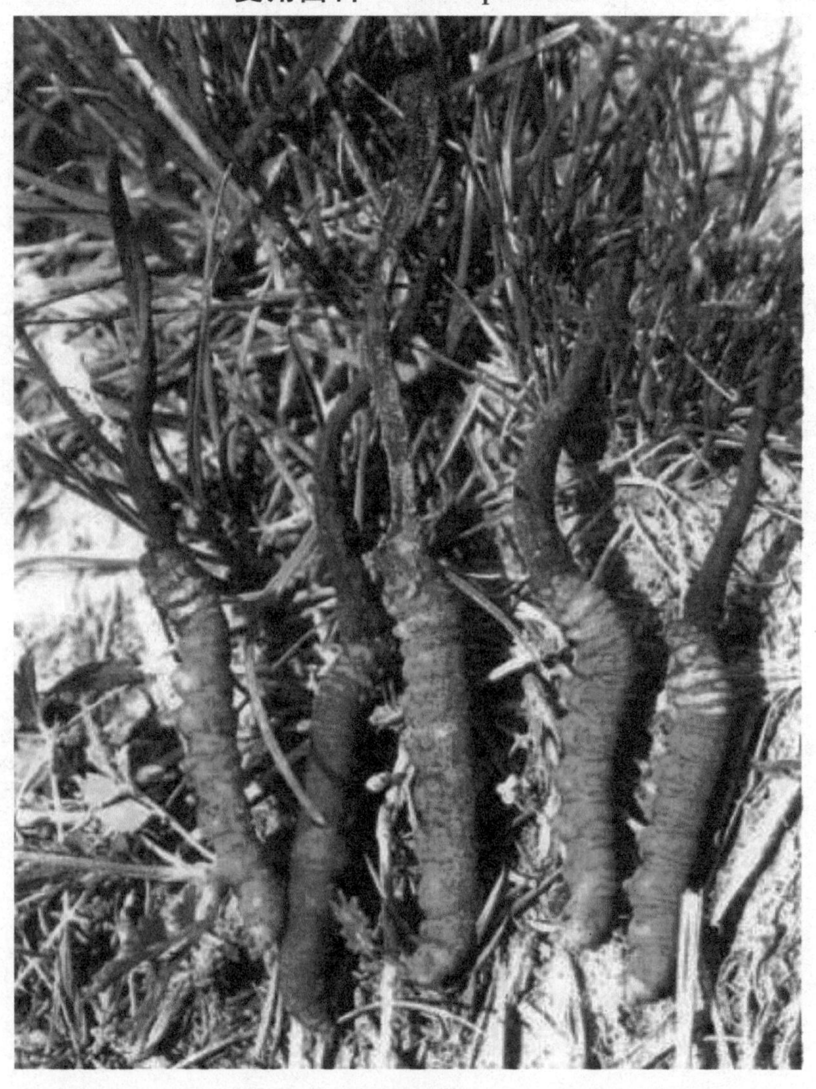

冬虫夏草

【Cordyceps sinensis（Berk.）Sacc.】

【其他名称】中华虫草、夏草冬虫、虫草、冬虫草。

【分布地区】主要分布于青海、西藏、新疆、四川、云南、甘肃、贵州等地区。

【科属分类】真菌门（Eumycota）子囊菌亚门（Ascomycotina）核菌纲（Pyrenomycetes）麦角菌目（Clavicipitales）麦角菌科（Clavicipitaceae）。

【性状介绍】子囊菌之子座出自寄主幼虫的头部，单生，细长如棒球棍状，长3～11cm；不育柄部长3～8cm，直径1.5～4mm；上部为子座头部，稍膨大，呈圆柱形，长1.5～4cm，褐色，除先端小部外，密生多数子囊壳；子囊壳大部陷入子座中，先端凸出于子座之外，卵形或椭圆形，长250~500μm，直径80~200μm，每一子囊壳内有多数长条状线形的子囊；寄主为鳞翅目、鞘翅目等昆虫的幼虫，冬季菌丝侵入蛰居于土中的幼虫体内，使虫体充满菌丝而死亡。夏季长出子座。

【生长环境】蝙蝠蛾幼虫被虫草菌（Cordyceps sinensis）感染，死后尸体、组织与菌丝结成坚硬的假菌核，在冬季低温干燥土壤内保持虫形不变达数月之久（冬虫），待夏季温湿适宜时从菌核长出棒状子实体（子囊座）并露出地面（夏草）。

【成分药理】①冬虫夏草素能抑制链球菌、鼻疽杆菌炭疽杆菌等病菌的生长，又是抗癌的活性物质，对人体的内分泌系统和神经系统有好的调节作用，虫草素可渗入到RNA中，在细胞内可磷酸化为3′-ATP，因而势必导致mRNA吸收和成熟障碍，影响蛋白质的合成，从而达到抑制肿瘤的作用。虫草素对人的鼻咽癌（KD）细胞有很强的抑制作用。②能提高肝脏的解毒能力，起到扶肝的作用。③调节免疫。免疫系统相当于人体中的军队，对内抵御肿瘤，清除老化、坏死的细胞组织，对外抗击病毒、细菌等微生物感染。人体每天都可能出现突变的肿瘤细胞。免疫系统功能正常的人体可以逃脱肿瘤的厄运，免疫系统功能出现问题的人，却可能发展成肿瘤。④调节呼吸系统功能。冬虫夏草具有扩张支气管、平喘、祛痰、防止肺气肿的作用。⑤调节血脂。冬虫夏草可以降低血液中的胆固醇和甘油三酯，提高对人体有利的高密度脂蛋白，减轻动脉粥样硬化。

【性味功用】甘，温。入肺肾经。能保肺益肾，秘精益气，补亏损，壮命门，止咳化痰。治痰饮咳嗽、虚劳咳血、阳痿遗精、腰膝酸痛、神经性胃痛、肺结核及病后久虚不复等。

肉座菌目 Hypocreales

肉球菌科 Hypocreaceae

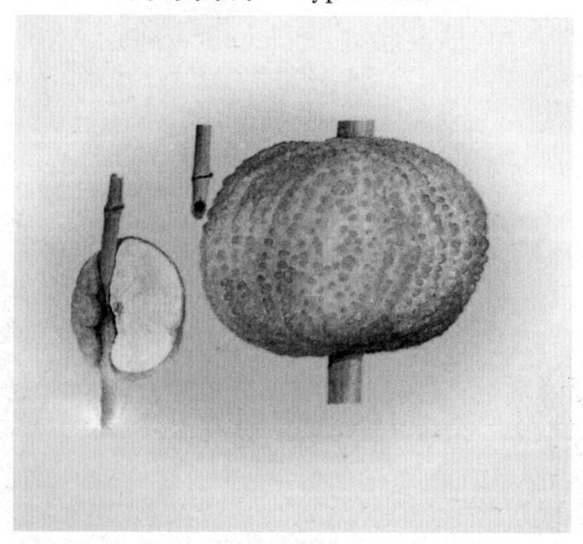

竹生肉球菌

【Engleromyces goetzi P. Henn. 】

【中文别名】竹菌、戈茨肉球菌、肉球菌、竹生、竹球菌、竹荷包。

【分布地区】主要分布于云南、四川、西藏等地区。

【科属分类】真菌门（Eumycota）子囊菌亚门（Ascomycotina）核菌纲（Pyrenomycetes）肉座菌目（Hypocreales）肉球菌科（Hypocreaceae）。

【性状介绍】子座近球形，肉质，中等大。直径 6 ~ 10（20）cm，新鲜时表面浅肉色，后变深色，内部白色，平滑且有突起。子囊壳埋生于子座内，呈多层排列，椭圆形，卵圆形或近球形，(720 ~ 780）μm ×（480 ~ 590）μm，壁呈肉桂色。子囊近圆柱形，有孢子部分（135 ~ 150）μm ×（16 ~ 19）μm。每个子囊内有孢子 8 个，单行排列。孢子广椭圆形，早期无色，后变成淡紫色，最后褐色，(15 ~ 21）μm ×（11 ~ 15）μm，侧丝细长线形。

【生长环境】生于竹秆上且包围竹秆生长。

【成分药理】据云南省植物研究所等研究成果显示，该菌含有一种广谱抗菌物质，此物质经有机溶剂提取后主要存在于乙醚提取物中。本品子座部分含松胞菌素 D 和竹菌素。从竹菌（肉球菌）的子实体分离到的松胞菌素 D 能专一性地影响哺乳动物细胞的微丝系统排列，抵抗病毒对细胞的感染，并具有有效地杀灭阴道滴虫的作用。有报道，松胞菌素为一类新型的细胞毒物质，能抑制细胞质分裂，高浓度时能使细胞核从细胞中脱出。竹菌醚提取物对小鼠肉瘤和小鼠宫颈癌有抑制作用。该提取物中的一个结晶组分发现有明显的细胞毒性。小鼠腹腔一次注射 5mg/kg 剂量可导致立即死亡。竹菌菌粉治疗肝癌、肺癌、胃癌、直肠癌病例表现出一定的缓解作用，除胃肠道反应以外，未见造血系统等有明显的影响。晒干后药用，有抗菌消炎作用，其味苦，某些人服后可能产生呕吐反应。民间以此菌治病历史悠久，对癌症，喉炎、扁桃腺炎、腮腺炎、胃炎、胃溃疡、急性肾炎、皮肤化脓等炎症有一定疗效。

【性味功用】苦，寒。主治咽喉炎、扁桃体炎、腮腺炎，胃炎、胃溃疡，肾炎，无名肿毒。抑制肿瘤。

盘菌纲 Discomycetes

柔膜菌目 Helotiales

核盘菌科 Sclerotiniaceae

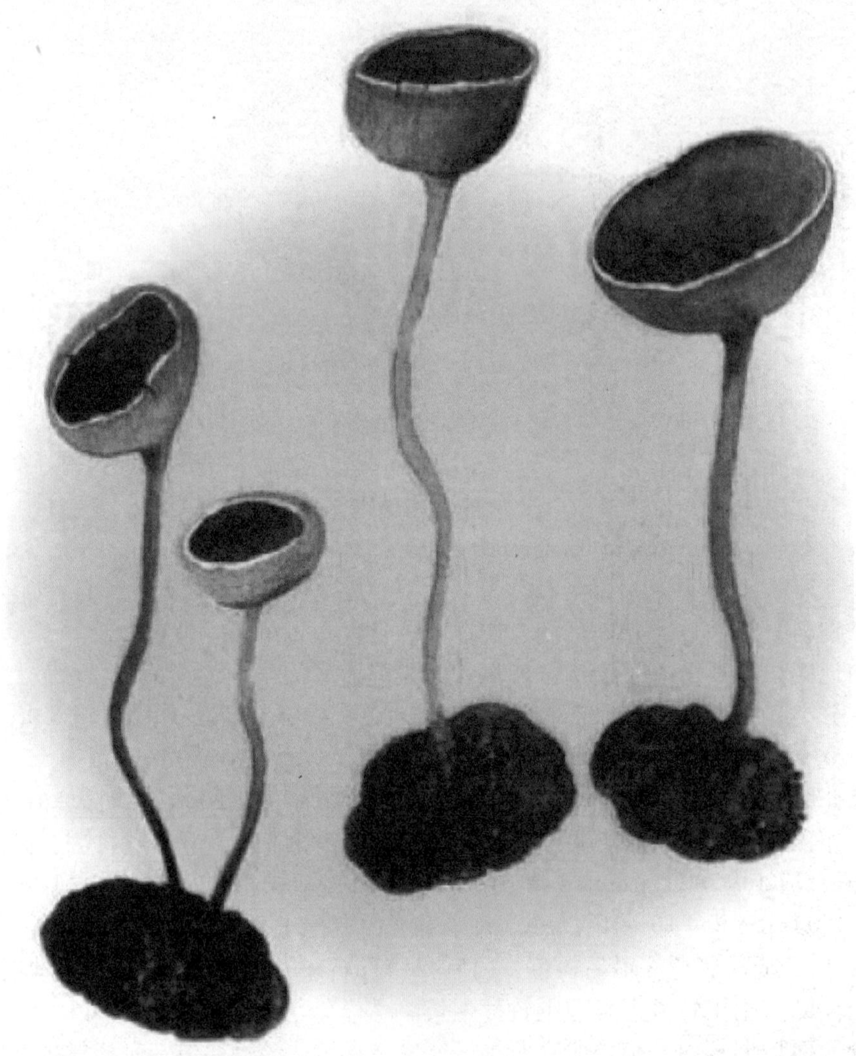

核盘菌

【Sclerotinia sclerotiorum (Lib.) de Bary】

【分布地区】主要分布于吉林、河南、江苏、四川、广西等。

【科属分类】真菌门（Eumycota）子囊菌亚门（Ascomycotina）盘菌纲（Discomycetes）柔膜菌目（Helotiales）核盘菌科（Sclerotiniaceae）。

【性状介绍】子囊盘小，呈小杯状，浅肉色至褐色，单个或几个从菌核上生出，直径0.5～1cm，柄褐色细长，弯曲，长3～5cm，向下渐细，与菌核相连。菌丝体可以形成菌核，长柄的褐色子囊盘产生在菌核上。菌核形状多样，长3～15μm。子囊圆柱形。

【生长环境】生于林地、田间上，是油菜的重要病原物。

【成分药理】记载可食用，不过一般个体小，食用价值不大。日本曾利用此菌制取的多糖，对小白鼠肉瘤S－180有抑制作用。

参考文献

［1］卯晓岚．中国大型真菌．河南：河南科学技术出版社，2000

［2］卯晓岚．中国经济真菌．北京：科学出版社，1998

［3］刘波．中国药用真菌．山西：山西人民出版社，1978

［4］陈康林．肿瘤治疗的革命．北京：中医古籍出版社，2008

［5］陈康林．肝脏疾病治疗的革命．北京：中医古籍出版社，2008

［6］陈康林．野生灵芝开启生命之门．北京：中医古籍出版社，2007

［7］陈康林．野生灵芝点燃生命之光．北京：中国科学技术出版社，2004

［8］陈康林．被遗忘的灵丹妙药－野生药用真菌．北京：中医古籍出版社，2011

［9］陈康林．野生灵芝－国药之王．北京：中国科学技术出版社，2005

［10］陈康林．自拟野生药用真菌配方治疗肝癌介入术后的探讨．北京：中华中医药学会，2012

［11］陈康林．一种治疗肿瘤的中药．中国专利：ZL200410100943．8，2007－08－15

［12］陈康林．一种治疗糖尿病的中药．中国专利：ZL200410100944．2，2006－07－19

［13］陈康林．一种治疗肝病的中药．中国专利：ZL200410100950．8，2006－11－29

［14］陈康林．一种治疗乙肝、肝硬化的中药．中国专利：ZL200410100945．7，2007－08－15

［15］陈康林．毒菌与野生药用真菌治疗脑瘫一例分析．北京：中华中医药学会，2012

［16］陈康林．野生毒菌治疗重症肌无力举隅．北京：中华中医药学会，2012

［17］陈康林．浅谈野生毒菌治疗肺癌脑转移的临床用药思路．北京：中华中医药学会，2012

［18］陈康林．病案举隅——浅论野生药用真菌治疗肺癌骨转移的用药思路．北京：中华中医药学会，2012

［19］陈康林．子宫癌的野生药用真菌治疗浅析．北京：中华中医药学会，2012

［20］陈康林．关于开展野生药用真菌治疗肿瘤技术推广的通知．北京：中国中医科学院中医药科技合作中心，2009

［21］国家中医药管理局《中华本草》编委会．中华本草．上海：上海科学技术出版社，1999

［22］徐锦堂，兰进．中国药用真菌学．北京：联合出版社，1997

［23］胡世林，严仲铠，李万林．中国长白山药用植物彩色图志．北京：人民卫生出版社，1997

［24］李世全．秦岭巴山天然药物志．陕西：陕西科学技术出版社，1987

［25］肖林榕，林莉，严婉筠，等．菌类本草．北京：中国医药科技出版社，2003

［26］李时珍．本草纲目．上海：上海中医药大学出版社，2004

［27］孙思邈．千金要方．北京：人民卫生出版社，1982

［28］郭凯勇．菌核侧耳－花椰菜抗辐射发酵饮料研制．沈阳：东北理工大学，2009

［29］马岩等．长白山野生黄蘑抗肿瘤活性多糖的研究．白求恩医科大学学报，1982

［30］黄年来．中国大型真菌原色图鉴．北京：农业出版社，1998

［31］丁恒山．中国药用孢子植物．上海：上海科学技术出版社，1982

[32] 黄宫绣．本草求真．山西：山西出版社，2012

[33] 叶菲，吴丛梅，苏士杰，等．黄蘑碱提物对 X 射线照射小鼠免疫功能的保护作用．白求恩医科大学学报，1996（6）

[34]（明）兰茂．滇南本草图说．北京：中医古籍出版社，2007

[35] 张璐．本经逢原．北京：中国医药科技出版社，2011

[36] 严仲铠，李万林．中国长白山药用植物彩色图志．人民卫生出版社，1996

[37] 戴玉成，图力古尔．中国东北野生食药用真菌图志．科学出版社，2007

[38] 邓叔群．中国的真菌．科学出版社，1963

[39] 戴慎，倪朱谟，陈仁寿，等．本草汇言．上海：上海科学技术出版社，2005

[40] 江苏省植物研究所等．新华本草纲要．上海：上海科学技术出版社，1988

[41] 朱有昌等．东北药用植物．黑龙江：黑龙江科学技术出版社，1989

[42] 范爱平．医林纂要．北京：学苑出版社，2007

[43] 郭霞珍等．《雷公炮制药性解》评注．北京：人民军医出版社，2010

[44] 陈士瑜，陈海英．蕈菌医方集成．上海：上海科学技术文献出版社，2000

[45] 吉林省中医中药研究所．长白山植物药志．吉林：吉林人民出版社，1982

[46] 张光亚．中国常见食用菌图鉴．云南：云南科技出版社，1999

[47] 刘旭东．中国野生大型真菌彩色图鉴．北京：中国林业出版社，2002

[48] 南京中医药大学．中药大辞典．上海：上海科学技术出版社，2006

[49]《中国药学大辞典》编委会．中国药学大辞典．北京：人民卫生出版社，2010

[50] 应建浙．中国药用真菌图鉴．北京：科学出版社，1987

[51] 刘慎谔．东北药用植物志．北京：科学出版社，1959

[52] 李建宗．湖南大型真菌志．湖南：湖南师范大学出版社，1993

[53] 长春中医学院革命委员会．吉林中草药．吉林：吉林人民出版社，1970

[54] 黄燮才．中国民间生草药原色图谱．广西：广西科学技术出版社，2003

[55] 李茹光．吉林省有用和有害真菌．吉林：长春吉林人民出版社，1980

[56] 朱亚民．内蒙古植物药志．内蒙古：内蒙古人民出版社，1989

[57] 周存山，马海乐．《食用菌》江苏：江苏大学生物与环境工程学院，2005

[58] 郭炜，董文良，李坤星．《中国实验方剂学杂志》．山东：山东中医药大学，2010

[59] 赵澜，张红锋．《华东师范大学学报（自然科学版）》．华东师范大学生命科学院，2008

[60] 李宜明，沈业寿，等．《中国科学技术大学学报》．安徽：安徽大学生命科学学院糖复合物与糖工程实验室，2006

[61] 车会莲，孟繁岳，杜杰，等．《中国公共卫生》．黑龙江：黑龙江省肿瘤防治研究所中国疾病预防控制中心营养与食品安全所食源性疾病监控室哈尔滨医科大学公共卫生学院卫生检验教研室，2005

[62] 王清，沈业寿，赵浩如．《食用菌》．安徽：安徽大学生命科学院学院，中国药科大学，2006

[63] 张瑾，王永泉，张立生，等．《中华医药杂志》．北京：中国医学科学院肿瘤医院药理中心，2008

[64] 沈业寿，郑立军，王正亮，等．《癌变·畸变·突变》．安徽：安徽大学生化微生物研究所糖复合物与糖工程，2007

［65］杨全，张卉，王琦，等.《北京中医药大学学报》. 广东：广东药学院中药学院 北京：北京中医药大学中药学院 吉林：吉林农业大学中药材学院，2007

［66］梁大勇，黄芳，赵晨，等.《生物加工过程》. 山东：青岛农业大学，山东省应用真菌重点实验室，2012

［67］刘海燕，张艳英，苏延友，等.《泰山医学院学报》. 山东：泰山医学院，2006

［68］傅海庆，陈绍军，陈汉清，等.《福建农林大学学报（自然科学版）》. 福建：福建农林大学食品科学学院，2006

［69］郭佳，宋荣，包海鹰，等.《食用菌学报》. 吉林：吉林农业大学中药材学院 北京：北京林业大学微生物研究所，2010

［70］杨全. 桑黄的液体发酵及其粗多糖抗肿瘤作用的研究. 吉林：吉林农业大学，2002

［71］张敏，纪晓光，贝祝春，等.《中药药理与临床》. 军事医学科学院微生物流行病研究所，2006

［72］赵澜. 桑黄多糖的抗肿瘤及抗血管生成作用. 华东师范大学学报，2007. 5

［73］杨全，胡旭光，王琦，等. 药用真菌桑黄菌丝体多糖抗肿瘤作用的研究. 中国中药杂志. 2006－20

［74］王超儀. 桑黄的生药学鉴定及抗肿瘤活性的对比研究. 吉林：吉林农业大学，2013. 6. 1

［75］王稳航，李玉，李兰会. 药用真菌桑黄抗癌功能的研究进展.《现代生物医学进展》. 天津：天津科技大学食品工程与生物技术学院，河北：河北农业大学动物科技学院，2006：10

［76］张问. 桑黄子实体提取物抗肿瘤作用及其机制的初步研究. 吉林：吉林大学，2012. 4. 1

［77］张海英，何旭，杨旭芳，等. 桑黄灵芝 UE－1 对肿瘤生长及血管新生的抑制作用.《肿瘤防治研究》. 吉林：吉林大学病理生物学教育部重点实验室，2010，(4)

［78］张海英，杨旭芳，何犖，等. 桑黄灵芝 UE－1 多糖抑制肿瘤细胞基质金属蛋白酶的表达.《中国实验诊断学》. 吉林：吉林大学病理生物学教育部重点实验室 吉林大学白求恩医学院 长春日惠食用菌研究所 牡丹江医学院病理生理教研室，2010，(6)

［79］崔磊，宋淑亮，孙隆儒. 脱皮马勃化学成分研究及其抗肿瘤活性的初筛.《中药材》. 山东：山东大学药学院，山大威海国际生物技术研发中心，2006，7，29 (7)

［80］王雪芹. 脱皮马勃次生代谢产物和抗肿瘤活性研究. 山东：山东大学，2007. 5. 10

［81］黄文琴. 脱皮马勃抗肿瘤活性研究.《当代医学》2010，(34)

［82］李常春，朱欣婷，刘云，等. 苦白蹄乙醇提取物体外抗肿瘤活性研究.《食品工业科技》，2012 (15)

［83］李晓飞，胡姗姗，高君君，等. 苦白蹄石油醚提取物对肿瘤细胞增殖与细胞周期的影响.《现代食品科技》2013 (8)

［84］宋高臣，于英军，管宇，等. 树舌多糖 CF 注射液与环磷酰胺联合抗肿瘤作用的实验研究.《中医药信息》2004，21 (6)

［85］李荣辉，王玉，郑丽红，等. 树舌多糖抑制胃癌 MGC－803 细胞增殖及对 EGFR 表达的影响.《时珍国医国药》2010，(3)

［86］周忠波. 树舌灵芝化学成分及体外抗肿瘤活性研究. 吉林：吉林农业大，2005.

6. 1

［87］曹艳菲，宋高臣，刘欣，等. 树舌多糖 GF 抗肿瘤的研究进展. 《牡丹江艺学院学报》，2007，(3)

［88］李荣辉，梁启超，魏韬，等. 金红树舌多糖抗肿瘤的研究进展. 《微量元素与健康研究》. 2012，7，29（4）

［89］王淑英，张春晶，赵守琪，等. 树舌多糖抗肿瘤机制的研究. 《齐齐哈尔医学院学报》2004，25（5）

［90］孙巧红，刘正红，刘丽波，等. 树舌多糖对 HepA 小鼠的抑瘤作用及血清 LSA 含量的影响. 《中国中医药科技》1996，3（6）

［91］周忠波，马红霞，图力古尔. 树舌灵芝粗提取物体外抗肿瘤作用的研究. 《时珍国医国药》2007，18（7）

［92］于英君，刘丽波，何维. 树舌多糖 GF 免疫调节作用研究. 《中医药信息》1999，(2)

［93］林志彬. 灵芝抗肿瘤活性和免疫调节作用的研究进展. 《北京大学学报（以学报)》2002，34（5）

［94］李建军，雷林生，余传林，等. 马安德灵芝多糖抗肿瘤作用的免疫学相关性研究. 《中药材》2007，1，30（1）

［95］陆慧，贾晓斌，陈彦，等. 灵芝甾醇类活性成分及其抗肿瘤作用机制的研究进展. 《中华中医药杂志》2011，2，26（2）

［96］伍明，罗霞，江南，等. 灵芝抗肿瘤组分的分离. 《时珍国医国药》2011，22（8）

［97］李鹏，魏晓霞，许建华. 灵芝提取物抗肿瘤作用的实验研究. 《中国现代应用药学》2011，9，28（9）

［98］赵世华，姚文兵，庞秀炳，等. 灵芝多糖分离鉴定及抗肿瘤活性的研究. 《中国生化药物杂志》2003，24（4）

［99］戴军，石玉娥，褚兆苹，等. 灵芝代谢产物抗肿瘤作用的研究. 《时珍国医国药》2010，21（9）

［100］李英波. 从灵芝菌丝体中高效分离制备抗肿瘤灵芝酸单体的研究. 华东理工大，2013. 4. 9

［101］余素. 灵芝孢子油的化学成分和抗肿瘤活性的研究. 福建中医药大学，2014. 6. 1

［102］张问，焦燕，李航，等. 裂蹄木层孔菌抗肿瘤作用及其机制研究. 《中草药》. 2011，10，42（10）

［103］刘云，胡姗姗，朱欣婷，等. 裂蹄木层孔菌醋酸乙酯萃取物抗肿瘤活性初探. 《时珍国医国药》2012，23（9）

［104］刘云，胡珊珊，朱欣婷. 裂蹄木层孔菌乙酸乙酯萃取物对人肝癌细胞 SMMC－7721 的抑制作用研究. 《中国民族民间医药》

［105］陆勇芹，周文明，王琦，等. 木蹄层孔菌化学成分及不同提取物体外抗肿瘤活性研究. 《西北林学院学报》. 2007，22（4）：131－134.

［106］朱庆义. 木蹄免疫药理作用的初步试验研究. 《山西医药杂志》. 太原市中医研究所

［107］何晓义，沈先荣，刘琼，等. 木蹄复方体外抗肿瘤作用的实验研究. 《中国实验

方剂学杂志》2013，2，19（3）

［108］黄天姿，杜德尧，陈永强，等．木蹄层孔菌子实体化学成分及对肿瘤细胞的抑制作用的研究．《菌物学报》2012，9，15，31（5）

［109］刘量，郑维发，周守标．木蹄层孔菌乙醇提取物体内抗肿瘤活性及其对荷瘤鼠免疫功能的影响．《徐州医学院学报》200727（8）

［110］刘量，郑维发，周守标．木蹄层孔菌乙醇提取物对肿瘤细胞的抑制作用．《论著》．安徽师范大学中药生物资源保护与利用安徽省重点实验室，江苏省药用植物生物技术重点实验室

［111］杜德尧，陈永强，陈先辉，等．木蹄层孔菌石油醚组分的成分分析及抗肿瘤活性研究．《药物分析杂志》2011，31（2）

［112］高慧灵，雷林生，余传林，等．木蹄层孔菌多糖对小鼠免疫功能的影响．《南方医科大学学报》2009，29（3）

［113］赵钊．裂蹄层孔菌活性分析及其抑制肿瘤转移分子机制．浙江大学 2011．12．1

［114］邵伟．云芝多糖对增强巨噬细胞抗肿瘤作用的实验研究．《食用菌》2005（2）

［115］于立竖，丁郁，姚养正．云芝提取物的抗肿瘤作用及其作用时相问题．《陕西新医药》．陕西省中医研究所基础医学研究室．西安医学院第一附属医院肿瘤科

［116］祝绚，鲍依稀，李进，等．丹参对 EAC 荷瘤小鼠的抗肿瘤及免疫调节的作用．《免疫学杂志》．2008，5，24（3）

［117］胡其乐，王泓，沈炜明，等．国产云芝多糖对小鼠抗肿瘤免疫反应的促进作用．《中国抗生素杂志》．1988，13（6）：425－431

［118］张丽萍，苗春燕．张秉信红缘层孔菌多糖 FP2 的结构与体外抗肿瘤作用的研究．《东北师大学报自然科学版》．1994（2）

［119］张丽萍，苗春燕，许丽艳．红缘层孔菌多糖对小鼠核算蛋白质合成及对肿瘤 S－180 病毒 CBV3、HSV－Ⅰ细胞增值的影响．《东北师大学报自然科学版》1993（2）

［120］昝立峰，包海鹰．粗毛纤孔菌的研究进展．《食用菌学报》．2011，18（1）：78－82．

［121］王占斌，孙常雁，李德海．粗毛纤孔菌子实体多糖的提取及免疫功能研究．《食品工业科技》2011（12）

［122］陶美华，陈玉婵，李冬利，等．针层孔菌 P11 提取物体外抗肿瘤活性研究．《中药材》．2011．8 第 34 卷第 8 期

［123］陈卫国，肖细林，高劲松，等．松生拟层孔菌子实体乙醇提取物体外抑瘤作用．《湖北中医药大学学报》2011，6，3（13）

［124］杜文婧，王琦．桦褐孔菌资源分布及药理活性研究进展．《菌物研究》．2013，3，11（1）

［125］崔涛，钟秀宏，杨淑艳，等．桦褐孔菌的不同提取物对胃癌 BGC－823 细胞株生长抑制作用的体外观察．《中国老年杂志》2012，10（32）

［126］刘启尊．桦褐孔菌胞外多糖抗肿瘤及免疫调节作用研究．2014．5．1

［127］张慧丽，杨松，李玉，等．桦褐孔菌多糖的提取及对肝癌细胞 SMMC7721 的抗增殖的研究．《中国食用菌》2006（2）

［128］林燕．桦褐孔菌深层培养及其多糖提取工艺和抗肿瘤活性研究．2009．4．1

［129］王文娟，雒向宁，马晓军，等．5 种桦褐孔菌提取物对人肝癌细胞 HePG2 及

SMMC7721 增殖的影响.《陕西中医》2013，34（11）

［130］钟秀宏，赵丽微，孙燕美，等. 桦褐孔菌醇对人卵巢癌 SKOV3 细胞周期的影响.《中国妇幼保健》2013，28

［131］张颖，于莉，杨玲，等. 薄芝糖肽降低消化道肿瘤辅助化疗不良反应的疗效评价.《实用药物与临床》. 2013，16（3）

［132］李亚荣，张素彦，胡春梅，等. 薄芝糖肽治疗老年中晚期恶性肿瘤的临床观察.《中老年学杂志》2004（9）

［133］王朝晔. 薄芝糖肽治疗肺癌 53 例疗效观察.《中国医院要学杂志》2006（9）

［134］张俊堂. 薄芝糖肽治疗肺癌 45 例疗效观察.《基层医学论坛》. 2010（23）

［135］吴继萍，冯妮，李晓琳. 薄芝糖肽注射液治疗结直肠癌癌痛的临床研究.《中国医药导报》. 2007（24）

［136］顾立刚，陶菌娣，赵仲生，等. 薄盖灵芝对小鼠体内、外免疫反应的实验研究.《上海免疫学杂志》. 1989，9（3）

［137］徐新，徐霞. 灵芝抗肿瘤研究进展.《泰山医学院学报》. 1993（4）

［138］崔伟亮，李慧芬，田景振. 平盖灵芝提取物对肺腺癌 A549 细胞增殖抑制作用研究.《食品与药品》. 2013（4）

［139］李慧芬，马艳妮. 平盖灵芝提取物对乳腺癌 MCF－7 细胞增殖抑制实验研究.《山东中医杂志》. 2013（11）

［140］靳菊情，丁东宁，欧阳雪宇，等. 松萝酸的提取和抗癌性研究.《西北药学杂志》. 1996，10，11

［141］葛淑敏，于源华，张艳飞. 紫磨香菇多糖的提取物及体外抗肿瘤活性研究.《安徽农业科学》. 2008，36（36）：15955－15957

［142］郑威. 茯苓多糖及其修饰物抗肿瘤作用及机制研究进展.《健康研究》. 2011，10，31（5）

［143］刘丹丹，戴娜，范婧莹. 茯苓抗肿瘤药理作用研究.《中国医药生物技术》. 2009，8，4（4）

［144］赵吉福，何爱民，陈英杰，等. 茯苓抗肿瘤成分研究（Ⅰ）..《中国药物化学杂志》. 1993，9，3（2）

［145］高学军，孙亚荣，李艳波. 茯苓多糖体的抗肿瘤作用及药理研究.《中医药学报》. 1996（1）

［146］王爱云，陈群，李成付，等. 茯苓多糖修饰物抗肿瘤作用及其机制研究.《中草药》. 2009，2，40

［147］余建国，姜正前，严晗光，等. 茯苓多糖对雏鸡细胞免疫活性的影响及其抗肿瘤作用.《中药药理与临床》. 1995（2）

［148］柴宝玲，林志彬. 茯苓多糖类的抗肿瘤作用和免疫增强作用.《胜利科学》. 1983，3（1）

［149］昝俊峰. 茯苓三萜类成分抗肿瘤活性研究与茯苓药材质量分析. 2012. 5. 29

［150］黄灿，王玉明，赵骏. 抗肿瘤活性茯苓多糖的提取、纯化与结构分析.《中草药》. 2012（11）

［151］邵祥龙，苏日娜，李伟立，等. 茯苓多糖抗肿瘤作用研究进展.《北京中医药》. 2009（4）

［152］谈新提，王艺峰，张俐娜，等. 化学修饰的茯苓多糖抗肿瘤效应的组织学观察.

《武汉大学学报（医学版）》

［153］张密霞，李怡文，张德生，等. 茯苓多糖对 Lewis 肺癌小鼠自发肺转移的抑制作用及其机制研究.《现代药物与临床》. 2013（6）

［154］程金生，赵进，黄徽. 羧甲基茯苓多糖的制备及抗肿瘤药效学研究.《右江医学》. 2008（4）

［155］王晓洁，蔡德华，杨立红，等. 金顶侧耳多糖体外抗肿瘤作用的研究.《食用菌报》. 2005，12（1）：9－13

［156］张丽萍，苗春燕，许丽燕，等. 金顶侧耳多糖 PC－4 的结构确定与抗肿瘤活性的研究.《真菌学报》. 1995，14（1）：69－74

［157］何裕民，边沁，徐传祥，等. 健紫芝提取物抗肿瘤机制及靶点.《中国基层医药》. 2003，1，10（1）

［158］杨国红，杨义芳，金隽迪. 紫芝液体深层发酵液的抗肿瘤活性部位研究.《中草药》. 2008，6，39（6）

［159］陈宜涛，林美爱，程东庆，等. 雷丸菌丝蛋白对 H22 荷瘤小鼠的肿瘤抑制及免疫调节作用.《中草药》. 2009，12，32（2）

［160］颜明玉，何惠明，李玉霞，等. 雷丸提取液及伍用吡喹酮对小鼠 U14 腹水癌的抑制作用.《温州医学院学报》. 1993（1）

［161］浙江中医药大学. 浙江省疾病预防控制中心. 浙江国际旅行卫生保健中心. PVP 荷载雷丸蛋白诱导人胃癌细胞 MC－4 的凋亡作用.《中华中医药学刊》. 2011，6，29（6）

［162］陈非飞，杨永乐，龚维瑶，等. 雷丸 pPeOp 蛋白抑制胃癌细胞 MC－4 增殖和迁移的作用研究.《浙江中医药大学学报》. 2015（1）

［163］张昕，张强，梁彦龙. 香菇多糖的抗肿瘤和降糖作用机制的研究进展.《中国药事》. 2008，22（2）

［164］丛阳，黄敏. 香菇多糖抗肿瘤的基础研究及临床应用进展.《大连医科大学学报》. 2010，8，32（4）

［165］郭志军. 香菇多糖抗肿瘤应用研究概况.《中医药导报》. 2007，1，13（1）

［166］王俊. 香菇多糖的结构与抗肿瘤活性的关系研究. 2012，11，1

［167］王嵘，易敏，潘贤英. 香菇多糖的体外抗肿瘤活性研究.《重庆医科大学学报》. 2011（5）

［168］尹向前. 香菇多糖的抗肿瘤活性研究.《数理医药学杂志》. 2009（3）

［169］王万能，刘丹，杨颖，等. 香菇多糖抗肿瘤活性的研究进展.《重庆工学院学报（自然科学版）》. 2008（1）

［170］张玉军，孔浩，王清路. 香菇药用成分及其抗肿瘤作用的研究进展.《安徽农业科学》张玉军. 孔浩. 王清路. 2008（31）

［171］李彩霞，曾星，黄羽，等. 猪苓及猪苓多糖对 BBN 诱导的膀胱癌大鼠胸腺、脾指数及 CD86 表达的影响.《免疫学杂志》. 2012，2，28（2）

［172］猪苓及猪苓多糖对 BBN 诱导的膀胱癌大鼠外周血 T 淋巴细胞亚群表达的影响.《中药新药与临床药理》. 2010，11，21（6）

［173］李彩霞，曾星，黄羽，等. 猪苓及猪苓多糖协同卡介苗对膀胱癌大鼠模型腹腔巨噬细胞功能的影响.《中国免疫学杂志》. 2011，27

［174］张晓雷，张国伟. 猪苓介导 AQP1 和 AQP3 在治疗膀胱癌中作用.《云南中医学

院学报》. 2013，6，36（3）

［175］刘洪超，蔡林衡，王淑英. 猪苓多糖抗肿瘤机制研究进展.《河南科技大学学报(医学版)》2011，3（3）

［176］危建安，曾星，韩凌，等. 猪苓多糖对膀胱癌细胞株 T739 Toll 信号通路相关基因 mRNA 表达的影响.《免疫学杂志》. 2009（4）

［177］黄建华. 猪苓多糖抗膀胱癌的作用机制研究. 广州中医药大学 2002，4，1

［178］曾星，危建安.，韩凌，等. 猪苓多糖对膀胱癌细胞 TLR2/4 - NF - κB 信号通路相关基因影响.《细胞与分子免疫学杂志》. 2010（5）

后　记

我们看看今天的肿瘤治疗，西医学有太多短点，中医学也有太多不足，怎样去杀灭抑制肿瘤的生长，西医有一定的办法，怎样去提高调节免疫，去重组免疫，去消除放化疗的毒副作用，去消除耐药，去治疗各种并发症，这是西医学很难解决的，所以，肿瘤的死亡率很高，成了世纪之痛。本书作者三十多年如一日，用西医学科学的方法与中医学中庸的方法相结合，经过数十年的临床验证，才写作完成本书。这几十年来，现代科学在药用真菌里寻找到了很多化疗药品，科学家们在野外找一种药用真菌后，通过发酵、栽培等方法来大量收集这种化学成分，因是单一化学成分，必然带来毒副作用与耐药性，几十年前，作者就知道，于是，自己一个人走进森林，去寻找到这些药用真菌，配合起来，发现效果很好，作者走遍了中国、越南、马来亚、缅甸、印尼、尼泊尔、欧洲、美洲，去寻找能治疗肿瘤的生物免疫化疗药，当作者找到能治疗肿瘤的各种药用真菌后，作者又逐步去寻找能提高调节免疫的药用真菌，去寻找能重组免疫的药用真菌，去寻找能消除放化疗毒副作用的药用真菌，去寻找能消除耐药的药用真菌，去寻找能治疗各种并发症的药用真菌，最后又经过近十年的临床，才逐步提笔写这本书。本书的出版，是本书作者借鉴了世界现代科学的成果，作者感谢全世界为药用真菌的发展做过贡献的科学家。要完成本书，作者必须是专家、临床医学家，同时还必须是杂家（各方面知识都要懂一点），同时还必须是一个为理想可以献身的人。作者希望世界无癌！

特别提示

野生药用真菌因其巨大的医疗作用，引起了中国科学院的高度重视，特别组织专家进行了大量的研究。于上世纪80年代组织5位菌物专家、药物学家，历时5年编写《中国药用真菌图鉴》，中国科学院科学出版社于1987年正式出版，并翻译500本送给美国。

药用真菌匠人精神

目前的科研体系阻碍了野生药用真菌自然医学体系的发展，而我这几十年来，做过十多年的临床，爬过十多年的原始森林，在学术上还特别胆大，最后融合了各体系的优点，总结出一百多个治疗肿瘤的方子，每个基础方子都可以根据临床情况进行添加。我花了三十多年时间才写出这本书，我希望后来者，至少要花十年以上时间去学习药用真菌，原理懂了，只是第一步，还要花更多的时间学习分类，学习药物，学习方剂，学习临床，最后才能形成一个新的野生药用真菌自然医学体系。要想学好这个体系，必须是学习过西医、中医，然后忘掉中西医，只有科学与哲学的给合，用科学与艺术相结合的独特方式进行配伍，才能更好的掌握野生药用真菌自然医学，才能更好的为患者服务。

近两年，我在药材市场、网络上购买了很多样品，其中有60%的分类是错误的。我国近年出版的真菌分类书籍只能作为参考。真菌分类太复杂，只有到野外去，静下心来，不断学习，才能成为一名合格的医生。我近年看了全国的医生、企业，几乎没有一个不是跟我学习之后才开始从事野生药用真菌行业的。北京中医药大学、中国中医科学院、北京同仁堂及全国的专家，他们也是向我学习了解后，才知道野生药用真菌自然体系的神奇。我在二十年前就是北京同仁堂及全国老字号药店的野生药用真菌的供货商了，但医生们几乎都不懂野生药用真菌，我只能亲自去教这些医生们，只能自己去做临床，然后再教给大家。国家中医药管理局于1999年就出版了部颁标准的《中华本草》，该书收载了近二百种野生药用真菌。野生药用真菌医学体系太庞大，我希望大家要真正懂药用真菌才去做药用真菌，不要像现在一些企业及个人一知半解，就想以此牟利。我们一定要有匠人精神，才对得起广大患者！——陈康林

作者评语

当今的手术、化疗、放疗、内分泌治疗、免疫治疗等方法都用在了肿瘤治疗的时候，肿瘤每年的死亡率依然可达80%～90%，我们平心而想，就会发现我们认为几十年正确的疗法是否有错误的地方，我们这几十年在治疗肿瘤中，寻找了手术（把肿瘤割掉）、放射线（把肿瘤烧死）、化疗（把肿瘤毒死）。但是，肿瘤并没有真正的死亡，它很像我们草原上的野草，春风吹又生。是的，我们在实验室、工厂里能找到和生产到的方法能用在肿瘤治疗上的一切方法我们都用上了，肿瘤治疗的效果依然照旧，非常不理想，怎么办？我们的科学家把眼光重新放回了大自然，放回到了原始森林，去寻找能治疗肿瘤的精灵，在森林之中的药用真菌里寻找到了治疗肿瘤较好的生物免疫化疗品种。但是，每个不同的药用真菌抑制肿瘤的效果是不一样的，因为不同的品种对不同的癌细胞有不同的敏感度。比如，今天化疗使用的紫杉醇就是从生长于红豆杉树上的一种真菌里提取出来的，它对宫颈癌的化疗效果较好，但对肝癌的效果就比较差。同样的，目前世界上约30%～40%的化疗药物是从药用真菌中提取的单一成分。我们在实际临床中就要利用不同真菌品种的不同特性相互配合，也许它们的效果就会好过单一品种，同时，在真菌中还有提高、调整、修复免疫的真菌，同时在真菌中还有抗菌抗病毒的、利胆保肝的、健胃作用的、降血糖、降血压、抗血栓、降血脂、通便、抗心律失常、强心作用的、止咳平喘、祛痰作用、抗风湿、活血止痛、止血作用、镇静抗惊厥、解毒作用、强壮滋补作用、代谢调节作用、治疗肾脏作用、利尿作用、兴奋子宫作用、防腐作用，正因为药用真菌药有这么多作用，它组成了一个天然的药物分子群库，以杀灭肿瘤细胞的药物分子群打头阵，其他药物分子群迅速的跟进。这就是中国人这数千年讲究的中庸，这也许就是我写药用真菌肿瘤学的物质基础与动力源泉。

如果能把《药用真菌肿瘤学》在肿瘤患者中尽可能的推广，同时，患者能使用上这些配伍的药用真菌，将会救多少人呀！但是，很难，因为在中国原始森林中的各种抗肿瘤的野生药用真菌数量与人口相比还是太少，这就是这一技术在中国推广也不是，不推广也不是的原因。把这一好的技术在中国推广了，国人了解了，那这一资源就不够用了，如果不推广，各种野生药用真菌资源就会被日本、韩国的企业采购走，造成资源浪费。比如，桑黄在二十多年前，日本、韩国就开始在我国采购，他们拿回去研制抗癌药品，价格高达上千美元一克。

作者于2013年，受美国多家肿瘤研究机构的邀请，在美国休斯敦成立了美国陈康林野生真菌肿瘤研究中心，立即受到了美国休斯敦市市长的接见，并颁发了贺状。把每年的3月16日–22日定位陈康林药用真菌周，同时美国德克萨斯州约克墩大法官也发来了贺状。可以说，美国政府是非常支持野生药用真菌的。